国家科学技术学术著作出版基金资助出版

认知科学与认知药理学

Cognitive Science
and Cognitive Pharmacology

张均田　刘少林　主编

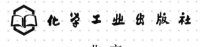

化学工业出版社

·北京·

本书对认知药理学的性质、任务、研究方法、内容与研究做了具体的介绍。其特色在于：①提出药理学应成为认知科学的支撑学科；②提出除认知障碍改善药外，更应关注和重视开发提高健康人正常智能的药物，并对我国科学家在这个方面领先之处做了介绍；③利用药理学擅长方法学与模型，对认知科学建立了一套严格的操作、评价、结果分析的规则和经验，推动了认知评价向客观、直观、可视化方向发展，做到既能定性，又能定量；④提出的一些新观点、新看法，具有较强创新性和新颖性。

本书可供药理学、新药研发的技术人员阅读，也可供相关专业研究生及高校师生参考。

图书在版编目（CIP）数据

认知科学与认知药理学/张均田，刘少林主编. —北京：
化学工业出版社，2020.6
ISBN 978-7-122-36634-4

Ⅰ.①认…　Ⅱ.①张…②刘…　Ⅲ.①药理学　Ⅳ.①R96

中国版本图书馆 CIP 数据核字（2020）第 068712 号

责任编辑：杨燕玲　　　　　　　　装帧设计：史利平
责任校对：宋　夏

出版发行：化学工业出版社（北京市东城区青年湖南街 13 号　邮政编码 100011）
印　　装：凯德印刷（天津）有限公司
787mm×1092mm　1/16　印张 23¼　彩插 2　字数 553 千字　2020 年 7 月北京第 1 版第 1 次印刷

购书咨询：010-64518888　　售后服务：010-64518899
网　　址：http://www.cip.com.cn
凡购买本书，如有缺损质量问题，本社销售中心负责调换。

定　　价：128.00 元

编写人员名单

主　　编　　张均田　　刘少林
编写人员

陈乃宏　中国医学科学院药物研究所
楚世峰　中国医学科学院药物研究所
邓　梁　北京大学化学与分子工程学院
段文贞　美国霍普金斯医学院
管林初　中国科学院心理研究所
贺文彬　山西中医药大学
乐　飞　南澳大利亚医学研究所，汉森癌症研究中心
连晓媛　浙江大学
刘少林　美国马里兰大学
牟　正　山东大学齐鲁医院
王晓英　中国医学科学院药用植物研究所
薛　薇　北京医院
应　剑　中粮集团
张　钊　中国医学科学院药物研究所
张均田　中国医学科学院药物研究所
David R Caruso　美国耶鲁大学
John D Mayer　美国新罕布什尔大学
Peter Salovey　美国耶鲁大学

序

　　《认知科学与认知药理学》是张均田教授总结数十年研究经验编著的学术专著，该专著的出版，对学界是一件重要的事情，对人们科学认识认知科学具有重要的意义。张均田教授从事神经精神药理学和认知科学研究数十年，虽年近九旬，但仍孜孜不倦学习和研究，对认知科学有独特见解，尤其是在改善认知障碍的药物和促智药研发中，具有丰富的实践经验的积累。《认知科学与认知药理学》一书就是他经验的总结。该书第一次提出了认知药理学这一概念，对学科发展将产生积极的促进作用。张均田教授嘱我为该书写序，虽因学识不足而诚惶诚恐，也为先阅学习而欣然允诺，写一点个人认识与心得。

　　一、认知药理学是急需发展的重要研究方向

　　长期以来，神经药理学和精神药理学是药理学的重要分支，受到广泛重视。防治神经系统疾病和精神疾病的药物在临床广泛应用，为神经系统疾病和精神疾病的防治提供了重要的物质保障，对人类的健康起到了积极的促进作用。认知相关的药物却由于各种原因影响至今依然缺乏，药理学的认识也明显不足，是当前研究的重要方向。

　　认知药理学的基础是关于认知药物的研究，目前研究的认知药物大概有两类，一是改善认知障碍的药物，主要指对认知障碍状态进行治疗的药物；二是提高健康人认知能力的药物，又称为促智药，或聪明药。1974 年，欧盟批准了 Piracetam（吡拉西坦）上市，最初研究认为该药可提高健康人认知功能，取名为 nootropic（noo 是脑，tropic 是朝向的意思，连起来意为"促智药"），后来进一步研究否定了原来的研究设想。但临床研究证明其对轻度认知障碍（MCI）有一定作用，现在许多国家仍在临床应用，应归类为改善认知障碍药，故提高健康人认知功能的药物，张均田教授将这类药物称为"聪明药"可能更为妥当。

　　（一）改善认知障碍的药物

　　这类药物主要用于防治因为疾病或其他原因引起的认知障碍状态，包括创伤引起的认知障碍，血管性痴呆、阿尔茨海默病、发育不良性的认知障碍等。但是，目前这些药物的功能还是非常有限的，不能满足临床需求。特别是对于这类药物的药理学研究，依然有待加强，关于认知的神经递质学说、神经可塑性学说、信号转导学说、遗传药理学说、表观药理学说等，都不能全面阐明产生认知障碍的机制及药物作用的途径。

　　目前临床应用的改善认知障碍的药物非常有限，均为针对病因进行调控的治疗药物，如治疗阿尔茨海默病药物的胆碱酯酶抑制剂；治疗血管性痴呆的扩张血管药物等。且这些药物的作用也都非常局限，治疗效果并不能令人满意。

防治认知功能障碍的药物虽然受到研发人员的重视，但由于药理学基础研究的不足，研发的药物也还比较有限，重点集中在改善中枢神经系统代谢和病理过程的调节方面，如改善脑供血的药物、保护神经功能的药物、促进受损伤神经修复的药物等。研究显示，从人参、丹参、黄皮、益智、远志等多种中药获得的有效成分，都具有一定的作用，但距离新药上市还有一定距离。

（二）提高认知能力的药物

"聪明药"是有严格标准的，至今尚未发现既能提高正常智能，又无毒性和无严重副作用的药物，更无从谈起到临床上的使用。不过，张教授对人参皂苷 Rg_1 的深入研究，为聪明药的开发带来了希望。

人的认知能力是有物质基础的行为表现，无论这一基础是遗传性的或是后天获得的，干预其物质基础和调控过程，都有可能产生行为学表现。从这个角度分析，药物调控人的认知能力是可能的，但需要对其药理学作用机制加以深入研究。对于药理学研究而言，药物的各种作用都可能应用于临床，发挥防治疾病的作用，但同时这些作用又都可能成为副作用或不良反应，包括造成对认知过程的损伤。因此，对提高认知能力的药物的安全性要求更高。

目前人们认识的提高正常认知能力的药物还很有限，多数药物对认知能力的影响是产生损害的不良反应，这些药物主要有：作用于中枢的麻醉药物引起的记忆缺失，如氯胺酮、苯二氮䓬类药物和胆碱受体拮抗剂等；抗精神病药物引起的感情淡漠，如氯丙嗪等。中枢兴奋药物引起的认知功能提高，如尼古丁、咖啡因、茶碱等，作用都是暂时的。另外还有一些具有致幻作用的药物，更是直接影响了人的认知功能。上述情况告诉我们，一方面，要提醒临床医生为防止认知功能受影响，不用、慎用或减少使用这类药物；另一方面，了解了上述药物影响认知过程的原因和机制，有可能为开发认知药物提供某些方面的启示和参考。

这些影响人的正常认知功能的药物也给开发提高人类认知能力的药物提供了依据和线索，通过调控认知功能的物质基础和神经活动的过程，有可能达到提高人类认知能力的效果。

因此，认知药理学的提出对于促进该领域的研究具有重要意义。

二、认知药理学发展的任务和挑战

药理学是一门特殊的学科，一般认为是桥梁学科，连接了医学和药学；也有人认为是交叉学科，融合了化学与药学、基础与临床、生物与医学。实际上药理学的功能还不止于此，它更是一个链接多方面的"立交桥"，或者是生命科学的枢纽学科，将基础医学、临床医学、生命科学、药学、化学、材料科学以及数学等众多学科联系起来，形成保证健康的应用科学。因此，药理学承担着促进科学进步、指导合理用药、引导新药研发的任务。认知药理学同样承担着重要的任务。

认知药理学的提出不仅是对研究领域的细分，而且是在药理学发展过程中自然产生的结果，同时，也是科学和社会发展需求的结果。对认知的物质基础和机制的认识要求围绕认知开展深入的科学研究，而社会的进步和发展也使人们对认知功能提出新的要求，特别是人工智能的发展，更需要对认知有更深入的认识和更多的干预措施，新型干预认知药物的发现和研究也就成为重要的任务。

（一）社会对改善和调节认知功能药物的需求增加

随着人们对健康的重视和各类智能产品的不断出现，特别是智能机器人开始出现，人们对于自身认知能力和智能的认识也在深入，智能障碍以及相关问题也越来越突出，改善和调节智能的药物将成为社会的新需求。

改善认知功能障碍的药物是研发的重点之一。到目前为止，能够改善认知功能障碍的药物还非常有限，不仅数量少，而且疗效也需要进一步验证。开发针对不同病因的改善认知功能障碍的药物，是新药研发的重要方向。重点研发的药物包括作用于心脑血管功能及血液循环、营养与发育、环境与事故、老年与疾病等各种因素引起的认知功能障碍。通过新药发现和研发，解决影响人们的认知障碍，让人们在聪明智慧的环境中生活。

提高认知功能是人们的追求。已有实验证明，人类可以通过药物或其他手段对自身的认知功能进行调节，因此，调节人生理状态的认知功能的药物具有广阔的应用前景。通过药物干预，使人类充分发挥自身认知的潜能，更好地认识和适应客观世界。特殊功能性地干预人认知过程的药物在临床医学中有着重要的用途，也是研究的重点内容。

药物的研究同时将开辟人类认知障碍治疗新途径，形成新的治疗方案，有利于提高对认知障碍治疗的水平和效果。

（二）认知药理学研究将促进生命科学的进步

尽管生命科学和医学发展迅速，但人们对自身认知功能的理解和调控能力依然非常有限，认知药理学将为我们开展深入的科学研究开辟新的途径，尤其是具有改变认知能力的药物的应用，将为深入的机制研究提供重要的工具。

为了认识人类自身的认知功能，世界各国启动了各种研究计划，试图揭开人类认知功能之谜。在这些研究中，应用药理学的方法和技术，借助药物这一强有力的工具，将极大促进生命科学的研究，逐渐深入认识人类认知的物质基础和机制，提高提升和维护认知能力的水平。本书对认知评价的新技术、新方法的应用十分重视，共有3章对此进行了介绍。

（三）认知药理学的研究方法需要创新

认知药理学研究涉及神经科学、精神科学、行为科学、心理学等学科，也涉及基因组学、蛋白质组学、代谢组学等基础研究，更涉及医学和药学的各个方面。因此，研究认知药理学的方法学是解决认知药理学科学问题的必然要求，应用药理学的学科优势，整合和集成各学科的先进技术，创新技术方法，将是认知药理学发展的重要保障。

三、认知药理学发展前景广阔

人类的认知功能非常复杂，其研究既涉及神经药理学研究内容，也与精神药理学关系密切；既有其特定的物质基础，也有着独特的表现形式。因此，研究认知药理学还需要长期积累，在技术方法创新的基础上，积累更多的认知和知识，将有可能达到有效调控人类认知功能的目标。

对于认知功能的认识，我国传统医学已有论述和探索，提出多种关于益心智的理论和办法。特别是在应用药物方面，我国传统医学围绕提高认知功能进行了大量探索，如认为人参有"补五脏、安精神、定魂魄……明目开心益智"的功效；再如认为石菖蒲可以"化湿开胃，开窍豁痰，醒神益智"。在中医药中，能够益智的药物和方剂很多，调节心智的方法也非常丰富，这些长期积累的资料和信息，对于认知药理学的研究极为重要，也是我国药理学家研究认知药理学的优势。

药物研究是人们追求健康的重要途径，作用于认知功能的药物将有更高层面的药物作用，寻找新型的能够调节认知功能的药物，对于维护人类认知功能和提高人类健康水平都是十分重要的。寻找维护健康的药物是人类长期任务，也是医药科学研究的永恒主题。

认知药理学是一门内涵丰富的学科，在新的技术条件支撑下，通过创新性思维和创造性研究，将会推动认知药理学的发展。《认知科学与认知药理学》的出版，将对该学科的发展发挥重要的指导作用。我相信，随着认知药理学的发展和相关药物的研发应用，每一个人的认知能力都会更健康发展。

全面阐述认知药理学的形成和发展，开发聪明药的必要性和可能性，情绪智能与个人智能、社会智能之间的联系及各自特点，认知的评价方法，是本书的主要亮点，也是区别于其他认知科学著作的主要特色。故本书的出版定能赢得国内外广大读者的喜爱，并对认知科学界产生重要影响。

以上是阅读张均田教授《认知科学与认知药理学》一书初稿的读后感，认识粗浅，或有不当，请张均田教授批评指正。

时值张均田教授鲐背之年，《认知科学与认知药理学》出版，是药理学发展的重要成果，是张先生学术成就和创新精神的展示。

耄耋之年壮士心，朝夕不让笔耕勤。

认知药理成巨著，科学成就显精神。

借此之际，祝愿张先生福寿常在，生活愉快！

杜冠华

国际欧亚科学院　院士

中国药理学会　（前任）理事长

中国医学科学院北京协和医学院　教授

前言

认知，这一古老问题早在古希腊就有一批哲学先贤对其进行了大量研究和臆测。然而，人们真正在科学意义上探索心智与大脑的关系则始于近代。虽然认知活动源于大脑对外界信息的全面感知，但是由于受信息存储和处理能力的限制，我们的大脑往往需要选择性地对重要信息进行存储、加工直至做出决定来解决问题。这些特点决定了认知过程是包括多层次、多形式的高级脑功能活动，其中既包括如知觉、意识、注意、学习、记忆、思维、判断、概念、语言等这些心理学或神经科学范畴的脑功能活动，同时也包括像快乐、自信、恐惧、冷漠等情绪活动。情绪既可以驱动和引导行为，也可以调节人的认知过程和行为。另外，意识是大脑本身具有的本能或一种功能状态，通常是源于多个脑结构，协调整合多方面外界信息的。意识状态可呈现不同层次：有意识与非意识，显意识与潜意识。创造性思维常寓于潜意识中。在行为活动水平上，大脑对输入刺激做出反馈的行为反应可以表现为机体功能的改变和/或外显行为的出现。

当前认知研究方兴未艾，其广度和深度都在不断扩展。从认知神经科学的角度，它涵盖如物体识别，特别是视觉、听觉与记忆之间的关系；知觉刺激的转化与编码；信号转导系统中的第一信使至第五信使以及神经环路和神经网络；中枢神经系统可塑性，如脑皮质感觉、运动和结构可塑性，突触可塑性和神经细胞可塑性等。从社会学的角度，它包括对自我知觉、自我意识、对他人的知觉、认知偏见、情景效应等方面的研究。从人工智能学的角度，它又包括运用机器研究表征、算法，进行计算机造模，制定人工智能等。如果我们把纳米技术、生物技术、信息技术与认知科学融合发展，就可以在如何（how）、为何（why）、何处（where）、何时（when）4个层次上来理解思维活动。另外，从认知研究的深度来看，我们也确实在很多方面取得了很大进展甚至突破。然而，无可否认的是，我们在回答很多重要问题时仍然面临重大挑战，知之甚少甚至不得而知。例如，大脑内有上千亿个神经元和上万亿个胶质细胞，它们是相互协作，共同产生不同意识的，还是分成若干小群体，分别产生记忆的？又如，八九十岁老人仍能清楚地记得儿时某些事情的细节，其实，他身体里的组织、细胞已更新了几千次、几万次，乃至几百万次了，记忆痕迹究竟藏匿在哪里？虽然人类智能可以说是无比强大的，但就人类的个体来说，其大脑潜能的开发和利用大概只有十分之一二。如何才能更大限度地开发和利用人脑的潜能是一个十分有趣和重要的问题。另外，聪明人或所谓天才的脑袋是什么样的，哪些脑结构、哪些脑物质、什么样的信号转导途径才是决定聪明人大脑功能活动至为重要的关键因素呢？如此等等的许多重要问题等待我们去回答。

总之，认知问题的高深复杂决定了其研究的任重道远。欲彻底阐明认知过程与调控机制，来实现人类利用自己智能的最大化，恐怕还需要几代人的不懈努力。

国内外已出版大量认知科学的有关著作，本书与已出版的著作相比，有以下几个特点。

第一个特点，相对于以往的出版物（包括教科书）一致认为，组成认知科学的6个支撑学科是哲学、心理学、神经科学、语言学、人类学和计算机科学，本书首次提出药理学应成为认知科学的重要组成学科。药理学的发展和分支学科的形成，使之不仅成为药学学科间的桥梁，同时也是基础与临床学科间的桥梁。学科的性质和任务决定了它是认知科学基础、临床和药物研究不可或缺的重要学科。从历史地角度看，近代生理学与药理学同步发展使得药理学已融入认知科学，并作出重要贡献。如药理学里的受体学说，不但是指导药理学的重要学说，也是生物学、基础医学和临床医学各学科包括认知科学的共同的理论基础。再如，神经突触传递研究方面，20世纪30年代曾有过一场突触传递是化学传递还是电传递的长期争论。以Eccles为代表的生理学家，由于知道神经细胞在神经轴突上的传导是电性质的，因而认为突触传递是电流由突触前膜扩展到突触后膜的结果；但以Dale为代表的药理学家，由于看到很多药物不影响电传导但影响突触传递过程，因而推测有一种化学中介物，即神经递质，由突触前末梢释放出来并作用于突触后结构，从而起作用。后来大量的研究终于证实多数神经突触过程主要是化学传递的，但也有少量电传递存在。

第二个特点，本书第一次充满信心地提出关注和开发提高正常智能的药物，国际上称之聪明药（smart drug）。人类的智能已发展到很高水平，人类改造世界的本领已达到登峰造极的地步。但对人类的个体来说，其大脑潜力仍有十分之八九未被利用。许多研究已证明，通过不断的学习与训练，反复强化，或置身于丰富环境，接受更多信息的刺激可增加认知水平。那么，药物是否也有同样的作用呢？另外，神经退行性疾病以及造成认知障碍的其他疾病日渐增多，因此开发改善认知功能障碍药是必要的。但认知障碍的患者只占人类总人口数的极少数，绝大多数人认知功能是正常或基本正常的。所以从这个角度来看，找到能提高正常智能的药物以提高健康人的聪明和能力，其意义与研发改善认知功能障碍药的意义同样重大。20世纪70年代初期，欧洲一批学者寄希望于吡拉西坦（Piracetam），认为它是能够促智的药物，但后来进一步研究证明事与愿违。我们的研究发现，中药补益药人参及其皂苷成分可提高正常大、小鼠的学习能力和突触可塑性、促进神经发育，作用机制的研究证明人参皂苷Rg_1可促进神经发生（neurogenesis）并转化为神经细胞和突触新生（synaptogenesis）。这为开发提高正常智能的药物带来了希望。

第三个特点，本书撰写了认知与神经递质、认知与激素、认知与基因以及认知与表观遗传学（非编码RNA、DNA甲基化、组蛋白共价修饰系统构成蛋白密码等）等4章内容，旨在为认知科学中认知的启动、认知活动的过程及信息的传输、加工提供物质基础。生命过程的调控与个体内源性活性物质的存在和变化息息相关。从胚胎形成到出生后的生长、发育，认知功能、性功能的形成，神经的传导，信息的传递，系统的成熟和行使功能无不与内源性物质密切相关。神经递质、神经调质及其受体，激素，蛋白质，基因以及非编码RNA在体内种类多、分布广、生物活性强，是认知活动的物质基础。因此，对这些问题的研究必将为推动认知科学的发展发挥重要的作用。

第四个特点，本书牵涉情绪智能的内容。为此我们邀请美国著名心理学家新罕布什尔大学的John D. Mayer博士以及耶鲁大学的David R. Caruso和Peter Salovey博士合写了有关情绪智能（情商）一章以飨读者。

最后一个特点是我们为本书撰写了 3 章介绍有关认知评价的方法，分别为实验室动物实验、临床人体试验和药物研究有关认知评价的技术方法与模型。在认知科学的基础、临床和药物研究中，认知评价十分重要。这是因为它影响到结果和结论的准确性和可靠性。近年来，认知评价和认知药物研究中所用的技术方法已从行为学和电生理技术扩展到仪器检测，从而实现认知评价的客观化，避免主观意识和非特异性因素的干扰，力求做到认知活动直观、可视，既能定性，又能定量。鉴于药理学工作者在认知评价所建立的技术方法和模型上有丰富的实践经验，为此，我们特意邀请有关作者编写这些章节供读者参考。

本书可作为从事认知科学、认知神经科学、认知药理学等的研究人员，临床医师，相关专业研究生和大学高年级学生以及对认知科学感兴趣的广大读者的参考书。

参加本书编写的作者均系从事认知研究多年，卓有成就的教授或博士，化学工业出版社对本书十分重视，并在许多方面热情指导，协助良多。在此书即将付梓时，表示由衷的感谢。

限于水平和撰写时间仓促，本书内容尚不全面，不够深入，错误在所难免，恳请读者批评指正。

张均田

刘少林

2019 年 6 月于北京

目录

第一章 认知科学概述

　　宇宙起源、物质本质、生命本质和智能活动被认为是人类关注的 4 个基本问题。其中，智能活动是多学科的研究对象，不同学科从不同角度揭示认知的规律，阐述认知的规律在社会生活各个方面的指导价值和应用前景。揭示认知规律是人类了解自身，了解生命本质及其在指导社会进步、发展中的作用一个无比重要的问题。

　　本章作为起始篇旨在介绍认知的界定和内涵，认知科学的兴起、发展及伴随认知科学发展而诞生的相关学科的组成及各自任务。重点介绍当前认知研究的热点领域、认知的神经学基础以及认知功能的评价系统。

第一节 认知科学的形成和发展的历史

　　认知科学的主要任务是认识意识与物质，或心灵（智慧）与大脑的关系。我国古代和古希腊哲学先贤就对这一问题有了大量的探讨或臆测。在我国殷墟发现的甲骨文中，有囟的记载，文中指出"人辞之囟，像头壳之形，其意为首、脑"，又有"思考""想象"之意，说明脑主意识，并把囟与失语症联系在一起，即脑有主语言的功能。古希腊时代，柏拉图和亚里士多德曾对于人的知识的性质和起源进行了积极探索。法国的唯理论者笛卡尔名言"我思，故我在"，强调了思维的巨大作用，没有思维的人是不存在的。英国的经验论者洛克提出了有名的白板论，他认为人出生后的心理就像一块白板，上面没有任何字迹，一切观点和认识都是从后天的经验得来，肯定知识的真理性在于它与客观外物相契合。他还把知识分成直觉的、解征的、感觉的三种，并强调直觉的、解征的、知识的确定性。

　　但只有到了近现代，人们才真正在科学的意义上探索心智与大脑的关系。1879 年，德国的冯特建立了第一个心理学实验室，标志着把知识问题从思辨哲学领域转向实验研究的园地。他主张用内省法（introspection）即自我观察去探讨意识的内容。冯特及其追随者们用内省法企图对意识的结构进行分析研究，形成一个叫作"构造派"的心理学派。1913 年，美国心理学家华生发表了一篇论文《行为主义者眼中的心理学的整个体系的研究方法》对内省法发出了猛烈的攻击，他认为心理学中唯一确实的、站得住脚的材料是机体的行为，认为思维只不过是无声的语言，认为一切行为都是环境决定的，行为主义者的反心理主义立场使人们对思维及认知过程的研究几乎中断了40年。从20世纪50年代开始，由于剧烈的社会变革和快速的科技发展，认知心理学重新引起了人们的重视。当时人们看到了科学、知识和智力在国际竞争中日益显示其重要性，人类社会已由工业化社会转入信息化社会，谁拥有知识、信息和高智商就能拥有财富，就能在竞争中取胜。信息论、计算机科学、语言学、思维科学给人以深刻启示：一是把人脑看成是一个信息加工系统，人对客观事物的知觉、记忆、思维等一系列认知过程归结起来就是信息刺激输入、贮存、加工、提取的过程，与计算机的信号处理的原理是一致的；二是环境固然可对人的认知有很大影响，但人的心理过程不是可任由环境支配的，人对客观事物的认知不是消极的、被动的反映，而是积极的、能动的反映；三是人的心理活动可通过语言来表达。如何将丰富多义的语言变成计算机可接受的符号信息，如何编制计算机程序是能否实现人的认知过程由计算机模拟的关键。因此，加强信息加工及其调控机制的研究、语言思维关系的研究、"机器智能""智能模拟"等研究得到了很大的重视。一般认为，"认知心理学"一词是1967年美国心理学家奈赛尔首次提出的，他也被心理学界称为认知心理学之父。希金斯于1973年开始使用"认知科学"一词。同年10月心理学家皮亚杰和语言学家乔姆斯基在巴黎近郊展开了一场辩论，哈佛大学将讨论中的发言编辑成书命名为《语言学习》出版。1977年《认知科学》期刊出版。1979年学界正式以"认知科学"的名义邀请了不同学科的著名科学家，召开会议对认知科学的各方面进行了论述，会议决定成立美国认知科学学会。这些举措大大推进了国际上认知科学的研究。认知科学的形成、发展过程中，不应该忘记那些杰出的思想家和具有里程碑意义的科学现象的发现。除上述提到过的科学家，还有许多杰出的科学家，例如条件反射理论的创立和发现者——俄国生理学家巴甫洛夫，迄今为止，学习和记忆行为模式的创立都遵循这一原理；20世纪40年代，加拿大心理学家O. Hebb系统地提出突触修饰和活动规律假说；1973年英国博士后Bliss和挪威大学生Lomo用高频电刺激家兔脑内的海马结构，首先发现了突触长时程增强（LTP）现象；20世纪末，美国科学家Eric Kandel成功地建立了海兔的学习和记忆行为模型，对推动学习记忆的细胞学习机制研究具有突破性成就。

认知科学的发展得到国际科技界、发达国家政府的高度重视和大力支持，认知科学成为"国际人类前沿科学计划"的重点，认知科学及其信息处理方面的研究被列为整个计划的三大部分之一（其余两部分是"物质和能量转换""支撑计划"），"知觉和认知""运动和行为""记忆和学习""语言和思考"被列为人类前沿科学的12焦点问题中的4个。近年来，美国和欧盟分别推出"脑的十年"和"欧盟脑的计划十年"，日本也推出雄心勃勃的"脑科学时代"计划，总预算高达200亿美元。在该计划中，脑的认知功能及其信息处理的研究是重中之重，将认知科学和信息科学结合来研究新型计算机和智能系统也被列为计划中的三方面之一。美国海军支持的认知科学规划——"认知科学基础规划"已有20年的历史，该计划基本目标包括5个方面：确定人类的认知结构；提供知识和技能准确的认知结构特性；开展复杂学习记忆的理论，解释获得知识结构和复杂认知的处理过程；提供指导性理论以刻画如何帮助和优化学习过程；利用人类行为的计算模型，提供建立有效人-系统交互作用的认知工程的科学基础。在我国，2001年北京大学成立了跨学科、跨单位的"脑与认知科学研究中心"，2004 年国家成立了"脑与认知科学"和"认知神经科学与学习"两个国家重点实验室，2006 年发布的《国家中长期科学与技术发展规划纲要（2006—2020 年）》中"脑科学与认知科学"被列为八大科学前沿问题之一。2008 年 12 月，在纪念中国科学技术协会成立 50 周年大会的讲话中，两次提及认知科学等新兴交叉学科的迅速发展，并指出认知科学与其他学科的交叉正在孕育新的重大科学突破。

21 世纪初，美国国家科学基金会（NSF）和美国商务部（DOC）共同资助了"提高人类素质的聚合技术（convergent technology for improving human performance）"，将纳米技术、生物技术、信息技术和认知科学视为最优先发展领域，一旦人们能够在如何（how）、为何（why）、何处（where）、何时（when）这 4 个层次上理解思维，人们就可以用纳米技术来制造它，用生物医学来实现它，用信息技术来控制它，使它工作，这将对人类社会带来巨大影响。

第二节 认知科学的内涵及主要学科

一、认知科学的内涵

认知是脑的高级功能，是指大脑对外界信息的全面感知，在此基础上选择重要信息进行贮存、加工、思维直至解决问题，做出决定。认知过程包括多层次、多形式的活动：心理活动如知觉、注意、学习、记忆、思维、判断、概念、语言等；情绪活动如情绪、意志、性格等。近几年认知学术界出现"情绪智能（emotional intelligence）"一词，被定义为有效地说明情绪和情绪相关信息，并利用情绪辅助思考。情绪智能与个人智能（personal intelligence）和社会智能（social intelligence）同为广泛智能（broad intelligence）和热智能（hot intelligence），但在解决问题和推理目标方面有所不同。基于情绪、智能等认知领域的研究发现，能感知情绪和准确地用情绪表达思想，能理解情绪以及情绪代表的含义并能控制自己和他人的情绪的一些人比其他人更加聪慧，至于情绪智能是否独立于个人智能和社会智能之外，尚无定论，仍需继续探讨。在行为水平上，对输入刺激要进行反复评估和推论才能做出决定，进而做出反馈的行为和动作，包括机体内器官功能的改变和外显行为的出现。不同学科的认知研究取向各有侧重；哲学的研究对象包括心和物的关系，注重研究脑内信息加工问题；神经科学着重研究认知活动的神经学基础及调控机制；语言学注重文化、进化与认知的关系；人类学注重人对社会性客体及其相互影响；计算机科学着重研究表征和算法进行计算机建模、设计、制造人工智能等。

二、认知科学的主要学科组成及各自的任务

国内外认知工作者均赞同认知科学由 6 个相关学科支撑：哲学、心理学、神经科学、语言学、人类学、计算机科学。

（1）认知哲学（cognitive philosophy）　古希腊或更早时期的哲学先贤就开始对认知进行广泛探索，至今，认知仍是哲学研究的对象之一。3 个相关的经典哲学问题：①心和物的关系；②心智和认识结构问题；③第一人称观点和第三人称观点。哲学与其他一些学科也关注社会认知的内容和因素。社会认知的基本内容包括两个方面：一方面是个人看到或听到的

特征知觉，包括对他人外部特征和意志反映特征；另一方面是人际关系的内容，如对某些人反感或疏远而对某些人却喜欢或亲近。此外社会认知还研究认知偏见、情景效应和认知者背景。

（2）认知心理学（cognitive psychology） 兴起于20世纪50年代，并于60年代之后迅速发展起来。美国心理学家奈赛尔出版了《认知心理学》一书，该书出版标志着认知心理学的确立，因而奈赛尔被称为认知心理学之父。他提出认知心理学是研究信息经感觉输入的转换、加工、存贮、提取和使用的过程，它包括视、听觉，记忆和高层次心理过程三大部分。在科学层面上，认知心理学把注意、知觉、学习、记忆、语言、情绪、概念形成和思维在内的错综复杂现象作为主要研究对象。

（3）认知神经科学（cognitive neuroscience） 从认知神经科学的观点研究认知过程，着重讨论认知过程的神经生物学基础，认为人的认识过程与脑内神经活动密切相关，研究认知过程涉及哪些不同的脑区，各有哪些不同的神经相关物。简言之，认知神经科学旨在阐明自我意识、思维想象和语言等高级神经活动的神经机制。它研究脑如何产生精神活动的。

（4）认知语言学（cognitive linguistics） 语言、文字、符号是人类特有的，能使人们使用概念进行思维，大大简化和促进了认知过程，即使没有物质的刺激，人们也能根据第二信号系统形成暂时的神经联系，使面对面的接触变得并非不可或缺。认知语言学的内容包括：①研究语言、词法和语法在语言构成中所起作用；②语言如何在社会劳动中产生以及社会和科技的进步如何引起语言词汇和语法等方面的变化；③语言是如何输入大脑，大脑如何加工和表征以及如何从视觉和记忆贮存中提取出来；④阐明语言的神经学基础，语言最重要的特征是惊人的快速和巨大的贮存量，语言躲在大脑哪些未知的领域？运动性语言中枢、书写中枢、听觉中枢、视觉中枢各在哪里？人们学习两种外语，这两种语言的信息是共同贮存还是独立存贮的呢？⑤语言和思维的关系，思维是否完全依赖于语言呢？思维又是怎样促进语言的发展？⑥语言困难和失语症的研究等。

（5）认知人类学（cognitive anthropology） 主要从文化和进化两方面研究它们对认知的影响。一个人受到良好的教育和文化熏陶，他的智商会较高，因为先进文化中蕴藏着大量的智慧、传统美德，许多启迪心智的故事、典故和格言。人类的进化对智力的影响也是人所共知的。人之所以成为智慧生物，就是因为从远古至今的不断进化从而拥有一个发达的大脑。具体地说，人之所以比其他哺乳动物聪明，不仅仅是增加了一些像Broca区和前额叶皮质脑结构等，还包括古老脑区域通过扩展或消退，形成新的连接，适应新的环境要求等可预见方式修正的新区域。成年人比婴幼儿有更完整的智力，是因为轴突髓鞘增厚，灰质、白质增多等神经可塑性变化造成的。

（6）认知计算机科学（computational cognitive science） 问世于1965年的人工智能学是一门综合了计算机科学、心理学、哲学的交叉学科。它是研究如何使用计算机去模拟、延伸和扩展人的智能，设计和制造出具有更高智能水平计算机的理论、算法及应用系统，去执行模式识别、语言理解、定理证明和程序设计等功能。

上述6个支撑学科相互交叉又产生出许多新兴的分支学科，如控制论、神经语言学、神经心理学、认知过程仿真、认知心理语言学等。

第三节 认知的热点研究领域

一、感知觉

感知觉是感觉和知觉的总称。感觉是对刺激的察觉，通过感觉器官、感觉神经和感觉中枢对感觉刺激引起的生理反应。知觉是对刺激信息的组织和解释，也即获得感觉信息的意义的过程。可见，感觉是知觉的基础，知觉则对刺激进行加工，二者显然是有区别的。感觉是对刺激个别属性的反应，知觉是对刺激多重属性的反应。感觉个别误差较小，知觉个别误差较大。例如有感觉未必有知觉，所谓"视而不见，听而不闻"即属这种情况，对同一物体所得知觉未必相同，因感觉变成不同的知觉要视人体动机需求、心向等因素而定。因而在知觉经验中，有时是超现实的。

根据刺激物作用的感官的性质把知觉分为外部感觉和内部感觉。外部感觉接受外部世界的刺激如视觉、听觉、味觉、皮肤觉、多通道知觉、触觉等。内部感觉接受机体内部的刺激如运动觉、平衡觉、内脏感觉等。5 种基本的知觉系统，听觉、嗅觉、视觉、味觉以及躯体感觉，使我们可以解释周围的环境。每一种感觉包含了独特的通路和加工，将外部的刺激转化为可以被大脑解释的神经信号。在感觉丧失的极端情况下，知觉的皮质系统可能会重组。即使感觉系统完好的人群中，这 5 种感觉也不是孤立的，而是一致行动以构建一个对世界丰富的解释。

感知觉是最简单的心理现象，都在心理活动中起着十分重要的作用。感知觉是我们认识世界的第一步，是我们关于世界一切知识的最初源泉，通过感知获得的感性知识是认知的基础，为记忆、思维、想象等认知活动提供素材。

二、注意

认知心理学把人的认知系统看成是一种信息加工系统，此系统受到通道容量的限制，只能从各种知觉信息中选出极少量的信息进行加工，然后选择某些信息贮存在记忆中并对环境中的某些刺激作出不同反应。

关于注意的定义，不同学者有不同的看法。鲁利亚（Luria，1977）认为心理过程的选择性通常被称为注意，选择性是注意的重要功能。索尔索（Solso，1988）指出注意是指心理努力对感觉事件或心理事件的集中。马丁代尔（Martindale，1997）把注意定义为当前被激活的一系列结点，认为人脑中的各个认知单元在当前被激活的程度是不一样的，激活较少的单元处于短时记忆中，成为注意的边缘，而激活最多的单元占据着注意的焦点。现在比较一致的看法是：注意是意识紧密相关的一个概念，但不同于意识，注意是心理活动或意识对一定对象的指向和集中。人在高度集中自己的注意时，注意指向的范围就小，这时候对自己周围的一切就可能"视而不见，听而不闻"了，就是说，注意的指向性和集中性是不可分的。

（1）**注意的广度** 汉密尔顿（Hamilton，1859）最先进行注意广度测定。结果表明，成人注意平均广度为黑色圆点 8～9 个，外文字母 4～6 个，几何图形 3～4 个，汉字 3～4 个。注意广度受两个因素的影响，知觉对象的特点以及知觉者的活动任务和知识经验。在知觉任务相同时，知觉对象的特点不同，注意范围会有很大的变化。

（2）注意的稳定性　这是指注意保持在某一对象或活动上的时间久暂的特性。例如，外科大夫聚精会神地手术，学生在课堂上注意听讲而维持的时间。注意对象的单调、静止不变、让听者不感兴趣，注意不易稳定，而注意对象复杂、变化，使听者产生浓厚兴趣，注意易稳定。

（3）注意的分配　这是指人有意地把注意从一个对象转移到另一个对象或另一种活动中，原来注意强度越大，注意的转移就越困难，反之就比较容易。

（4）注意的分类　注意被分为两大类：①有意注意（voluntary attention）作为一种自上而下的，目标驱动的影响对应我们有意地注意一些东西的能力。②反射性注意（reflexive attention）作为一种自下而上的，刺激驱动的影响，描述了这样一种现象，即一个感觉事件捕获了我们的注意。以上两种形式的性质有所不同，神经机制也有所不同，如有意注意通常使用内源性线索，反射性注意常使用外源性线索，有意注意常被想象为一个注意的"聚光灯"可以随人的意愿随处移动，反射性注意的特性之一是返回而被抑制，即被反射性注意关注的位置经一定时间后反被抑制导致此处出现的刺激反应变慢。

（5）注意在认知中的作用

① 在觉醒状态下注意是学习记忆的前提条件，如一个昏昏欲睡的学生在课堂上不能学到任何东西记住任何东西。再如儿童多动症患者的主要发病原因，是因注意力不集中。

② 注意是信息加工的第一步，没有注意的参加，信息的输入、编码、贮存、提取都难以实现。

③ 注意与意识关系密切。意识加工是一种大脑状态，此时刺激驱动的活动已经强大到可产生显著的感觉加工，但是由于没有自上而下的注意来放大其信号，它就无法达到知觉的阈值。

三、学习记忆

学习是获取信息的过程，学习的结果便是记忆，学习可能发生在信息单次呈现后，也可能是在信息重复呈现后，而记忆必须是能够在一段时间内维持。

学习记忆可分为 3 个阶段，类似于计算机的信息加工程序。

① 编码（encoding）是对输入信息的处理与贮存，首先对感觉输入信息进行登记（acquisition），然后是巩固（consolidation），是生成一个随时向推移而增强的表征。

② 贮存（storage）是信息的长期记录。

③ 提取（retrieval）是通过利用所贮存的信息创建意识表征或执行已存的行为，需要时可被提取出来，也叫信息输出。

学习可分为知觉学习（perceptual learning）、刺激反应学习（stimulus-response learning）、关系性学习（relational learning）、空间学习（spatial learning）、观察学习（observational learning）和事件学习（episodic learning）。

记忆是学习训练的结果，是习得行为的保持与再现。

按信息维持时间的长短可分为感觉记忆（sensory memory）、短时记忆（short-term memory）、长时记忆（long-term memory）。

（1）感觉记忆　维持时间以毫秒或秒计算。例如人们可记起某人刚刚说过的话或记住一个电话号码，但过后就忘了。

（2）短时记忆 短时记忆指维持几秒或几分钟的记忆，认知心理学家 Richard Atkin-son 和 Richard Shiffrin 提出了短时记忆的模块模型，信息首先被贮存在感觉记忆中，被注意选择的事件将进入短时记忆，一旦进入短时记忆，如果事件被复述则可进入长时记忆，但信息在每一个阶段因信息衰退或新信息代替旧信息或二者结合，则可能遗忘。

工作记忆（working memory）概念的出现是为了扩展短时记忆的概念并详细阐述信息在被保留的几秒或几分钟内的心理过程。工作记忆代表一种容量有限的，在短时间内保存信息并对这些信息进行心理处理的过程。工作记忆可源于感觉记忆的感觉输入，也可以从长时记忆中提取获得，重要的是，工作记忆包含可被使用和加工的信息，而不仅仅是通过复述来维持。

工作记忆系统的中央执行系统是管辖大 Baddeley-Hitch 模型的语言环路和视觉空间板的命令与控制中心。语言环路是假设的工作记忆的声音编码的信息机制，视觉空间板是允许以纯视觉或空间编码的短时记忆的信息贮存。工作记忆的概念对短时记忆模型的主要贡献在于它填补了短时记忆和长时记忆之间具体关系的空白，而且工作记忆定义并不假设单一的短时记忆，而是允许不同类型（语音和视觉）的信息在短时间内分别以不同的方式编码。

（3）长时记忆 指维持几天或更长时间的记忆。通常把长时记忆分成两个主要部分来反映所贮存信息的不同特征，即陈述性记忆（declarative memory）和非陈述性记忆（non-declarative memory）。

① 陈述性记忆。是使人们记住事实或事件的过程。例如记住某人地址，想起你遇到过的某人的姓名，回忆起当天上午在哪里停车等，这一类型的学习也可称有意识的记忆或能用语言表达的记忆。在 20 世纪 70 年代，Emdel Tulving 引入了情节记忆与语义记忆这种区分。情节记忆如上面所举例子。情节记忆包含对以往事件的清醒意识，这是我们个人的自传性记忆。

② 非陈述性记忆。与陈述性记忆相反，非陈述性记忆被广泛用于各种学习过程，包括程序性技巧（打字，玩球等），条件反射（情绪反应，运动反应等），先导（潜意识记忆，能影响以后的行为）和习惯的形成（操作性条件反射——动物为获得奖励或药物而学会某一操作，这类学习具有自主或反射的性质，不能用语言表达出来）。

表 1-1 和图 1-1 是上述各种记忆的概括和总结，可帮助我们加深理解。

表 1-1 记忆的类型及其特征

类型	时间历程	容量	是否有意注意？	丧失机制
感觉记忆	几毫秒至几秒	高	否	主要为衰退
短时记忆和工作记忆	几秒至几分钟	有限[（7±2）个项目]	是	主要为衰退
长时非陈述性记忆	几天至几年	高	否	主要为干扰
长时陈述性记忆	几天至几年	高	是	主要为干扰

四、语言

语言、文字和符号是人类特有的，语言能促使人们使用概念进行思维，而不用具体的事物进行思维，这就大大简化和促进了认知过程。人类的语言也有助于建立新的暂时性联系，即使没有物质的刺激人们也能根据第二信号系统形成很多暂时联系，使面对面的接触变得并

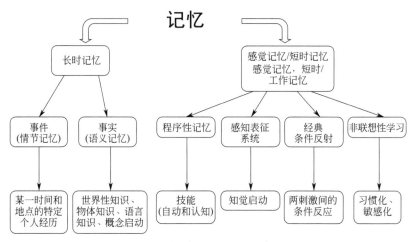

图 1-1 人类记忆的假想结构

非不可缺少，使人类能把积累起来的知识和精神财富存贮起来，从一个人传给另一个人，从这一代传到下一代。

1. 语言在认知信息加工和思维中的作用

① 人类语言发展代表了独一无二的抽象过程，这是区别于其他动物的主要标志。

② 语言加工是信息加工和存贮的重要组成部分。

③ 语言能够影响知觉，而知觉是认知的基本部分。语言-知觉是相互影响的。

④ 认知心理学中对事物的表征如问题的表征、知识表征、动机表征、认知策略表征中的类型、形式和基本符号都是语言，故语言是认知的载体，是认知的工具，思维是认知的核心内容。

正如前面谈到的，认知中的知觉、认知事物的表征以及抽象思维的表达均有赖于语言，可以说，思维的形成和与发展，语言起到了决定性作用，但思维不完全依赖语言，语言是思维的载体和工具，但不是唯一的工具。因为除抽象思维外，形象思维、灵感思维不依赖于语言。人们可以用语言把头脑中所想的东西转换成语言自我表白或传播给人，也可以用一些非语言化的方式如表情、动作、线条、图画、数字等表现思维。另外，思维离不开语言，语言也离不开思维，特别是在语义方面的发展将永远离不开思维。思维的内容越丰富，可以进行语言表达的内容也就越丰富；思维越周密，语言就越准确。总之，思维和语言的关系是双向的、辩证的，是复杂地交互作用的，二者是有相对的依赖，不可分离，二者可以相互促进。

2. 语言的神经学基础

研究脑损伤或脑疾病患者大脑结构和功能间的关系，对语言的深入研究提供了机会。脑损伤能导致失语症（aphasia）的语言障碍。法国研究者 Jean-Baptise Bouiland 收集了几百个表现语言障碍的病例进行分析，得出语言定位在额叶的结论。Wernicke 和 Broca 推动了这一研究，脑语言功能区可分为运动性语言中枢和感觉性语言中枢。运动性语言中枢在额下回的后部，命名 Broca 区、SMA，与初级运动区、运动前区、前额皮质背外侧、小脑、基底节、顶叶感觉系统区相互联系，这一复杂的解剖功能系统用于发动和控制运动功能和语言表达。感觉性语言中枢分为听觉语言中枢和视觉语言中枢，这两者无明确界限，即 Weenicke 区，弓形束是连接 Wernicke 区和 Broca 区的轴突束，它从 Wernicke 区开始，经角回在 Broca 区的神经元结束。

此外，还有语义相关功能区，音韵相关功能区、拼字相关功能区、双语者脑语言功能区。

五、思维与决策

思维是有意识（有知识和自觉摄取知识）的人脑对于客观事物的本质属性、内部规律性的自觉的、间接的和概括的反映。例如，"望梅止渴"，看到杨梅，这是自发的反映客观事物，接着想起杨梅是酸的，可分泌唾液，从而起到止渴作用，这就是思维，是对客观事物的自觉反映。

思维最显著的特征是概括性。所谓概括的反映，是指反映的不是个别事物或其个别特征，而是一类事物的共同的本质的特性。思维的概括性不只表现在它的自觉反映客观事物的本质特征上，也表现在反映事物之间本质的联系和规律上。例如地球围绕太阳转，通过感知，人只能反映地球围绕太阳在空间上的关系，而像地球围绕太阳旋转这类事物的内部联系则是通过思维活动才能获得的，是人经过实验，通过概括、判断、推理才能获得和总结出的。

思维的另一特征是它的间接性。通过思维人们可以认识那些没有直接作用于人的种种事物或事物的属性，也可预见事物的发展变化过程。例如人不能感知光的速度，但通过实验可以间接地推算出光的速度为 $3 \times 10^5 \, \text{km/h}$。思维之所以有间接性，关键在于积累的知识和经验，没有知识和经验作为中介，思维的间接性就无法产生。

人的思维可区分为感知思维、形象思维（直观）、抽象思维（逻辑）和灵感思维（顿悟）。感知思维只是把感性材料组织起来，使之构成有条理的知识，在此基础上形成的思维是一种初级的思维状态；形象思维主要是用典型的方法进行概括并用形象材料来思维，模式识别、图像处理、视觉信息加工都属于这一范畴；抽象思维是一种基于抽象概念的思维方式，通过符号信息处理进行思维，只有语言的出现抽象思维才成为可能；灵感思维是形象思维扩大到潜意识，即人脑对一部分信息进行加工，但人却没有认识到，也有人认为灵感思维是顿悟，思想突然开窍，找到解决问题的关键，灵感思维在创造性思维中起重要作用，灵感来自信息的诱惑，经验的积累，联想的升华，事业心的催化。文学家的"神来之笔"、军事指挥家的"出奇制胜"、科学家发明家的"茅塞顿开""豁然贯通"都是灵感思维的结果。

思维的过程主要涉及概念的形成、推理和问题解决 3 个领域，现分述于后。

（1）概念的形成　概念是思维的基本单元，人们掌握概念是最基本的思维过程，是思维过程的基础概念。概念是用事物的属性即可辨识的各种基本性质或特征，将属性联结在一起的规则来定义的。如果属性不同，会构成不同的规则；如果属性相同而规则不同，则构成的概念也不相同。概念可分为具体概念和抽象概念，前者如电脑、手机是一类事物的总称，太阳月亮是独一无二的具体事物，后者是指按事物的内在、本质属性进行的分类，如正义、权力、平等。

根据概念反映事物属性的数量及其相互关系又可分为舍取概念、析取概念和关系概念。舍取概念是指利用舍取规则合成的概念，它是最普遍的概念，它们在概念中必须同时存在，缺一不可，如轮椅包含着三个属性：四个轮子的座椅，可坐人，可行走。析取概念是根据不同的标准，结合单个或多个属性形成的概念，例如"好人"的概念有多种属性：诚恳，乐于助人，热心公共事业，文明礼貌等，具备所有属性或具备其中 2～3 项属性都是好人。关系概念是指根据事物之间的相互关系形成的概念，如高低、胖瘦、大小等。

（2）推理 推理是指从已有的知识推出新结论的过程，是思维活动的一种重要形式。具体地说，推理其实是一种特殊的问题解决，推理包括前提和结论两个要素。前提是指已有的知识或推理所依据的知识，例如一切金属受热会膨胀的前提，得出铁受热会膨胀的结论。

推理一般分为两类，演绎推理和归纳推理。演绎推理是指一个或多个关于已知条件的一般阐述中得出的一个逻辑合理的结论；归纳推理是指从具体事物或观察进行推理，得出一个能解释这些事实的合适的结论。二者的区别在于：演绎推理本质上属于问题解决的范畴，而归纳推理的过程就是概念形成的过程。再有，在归纳推理中永远不可能得到一个逻辑上非常肯定的结论，能得到的只是一部分合理或可能的结论，演绎推理则与此相反。

（3）问题解决 问题解决又称问题索解。有问题才有思维，思维过程的实质就是经过一系列认知操作解决问题的过程。问题解决包括 7 个阶段，即发现问题、表征问题、选择策略与方法、组织信息、分配资源、对问题解决进行监控、对问题解决进行评估。发现问题是解决问题的前提，因为发现问题才会运用思维去解决问题。表征问题，其实质是对问题进行分析和理解，不同问题有不同的表征方式。选择策略与方法，是在表征问题的基础上确定解决问题的原则、方法和途径，不同的人解决同一问题所选用的策略可能不同，主要依赖于人们思维的灵活性和知识经验。组织信息就是组织对实现策略的所有相关信息。分配资源是指个体有助于合理分配解决问题所需要的资源。对问题解决进行监控，是指解决问题过程中对各种资源进行监控，及时发现错误，改正错误。对问题解决进行评估，是指对问题解决后，对答案进行客观评估，以便最终顺利和高质量解决问题。

问题解决的策略有随机搜索策略、启发性策略、类比策略、逆向策略，这里不做详细介绍。

六、情绪

人类认识外界事物时会产生喜、怒、哀、乐、爱、恨的主观体验，我们把人对客观事物的主观体验及相应的行为表现称为情绪或情感。认知与情绪的关系上可把情绪分为主观体验、生理唤醒和外部行为三个层面。主观体验是指人对事物的态度在内心产生不同的感受，如高兴、痛苦、内疚。生理唤醒是情绪产生的生理反应，如愤怒时心跳加快，痛苦时血管容积缩小。外部行动是指情绪表达过程中出现的一些外部反应，如悲伤时痛哭流涕，高兴时开怀大笑。尽管情绪表现的词汇很多，如开心、悲伤、恐惧、焦虑、兴高采烈、失望、愉悦、厌恶、害羞、着迷等，但这些词语却难以转化为可以在实验研究的具体状态和变量，为了统一对情绪的定义，研究者要关注两类主要的情绪类别，即基本情绪和情绪维度。

（1）基本情绪 基本情绪是指情绪在发生上的原型形式，即存在着数种泛人类的基本情绪类型。情绪原型是适应和进化的产物，也是适应和进化的手段。现在，大部分学者都接受这种观点：人类乃至动物存在着基本的、普遍的情绪，愤怒、恐惧、厌恶、高兴、悲伤和惊讶是六种基本的，用来表达情绪状态的面部表情，各种民族、各种文化间没有不同。

（2）情绪维度 这一分类不是把情绪看成各种不同的状态，而是把它看成一个连续维度上对各种事件做出的反应。也即人们对事物反应的情绪有强度和效价的不同，故通过使用维度的方法可具体评估刺激引发的情绪反应。

1. 情绪的功能

（1）情绪的动机作用　情绪能够以一种与生理性动机或社会性动机相同的方式激发和引导行为。快乐、兴趣盎然、自信等情绪会提高人们的活动能力，而恐惧、自卑、冷漠等情绪会降低人们活动的积极性。

（2）情绪对心理活动的调节作用　情绪不仅可以驱动、引导行为，还可以调节认知的加工过程和人的行为，影响知觉中对信息的选择、监控信息的流通等。

（3）情绪的健康功能　情绪的好坏直接影响到身体健康。积极乐观的情绪有利于身体健康和延缓病情发展，反之，消极情绪会引发疾病，溃疡、高血压、哮喘、月经失调、肿瘤、结核、冠心病等都与情绪失调、心情压抑有关。

（4）情绪的信号功能　人们可以凭借一定的表情来传递信息。心理学家的一项统计说明，在日常生活中，55％的信息是靠非语言表达传递的，而且表情比语言更具生动性、表现力和敏感性，特别是在言语信息暧昧不清时，表情往往具有补充作用。

2. 情绪活动的生理基础

生理学家认为情绪活动是神经系统活动的结果和表现，并承认它是大脑皮质和皮质下许多部位协同活动的结果。

首先，激素影响情绪的产生。如甲状腺功能亢进和分泌不足，能招致情绪和精神状态的变化，甲状腺功能亢进时，患者易于兴奋、喜怒无常、烦躁不安；分泌不足时，患者行动迟缓、消沉和情绪淡漠。再如愤怒及恐惧等情绪状态下，导致肾上腺素和去甲肾上腺素分泌增加，血中水平升高。肾上腺皮质激素尤其是糖皮质激素与情绪关系至为密切，小剂量注射可引起欣快感，过多则出现烦躁不安和思想涣散。当情绪发生恐惧或焦虑时来自杏仁核、海马等结构的下行行动可使下丘脑束旁核等处的神经元释放促肾上腺皮质激素释放因子 CRF，从而引起垂体前叶 ACTH 的释放，继而导致糖皮质激素在血液中的急剧增高。性激素对人类的情绪活动影响十分明显，对女性尤为突出。相当数量的女性在月经周期前有情绪变化和精神困扰。杏仁核和下丘脑内的神经细胞是雌激素的靶细胞，性的驱动及性行为伴随着情绪的变化，它们也受边缘系统的调节和控制，其中杏仁核与性行为的关系更为密切。

以上说明，边缘系统、下丘脑、杏仁核、隔区和海马的活动都与情绪产生有关，但是激素影响和调节情绪同样重要。

七、认知与基因调控

认知评价，一般均采用两项指标，一是记忆是否改善，二是突触可塑性是否提高。记忆有短时记忆与长时记忆之分，代表突触可塑性的 LTP 有早期 LTP（E-LTP）和晚期 LTP（L-LTP）之分，短时记忆与 E-LTP 的形成无需基因转录，而长时记忆与 L-LTP 则需要基因转录。这一研究持续了几十年，它对了解基因转录、蛋白质合成和神经元结构形态改变介导 L-LTP 和长时记忆形成的机制有重要意义。

迄今为止，这方面研究已取得显著进展，取得了以下一些结论或共识。

① L-LTP 和长时记忆的形成发生在基因已转录，蛋白质已合成之后。

② L-LTP 与记忆形成关系密切。LTP 被认为是学习记忆的神经生物学基础。LTP 测定是认知的细胞和突触水平上的模型。

③ 与 L-LTP 及长时记忆有关的基因究竟是有哪些？经多方面研究，类型很多，包括即

早期基因如 $c\text{-}fos$、Jun、Arc，核转录因子如 $Zif/268$、$CREB$，神经营养因子如 $BDNF$、$NT\text{-}3$ 等。受体如 NMDA 受体、AMPA 受体，蛋白质如 CaMK Ⅱ、HOMER 等。图 1-2 给出了控制突触可塑性相关基因表达的转录调节途径，PKA/ERK/MSK/CREB 是记忆相关基因调节中的主要参与者，是从突触中获得信息直至基因表达的核心信号级联反应。

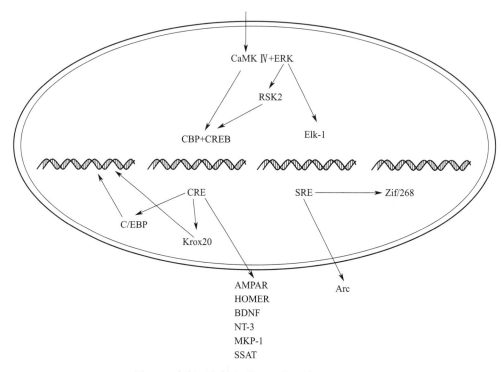

图 1-2　突触可塑性相关基因表达转录调控途径

④ 转录因子与基因产物对长记忆形成至关重要。也即基因产物应能产生相应的生物活性。

⑤ 基因转录和表达以及蛋白质合成中能促进神经发生和突触新生，加强神经元之间和突触之间的联结。

第四节　认知的神经学基础

一、认知与脑结构

神经系统分为中枢神经系统和周围神经系统。中枢神经系统包括位于颅腔内的脑和位于脊管内的脊髓。周围神经系统包括与脑相连的脑神经，与脊髓相连的脊神经及自主神经。

脑可分为大脑、间脑、小脑和脑干四大部分。大脑有左右两个半球，包括大脑皮质、皮质下的灰质和白质，中间由胼胝体相连。大脑半球覆盖着间脑、中脑和小脑。间脑包括丘脑和下丘脑，脑干包括中脑、脑桥和延髓。与中脑相连的为脑桥，脑桥以下为延髓。脑干下端与脊髓相连，上端与间脑相连，背侧与小脑相连，大脑位于最首端。

不少学者认为，像思维、语言、学习、记忆这样复杂的整合功能需要全脑的参与，不过，无可否认仍有一些关键的脑区与某些特定功能相联系。

（1）大脑左右半球各有分工　语言能力及右手的灵活性由左脑主管，对各种物体空间联系的感知则属右脑的功能范畴。科学家曾一度认为这是人类特有的现象，但现在已认识到，早期脊椎动物的语言、惯用"右手"、面孔识别、空间关系处理等特殊功能由不同的大脑半球控制。所有五类脊椎动物——鱼类、爬行类、两栖类、禽类和哺乳类，在日常捕食过程中都有右侧偏向性，禽类的左脑负责鸣叫功能，海狮、犬类和猴子的左脑负责感知同类的呼唤……有作者认为大脑左右半球的结构，动物和人类因适应自然环境、捕食、交流，早在500万年前就形成了。

（2）人类大脑皮质上的褶皱在功能上的特殊意义　人和其他高等哺乳动物的脑皮质有很多褶皱，那些凹陷的部位称为沟，突起部位称为回，大鼠的脑皮质较平，沟和回较少。如果人类的大脑皮质和大鼠的皮质一样光滑，那么需要多大的一个脑才能容纳这么多的皮质？人脑皮质的褶皱使得所需空间缩小到展开时的三分之一，大约有2/3的部分被折叠到脑的沟裂中。人脑皮质具有褶皱这一优势使神经元之间形成非常紧密的三维联系，这样能够使得轴突的长度缩短，从而使神经传导的速度变得更快，也使得一些邻近区域之间的距离变得更近。

脑的质量较大，脑的内部并没有支撑作用的骨骼系统，好在脑是浸润在脑脊液（CSF）中，使大脑悬浮起来，如果直接放置在颅骨上，大脑所有的压力要大得多。CFS对外界的冲击起到一定的缓冲作用，可以有效地在一定程度上减小冲击对脑和脊髓的损伤。

（3）灰质和白质在认知功能上同等重要　灰质（gray matter）位于大脑皮质，由紧密排列的神经元胞体组成。灰质下方是白质，由包裹着白色脂质（即髓磷脂，myelin）的长轴突组成。灰质是计算和记忆贮存的地方，而白质负责调控神经信号传递，协调各脑区之间的协作，二者分工不同，但认知功能同等重要。人类是智力高度发达的动物，人类大脑的一半是由白质组成，其他动物大脑中所占的白质远低于人类。

白质之所以能扮演类似"通讯电缆"的角色，原因是轴突覆盖着一厚厚的晶状脂质髓磷脂。过去的科学家认为它只起绝缘体作用，但现已证明，包裹着髓磷脂的轴突神经脉冲的传播速率是"裸"轴突的100倍。如果没有髓鞘，神经信号就会在传递中外泄甚至消失。关于髓鞘形成机制，一是星形胶质细胞能"监听"轴突内的电脉冲，然后释放化学信号，刺激少突胶质细胞产生髓磷脂。二是轴突表面存在一种神经调节蛋白（neuregulin），当该蛋白升高或降低时，施万细胞（Schwann cell）就会增加或减少髓鞘的层数。

髓鞘与智力的关系也可从下述情况进行分析和判断。

① 婴儿出生后大脑内的髓鞘形成过程一直持续到25岁左右，解释了为什么青少年的自控能力比成年人差。

② 加强学习训练或在丰富环境（玩具丰富、群体互动充分），会使大脑白质增多或髓鞘增厚。

③ 白质发育异常可引发许多精神疾病包括精神分裂症、自闭症、双相情感障碍、诵读困难症、多发性硬化、大脑瘫痪、亚历山大病、音盲症等，这些疾病之所以发生是因为白质发育异常，大脑区域间的神经连接会受到影响，导致神经信号无法正常传递，精神疾病也就不可避免地发生了。

二、神经元和神经胶质细胞

神经元是组成神经系统的基本单元。神经元是高度分化的细胞，数量庞大、形态多样、结构复杂。随着人类的不断进化，神经元的结构和功能不断进化，它的主要功能可概括如下。

① 接受刺激，产生和扩布神经冲动及将神经冲动传给其他神经元或效应细胞。

② 所有神经通路包括反射弧、神经回路和神经网络都是由神经元以简单或复杂的形式连接而组成的。

③ 它是蛋白质合成和代谢中心。

④ 它是氧化供能中心。

⑤ 神经元核是遗传单位，基因组储存于此。

⑥ 它与细胞分泌、细胞内吞和膜的更新密切相关。

根据神经元的生理特性，将神经元分为兴奋性神经元、抑制性神经元和中间神经元，中间神经元也称联合神经元。动物越进化，中间神经元越多。在人类神经系统中的中间神经元约占神经元总数的 99%，构成中枢神经系统的复杂网络。按神经元所含神经递质的不同，分为胆碱能神经、肾上腺素能神经、多巴胺能神经、γ-氨基酸能神经、脑啡肽能神经、P 物质能神经等。

可见，神经元的功能多种多样。既相互联系，共同发挥作用，又有明确分工，各司其职，是维持和指导整个神经元合成代谢和功能活动的中心，是实现神经系统中枢和外周功能必不可少的关键因素。因疾病、外伤等种种原因造成神经元丢失达到一定限度，便会引起神经-精神障碍，首先受损的是敏感的认知功能。

神经胶质细胞也称胶质细胞，分布在神经元之间，其数量是神经元的几十倍。中枢的神经胶质细胞分为星形胶质细胞、少突胶质细胞、小胶质细胞、室管腔细胞、Bergman 胶质、Muler 细胞等，周围神经系统的神经胶质细胞主要是施万细胞。

随着研究深入，已发现神经胶质细胞有以下重要功能。

① 神经胶质细胞与其细胞间液为神经元提供生存微环境。神经元不能独立生存，神经胶质细胞在联系和维持神经元生存环境中具有重要作用。脑内神经元都被神经胶质细胞紧紧围绕着。按细胞核计算，神经胶质细胞是神经元的 10 倍；按体积算，脑体积的一半是神经胶质细胞。神经胶质细胞与神经元之间的细胞间液为神经元提供营养和支持作用，神经元与神经胶质细胞的间隙也是脑内体液扩散的通道。

② 神经胶质细胞是血脑屏障的重要组成部分。保持脑内环境稳定主要靠血脑屏障，脉络丛上皮细胞、室管膜细胞和星形胶质细胞参与构成血脑屏障，能选择性摄取不能进入细胞间隙的血液中的某些成分并转运给神经元，这样既起到营养作用又发挥保护作用。

③ 形成髓鞘，加快神经传递速度。白质中的轴突包裹着厚薄不一的髓鞘（髓磷脂），包绕髓鞘的轴突比裸轴突的神经传导速度提高 100 倍。髓磷脂的生成由中枢的少突胶质细胞和外周的施万细胞完成。

④ 神经胶质细胞对突触可塑性的影响。星形胶质细胞是哺乳动物脑内分布最广泛的一类细胞，也是胶质细胞中体积最大的一种。在中枢神经中的星形胶质细胞包裹在突触末梢，与突触形成有效的联系，它可通过其膜表面表达的离子通道、受体和转运子感受它邻近神经

元的变化，并进而通过释放一系列胶质递质产生反应，对突触活动进行调节。研究还证实小胶质细胞和少突胶质细胞参与了中枢神经系统的可塑性活动。

⑤ 摄取与分泌功能。星形胶质细胞能摄取和转换某些神经递质如 γ-氨基丁酸，还能分泌神经营养因子、白细胞介素和干扰素等。

三、突触传递

神经环路中进行信息传递作用的部位是突触，它们是邻近神经元之间的接触区域，因为膜结构和附属结构的特殊性，决定了它们在功能上的单向性。突触传递有两种类型：化学突触传递和电突触传递。神经系统中最常见，也是最重要的传递方式是化学突触传递。

（1）化学突触传递　在大多数情况下，一个动作电位必须到达突触所在的轴突末梢，引起末梢去极化，继而引起钙内流，细胞内钙的增高导致含有神经递质的小囊泡与突触膜融合，并将神经递质释放到突触间隙。神经递质识别和结合在突触后膜上的受体，引发一系列事件直至产生生物学效应。这样，化学分子在突触后膜处转变为电变化，完成信息的跨细胞传递。

（2）电突触传递　大多数的突触传递过程是化学性的，还涉及一种以上的信息传递物质，只有少数的突触可以通过单纯的电流扩布来完成神经成分之间的信息传递。

电镜观察证明，在发生电传递的突触部位，相邻的神经膜之间的距离特别近，只有约2nm，并且有许多连接两个细胞的桥状结构存在，两侧膜上这种结构跨过狭窄的细胞外间隙相互对接，就构成了一条能沟通两细胞胞浆成分的细胞间通道，允许通过小的带电离子且分子量小于1000Da或分子直径小于1.5nm的化学物质，因而使两细胞间出现电学联系和物质交流成为可能。已发现哺乳类神经系统的下橄榄核、视网膜、前庭核和三叉神经中脑核存在电突触。

电突触与化学传递的一个很大不同之处在于：电突触没有分隔两个神经元突触间隙。相反，两个神经元的细胞膜是相互接触的，细胞质是相通的，两个神经元是等电位的。电突触适用于需要快速传导信息的情况，它的缺点是不能传递抑制性信息，缺乏可塑性，不能放大信号。

四、神经递质和激素

1. 神经递质

神经递质释放后与突触后受体产生的生理效应，主要表现为突触后神经元膜电位的变化。快突触后电位，时程仅数十毫秒；慢突触后电位，时程数百毫秒至几分钟。氨基酸类神经递质通过快信号系统进行点对点的信息传递，称为"神经递质"。生物胺类和神经肽类神经递质通过慢信号系统产生效应称为神经调质。下面介绍几种与认知关系密切的神经递质。

① 谷氨酸。是脑内主要的兴奋性神经递质，其数量超过脑内神经元总数的1/2，谷氨酸突触占脑内突触总数的40%以上。

② γ-氨基丁酸（GABA）是脑内主要的抑制性神经递质，在突触后膜产生抑制性突触电位，对学习记忆产生负面作用。

③ 乙酰胆碱。是增强学习记忆最明确的神经递质，它在脑内有广泛地分布。特别是前脑基底部的 Meynert 核（NBM）向大脑全面投射的神经元以及从中隔向海马弓投射的神经

元组成的胆碱通路在学习记忆中尤为重要，它们在认知、觉醒及注意等高级功能中发挥重要作用，已在临床广泛应用于治疗重症肌无力、阿尔茨海默病、帕金森病、Lewy 小体痴呆症等神经退行性疾病以及老年性记忆障碍。

④ 儿茶酚胺。能改善认知功能，其机制可能是去甲肾上腺素能神经广泛投射到皮质、海马，提高了觉醒和注意力所致。

⑤ 5-羟色胺。5-羟色胺在脑内的生成在某种程度上与儿茶酚胺的生成相似。它有可能通过与其他神经递质如乙酰胆碱和儿茶酚胺作用，参与学习记忆。目前，学者们更多的关注它与抑郁症的关系。"单胺假说"认为抑郁症的生物学基础是脑内单胺递质 5-羟色胺和/或去甲肾上腺素的缺乏，故 5-羟色胺应有抗抑郁作用。

⑥ 多巴胺（DA）。纹状体内 DA 含量占全脑的 70％，DA 被认为可能是独立存在的神经递质，在所有神经递质中，多巴胺与乙酰胆碱促认知作用最为明确。中脑-边缘叶 DA 系统主要调控情绪，也参与认知功能，包括思想、感觉、理解和推理。

⑦ 神经肽。是中枢和外周神经系统传递信息的短肽，已发现 100 多种，数量远超过小分子神经递质，其中促肾上腺皮质激素释放因子（CRF）、促肾上腺皮质激素（ACTH）、血管升压素、催产素、吗啡肽与学习记忆关系比较密切。如 CRF 对垂体及中枢系统的作用是调动机体各系统应对应激，ACTH 和血管升压素使记忆加强，催产素对记忆起抑制作用，也有学者认为催产素对认知过程产生正性作用，正常情感和情绪的维持可能与内源性阿片肽有关，阿片肽参与了学习记忆的形成、维持以及 LTP 的形成。

⑧ 一氧化氮。一氧化氮（NO）来自一氧化氮酶（NOS）。脑内 NOS 神经元分布广泛，大脑皮质约 1％的神经元含 nNOS，但这些细胞的突起反复分叉，使 nNOS 的神经元几乎参与大脑皮质中每个神经元形成突触。

NO 的半衰期很短，并非是预先存在于突触囊泡，只有神经元兴奋时才生成 NO。细胞膜上不存在 NO 受体，NO 通过弥散进入靶细胞的胞浆，活化鸟苷酸环化酶，催化 GTP 生成 cGMP，从而启动学习记忆信号转导途径改善认知和情感障碍，提高突触可塑性。靶细胞中磷酸二酯酶水解 cGMP，终止 NO 介导的生理反应。

我们的研究证明，气体信使中除 NO 外，CO 和 H_2S 也参与 LTP 的诱导。

2. 激素

神经系统存在下丘脑-垂体-肾上腺轴（PHA 轴）。下丘脑分泌的 CRF 和垂体分泌的 ACTH 与认知的关系前面已作了简单介绍。ACTH 作用于肾上腺皮质可引起糖皮质激素的分泌释放，该激素对学习记忆有双向作用。小量的糖皮质激素促进学习记忆，过量分泌则由于能量供给减少，神经发生降低和 BDNF 下调从而损害认知功能。

① 胰岛素是一个十分重要的激素，它的功能绝不限于控制血糖，对认知活动也有重要影响，可从以下三方面作出解释。

a. 胰岛素是一种神经营养因子，对神经细胞的存活和增殖起重要作用。

b. 神经元对糖的利用同其他细胞一样需要胰岛素。

c. 神经元存在胰岛素受体和信号转导所具有的信号分子。已知胰岛素信号转导途径共有三条。其一，PLC，它可水解 PIP_2 产生 IP3 和 DAG，后者激活 PKC，最终磷酸化 CREB；其二，PI3K，该通路最终使 CREB 磷酸化；其三，Ras-MAPK，胰岛素与其受体结合后，依次激活 CRS-1 和/或 CRS-2、PI3K 和 Akt、MAPK 可使 CREB 磷酸化。人所熟知，

CREB是核转录因子，是信号转导途径的最后一站，学习记忆信号转导途径中绝大多数的转录因子都是CREB。磷酸化的CREB将转录、表达与长时记忆形成有关的基因和蛋白产物。

② 性激素。雌激素也会影响认知活动。研究表明a. 内侧视交叉前区（mPOA）是控制学习和记忆的脑区。怀孕大鼠大脑mPOA神经细胞细胞核增大，神经细胞树突也随着怀孕进程而变多变长。在模拟怀孕试验中，当雌性大鼠接受模拟怀孕的孕酮和雌二醇（最强的天然雌激素）时同样的变化也出现了。随后的研究证明，与无交配经验的雌大鼠比赛多重任务时，获胜的大多是有过怀孕经验的雌大鼠，如利用八臂迷宫让雌大鼠寻找自己喜欢的食物，在最先找到食饵的大鼠当中，有60%是具有两次或两次以上怀孕经验的大鼠，33%是只生过一胎的大鼠，只有7%为无交配经验的大鼠。b. 雌激素具有增强神经营养因子及其受体表达，降低脑内β-淀粉酶沉积，促进胆碱能神经元修复和减少神经元死亡等作用。c. 雌激素有神经营养作用，促进胆碱能神经元的存活和生长繁殖，提高ChAT酶活性，从而增强乙酰胆碱合成，还能增强N胆碱受体的表达。d. 雌激素对由Aβ、过氧化氢、谷氨酸产生的对海马神经元的过氧化损伤有保护作用，有清除自由基的能力。e. 雌激素具有提高神经发生的能力。

科学家对雌激素与认知活动的关系做过长期而深入地研究，并得出许多有价值的结论，如上所述。但雄激素参与认知活动研究不多，简述如下。

笔者给麻醉大鼠脑内注射睾酮，以观察其对海马齿状回突触传递的影响。结果证明，睾酮可提高基础突触传递，诱导LTP。在雄性性功能试验中发现睾酮能促进eNOS释放一氧化氮，而后者已被大量研究证明能改善认知障碍、情感障碍，改善记忆、抗抑郁、抗焦虑以及提高突触效能等作用。以上研究说明，类似于雌激素，雄激素也有增强认知功能的作用，还说明雄激素提高性功能和认知功能之间存在天然的、必然的联系，有共同的作用机制，如抑制磷酸二酯酶（PDE）、激活NOS、抑制下丘脑-垂体-肾上腺轴，从而产生抗应激作用，阻滞糖皮质激素对学习记忆的破坏。

五、 神经可塑性

突触可塑性有多种形式，长时程增强（LTP）和长时程抑制（LTD）被认为是学习记忆的神经生物学基础。谷氨酸在诱导LTP和LTD形成中起重要作用。

从动物受孕后丰富的细胞活动中可以明显看出，在发育过程中神经系统极富可塑性，或说极富适应力，它可以改变自身的形式，包括细胞的类型、位置以及其相互连接。同样的，神经可塑性也存在于成年脑。以下列举几项富有说服力的证据。

（1） 皮质图谱与经验　脑皮质对身体的表征与身体结构有一定的对应关系，此即拓扑地形图（topography）。在躯体感觉皮质中，对食指触觉进行反应的神经元与对中指触觉进行反应的神经区域相邻，类似地，感觉皮质中手区域作为整体与小臂区域相邻，后者则邻近大臂区域。科学家们发现区域性映射的大小形状可随经验改变。如果采取极端的处理方法，阻断猴子某根手指的传入神经，如截去一根手指或缝合一只手的两根手指使其同步移动，皮质相关部位不再对那根手指的触摸作出反应。奇怪的是，这片原来表征的那根被阻滞手指的皮质区很快又活跃起来，并对那根被阻滞手指相邻手指的刺激进行反应，周围的皮质区域充填这块沉默的区域接替了它。皮质功能性的这一现象在猴子和人均被观察到。

（2） 成人大脑的可塑性　采用脑磁图（MEG）技术观察了音乐家手部的体感表征，小提琴家右手拉弓左手按弦，发现小提琴家大脑右半球（控制按弦的左手）的反应比非小提琴家的要大，说明小提琴家感觉经验的变化了，脑用更大的皮质区域来表征他们的手指感觉。

2000 年，Kauffiman 报道了正常被试者长期戴眼罩情况下脑皮质的可塑性。研究表明，无论被蒙上眼睛的被试者有没有接受高强度的盲人点字训练，在视觉被"剥夺"5 天后，他们都能比未蒙眼睛的被试者更好地区分盲人点字字母，这说明成人一旦剥夺正常的视觉系统输入，在很短时间内就可以进行触觉分析。皮质可塑性的机制可能是：迅速的改变可能反映了皮质已有的微弱联结，通过解除抑制和改变突触的效能来实现。长期的可塑性则可能是因新突触或轴突的生长引起的。

（3）神经发生（neurogenesis） 1913 年伟大的神经学家 Gologi 断言："成体中枢的神经通路是固定的、终结不可变的，所有相关成分只会不断死亡，永远不会再生"。在这之后的近百年间，这一论断被写进了教科书中广泛地传授，使得绝大多数神经学家和神经科医生坚信，成年脑内的神经元数目在生命的早期即已固定，以后逐渐减少，不产生新生神经元。20 世纪 80 年代，Altman 及其同事公布的数据对上述观点提出了挑战。他们证明至少在嗅球和海马两处出生之后有新神经元的生成。直到 20 世纪 90 年代，大量出现的不可置疑的证据才使得神经发生的新概念得到广泛接受。概括来讲，在哺乳动物的整个生命过程中，成体中枢内的侧脑室的室管膜下区（SVZ）和海马齿状回的颗粒下层（SGZ）都会有新神经元的生成。新神经元起源于神经干细胞池，神经干细胞具有终生自我分裂和多相分化潜能的特性。另外，还有研究证明成年啮齿动物的嗅球神经元 6 周内有 $65.3\% \sim 76.9\%$ 要被更新。齿状回区每天有多达 9000 个新神经元的生成，以维持海马的记忆功能。

以上说明，成年脑从神经元、突触到脑皮质以及其他许多神经机构都存在可塑性，其中，突触效能和结构的可塑性是神经可塑性中最主要的类型，在学习记忆中起十分重要的作用。谷氨酸受体也是多种学习记忆信号转导途径的靶受体。

第五节 认知功能评价系统有关的实验技术和方法

认知功能评价对认知的基础和临床研究以及寻找认知改善药都十分重要。传统的行为学和电生理学方法仍在继续采用，近年内应用光学仪器测量脑的认知功能及与认知功能相联系的新陈代谢也已得到了很大重视，其应用日趋普遍。同样受到重视的还有计算建模、新基因组学、功能成像等。总之，好的方法要求操作简便、客观、可以定量和可视化，现分述如下。

一、行为学方法

学习记忆是一种心理过程，不可能直接测量，只能根据观察到的刺激反应来推测脑内发生的过程。对脑内记忆过程的研究只能从人或动物学习某项任务后间隔一定时间，测量其操作成绩和反应时间来衡量这些过程的编码形式、贮存量和依赖条件等。研究学习记忆的行为学方法不下百余种，但不管是哪种类型，其基础都是条件反射，即内在的、外在的刺激作用于感受器，转换为神经冲动，沿着传入神经到达中枢后，经加工整合后又沿着传出神经到达效应器（如肌肉和腺体等）。以回避性条件反射为例，小鼠从安全平台跳下来会受到电刺激，电刺激引起的痛觉沿传入神经到达中枢，经中枢识别这是一个伤害性刺激，于是沿着传出神经下达回避反应的指令。小鼠跳回安全平台，以逃避再次刺激。聪明的小鼠能记住平台下的铜栅有电，待在平台上才安全。反复接受电刺激（称为错误）说明学习成绩差或有记忆障碍，屡遭电击而不逃回平台回避。目前常用的行为学方法包括迷宫（尤以 Morris 水迷宫、八臂迷宫更常见）、回避性条件反射、恐惧试验、物体识别实验等。

行为学方法测定操作简单，可以定量测定潜伏期和错误次数，实验时间短，短时间内可完成大数量动物试验，故广为应用；其缺点是影响行为学结果的因素多，动物个体之间的差异大，对测定的时间和环境因素要求严格，重复性差。

二、电生理方法

脑神经元跟其他细胞一样，具有生物电，虽然这些电信号非常微弱，但经放大后，输入阴极射线示波器，便可被观察或记录下来。这里主要介绍利用电生理技术观察突触传递的可塑性，具体指标为突触长时程增强（long term potentiation，LTP）。LTP 是指在一定强度和频率的刺激下，突触传递的增强，并维持较长的时间。LTP 可分为诱导、表达和维持 3 个时相。细胞外记录 LTP 表现为场电位增大，群峰电位（population spike，PS）幅度增大，潜伏期缩短。越来越多的资料显示，海马结构中的 LTP 现象与多种形式的学习记忆活动密切相关。现普遍认为 LTP 是在突触和细胞水平的一种学习模型，是学习记忆的神经生物学基础。因此，它用于认知功能的评价是相当合理的。这一技术所需设备不多，操作也不复杂，更为重要的是结果稳定、重复性好，脑内给药只需要少量样品。

鉴于行为学方法和电生理方法各自特点及相互之间的联系，当前学者们主张采用行为学方法和电生理方法来评估认知功能，这两种方法结合起来使用，比较合理、客观并符合心理学原则。

三、仪器检测方法

随着科技的进步，新的研究方法也不断涌现。有些方法是前几代科学家无法想象的高科技工具，从多渠道获得大脑结构与功能的重要信息以及它们在时空上的变化。

1. 脑电图（electroencephalography，EEG）

能提供全脑活动的连续性记录，具有重要的临床应用价值。EEG 的特征是慢波，高幅振动，这可能是由大群的神经元有节律地改变其活动状态所引起的。由于 EEG 记录反映的是大脑的总体电活动，对于操作认知过程存在一定局限性。为此，科学家开发了在一个特定任务反应中大脑活动如何改变，如何从全体 EEG 提取出诱发反应的方法。

这一方法的原理是：根据外部事件例如刺激的呈现或者反应，将一系列试验中所得的 EEG 对齐，进行叠加平均，以去除与目标无关的脑电活动的变异，这一诱发反应称为事件相关电位（event-related potential，ERP），这一信号反映了与特定的感觉、运动或者认知相关的神经活动。

一个跟 ERP 相关的技术是脑磁图（magnetoencephalography，MEG），突触活动除了电活动相关以外，活动的神经元会产生微弱的磁场。正如 EEG 一样，MEG 可以通过一系列试次的叠加平均得到事件相关磁场（event-related field，ERF），磁场通过大脑、颅骨和头皮时不会被扭曲，这一事实说明 MEG 具有定位信号源方面的优势。

2. 计算机断层扫描（computed tomography，CT）

这一技术是对 X 线的改进和升级，传统的 X 线研究把三维压缩成二维，而 CT 则可通过压缩的二维重构三维空间。CT 的原理是将一束 X 线穿过头部，记录的图像提供了介质组织密度的测量，通过从多个角度投射 X 线并利用计算机计算，能够得到基于组织密度的三维图像。

3. 磁共振成像

磁共振成像（MRI）利用有机体组织的磁特性，某些特定原子核的质子数和中子数使得这些原子对磁力特别敏感。遍布整个大脑和其他有机体组织的氢原子就是这样一种原子。在正常状态下，这些原子的方向是随机的，当加入外部磁场后，元素变得排列整齐，并且在无线电波的作用下，会以系统的方式受到干扰。MRI 的扫描仪测量这些元素自旋时产生的内源性磁场。如白质和灰质含有的氢原子密度不同，使得对这些区域的可视化变得更加容易。与 CT 相比较，MRI 能够提供更高的分辨率。

4. 血管造影术

这是一种评估大脑循环系统的成像技术，它通过显示重要的动脉和静脉来帮助我们可视化血液的分布，染色剂被注射到椎动脉或颈动脉，然后进行 X 线扫描。

5. 弥散张量成像（diffusion tensor imaging，DTI）

DTI 使用 MRI 扫描参数，但与传统 MRI 扫描参数不同，DTI 通过测量水的运动来监测轴突的变化。DTI 利用已知的水的扩散性来确定大脑中限制水的边界。水的自由扩散是各相同性的，也就是它发生在所有方向上，而大脑中水的扩散是各相异性的，它在各个方向上的扩散并不相同。轴突中水运动的各相异性最强，它对水运动的限制程度比灰质和脑脊液都大得多，用同样的方法能够对白质中轴突束的朝向进行成像。

在扩散的各相异性上表现出来的功能差异，对认知研究很重要，如左半球颞叶顶区的各相异性分数与成人的阅读成绩有显著相关。

四、认知建模

人脑和计算机芯片都是极好的处理器，它们能够表征和转换大量信息。

建模就是通过一可替代的方式再现行为，模拟出的认知通常称为人工智能。模拟应针对行为，以支持对该行为的认知过程进行模仿，计算机接受输入信息，然后通过一系列内部操作以产生某一行为。通过观察其行为评估它在多大程度上与由人类心理产生的行为相吻合。为能在计算机上成功执行，建模者需对信息和加工方式完全规范好，而且做到让输入和期望得到的输出之间具有良好的对应关系，还必须对模型中的加工过程如何改变有定量描述。

在认知建模中，另一个占有重要地位的模型是人工神经网络（artificial neural network，ANNS）或简称神经网络，它模拟人脑神经网络行为特征，进行分布式信息处理。这一模型分为输入层、隐层、输出层，输入和输出能够表征特定的表征，隐层中的隐藏单元（hidden unit）为输入和输出单元提供了中间加工步骤。人工神经网络具有自学习和自适应的能力，可以通过预先提供的一批相互对应的输入-输出数据样本，经过"训练"的学习分析过程建立二者之间潜在的规律，然后利用这些规律，用新的输入数据来推算输出结果。人工神经网络以脑科学的研究成果为基础，对人脑或自然神经网络若干基本特性的抽象和模拟有重要的学术价值。

艾伦脑图谱（The Allen Brain Altas，ABA）：以高分辨解剖图、基因组范围的原位杂交图片数据及一套整合搜索、导航、可视化工具为基础，通过建立成年小鼠、转基因鼠、灵长类及人的全脑基因表达三维图谱，揭示区域性基因表达与脑生理功能间的相互关系，对阐明基因与认知的关系极有帮助。

（张均田）

参 考 文 献

［1］ Gazzaniga MS，Ivry RB，Mangun GR. 周晓林，高定国等译 . 认知神经科学 ［M］. 北京：中国轻工业出版社，2011.
［2］ 刘芳，褚波 . 大脑与认知（修订版）［M］. 北京：电子工业出版社，2012.
［3］ 唐孝威，孙达，水仁德，等编著 . 认知科学导论 ［M］. 北京：科学出版社，2007.
［4］ Baars BJ，Gage NM. 认知、脑与意识 ［M］（原著第 2 版）. 北京：科学出版社，2012.
［5］ Sweatt JD. 学习和记忆机制（原著第 2 版）［M］. 北京：科学出版社，2012.
［6］ 史忠植编著 . 认知科学 . 安徽：中国科学技术大学出版社，2008.

第二章 认知药理学概述

认知药理学是伴随认知科学发展而诞生的一门新兴学科。它参与认知科学的基础研究，积极开发认知改善药物，在治疗数以百计神经精神疾患的认知障碍中起重要作用。迄今为止，国内外尚无文献报道"认知药理学"这一概念，因此本章将对认知药理学形成的主要依据及重要贡献进行较详细的论述，并对认知药理学的主要任务及今后发展趋势略做介绍。

第一节 认知药理学形成的主要依据与历史贡献

一、药理学科的性质和任务决定它是认知科学不可缺少的组成部分

药理学作为生物医学科学的一门独立的学科有它自己的特点。无论在理论上或实际应用上都展示了这门学科在认知科学中的价值以及与认知科学间广泛的联系。

药理学是在生理科学基础上发展起来的。19世纪前叶，化学家从植物中分离出化学成分，一些后来成为药理学家的生理学家应用生理学的原理和方法研究化学成分的毒性和药效，如吗啡、依米丁、阿托品、毛果芸香碱、筒箭毒碱、麦角碱等，这个阶段是药理学雏形的形成时期。随着生理学的发展，有时用生理学的理论和方法解决药理学的问题，有时又是在研究药物的时候解决生理学问题，形成了药理学与生理学的密切联系，有些研究成果是由两个学科相结合而取得的。到了19世纪中叶，由于实验技术的进步和病理模型的建立，人们能大规模筛选药物和研究药物作用机制，药理学遂从生理科学中独立出来。从20世纪20年代开始，Clark成为这一阶段的先驱人物。他有两个重要贡献，一是奠定定量药理学，二是推广Langley和Ehrish的受体学说。在这一阶段，化疗药物抗生素的发现、五六十年代"新药"的爆炸性发展以及制药工业的蓬勃发展，刺激了药理学对药物构效关系、作用机制和体内代谢过程的研究，使药理学进入了现代药理学阶段。由于大量新药要经严格的临床试用和评价，更密切了药理学与临床医学的关系，形成和发展了临床药理学。药物构效关系、作用机制和药动学的研究，促进了药理学与生理学以外的其他基础学科，如生物化学、细胞学、遗传学、免疫学、生物物理学、心理学、药物分析、仪器检测等学科间的密切联

系，而且从药理学科发展起来的受体学说自 20 世纪 70 年代已经成为生物学、基础和临床医学以及包括认知科学的共同理论基础。综合起来看，药理学既是医学基础学科与临床医学之间的桥梁，也是药学各学科（植物化学、合成化学、药物分析、制剂学、制药学）之间的桥梁。

药理学有两方面特点：一是微观和宏观发展，分子药理和行为药理代表这两端；二是趋向于分化形成分支，以及与其他生物医学学科互相渗透形成边缘学科，例如药动学、神经精神药理、生化药理、临床药理，它们都属于药理学的分支或边缘学科。神经精神药理学与认知科学的关系就更加密切了，因为它的主要任务之一就是认知研究，包括认知过程和调控机制，学习记忆信号转导途径研究，用药理学方法和自己建立的认知障碍模型筛选发现治疗认知障碍的新药，以及运用临床药理学的原则、程序、技术、方法指导新药临床使用，对结果进行客观评价等。

认知科学分为基础研究和应用研究两方面。后者主要研究治疗认知障碍的药物和药物作用机制。要完成上述寻找认知改善新药，按临床药理学原则应用和评价新药，阐明药物作用机制，只有药理学家和密不可分的学科群堪当此重任，任何其他学科虽各有专长却都在新药开发和临床用药面前难有作为。药理学的性质和任务，决定了它与许多基础学科互相交叉融合，更与认知科学结缘已久。认知科学要快速发展，认知药理学成为认知科学的重要组成应该是顺理成章的事了。

二、药理学为认知科学做出的重要贡献

1. 神经递质研究方面

生命过程的调控与人体内源性物质的存在和变化息息相关。神经递质和神经调质是人体内种类最多、分布最广、含量最丰富的一类内源性物质。从胚胎形成到出生后的生长，发育，认知功能、性功能的形成，神经传导，信息传递，再到全身各器官、系统的成熟和行使功能，无不与神经递质密切相关。1904 年 Elliot 首先提出交感神经末梢释放肾上腺素作为传递物质，次年 Langley 提出神经支配骨骼肌引起的兴奋是由尼古丁有关的物质所传递。随后发现迷走物质，即乙酰胆碱，再后来发现了单胺类递质，包括 5-HT、DA、GABA 和γ-氨基丁酸。从 20 世纪 30 年代大脑内源性物质阿片肽被发现以来，在中枢和周围神经系统发现的新的神经肽不断增加，至 20 世纪 80 年代达 50～60 种，此后发现得更多，目前估计已达 200 多种。神经递质是认知的重要的生物学基础，它们的发现及功能的阐明，对认知科学起到了极大的推动作用。自 1930 年至今，因神经递质的研究取得了突破性进展，因此而荣获诺贝尔医学生理奖的近十次之多。药理学对神经递质的生物合成、代谢、贮存、释放、再摄取及受体后信息的转导及其机制，神经递质与各种疾病尤其是中枢神经系统疾病的关系的研究，均为认知科学提供了重要的基础性材料，对了解认知本质，诊断、预防和治疗认知障碍性疾病具有指导意义。

2. 受体研究方面

受体概念起源于 20 世纪初期，J. N. Langley（1852—1926）根据阿托品与毛果芸香碱对猫唾液流出的拮抗作用，设想在神经末梢或腺体上存在某种特殊物质，而阿托品、毛果芸香碱可与之形成复合物，他将这种特殊物质称为接受物（receptive substance）。Langley 的研究提出了受体具有两个重要的特性，即对特殊配体的识别能力和形成配体受体复合物发挥

启动生物效应的能力。Paul Ehrlich（1842—1915）根据抗体对抗原具有高度选择性提出了受体概念，他把抗体与抗原的关系设想为钥与锁一样，具有立体专一性的吻合。药理学家定义受体并提出应具备的标准，不断发现各种受体和受体亚型，也发现许多药物或为受体激动剂，或为受体拮抗剂，或受体半拮抗剂。世界药理学联合会中知名的世界受体研究专家先后两次出版了有关受体分类及其功能的书籍。迄今为止，已发现的受体及其亚型约有数百种。受体学说不但是药理学研究的指导性学说，也是生物学、基础和临床医学各学科共同的理论基础。具体到认知功能，体内的各种神经递质、激素、神经肽、细胞因子和外界信号及药物产生认知作用首先要与受体结合，这已是科学家普遍达成的同识。

3. 突触传递研究方面

神经系统活动的特点，是能在由神经元及其突触构成的各种神经环路和神经网络中进行快速而准确的信息传输，并进行某种形式的信息处理。20 世纪 30 年代，曾有过一场突触传递是化学传递还是电传递的长期争论。以 Eccles 为代表的生理学家，由于知道神经信号在神经轴突上的传导是电性质的，因而认为突触传递是电流由突触前膜扩展到突触后膜的结果。而以 Dale 为代表的药理学家，则由于看到很多药物不影响轴突传导而影响突触传递，因而推测有一种化学中介物，即神经递质，由突触前末梢释放出来，作用于突触结构而产生作用。后来科学家们终于阐明突触传递过程主要是化学传递，但也存在少量电传递。继而，才有一系列对复杂的突触前和突触后传递过程，如递质贮存、释放、再摄取、递质生物合成、代谢等的研究。

4. 提高健康人认知能力药物的研究

认知药物可分为两大类。一类是改善认知障碍药，包括对认知进行性下降的老年痴呆等神经退行性疾病和各种原因引起的认知障碍性疾患治疗的药物。另一大类是提高健康人认知能力或大脑潜力的药物，国际上称为聪明药（smart drug）。

理想的聪明药应符合以下几个标准：①能使健康人或正常动物的认知能力进一步提高；②可长期服用而无毒性或严重副作用；③作用机制必须阐明清楚；④药物纯度高，如为单药，应阐明化学结构，如为混合物，应弄清有哪些化学成分及其含量和比例，还必须明确哪些是主要成分，哪些是次要成分或无毒的伴随物；⑤应完成药动学研究，应阐明该药是否能通过血脑屏障，各组织、脏器的分布情况，有多少代谢产物，代谢产物是否有与原型药同样的生物活性，生物利用度等。

认知障碍尤其是神经退行性疾病，导致患者丧失生活能力、思维紊乱乃至丧失人格，增加了家庭和社会负担。因而，应开发安全、有效药物积极治疗。相对于这一人群，极大多数人的认知功能是正常或基本正常的（如亚健康人群）。为了更好地适应环境，提高能力，阻止认知下降，他们也需要提高认知能力和预防认知能力下降。如果人类的大多数确能提高聪明度，提高工作效率，对发展生产、发展科学与技术、提高人类福祉，将起到多大的推动作用啊！

研究表明，就人类的个体而言，人只利用了大脑潜能的十分之一二，也就是还有十分之八九未被利用。这说明人的大脑存在脑功能提高的很大空间，这一科学事实为提高健康人的认知功能，提供了理论依据，并给研究人员开发有效药物树立了极大的信心。

鉴于上述理由，近几十年来全球认知工作者为发现聪明药做了艰苦卓绝的努力。美国斯坦福大学的 Henry Greely 等 6 位工作者在《Nature》发表文章介绍了美国研究健康人提高认知能力的有关情况。美国的许多大学的学生为提高学习效率，曾一度服用中枢神经兴奋药如 Ritalin、Aaderall，虽然这些药物能提高警觉、注意力和任务执行力，但因毒副作用大及成瘾性，被政府禁用。1974 年，欧洲研制出 Piracetam（吡拉西坦）及其衍生物，起初认为它们可提高健康人认知能力，药物作用于胼胝体，促进大脑两半球之间的信息交流，取名为 nootropic（noo 是脑，tropic 是朝向的意思），中文可译作促智药。但进一步研究否定了以前的看法。该药临床上证明对轻度认知障碍（MCI）有一定疗效，现在仍用于临床，可归类为改善认知障碍药。因而，至今，国外开发聪明药的所有研究几乎均告失败。

20 多年前，笔者对中药补益药中的人参开展了系统研究，证明人参皂苷 Rg_1 完全符合聪明药的所有标准。

① 提高正常动物认知能力的研究。国际上，认知能力是否提高主要采用两方面指标来判定，即学习记忆是否提高和突触可塑性是否提高？笔者完成了这个两方面的实验。首先，采用断乳小鼠自由饮用含有人参皂苷 Rg_1 的自来水，共 4 周，之后用跳台法和避暗法试验观察了人参皂苷 Rg_1 对学习记忆的影响。结果说明人参皂苷 Rg_1 可提高学习成绩和记忆获得，统计学有显著差异。与此同时检测脑形态学变化，证明人参皂苷 Rg_1 可提高脑重、脑皮质厚度和海马突触密度，检查对照组和给药组的脑水含量均无增加，提示脑重的增加为脑实质的增加，主要是灰质和白质含量的增加。而灰质、白质是智力的基石。接着，笔者在正常成年大鼠进行了研究，人参皂苷 Rg_1 脑内给药 10^{-9} mol/L 可显著增加基础突触传递，同时，苔藓纤维发芽数和轴突生长蛋白（GAP-43）表达显著增加。已知 GAP-43 可促进轴突生长，进而长出突触和树突棘。LTP 有 NMDA 受体依赖型和非 NMDA 受体依赖型两种，后者可发生在苔藓纤维的突触。苔藓纤维发芽的突触为诱导非 NMDA 受体依赖性 LTP 准备了条件。

② 化学上，人参皂苷 Rg_1 属人参三醇型皂苷，为单一成分，纯度可达 97％，其结构式如下所示。

人参皂苷 Rg_1

③ 已完成药动学研究。研究证明人参皂苷 Rg_1 可通过血脑屏障，在体内所有的组织和脏器均有分布，并证明在脑皮质、海马、小脑、纹状体等脑区有较高的分布量，人参皂苷的生物利用度均较低，不过，在人参皂苷中 Rg_1 的生物利用度高于其他皂苷。人参皂苷 Rg_1 的代谢产物是人参皂苷 Rh_1（丢掉一分子糖）和人参皂苷 Ppt（丢掉两分子糖），人参皂苷 Rg_1 被证明不是前药，原型和代谢产物有同样的生物活性，有效物质在体内停留时间长，半衰期大大延长。

④ 作用机制的研究。药理学家一直主张药物产生药理作用，必有其作用机制。具有多靶点作用的人参皂苷 Rg_1 除探讨各项药理作用机制，还应探讨多靶点作用的共同机制，如

此才能增强人们对人参皂苷 Rg$_1$ 提高健康人认知能力的信心。

其一，在神经递质中，促智作用最明确的神经递质是乙酰胆碱、多巴胺和兴奋性氨基酸。研究证明，人参皂苷 Rg$_1$ 口服后不久，脑皮质、海马等脑区的乙酰胆碱和多巴胺显著增加。

其二，在大鼠的电生理试验中，Rg$_1$ 可显著增加基础突触传递，NOS 的拮抗剂 7-NI 能抑制人参皂苷 Rg$_1$ 诱导的 LTP，给 7-NI 前注射 NOS 前体物质精氨酸（L-Arg）又可逆转 7-NI 的作用，由此说明 NOS（nNOS）是调控人参皂苷 Rg$_1$ 诱导 LTP 的主要因素。

其三，人参皂苷 Rg$_1$ 可增加血中睾酮水平，而睾酮通过以下 4 种途径加强认知功能。a. 睾酮能直接作用于海马，增加基础突触传递，诱导 LTP；b. 睾酮可刺激下丘脑释放多巴胺；c. 睾酮激活 NOS 释放 NO，大量研究确认 NO 既可提高学习记忆，又可提高突触可塑性，还可缓解情感障碍；d. 睾酮可抑制下丘脑-垂体-肾上腺轴（HPA）的兴奋性，从而抑制糖皮质激素的分泌及降低其引起的严重毒副作用，如抑制能量利用、下调 BDNF。

其四，人参皂苷 Rg$_1$ 激活学习记忆信号转导途径。生理情况下存在数种学习记忆信号转导途径，其中之一的 CaMK Ⅱ-ERK-CREB 信号级联反应被学术界称为"记忆的分子开关"。已证明人参皂苷 Rg$_1$ 在正常成年大鼠激活的学习记忆信号转导途径是 Ca^{2+}-CaMK Ⅱ-ERK-CREB 信号途径，其基因产物系 FOS 蛋白、BDNF 和 NT-3，它们都具有形成长时记忆和提高突触可塑性的功能。

其五，人参皂苷 Rg$_1$ 可提高神经发生（neurogenesis）和突触新生（synaptogenesis）以及血管新生（angiogenesis），这是人参皂苷 Rg$_1$ 增加认知能力的关键机制，可解释人参皂苷 Rg$_1$ 对中枢神经系统的所有药理学作用。

⑤ 临床研究情况。人参用于中医和民间已有两千多年的历史，传统中医治病都是直接用于人体，人参所具备的许多治疗、预防和保健作用已经过时间检验，被人们认知。益智便是最具特色、最被肯定的作用。同样重要的是，国内外的基础和临床研究一直确认，人参是促智作用很强的药物。中国、韩国、日本和澳大利亚等国的学者用人参和西洋参提取物观察了对健康人认知能力的影响，观察指标有注意力、工作记忆、继发性记忆和任务执行力，一次或多次给药都看到其有提高健康志愿者认知能力的作用。笔者用人参皂苷 Rg$_1$ 对 100 多例中青年志愿者的认知功能进行了观察，志愿者一致反映用药后头脑清醒，有活力，记忆力增强。

5. 蛋白磷酸化研究方面

美国药理学教授 Paul Greengard 和其他学科教授因发现多巴胺等神经递质通过蛋白磷酸化而起作用，获 2000 年诺贝尔生理学或医学奖。这一发现的重要生物学意义在于：蛋白磷酸化是信号转导途径中的主要生物学现象，如在学习记忆信号转导途径中各种蛋白激酶 PKA、PKC、CaMK Ⅱ 把磷酸基团加至核转导因子 CREB 上，经基因转录和表达即早期基因如 *Zif/268*、FOS 和神经营养因子 BNDF，导致突触传递功能增强（LTP）的形成和维持，从而产生长时记忆。近几年兴起的表观遗传学研究指出，染色体结构和化学上的改变与认知功能的关系可做如下理解：表观遗传学的改变是对来到大脑的信息做出结构上的适应而最终将信息带至染色体激活特殊性基因表达的程序。这些遗传学的改变包括组蛋白乙酰化、甲基化、磷酸化，它们可以稳定地改变动物行为，包括学习记忆、突触可塑性、药物依赖等为长时记忆的形成巩固及突触可塑性的形成与维持提供支持。蛋白磷酸化也在神经递质、激素、功能蛋白、基因等的激活中起重要作用。

6. 雄性激素与认知的关系

性激素与认知的关系一直受到认知工作者的关注。对雌激素的研究最多，在怀孕、分娩和哺乳期间，大鼠雌激素和孕酮增多，雌大鼠、幼仔行为和雌激素又促进内啡肽和催产素的分泌增加，所有这一切导致雌大鼠智能提高。在一系列行为学试验中，母鼠都胜过尚未交配过的雌鼠。雌激素刺激乙酰胆碱合成，促进神经再生等研究也有不少报道。

但雄激素与认知之间关系的研究却很少。最近笔者采用麻醉大鼠记录海马 LTP 发生的方法，证明了睾酮能增加基础突触传递、诱导 LTP。睾酮的另一功能是促进一氧化氮的释放，后者能改善认知和情感障碍，有改善记忆和抗抑郁、抗焦虑等作用。性功能和认知功能是人的本能，人出生后，随着年龄增加逐渐成熟，随年龄老化而衰减，二者发生、成熟和衰退过程中涉及的生理、生化改变有许多相似之处。笔者的研究证明，人参皂苷 Rg1 既能提高雄性性功能，又能提高认知功能，而且它们的作用机制基本相同，如抑制磷酸二酯酶 4 型和 5 型（PDE4 和 PDE5），激活 NOS，刺激神经干细胞增殖和突触新生，循着这一线索深入研究，对了解人的本能以及认知与性的关系有重要意义。

7. 细胞内信使和学习记忆信号转导途径研究方面

Sutherland、Rall 和 Wosilait 于 20 世纪 60 年代首先发现 cAMP 是细胞内信使。此后，研究证明从酵母到人的许多类细胞及组织存在大量信使和多种多样的信号转导途径。

任何生理事件、病理事件或外来药物都各自有其信号转导途径，首先是第一信使作用于细胞表面的受体，然后依次激活第二信使、第三信使和第四信使，启动信号级联反应，最后产生生物学效应。

药理学对 cAMP、Ca^{2+}、NO 等信使的发现及其生理作用进行了充分的研究，它们与认知的关联已得到相当清楚的阐明。借助药物工具对学习记忆信号转导途径也进行了较详尽地研究，一方面，是了解药物激活学习记忆信号途径的类型和特点；另一方面，通过药物纠正认知障碍，了解认知障碍的信号转导途径如何从歧途回归正常生理状态。这方面的研究进展如下。

（1）学习记忆信号转导途径的主要类型

① cAMP-PKA-CREB 通路。

② PLC-PKC-CREB 通路。

③ CaMKⅡ-ERK-CREB 通路。

④ PI3K-AKT-CREB 通路。

⑤ NO-Ras-MAPK-CREB 通路。

⑥ NO-cGMP-PKM 通路。

（2）学习记忆信号转导途径的特点　经大量研究，学习记忆信号途径的主要靶受体是神经递质受体（多巴胺受体、乙酰胆碱受体等）和 NMDA 受体，学习记忆信号途径的第二信使几乎都与 Ca^{2+} 有关，一方面 Ca^{2+} 可激活 PKA 和 PKC，从而介导 cAMP 或 Ca^{2+}-PKA-CREB 和 PLC 或 Ca^{2+}-PKC-CREB 信号通路，另一方面，Ca^{2+} 可促进 NO 的释放，从而介导 NO-cGMP-CREB 和 NO-Ras-MAPK-PKM 信号通路，上游 Ca^{2+} 浓度增加可激活 CaMKⅡ从而介导 CaMKⅡ-ERK-CREB 通路。此外，在神经突触部位通过 NMDA 受体或电压门控钙通道使 Ca^{2+} 内流，Ca^{2+} 浓度的升高引起 Ras-GTP 水平升高，后者激活 Raf，进而激活 ERK。ERK 的活化可作用于突触后膜的钾离子通道 Kv4.2、核糖体蛋白 S6 激酶、活化转录因子 CREB、蛋白翻译起始因子等物质，而后者对 LTP 的诱导及维持发挥调节作用，进而影响学习记忆。

已知核转录因子有 CREB、CREM、SRF、SIF、IRSP 等，从上述几种学习记忆信号途径的类型可明显看出，学习记忆信号转导途径的转录因子主要是 CREB，CREB 转录和表达的基因产物是什么？根据我们的研究，主要是即早期基因 $Zif/268$、FOS 蛋白和神经生长因子 BDNF。以上研究结果是药理学对认知科学的又一贡献。

8. 认知评价有关技术方法、模型研究

（1）行为学方法　药理学家们在认知研究方法技术方面做了大量工作，着重建立了各种类型、各种性质的认知障碍模型，包括化学药品、神经毒、脑缺血、转基因细胞株、转基因动物、自由基氧化损伤、应激、衰老、性激素缺乏、情感障碍、注意缺陷、睡眠剥夺等引起的记忆障碍（包括记忆获得、巩固和再现障碍）、痴呆、抑郁等用于药物认知评价。应该指出，药理学对认知结果的评价十分严格：①试验中设空白溶剂组、阳性药组、给药组和模型组，以了解药物可否使认知达到正常范围，模型是否已建成；②药物有剂量效应关系或有其作用规律，如有的药物剂量效应关系呈倒 U 型；③必须使用多种模型，每种模型均显示效果且在作用方向和性质上是吻合一致的；④实验结果可重复，实验者本人和其他人或其他实验室均能重复得出来；⑤每一批实验都要经统计学处理并证明有显著性差异；⑥研究中前后两次实验的实验操作者、环境（温度、湿度、光照度、隔音）、给药时间三者均保持一致，将非特异性干扰减至最低，消除状态依赖性学习（SDL）；⑦作用机制比较清楚，药理学界一直主张药物有效必有其作用机制，如果做不出作用机制，它们的治疗效果就值得怀疑。药理学对实验要求如此严格是为了保证结果真实可靠，值得其他学科借鉴。

（2）电生理方法　国外对 LTP 的测定多采用脑海马切片或麻醉大鼠，笔者采用清醒自由活动大鼠测定 LTP 有以下几个优点：①诱导 LTP 的敏感度提高，PS 持续时间长，例如在前穿质至齿状回通路记录到的 LTP 幅度，清醒动物和麻醉大鼠相比，由 $(346.7\pm53.9)\mu A$ 降低至 $(183.6\pm64.8)\mu A$；②在清醒情况下测定 LTP 更符合生理情况，也可避免麻醉剂对 LTP 的影响；③可以口服给药，对需要长期给药的传统药物尤为有利。

（3）仪器检测方法　荧光可视化技术可通过连接的显示屏观察细胞内荧光变化，使用电脑软件加以处理分析，并结合荧光显微镜、共聚焦显微镜用于信号转导途径（如 Ca^{2+}、IP3、PKA、PKC、CaMKⅡ等）及突触研究对信号转导和突触生成空间、时间的解释有非常大的优越性。这一技术还可用于神经细胞重要蛋白的观察解释，用于 DNAtipPET、单分子图像可视化等的研究。

第二节　认知药理学的主要任务和研究取向

认知药理学的主要任务和研究取向分为理论和应用两个方面，简述如下。

一、神经网络与多靶点作用

近几十年来，国外的新药设计和应用，主要注重作用于单靶点的高选择性、高特异性药物，但这些药物用于治疗复杂性疾病，如肿瘤、炎症和神经退行性疾病效果不佳，且毒副作用较多，多药或多成分合用则效果较好且能降低毒副作用和耐药性。进一步研究指出，人体组织，尤其是大脑，存在错综复杂的网络，含多靶点、多基因、多环路，且健康状态或疾病状态下的网络之间的联结有所区别，单靶点难以达到治疗的目的。因此构建病理网络图，用多靶点药物作用于该网络，从基因、蛋白质、影像等不同角度揭示大脑的高级思维、学习记忆和认知行为的生理机制。三方面数据的融合、分析，将最终为改善认知活动、治疗认知障碍提供理论和实践依据。

二、学习记忆信号转导途径研究

目前人们已掌握的科学技术，特别是分子生物学技术，已可用来选择性地敲除信号转导途径中的某些特异性成分，即基因编码的关键性蛋白，让我们对不同信号级联反应之间的对话有进一步了解，也为我们提供了从基因蛋白质等方面去阐明脑功能的长时间改变。既然生理情况下与疾病情况下的信号转导途径是不同的，那它们之间究竟有哪些具体差异呢？如何使误入"歧途"的信号转导走向"正轨"呢？这些都是我们应该探索的问题。

利用不同类型认知药物，观察它们激活学习记忆信号转导途径的类型、特点、重要基因和关键蛋白质，以及药物在纠正认知障碍时如何把异常的信号途径从"歧途"引向"正轨"的变化情况，特别是某些基因、蛋白质的变化情况，为认知科学中的"信息论"提供神经学基础包括涉及的脑区、细胞、突触和神经相关物质。

三、认知过程中表观遗传学机制

过去的认知研究很难解释这一现象："七八十岁老人仍能清楚地记得儿时发生的事情，尽管我们身体上的每个分子以及除了神经元之外的每个细胞已经更新了数千次，也许是数百万次"，虽然我们的身体细胞在不断代谢和重建，但生物形式的记忆是如何保留下来的？近年内发展起来的表观遗传学解释了如组蛋白的乙酰化、磷酸化、甲基化等可引起染色质结构改变，激活有关基因持久地表达，使得长期记忆和突触可塑性形成和维持，从而染色质可携带信息并一代一代传下去等现象。未来认知过程中的表观遗传学机制的研究重点将放在MAPK-ERK-CREB 信号转导途径、激活 CBP（CREB 结合蛋白），并与 CREB 结合、BDNF 和 HDAC2 的正性反馈、内源性 RNA 干扰（RNAi）等研究。

四、神经可塑性研究

中枢神经系统的特性之一是对神经系统功能和结构的修饰，对维持和修复智能起重要作用。已知成年脑海马保留了一部分神经干细胞，可进行增殖和转化为神经细胞与神经胶质细胞。雌激素可增加脑皮质的褶皱，某些药物可增加突触效能和结构可塑性，可增加灰质、白质含量及促进髓鞘增生，可增加突触新生，如使树突变多变长，使轴突和树突棘（spine）增生等。我们将观察药物，尤其是天然产物、传统药物，对神经可塑性的影响及其可能的机制，从中找出先导化合物，进行化学合成和结构改造。

五、认知药物的开发

1. 改善认知障碍的新药研究

目前已知的改善认知障碍药治疗效果不理想，毒副作用也比较大，寻找安全、有效的新药至今仍迫切。化学上应选择大量不同于现有药物结构的新结构化合物进行筛选，药理作用上将以 NMDA 受体亚型 NR2B、AMPA 受体、胶质细胞源性神经营养因子 GDNF、磷酸二酯酶、NOS、NOGO-AC（引起轴突新分支凋亡的髓鞘蛋白，一旦被抑制能修复神经连接恢复知觉和运动能力）、TRPⅥ（与人疼痛有关的神经系统受体，能增加记忆和神经可塑性）为主要靶标，寻找新型改善认知障碍药。

2. 开发聪明药的几点设想和建议

通过人参皂苷 Rg_1 广泛和深入的研究，对今后开发聪明药有以下几点设想和建议。

① 认知的内涵丰富、形式多样，除神经功能，还涉及心理功能、情绪功能和外界环境因素的影响，调控认知过程的因素至少有数十种之多，单靶点药物只能作用于认知过程的某一个环节或某一靶点，难能稳定提高整个认知能力。多靶点药物可作用于认知过程的众多环节或多个靶点，易化学习记忆的可能性加大，故选择多靶点药物开发聪明药应成为一种重要思路。

② 天然产物和传统药物已被证明能产生多靶点作用。近几年的研究证明，天然成分的结构改造成为新药的数量大于合成药，故筛选聪明药的重点应放在天然产物和各国的传统药物。

③ 生理情况下认知过程的调控与体内内源性物质息息相关。因此，研究范围应包括神经递质、神经调质、激素及其受体，不仅要重视神经细胞生成的递质，也要重视胶质细胞生成的递质。基因的转录和表达是形成长时记忆和维持 LTP 的必需条件，与认知有关的基因甚多，可重点研究核转录因子及其表达的基因产物。性激素与认知的关系已有甚多研究，过去比较强调雌激素，从笔者的研究，雄激素与认知的关系也十分密切。

④ 亚健康、应激、自由基、衰老等因素影响认知过程，使认知能力下降，预防认知功能下降很重要，纠正亚健康、抗应激、抗氧化、抗衰老是应采取的具体措施。

⑤ "信息加工论"是认知科学的核心理论。认知药理学家应将学习记忆信号转导途径的研究列为重点研究内容，既可为认知科学的基础研究，并为聪明药的作用机制提供重要材料。

六、认知评价方法和模型的改进

1. 动物试验

国内外认知研究报告中大多采用行为学试验。学习记忆是一种心理过程，不可能直接测量，用观察到的刺激反应来推测脑内发生的过程，这是行为学试验的基本原理。该方法的优点是操作简单，可定量测定潜伏期和错误次数，短时间内可完成百余只动物试验；缺点是动物个体差异大，非特异性因素干扰多，结果重复性差。

认知是对外界事物的全面感知，包括一系列心理过程，其中注意力对知觉和学习记忆形成十分重要，突触长时程增强（LTP）与学习记忆关系密切，被认为是学习记忆的细胞、突触机制，为提高认知评价的科学合理和客观可靠，把行为学试验与电生理实验以及把学习记忆与注意力结合起来研究是必须的。另外，行为学试验中有惩罚性效应和奖励性效应，二者的意义有所差别。实验中安排两种效应性实验也是必要的。

2. 人体试验

临床上大多用记忆量表来评定认知功能所得结果不够真实合理。应发展能记录脑内认知活动及其动态变化的可视化技术，揭示全脑基因表达的三维图谱以及血中标志物微量测定，能反映认知功能改变及与认知有关的生化学改变等的技术。

所有实验方法都应朝在计算机控制下可视化定量化发展。目前，有些实验，如 Morris 水迷宫试验已做到这点，还有其他许多实验尚待完善。

第三节 结语

宇宙起源、物质本质、生命本质和智能活动是人类面临的四大基本问题。其中在全球范围内都把智能研究列为科学前沿中的重中之重。认知科学是研究人（动物）感知、学习记忆、语言、思维、意识及其与大脑间关系的一门综合性学科。药理学家们在认知科学建立之前及之后也做出过重要贡献。例如药理学家创立的受体学说，已成为生物学、医学各基础学科和临床学科包括认知科学的共同理论基础。又如神经递质的不断发现及其与认知的关系，细胞内第一信使至第四信使的揭示，学习记忆信号转导途径基本过程和特点的阐明以及突触传递过程细节的了解等，对认识认知活动规律和调控机制奠定了重要的理论基础。各种类型认知药物的研制成功及用于数以百计认知障碍症的治疗，进而为探讨疾病发病机制而不断取得的新进展，是药理学对认知科学应用实践、造福人类作出的实实在在的贡献。这充分说明认知药理学的形成并融入认知科学确是一件具有深远意义的大事。

今后药理学应密切结合其他学科，实现优势互补，共同把认知科学研究推进到一个新的高度。认知药理学的主要任务是利用药理学与其他基础学科交叉融合的优势以及在认知技术方法和模型研究上积累起来的经验，从神经网络、基因、蛋白质、影像、可视化技术多视角揭示学习记忆、行为模式、学习记忆信号途径的类型、特点，为解释记忆、意识和认知障碍的治疗提供理论和实践基础，为防治神经精神疾患、神经退行性疾病和提高正常人的大脑潜力，提供安全有效、作用机制独特的新药。

（张均田）

参 考 文 献

[1] 蔡禄. 表观遗传学前沿 [M]. 北京：清华大学出版社，2012.
[2] Day JJ, Sweatt JD. Epigenetic treatments for cognitive impairments [J]. Neuropsycopharmacology，2012，37（1）：247-260.
[3] 张均田. 认知过程中的表观遗传学机制 [J]. 中国药理学通报，2015，3：1-6.
[4] 楚世峰，张均田. 人参皂苷 Rg_1 多靶点作用的共有机制 [R]. 全国补益药专业委员会学术讨论会上大会报告. 山西太原，2014.
[5] 黄倩，楚世峰，张均田. 人参皂苷 Rg_1 的抗抑郁作用及其作用机制 [J]. 神经药理学学报，2014，13：1-11.
[6] 张均田. 新药发现的药理学基础 [M]. 北京：化学工业出版社，2002.
[7] 王玉珠，王永胜，楚世峰等. 人参皂苷 Rg_1 促智信号转导途径研究 [J]，中国药理学通报，2008，24：740-743.
[8] Chang Y，Huang WJ，Tien LT，et al. Ginsenoside Rg_1 and Rb_1 enhance glutamate release through activation of protein A in rat cerebrocortical nerve terminals（synaptosomes）[J]. Eur J Pharmacol，2008，578（1）：28-36.
[9] 张均田. 人参冠百草（第二版）[M]. 北京：化学工业出版社，2012.
[10] Hu JF，Xue W，Ning N，et al. Ginsenoside Rg_1 activated CaMK II α mediated extracellular signal-regulated kinase/mitogen activated protein kinase signaling pathway [J]. Acta Pharmacol Sin，2008，29（9）：1119-1126.
[11] 张均田，杜冠华. 现代药理实验方法（第二版）[M]. 北京：中国协和医科大学出版社，2013：1326-1346.
[12] 中国药理学会编. 药理学学科发展报告（2010—2011）[M]. 北京：科学出版社，2011：127-142.
[13] Yang Y，Zhang JT，Shi CZ，et al. Study on the nootropic mechanism of ginsenoside Rb_1 and Rg_1. Influence on mouse brain development [J]. Acta Pharma Sin，1994，29：241-245.
[14] Zhang JT. The retrospection and prospect of ginseng research [J]. Acta Pharmacol Sin，1995，20：321-325.
[15] Shen LH，Zhang JT. Culture of neural cells from cerebral cortex of rat embryo and effects of drugs on the proliferation ability of stem cells [J]. Acta Pharmaceutica Sinica，2003，38（10）：735-738.

[16]　Shen LH，Zhang JT. Ginsenoside Rg_1 promotes proliferation of hippocampal progenitor cells ［J］. Neurol Res，2004，26（4）：422-428.

[17]　Shen L，Zhang J. NMDA receptor and iNOS are involved in the effects of ginsenoside Rg_1 on hippocampal neurogenesis in ischemic gerbils ［J］. Neurol Res，2007，29（3）：270-273.

[18]　Tang M，Feng W，Zhang Y，et al. Salvianolic acid B improves motor function after cerebral in rats ［J］. Behav Pharmacol，2006，17（5-6）：493-498.

[19]　Tang MK. Neuroprotective effects of salvianolic acid B. In：Zhang JT，Du G H. The chemistry，pharmacology and clinical therapeutic effects of Danshen ［M］. Beijing：Chemical Industry Press. 2013：174-185.

[20]　Zhang J，Tang M，et al. Sal B stimulates neurogenesis and angiogenesis *in vitro* and *in vivo* ［J］. Chinese Pharmacologist，2005，22：9-10.

[21]　Lay IS，Chiu JH，Shiao MS，et al. Crude extract of Salvia miltiorrhiza and salvianolic acid B enhance *in vitro* angiogenesis in murine SVR endothelial cell line ［J］. Planta Med，2003，69（1）：26-32.

[22]　Zhang JT. The Chemistry and biological activates of （－）Clausenamide ［M］. Beijing：Chemical Industry Press，2013：64-72.

[23]　Jiang XY，Zhang JT. Study on the nootropic mechanism of （－）clausenamide-influence on the formation of synapses in mouse brain ［J］. J Asian Nat Prod Res，1998，1（1）：53-58.

[24]　Ning N，Hu JF，Sun JD，et al. （－）Clausenamide facilitates synaptic transmission at hippocampal Schaffer collateral-CA1 synapses ［J］. Eur J Pharmacol，2012，682（1-3）：50-55.

[25]　帕特丽夏. 法拉，卡拉琳. 帕特森编，户晓辉译. 剑桥年度主题讲座：记忆 ［M］. 北京：华夏出版社，2011：128-129.

[26]　Atkins CM，Selcher JC，Petraitis JJ，et al. The MAPK cascade is required for mammalian associative learning ［J］. Nat Neurosci，1998，1（7）：602-609.

[27]　Borrelli E，Nestler EJ，Allis CD，et al. Decoding the epigenetic language of neuronal plasticity ［J］. Neuron，2008，60（6）：961-974.

[28]　Raught B，Gingras AC，Sonenberg N. The target of rapamycin （TOR）proteins ［J］. Proc Natl Acad Sci USA，2001，98（13）：7037-7044.

[29]　Gräff J，Mansuy IM. Epigenetic codes in cognition and behaviour ［J］. Behav Brain Res，2008，192（1）：70-87.

[30]　Greer PL，Greenberg ME. From synapse to nucleus：calcium-dependent gene transcription in the control of synapse development and function ［J］. Neuron，2008，59（6）：846-860.

[31]　Jones MW，Errington ML，French PJ，et al. A requirement for the immediate early gene Zif268 in the expression of Late LTP and long term memories ［J］. Nat Neurosci，2001，4（3）：289-296.

[32]　Deisseroth K，Tsien RW. Dynamic multiphosphorylation passwords for activity-dependent gene expression ［J］. Neuron，2002，34：179-182.

[33]　Wenzel A，Fritschy JM，Mohler H，et al. NMDA receptor heterogeneity during postnatal development of the rat brain：differential expression of the NR2A，NR2B and NR2C subunit proteins ［J］. J Neurochem，1997，68（2）：469-478.

[34]　Liu L，Wong TP，Pozza MF，et al. Role of NMDA receptor subtypes in governing the direction of hippocampal synaptic plasticity ［J］. Science，2004，304（5763）：1021-1024.

[35]　Lee HK，Barbarosie M，Kameyama K，et al. Regulation of distinct AMPA receptor phosphorylation sites during bidirectional synaptic plasticity ［J］. Nature，2000，405（6789）：955-959.

[36]　Navakkode S，Sajikumar S，Frey JU. The type Ⅳ-specific phosphor- diesterase inhibitor rolipram and its effect on hippocampal long-term potentiation and synaptic tagging ［J］. J Neurosci 2004，24（35）：7740-7744.

[37]　Ishibashi T，Dakin KA，aStevens B，et al. Astrocytes promote myelination in response to electrical impulses ［J］. Neuron，2006，49（6）：823-832.

[38]　Bengtsson SL，Nagy Z，Skare S，et al. Extensive paino practicing has regionally specific effects on white matter development ［J］. Nat Neurosci，2005，8（9）：1148-1150.

[39]　Martins D，Tavares I，Morgado C. "Hotheaded"：the role of TRPV1 in brain functions ［J］. Neuropharmacology，2014，85：151-157.

[40]　Kauer JA，Gibson HE. Hot flash：TRPV channels in the brain ［J］. Trends Neurosci，2009，32（4）：215-224.

第三章 认知与神经递质

第一节 引言

大脑是生命中枢所在，其复杂的神经系统结构与功能已成为人类科学史上最有价值的研究课题，越来越多地引起世界科学家的关注。中枢神经系统的结构复杂，人脑大约有 1000 亿个细胞，包含近百种特殊分化的神经细胞。近年来，世界各国争相开展"脑科学"研究计划，以期尽早揭示大脑的工作机制和作用原理。

神经细胞的生理功能是接受、加工、存储神经信号。脑内神经元之间主要通过突触相互连接，构成复杂的神经网络。认知研究的权威专家 J. D Sweatt 在他主编的《Mechanism of Memory》一书中写道：动作电位及神经元本身并不能够存储信息，这是因为所有的生物过程均是由生化变化产生，在某种程度上，神经元仅可作为承载化学物质的口袋，信息存在的基本单元是分子。

神经递质是指从神经末梢合成和释放的特殊化学物质，该物质可识别和结合于相应的受体，随后通过一系列的信号转导途径，产生生物学效应。神经递质分类简表见表 3-1。

体内内源性物质至少符合 5 个条件，才能被确认是经典的神经递质。

① 此物质必须在神经元内合成，并存储于神经末梢的囊泡中。

② 神经末梢兴奋时，此物质以钙离子依赖的方式释放。

③ 此物质直接引起突触后神经元的去极化或超级化反应，与电刺激神经末梢诱发的突触后电位具有相同的翻转电位。

④ 此物质若存在拮抗剂，则该拮抗剂可抑制上述生物学反应。

⑤ 在突触间隙内存在迅速终止此物质生物学作用的机制。

表 3-1 神经递质和调质分类简表

类别	名　　称
氨基酸类	谷氨酸、γ-氨基丁酸、甘氨酸
生物胺类	单胺类(多巴胺、去甲肾上腺素、5-羟色胺、组胺)

类别	名　称
季铵盐	乙酰胆碱
嘌呤类	腺苷、三磷酸腺苷
神经肽类	速激肽（P 物质、神经激肽 A、神经激肽 B）
	阿片肽（β-内啡肽、脑啡肽、强啡肽）
	增血糖素相关肽（血管活性肠肽、生长激素释放激素）
	垂体后叶激素（血管升压素、催产素）
	胆囊收缩素样肽（胆囊收缩素-8）
	铃蟾肽样肽（胃泌素释放肽）
	胰多肽（神经肽 Y）
	内皮素（内皮素 1、内皮素 2、内皮素 3）
	心钠素（α-心钠素、脑钠素）
	甘丙肽
	神经降压肽
	降钙素基因相关肽
	生长抑素
	促肾上腺皮质激素释放因子
	血管紧张素
其他	一氧化氮、一氧化碳、D-丝氨酸、金属离子

　　神经递质作为神经信息传递的载体，在认知功能的调控中具有非常重要的作用，其变化不仅表现为神经递质本身的含量，而且更多表现为神经递质的波动幅度以及昼夜节律等，这些均对认知功能具有重要的调控作用。除此之外，神经递质受体是神经传递的关键环节，在未来的研究中，应更加重视神经递质受体在不同空间、不同时间中的生物特性变化规律，以便更加客观地揭示神经递质在认知功能中的重要作用。

第二节　神经递质释放的核心机制——SNARE 复合物

　　神经递质作为传递信息的载体，需要不断地传递才能发挥生物学功能。在神经系统中，当神经冲动到达神经末梢，囊泡膜与突触前膜融合，释放神经递质，在此过程中，包含神经递质囊泡的转运、锚靠、融合等过程，SNARE 复合物是介导此过程的共同分子机制（图 3-1）。

　　SNARE 复合物为突触前膜特异性蛋白群组，包括囊泡相关膜蛋白 VMAP，分子量 18kDa，其 N 段插入囊泡膜，肽链大部分暴露于胞浆中；突触素（syntaxin），分子量约 35kDa，羧基端插入突触前膜；SNAP-25，分子量 25kDa，其半胱氨酸残基通过十六烷酰基与突触前膜形成双分子层连接，呈现特异的倒 U 形。上述三个分子参与神经递质释放的机制包括：①包含有神经递质的囊泡运送到突触前膜活性区（active zone），VMAP 与突触素、SNAP-25 配对连接，构成稳定的 SNARE 复合体；②N-乙酰马来酰亚胺敏感因子（NSF）激活组成的 SNARE 复合物中的三种蛋白使其分解，促使囊泡膜和突触前膜融合，向突触间隙释放神经递质。

当神经冲动传递到突触前膜，电压依赖性钙通道的开放式钙离子迅速进入突触前膜，进而触发突触小泡的胞吐现象和神经递质的释放，这些过程均在毫秒内发生。过去几十年的工作已经证明，钙离子与突触连接蛋白（synaptotagmin）的结合启动神经递质的释放过程。钙离子与突触连接蛋白的结合激活了 SNARE 复合物，进而连接到了突触小泡的膜融合过程。

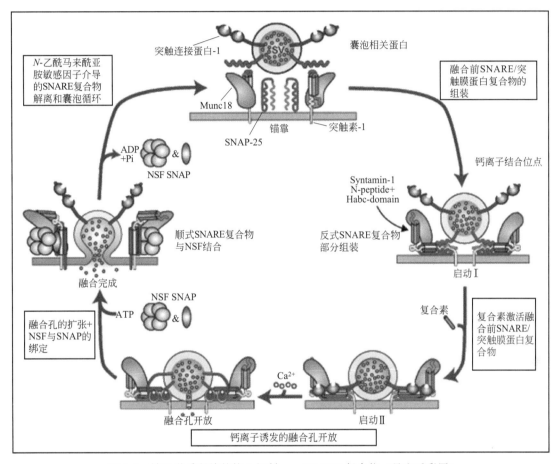

图 3-1　神经递质释放的核心机制——SNARE 复合物（见文后彩图）

突触小泡与突触前膜的融合过程主要由 SNARE 复合物与 SM 蛋白介导。它们在融合过程中经历着 SNARE 复合物聚合与解聚的循环过程，单次循环中可分为锚靠、启动、融合、释放过程。在锚靠过程中，RIM 与突触小泡蛋白 rab 蛋白结合，介导突触小泡的锚靠。RIM 可与 Munc13 结合，启动突触小泡的 Priming，RIM 也可与钙离子通道结合，直接或间接通过 RIM-BP，募集位于钙通道周期 100nm 范围内的突触小泡启动快速释放。囊泡蛋白 synaptobrevin 与突触素-1 和 SNAP-25 形成复合物，将突触囊泡锚钉在突触前膜。但是，在 SNARE 复合物形成之前，突触素-1 以闭合构象存在，表现为其 N 端 Habc 结构域折叠在 SNARE 家族蛋白的背侧，这一构象阻碍了 SNARE 复合物的装配。当 SNARE 复合物组装时，Munc18 改变了它与突触素的结合方式，使突触素由闭合构象变为开放构象，突触素、Munc-18、synaptobrevin 和 SNAP-25 装配成为 SNARE 复合物。此时，复合素（complexin）

可加入此复合物中，激活融合前的 SNARE 复合物，使囊泡进一步与突触前膜靠近，作为钙离子感受器的突触连接蛋白也被拉近至突触前膜，便于接受钙离子浓度的变化。此为神经递质释放的启动过程。当神经递质释放完成启动阶段，突触连接蛋白便可接受钙离子浓度的变化，启动突触囊泡膜与突触前膜的融合过程，将保存于突触囊泡内的神经递质释放至突触间隙。神经递质释放后，NSF 与 SNAP 和已经装配的 SNARE 复合物结合，构成反相 SNARE 复合物。在 NSD/SNAP ATP 酶的作用下，使 SNARE 复合物解聚，突触囊泡被重新回收，用于再次装载神经递质，进入下一次循环。SNARE 复合物的组装、解聚的正常循环是神经递质释放的前提与保障。

第三节　乙酰胆碱与认知功能

乙酰胆碱是最早被确认与认知功能有关的神经递质，胆碱能神经元主要集中分布在 3 个区域，分别是基底前脑（中隔阂、斜角带及梅奈特基底核）和中脑（脚间/脑桥被盖核）；纹状体；脑干和脊髓运动神经元（图 3-2）。基底前脑的胆碱能神经元和运动神经元是投射神经元，其轴突构成向外投射的胆碱能神经通路，纹状体的胆碱能神经元属于内在神经元，与其他类型神经元功能组成局部神经环路。皮质和间脑接受大量的胆碱能投射纤维，但却没有胆碱能神经元的分布。

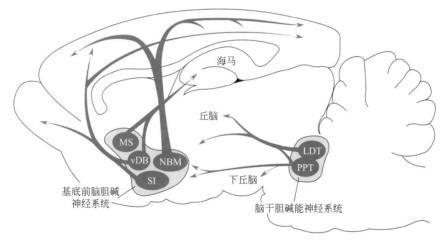

图 3-2　大鼠脑内胆碱能神经通路

一、乙酰胆碱的合成与存储

在神经末梢中，胆碱和乙酰辅酶 A 可在胆碱乙酰转移酶的催化下生成乙酰胆碱。乙酰辅酶 A 可来源于三羧酸循环的代谢中间产物，胆碱大部分从胞浆中摄取，其余来源磷脂酰胆碱的降解。在乙酰胆碱的合成中，胆碱水平是其限速步骤。合成的乙酰胆碱存储于突触囊泡中，每个囊泡约含 2000 个乙酰胆碱分子。

二、乙酰胆碱的释放和降解

当兴奋性神经冲动传来，含有乙酰胆碱分子的囊泡通过 SNARE 复合物迅速完成囊泡的锚靠、融合、释放等神经递质释放机制，释放至突触间隙的乙酰胆碱有可被乙酰胆碱酯酶迅速水解，生成胆碱和乙酸，胆碱可被突触末梢重新摄取，用于乙酰胆碱的再次合成。

三、乙酰胆碱受体

乙酰胆碱作用于胆碱受体，胆碱受体主要分为两类，M 胆碱受体和 N 胆碱受体。前者被毒蕈碱选择性激活，是代谢型受体，后者被烟碱选择性激活，是离子型受体。目前已克隆出 5 种脑内 M 胆碱受体，分别为 M_1、M_2、M_3、M_4、M_5。其中 M_1、M_3、M_5 主要发挥兴奋性作用，而 M_2、M_4 激活则产生抑制性作用。N 胆碱受体在脑内存在 11 种亚基（α_{2-9}、β_{2-4}），其中由 2 个 α 亚基与 3 个 β 亚基组成的多聚体对 Na^+，Ca^{2+} 等阳离子具有通透功能，激活时可使细胞产生超极化反应。

四、乙酰胆碱受体与学习记忆

乙酰胆碱是中枢神经系统中非常重要的一类神经递质，已有研究表明乙酰胆碱在陈述性学习记忆及啮齿类动物的情景记忆发挥着非常关键的作用。空间学习记忆是情景记忆的代表之一，其形成涉及基底前脑的胆碱能神经元及其投射所及的脑区。在这一过程中，乙酰胆碱作用如下。

① 在空间学习记忆的获得阶段，乙酰胆碱迅速释放至海马和大脑皮质，在记忆的巩固阶段，乙酰胆碱细胞外水平较低，这一现象为乙酰胆碱受体拮抗剂用于记忆获得障碍模型制备提供了理论依据。同时也提示我们，在记忆的巩固阶段非特异性地提升胆碱活力是有害的。

② 工作记忆和短时记忆涉及基底核-前额皮质乙酰胆碱系统，乙酰胆碱活力在训练后一段时间继续保持。

③ 纹状体乙酰胆碱活力在刺激-反应学习记忆和行为灵活性反应中是升高的，这为我们理解不同行为提供了解释。

④ 目前尚无直接的证据证明是 M 型受体还是 N 型受体参与了空间学习记忆过程。两者各自的拮抗剂均可损伤记忆的形成，激动剂可逆转这一损害，提示我们乙酰胆碱是在学习记忆过程中需具备一个前提条件，如提高注意力。

在早期的研究中，大量的研究数据表明乙酰胆碱是学习记忆形成的重要调节因子。自 20 世纪 70 年代起，经人体和动物实验证明，抗胆碱治疗会引发学习记忆障碍，老年人基底前脑胆碱能神经损伤与其学习记忆能力降低密切相关，基底前脑神经元丢失也被认为是阿尔茨海默病的主要病理学特征之一。上述研究均表明，学习记忆功能障碍是胆碱能神经受损所致，因此，大量的增强胆碱能神经功能的药物被用于增强学习记忆。

五、乙酰胆碱对学习记忆的双向调节作用

学习记忆是由多个不同动态阶段组成，包括记忆的获得、巩固以及再现等。不同的阶段有不同的调节机制。已有研究证明乙酰胆碱在其中可能发挥了不同的作用，升高的乙酰胆碱对于记忆的作用取决于记忆的不同阶段，即乙酰胆碱可促进记忆的获得，但却损害记忆的巩固和再现，或对记忆的巩固和再现无明显影响。

基于海马内乙酰胆碱活力上下浮动与不同学习记忆行为之间的关联研究发现，在训练阶

段，海马内乙酰胆碱激活可易化神经元对信息的实时处理，表现为编码短时记忆或工作记忆。对脑内经典记忆环路的研究认为，外界信息可通过内嗅皮质投射纤维到达齿状回颗粒细胞层，然后到达 CA3 区，后经 Scaffer 侧支到达 CA1 区，从 CA1 区进入大脑皮质，转化为长时记忆。升高的乙酰胆碱一方面可增减强内嗅皮质向海马的信息输入，另一方面也可通过中间神经元的轻度激活，降低海马的自身活动，提升海马处理信息的信噪比。研究表明，CA3 区和 CA1 区胆碱能神经传递抑制具有层状梯度抑制效应，可对中间神经元发挥较弱的抑制效应，可使来源于新皮质的信息流顺利通过内嗅皮质和齿状回，到达 CA3 和 CA1 区。活化的胆碱能神经降低 CA1 区 Scaffer 侧支的自发性兴奋传递，抑制 CA3 区自发性的兴奋性电流，从而降低由 CA3 输入到 CA1 区信噪比，提升 CA1 区神经元对信息的加工效率。除此之外，乙酰胆碱可增强学习记忆的获得可能也与它提高觉醒和注意力有关。模块学说认为提高注意力可使信息进入短时记忆，强化则可进入长时记忆，进而提升学习记忆的获得能力。

乙酰胆碱水平的降低有利于长时记忆的巩固。乙酰胆碱除可兴奋脑内的兴奋性传递外，也可促进 GABA 抑制性神经传递。记忆的巩固多出现静息状态时，此时乙酰胆碱水平显著低于神经元活跃期。低水平乙酰胆碱会降低海马 CA1 区与 CA3 区兴奋性反馈的抑制作用，例如在慢波睡眠阶段，来源于 CA3 区的脑电波通过 CA1 区到达新皮质，与 CA1 区一同激活新皮质中的神经网络，促进学习记忆信息的巩固，此时乙酰胆碱水平的降低可显著降低 GABA 的抑制作用，提升记忆的巩固效率。

Rogers 和 Kesner 采用 Hebb-Williams 迷宫发现，采用东莨菪碱作用于记忆形成的不同阶段，可获得了不同的实验结果。研究发现，训练前抑制乙酰胆碱活性（东莨菪碱）导致学习记忆获得障碍，训练结束后给予东莨菪碱可促进恐惧记忆的巩固。功能核磁共振成像研究发现，由毒扁豆碱激活乙酰胆碱能神经元可增强右侧海马对情景记忆的编码功能。大量研究发现，在一段紧张的单词列表学习后，在慢波睡眠阶段会出现突触数量的增加和脑电活动增强，提示我们慢波睡眠参与了记忆的巩固过程。在慢波睡眠前激活胆碱能神经可导致陈述性学习记忆再现障碍。Gais 和 Born 也推测在慢波睡眠阶段降低的乙酰胆碱水平可易化记忆巩固过程，促进了海马向新皮质持续地信息输入。

综上所述，海马内乙酰胆碱的增加可易化新信息的加工过程，反之，信息的巩固过程需要乙酰胆碱水平的降低。因此，药理学调控乙酰胆碱活力可能也具有双向作用。

第四节 多巴胺与认知功能

人脑内大约有（30~40）万个以多巴胺为主要神经递质的神经元，这些神经元主要分布于 3 个核团，分别为黑质致密部，约占脑内多巴胺能神经元的 75%，其轴突组成黑质纹状体通路，投射至纹状体；腹侧被盖区，其轴突组成中脑边缘通路，也加入内侧前脑束，支配边缘系统，包括伏隔核、前额叶皮质、扣带回等；下丘脑弓状核，其轴突组成结节漏斗，支配正中隆起和垂体。

一、多巴胺的合成

在神经元内，酪氨酸在酪氨酸羟化酶的作用下氧化成为 L-多巴，L-多巴在 L-型氨基酸脱羧酶的作用下脱羧基成为多巴胺，存储于囊泡中。在合成过程中，酪氨酸羟化酶是其限速酶。

二、多巴胺代谢

释放的多巴胺主要被神经末梢的多巴胺转运体重新摄取，剩余部分的多巴胺主要被突触间隙的儿茶酚胺-氧化-甲基转移酶降解，最终生成高香草酸，摄入神经末梢的多巴胺，可重新存储于囊泡中，或在单胺氧化酶的作用下生成二羟苯乙酸，进一步转化为高香草酸。

三、多巴胺受体及信号转导机制

目前已发现的多巴胺受体有 5 种，分别为 D_1 受体、D_2 受体、D_3 受体、D_4 受体、D_5 受体，它们都属于 G 蛋白偶联受体。其中 D_1 受体、D_5 受体通过 Gs 蛋白激活腺苷酸环化酶，促进 cAMP 的合成，进而激活下游信号通路。D_2 受体、D_3 受体、D_4 受体通过 Gi/o 蛋白抑制腺苷酸环化酶，抑制 cAMP 的合成，阻断其介导的信号通路。

四、多巴胺在认知功能中的作用

多巴胺（DA）已被证明参与了大量的生物信息调控，例如动机、学习、工作记忆、决策。已有两个独立文献描述了多巴胺在激发认知功能的不同作用。第一，多巴胺通过调控工作记忆环路的功能参数，直接影响工作记忆的分配。例如前额皮质多巴胺变化影响工作记忆的稳定性，突触外高水平多巴胺在一定程度上可促进工作记忆的稳定，多巴胺释放的时相变化可以超越这一限制，使前额皮质进入易变状态。第二，多巴胺对于行为抉择是关键的。特别是，多巴胺可通过奖赏预测错误动力学增强行为学改变，以使其付出得到最大的回报。本节将从多巴胺介导的强化学习、奖励效应、效益评估以及决策过程中的作用进行阐述。

1. 多巴胺促智的表现

前额皮质工作记忆是以短暂的椎体神经元自发性节律稳定为特征的。细胞外多巴胺可促进自发性节律的稳定，一方面，多巴胺可激活 NDMA 受体，引发兴奋性传递；另一方面，多巴胺也可通过激活 GABA 中间神经元控制兴奋性传递的外延。多巴胺升高可特异性增加神经网络的自发性节律，进而提高工作记忆形成过程中信噪比。重要的是，前额皮质内多巴胺动态的改变可促进工作记忆的维持。认知活动相关的时间可是兴奋中皮质多巴胺神经元，进而使前额皮质突触外多巴胺含量升高。在人体研究中，VTA 区 BOLD 信号变化特点也支持多巴胺神经元参与认知活动的调控，这种调控是不依赖于奖励信号途径的。VTA 区的激活可促进前额皮质脑区认知活动的维持。

动机途径也可促进前额皮质多巴胺的释放。在一定程度上，动机相关的多巴胺释放可促进持续的强烈释放，这些效应可为动机激发的学习记忆的形成和行为准则的改变提供解释。在人类中，VTA 区 BOLD 信号的动态变化提示人们 DA 参与认知任务的完成，这一变化与奖励信号无关。VTA 区 BOLD 信号的活化可促进 PFC 区功能的稳定。

另外，突触外 DA 水平太高可破坏工作记忆。已有研究表明，DA 浓度超过最佳时，会激活低亲和力的 D_2 受体，D_2 受体的激活可导致 GABA 和 NMDA 受体介导的电流减小，产生与 D_1 受体的拮抗作用。当 DA 水平持续升高时，神经系统可发挥自动调控，使 DA 水平降低。在一项研究中发现，补充多巴胺可影响人类的行为模式。特别是当志愿者服用左旋多巴后，奖励效应引发的行为表现与惩罚效应引发的行为学改变都消失了。与此同时，腹外侧前额皮质区 BOLD 信号也出现了相似的变化规律。这些研究结果提示，DA 引发的行为转变依赖于 DA 动力学的改变，而非持续的高水平。

2. 多巴胺与奖励效应

多巴胺神经元根据实际奖励与预期奖励之间的偏差，来报告预期与现实的关系，它对奖励是否出现和何时出现的不确定性十分敏感，该敏感性在多巴胺系统的强化学习理论中，被称为预期误差。该理论认为，只有当刺激与奖励联合，而奖励又在一定程度上不可预测，刺激才能被学会，比预期好的奖励会带来正向的学习效果，比预期差的奖励会使已学到的行为消退。这一性质适用于误差导向的学习规则，即，多巴胺反应＝实际获得奖励－预期的奖励。这一公式又可表示为

$$\Delta V = \alpha \times \beta (\lambda - V)$$

式中，V 是当前刺激联想强度；λ 为奖励可维系的最大联想强度；α、β 为学习常数。$(\lambda - V)$ 表示奖励出现的不可预知程度，代表预期奖励误差，它确定了学习速率。

当误差项为正值时和刺激不能完全预告奖励时，联想强度提升。当 $\lambda = V$ 时，即条件刺激能够准确的遇到奖励时，则联想强度不再继续提升。只有在奖励不能被完全预告的时候，学习才会发生。

3. 多巴胺在效益评估和调控中的作用

工作记忆分配的关键在于行为优化。计算机科学已经为工作记忆分配提出奖励或者最大期望值的算法，虽然这一算法忽略了工作记忆本身带有的情感因素。成本评估太高会使人体放弃，而充足的动机会驱使人们加入。因此，工作记忆分配是一个动态的过程。

中脑多巴胺系统的调控功能将成本收益信息转化为工作记忆分配。多巴胺已被证明参与了大量的生物信息调控，例如动机、学习、工作记忆、决策。已有两个独立文献描述了多巴胺在激发认知功能的不同作用。

4. 多巴胺与抉择

抉择是指当一个生物体面对一系列不同的可选方案时，出于愿望或最佳考虑，做出相应的行动，以便获得奖励或逃避惩罚。抉择是一个极其复杂的神经过程，也是一种生存能力，在生物演化的各个水平上，在脑功能的各个层次上，在人类生活的各个领域里，它无时无刻不存在。多巴胺系统在人如何面对和评价周围世界的事物、行为导向，人格，抉择等方面起决定性的作用，它对于生存、生殖和利益竞争具有核心的重要性。

动物行为学试验显示，当动物面对多种选择时，它们的选择一般符合经济规律，每个动物都有自己的价值衡量标准。研究抉择的神经基础被称为神经经济学。人面在作出选择时，DA 可能是其单一的衡量单位。所以脑内多巴胺就成为脑进行价值评估、衡量利益大小的通用物质。研究发现在概率未知和概率已知的条件下做选择，会激活不同的 2 个脑区。在脑内，多巴胺神经元主要分布在中脑，在下丘脑也有一部分多巴胺能细胞。灵长类动物丘脑内多巴胺能神经元可能对于高级脑功能发挥着重要的调控作用。

第五节 谷氨酸与认知功能

谷氨酸是脑内主要的兴奋性神经递质，谷氨酸能神经元是构成中枢神经网络的主要神经

元，其数量超过脑内神经元总数的 1/2，谷氨酸能突触占脑内突触总数的 40％以上。谷氨酸能神经传递与感觉信息加工和认知功能密切相关，已有研究证明谷氨酸能突触发育异常可能严重损害大脑的认知能力，世界上第一只聪明小鼠即是通过过表达谷氨酸受体（NMDA 受体）而获得。

一、谷氨酸的合成、释放和灭活

神经元中的谷氨酸由三羧酸循环中间产物 α-酮戊二酸通过转氨酶的氨基转移作用生成，也可由谷氨酰胺脱氨基产生。神经系统内谷氨酸的分布呈现明显的区域特异性，谷氨酸能囊泡中的谷氨酸浓度为 100mmol/L，静息时突触间隙中谷氨酸浓度仅为 $1\mu mol/L$，兴奋时可达到 1mmol/L，使突触后谷氨酸受体饱和，剩余的谷氨酸可经谷氨酸转运体被神经胶质细胞摄入，转变为谷氨酰胺，从而使突触间隙内的谷氨酸浓度迅速恢复至静息水平，衰减的时间常数为 1ms。

成熟的谷氨酸能突触具有典型的突触前膜、突触后致密区以及清晰的突触间隙。其中突触前膜骨架蛋白质协调电压门控钙通道（VGCC）和细胞内钙传感器，以配合谷氨酸盐的快速释放，从而由动作电位触发的钙离子流入（Sudhof，2013），启动谷氨酸释放。富含谷氨酸的突触小泡可经 SNARE 复合物的介导发生快速释放。此外，神经元和相邻星形胶质细胞上的谷氨酸再摄取机制调节突触间隙中谷氨酸的浓度。突触后膜表面分布有谷氨酸受体，与之相邻的区域内富含钙调蛋白激酶，可与谷氨酸受体直接相连，启动钙离子依赖的信号转导途径，维持突触传递的效能与形态。

谷氨酸通过称为离子型谷氨酸受体（iGluR）的谷氨酸离子通道和谷氨酸激活的 G 蛋白偶联受体［称为代谢型谷氨酸受体（mGluR）］发挥神经调控作用。基于它们对谷氨酸类似物 NMDA、AMPA 和海人藻酸（KA）的亲和力，将 iGluR 分为 NMDA 受体（NMDAR）、AMPA 受体（AMPAR）和 KA 受体（KAR）。所有 iGluR 是由不同亚基组装的四聚体蛋白。其中 NMDAR 由两个 GluN1 亚基和两个 GluN2A / B / C / D 或 GluN3A / B 亚基组成，GluN1 / GluN2A 和 GluN1 / GluN2B 是最常见的组合。AMPAR 由 GluA1—4 不同的亚基形成，同理，KAR 是由 GluK1—5 组成的四聚体。AMPAR 和 KAR 还有辅助亚单位，例如 AMPA 调节蛋白（TARP）和调节 KAR 的 AMPAR 受体属性和运输的 Cornichon 蛋白。mGluR 基于序列和功能同源性细分为 3 组：主要突触后膜的 Gq-偶联组 I（mGluR1 和 mGluR5）mGluR，以及分布于突触前膜的 Gi-偶联组 II（mGluR2 和 mGluR3）和 Gi-偶联组 III 组（mGluR4、mGluR6、mGluR7 和 mGluR8）mGluR。

二、脑内谷氨酸与神经可塑性

谷氨酸与突触后膜的 AMPA 受体、NMDA 受体结合引发的阳离子通道开放，产生兴奋性突触后电位，这是脑内神经元之间点对点快递传递兴奋性信号的基本方式。其中，AMPA 受体介导兴奋性突触后电位的快反应，NMDA 受体介导兴奋性突触后电位的慢反应。KA 受体调控突触前膜的神经递质释放，参与突触可塑性的诱导机制。谷氨酸受体除参与兴奋性突触传递外，还在神经元可塑性调控中发挥重要的作用。神经元可塑性是指发育过程中神经元环路的修饰，以及成年动物突触传递效能和结构的变化，其中以 LTP 与 LTD 研究最为深入，被认为是细胞水平的学习记忆分子机理模型，与认知功能密切相关。

早在 1949 年，Donald Hebb 就提出当突触前膜与突触后膜的功能同时增强时，突触的传递效能可显著增强，其中表现最显著的现象为 LTP 现象的增强和 LTD 现象的减弱，这两种突触传递的可塑性变化被认为是海马与皮质学习记忆形成最主要的分子机制。NMDA 受体被认为是介导上述突触可塑性的最主要的受体之一。早在 1986 年，Morris 等就已发现，给予 NMDA 受体拮抗剂 AP5 可引发动物发生学习记忆障碍和 LTP 现象的抑制。Sakimura 等也发现，在 NMDA 受体 1 型亚基缺失的小鼠中，海马中 LTP 现象和空间学习能力显著受损。Tsien 等发现，海马 CA1 区 NMDA 受体在空间记忆中发挥着重要的作用。Nakazawa 等则发现，海马 CA3 区 NMDA 受体与记忆的再现密切相关，尤其是对于单次学习记忆的再现尤为重要。

因 NMDA 受体在突触可塑性的诱导中具有非常重要的作用，调控 NMDA 受体亚基的组成可能改变认知功能。众多周知，在神经发育阶段，NR2A 亚基的表达高于 NR2B，提高 NR2A：NR2B 的比例不仅可抑制 LTD 现象的出现，也同样会抑制 LTP，降低突触可塑性。在衰老的过程中，NR2B 基因表达水平显著降低，这被认为是衰老导致学习记忆能力降低的主要机制之一。通过基因编辑或病毒载体表达 NR2B 可显著改善动物的学习记忆能力。Tang 和 Wang 等分别在大小鼠前脑中过表达 NR2B 蛋白，研究结果发现，上调 NR2B 可引发前脑内 NDMA 受体通道的开放时程延长，峰电位提高，同时伴随着 LTP 的增强以及学习记忆能力的提升。而 Cui 等通过在前脑过表达 NR2A，使 NR2A：NR2B 的比例显著升高，发现小鼠的 LTD 与学习记忆能力均受到显著抑制，但是 LTP 现象无显著变化，提示我们 NR2A：NR2B 的比例变化对突触可塑性以及学习记忆能力的调控具有非常重要的作用。

在 AD 模型小鼠中，研究发现其脑内突触中 NR2A 的表达显著升高，同时伴随着进行性的神经退行性病变和突触可塑性的破坏。在临床研究中发现，AD 患者尸检结果表明，AD 患者脑内 NR2B 表达显著降低，具体表现为在海马区 NR2B 的表达降低 40％，在内嗅皮质 NR2B 的表达降低 31％。这也提示我们，AD 病变可选择性地损伤 NR2B 的表达。近年研究表明，NMDA 受体，尤其是 NR2B 受体在神经发生与突触新生中发挥着重要的作用。

上述研究表明，谷氨酸作为脑内兴奋性神经递质，可通过其受体的表达变化调控学习记忆能力，进而对认知功能发挥重要的调控作用。

第六节　γ-氨基丁酸与认知功能

γ-氨基丁酸（GABA）是脑内主要的抑制性神经递质，脑内 GABA 神经元大多是外形为星形或蓝状的中间神经元，投射范围较小，穿插于谷氨酸能神经元组成的神经环路中，构成前馈性或后馈性抑制，调控神经环路的兴奋水平。小脑的 Pukinje 细胞层是脑内 GABA 能神经元密集部位，GABA 能突触占脑内突触总数的 2％～40％。

一、　GABA 的合成、释放和灭活

神经末梢内的谷氨酸在谷氨酸脱羧酶催化下脱羧基生成 GABA，储存在囊泡中，经 SNARE 复合物介导释放至突触间隙。GABA 释放后可被神经元或胶质细胞的 GABA 转运

体摄取，摄入细胞内的 GABA 可重新被组装如突触囊泡，也可经线粒体进入三羧酸循环而被降解。

二、 GABA 受体与认知功能的关系

GABA 受体可分为 $GABA_A$、$GABA_B$ 和 $GABA_C$ 三种类型，每种类型中有包含若干亚型，其中以 $GABA_B$ 与认知功能的关系研究较为深入。$GABA_B$ 为由 GABAB1 和 GABAB2 亚基组成的异源二聚体。其中 GABAB1 又可分为 a 和 b 两种亚型，通常，$GABA_{B1a/B2}$ 分布于突触前膜神经元，而 $GABA_{B1b/B2}$ 分布在突触后膜神经元。

突触前膜的 $GABA_B$ 受体激活可通过 G 蛋白的 β 亚基和 γ 亚基抑制电压门控的钙离子通道，降低神经递质释放效能。突触前膜的 $GABA_B$ 受体激活也可通过抑制腺苷酸环化酶降低突触囊泡的募集，降低 cAMP 的激活。此外，$GABA_B$ 受体也可通过非 SNARE 途径，直接抑制突触囊泡与突触前膜的融合过程而来降低神经递质的释放效能。对于突触后神经元，$GABA_B$ 受体可抑制腺苷酸环化酶和 cAMP 信号级联途径发挥抑制作用，抑制钙离子的通透性，使突触后神经元处于一个慢性的长期的超极化状态。

在突触可塑性的研究中，已有研究发现，$GABA_B$ 受体拮抗剂可显著增强海马 CA1 区突触可塑性和 LTP。采用选择性的突触后膜 $GABA_B$ 受体拮抗剂法克罗芬可阻断 NMDA 受体介导的兴奋性突触后电位引发的双脉冲抑制现象，进而促进突触后神经元的兴奋性。体内外实验均表明，$GABA_B$ 受体拮抗剂可显著促进 LTP。侧脑室注射 CGP35348（$GABA_B$ 受体拮抗剂）或海马定位注射 CGP5699A（$GABA_B$ 受体拮抗剂）均可在麻醉大鼠 CA1 区逆转双脉冲抑制现象。而过表达 $GABA_{B1a}$ 或者 $GABA_{B1b}$ 可显著抑制海马 CA1 区 LTP。在 $GABA_{B1b}$-/-小鼠中保留有完整的突触前膜 $GABA_B$ 受体可经诱导产生 LTP，$GABA_{B1a}$-/-小鼠中保留有完整的突触后膜 $GABA_B$ 受体不能诱导出 LTP。上述研究说明，阻断海马 CA1 区 $GABA_B$ 受体可显著增强突触可塑性，提升 LTP，提示 $GABA_B$ 受体在学习记忆中具有重要的作用。

除突触可塑性外，已有大量研究表明，$GABA_B$ 受体参与学习记忆的过程。在被动回避实验中，$GABA_{B1a}$ 或 $GABA_{B1b}$ 受体敲除小鼠并未显示出学习记忆障碍，但是同时敲除 $GABA_{B1}$ 或 $GABA_{B2}$ 受体的小鼠显示出明显的学习记忆障碍，这提示单纯的突触前或突触后 GAB_{AB} 受体缺失不能对学习记忆产生影响，突触前与突触后 $GABA_B$ 受体同时缺失可显著抑制学习记忆过程。在 C57BL/6J 小鼠、CD1 小鼠、OF1 小鼠以及 Wistar 大鼠中，给予 $GABA_B$ 受体激动剂巴氯芬可显著降低动物在被动回避实验中的学习成绩，而在动物训练后，快速给予 $GABA_B$ 受体拮抗剂可显著提升其学习记忆能力。从上可见，$GABA_B$ 受体的激活对于被动回避学习是有害的，而 $GABA_B$ 受体的抑制可显著增强学习记忆能力。在空间学习记忆中，Morris 水迷宫实验也发现，训练前给予 $GABA_B$ 受体激动剂可破坏大鼠记忆的获得，但关于 $GABA_B$ 受体和记忆巩固和再现的关系，目前尚无报道。

第七节 去甲肾上腺素与认知功能

人脑内以去甲肾上腺素为递质的神经元约有 25000 个，大鼠有约 3200 个。这些神经元分布在脑桥及延髓的网状结构，分为两个核团：蓝斑核和外侧被盖区。脑内近半数的去甲肾

上腺素神经元集中在蓝斑核，其纤维投射广泛，蓝斑核对中枢神经系统功能的调控作用几乎无所不在。除参与学习记忆、疼痛、情绪及脑代谢外，蓝斑核神经元还参与注意力调控，唤醒以及睡眠-觉醒循环。对自由活动的动物记录显示，环境中不可预知的，非疼痛的感觉刺激是激活蓝斑核神经元的最佳刺激条件。在非警觉状态时，蓝斑核神经元最不活跃，蓝斑核神经元的活动可通过增加中枢神经元的反应性，加速感觉和运动系统的信息处理过程，使神经传递效率更高。

一、去甲肾上腺素的合成

神经末梢可合成多巴胺，后者在多巴胺-β-羟化酶的催化下，转变为去甲肾上腺素。酪氨酸羟化酶是合成去甲肾上腺素的限速酶。去甲肾上腺素存储于突触囊泡中，释放至突触间隙后可经转运体重摄取。在突触间隙，去甲肾上腺素可被单胺氧化酶 A 和儿茶酚氧位甲基转移酶催化发生降解，最终生成 3-甲氧-4-羟苯乙二醇。

二、去甲肾上腺素受体及信号转导机制

去甲肾上腺素在脑内作用于肾上腺素受体，该受体分为 α 受体和 β 受体。其中 α 受体有 6 种。其中 α_1 受体通过 Gq/11 蛋白激活磷脂酶 C，促进磷酸肌醇降解；α_2 受体通过 Gi/o 蛋白抑制腺苷酸环化酶，降低 cAMP 水平，抑制其信号转导途径。β 受体已发现 3 种，其中脑内仅有 β_1 受体和 β_2 受体。β 受体可通过 Gs 蛋白激活腺苷酸环化酶，升高 cAMP 水平。

三、去甲肾上腺素与认知功能的关系

T Brozoski 等首先发现了前额皮质内儿茶酚胺递质对工作记忆的重要性。对啮齿类动物、猴和人的行为药理学抑制研究一致表明，去甲肾上腺素对空间工作记忆具有重要的有益影响，这种效应是通过 α_2 受体所介导产生。无论是在成年动物，还是在老年动物，给予 α_2 受体激动剂均可显著改善由于儿茶酚胺耗竭引发的工作记忆障碍，该作用可被 α_2 受体拮抗剂所阻断，但不受 α_1 受体的调控。

大量研究表明，前额皮质中的 α_2 受体对注意力的调控也发挥着重要的作用。动物前脑内缺乏去甲肾上腺素可使动物更容易产生注意力不集中现象。在分心刺激的干扰下，猴对延缓反应任务的操作成绩显著降低，α_2 受体激动剂则可改善这一症状。除此之外，前额皮质注射 α_2 受体拮抗剂可诱导猴出现多动症状，冲动反应随之增多。在人类，α_2 受体激动剂可显著改善注意力不集中的行为特征。

进一步的研究发现，相对于非选择性地激活 α_2 受体，选择性地激活位于突触后膜的 α_{2A} 受体提高工作记忆的能力更强，且副作用小，选择性激活 α_{2A} 受体增强的工作记忆能力约为非选择性激活 α_2 受体的 10～100 倍。肾上腺能 α_{2A} 受体可增强前额皮质背外侧脑血流量，而对听觉联合皮质局部血流量无明显影响，提示 α_{2A} 受体特异性地参与了空间工作记忆。

M Wang 等研究报道，局部给予 α_{2A} 受体激动剂可显著增强前额皮质空间工作记忆相关神经元放电活动，因此，去甲肾上腺素对前额皮质工作记忆神经元活动具有易化效应。

如前所述，α_2 受体通过 Gi/o 蛋白抑制腺苷酸环化酶，降低 cAMP 水平，抑制其信号转

导途径。已有研究表明，cAMP 信号通路的激活会损害工作记忆，cAMP 类似物可阻断 α_{2A} 受体引发的工作记忆的增强，同样，采用 PDE4 抑制剂升高 cAMP 也可阻断 α_{2A} 受体激动剂的生物学活性。上述研究结果表明，去甲肾上腺素增强工作学习记忆是通过抑制 cAMP 信号通路发挥作用的。

第八节 5-羟色胺与认知功能

5-羟色胺又称血清素，主要分布在消化道黏膜和血小板中，脑内 5-羟色胺占体内神经递质总量的 $1\% \sim 2\%$。5-羟色胺能神经元在脑内主要分布在中缝核群和脑干网状结构，该神经元的轴突组成纤维束，上行纤维在脑内广泛投射，下行纤维加入脊髓背外侧索，构成抑制性通路。

一、 5-羟色胺的合成与降解

色氨酸是 5-羟色胺的前体物质，色氨酸在色氨酸羟化酶的作用下生成 5-羟色胺酸，随后在 5-羟色胺酸脱羧酶的作用下生成 5-羟色胺。色氨酸羟化酶是 5-羟色胺的合成的限速酶。5-羟色胺经囊泡释放后，可经其转运体被重新摄取进入神经末梢，大部分被摄取的 5-羟色胺被组装进囊泡，准备再次被释放。剩余未被组装的 5-羟色胺则被单胺氧化酶降解为 5-羟吲哚乙醛，进而转变为 5-羟吲哚乙酸。

二、 5-羟色胺与认知功能的关系

5-羟色胺系统在高级认知调控功能中发挥着重要的作用，5-羟色胺受体广泛分布于学习记忆相关脑区，如皮质、杏仁核与海马。作为提升认知功能的靶点之一，5-羟色胺受体不同亚型都受到了密切关注。大量文献表明给予 $5\text{-HT}_{2A/2C}$、5-HT_4 受体激动剂，或者 5-HT_{1A}、5-HT_3、5-HT_{1B} 受体拮抗剂改善记忆损伤，易化学习功能，包括高级认知功能。相对而言，$5\text{-HT}_{2A/2C}$、5-HT4 受体拮抗剂，或者 5-HT_{1A}、5-HT_3、5-HT_{1B} 受体激动剂可在调控学习记忆过程中发挥相反的作用。

色氨酸缺失技术已被用于评价 5-HT 系统与认知功能之间的关系。自 $1966 \sim 2008$ 年，已有超过 50 项临床研究表明，急性色氨酸缺失可影响精神活动、陈述性记忆、工作记忆、执行功能和注意力。低水平的色氨酸损伤情景记忆的巩固，语义记忆并未受到影响，语言记忆、空间记忆、情感工作记忆，执行功能以及注意力都受到色氨酸水平的调控。

大部分的研究在健康志愿者或者易发抑郁症的人群内进行。在一项小型的抑郁症患者调研中，急性色氨酸缺失不能立即改善抑郁患者症状，但却可在第二天引发短暂的改善或恶化作用。这一作用可能是由于其对精神活动的调控作用，其改善作用与增强了正向情感加工过程有关，而恶化作用与其在 5h 异化了负向情感加工有关。在一些无抑郁症症状但具有家族遗传背景的人群中也发现色氨酸缺失可引发情感加工异常。有趣的是，在健康人群中，急性色氨酸缺失使觉醒程度显著降低。在更年期女性体内发现，色氨酸缺失增加了眶额叶皮质和杏仁核的活化程度。

通过调控中枢神经系统色氨酸水平发现，在帕金森病患者体内，色氨酸缺失可引发认知

功能障碍以及视觉识别功能退化，提示 5-羟色胺系统可能与乙酰胆碱系统存在相互作用。在多动症的青少年人群、嗜酒人群以及早发性老年痴呆患者体内，色氨酸缺失并未影响其记忆功能。

第九节　组胺与认知功能

人脑中约有 64000 个以组胺为递质的神经元，集中于下丘脑后区的结节乳头体核。从结节乳头体核发出两条上行组胺投射通路，一条加入内侧前脑束，另一条沿第三脑室壁上行，在 Broca 斜角带回合，最终到达大脑皮质。

在组氨酸脱羧酶的催化作用下，组氨酸可直接生成组胺。组胺在神经细胞内储存在囊泡中，释放至突触间隙后可以酶解方式灭活，具体表现为现在组胺 N-甲基转移酶的催化下生成 tele-甲基组胺，再经单胺氧化酶 B 降解为 tele-甲基咪唑乙酸。

组胺在神经系统中被定义为神经调质，可通过不同的信号通路影响神经元兴奋性。在皮质神经元、纹状体神经元中，组胺作用于突触后 H_1 受体，抑制背景性漏钾电流，引起兴奋性反应。在丘脑神经元和海马椎体神经元中，组胺作用于突触后 H_2 受体引发去极化反应，或抑制钙离子激活的钾通道，产生兴奋现象。组胺也可作用于突触前 H_3 受体，抑制多种神经递质的释放。已有研究表明，组胺在觉醒、认知、激素分泌、摄食、镇痛等功能中均发挥重要的作用。

觉醒是认知功能的前提条件，组胺可通过两种途径影响觉醒作用。一是直接兴奋皮质神经元和丘脑神经元；二是兴奋前脑基底核中的胆碱能神经元间接促进觉醒。损毁组胺能神经元，抑制组胺的合成或释放，或阻断 H_1 受体均可使实验动物清醒程度下降，增加慢波睡眠。除促进觉醒外，组胺可直接参与学习记忆的形成，例如，在跳台实验中，侧脑室注射组胺可易化学习记忆，给予组胺受体 H_2 激动剂可显著提升动物在跳台实验中的学习记忆成绩等。

第十节　神经递质及其受体的测定技术

神经递质怎样发挥作用？首先神经递质必须以囊泡形式存在于突触前膜，然后从突触前膜释放至突触间隙，到达位于突触厚膜的受体结合部位，通过受体介导的信号级联反应转换放大信号反应，进而产生生物学效应。因此，测定神经递质的技术既要测定神经递质在脑内的含量，也要测定与受体的特异性结合。目前有多种测定神经递质与受体的方法，其中，高效液相色谱-电化学检测器方法可同时测定多种不同种类的神经递质，方法最为经典；配体-受体结合实验是测定神经递质与受体结合的最常用方法。

一、HPLC-ECD 检测单胺类神经递质及其代谢产物

（一）概述

高效液相色谱（high performance liquid chromatography，HPLC）自 20 世纪 60 年代后期诞生至今，有了飞速的发展，由于其具有分离效能高、分析速度快、检测灵敏高等特点，而成为生物医药研究领域中不可或缺的分析手段之一。检测器是高效液相色谱中的核心

部件之一，它可将经色谱柱分离后不同物质含量的变化转换为电信号并自动记录下来，成为色谱图，供定性、定量分析用。

电化学检测器（electrochemical detector，ECD）是高效液相色谱众多检测器中的一种。其特点是：①高灵敏度，最小检测量一般为 $10^{-10} \sim 10^{-12}$ g，目前最高能达 10^{-13} g；②高选择性，ECD 仅能检测具电化学活性的物质，因此它可测定大量非电活性物质中的痕量电活性（electroactive）物质。单胺类神经递质儿茶酚胺（CA）、5-羟色胺（5-HT）及其代谢产物均具电化学活性，因此高效液相色谱与电化学检测器联用（HPLC-ECD）正被广泛应用于各种生物样本中 CA、5-HT 及其代谢产物的测定。

（二）ECD 的结构及其工作原理

目前用得较多的 ECD 为电流检测器，其主要部件为薄层检测池和电路控制两部分。薄层检测池由工作电极（working electrode）、参比电极（reference electrode）和辅助电极（auxiliary electrode）组成。工作电极位于薄层检测池的中央，工作电极常用的材料是玻碳（glassy carbon）或碳糊（carbon paste），玻碳是最好的电极材料，它的优点是适于 HPLC 的任何溶剂，适用电位也较宽，当电极表面被氧化物污染时还可用研磨等方法清洗。碳糊电极在最佳条件下其信噪比稍高于玻碳，其缺点是耐溶剂能力低，只能在低含量甲醇（20%～30%）情况下使用，其电极表面被氧化物污染后不能进行清洁，只能将碳糊挖去，填上新的碳糊。参比电极一般为 Ag/AgCl，它在检测池的下游。辅助电极由不锈钢制成，在检测池出口处，检测池体积一般为 $5 \sim 10 \mu$L。

当物质通过电极表面，工作电位大于该物质的氧化电位时，在电极表面产生氧化反应：

$$R \longrightarrow O + ne^-$$

在溶液和电极之间产生电荷转移，形成电流，经微电流放大器放大后记录，成为色谱图。

（三）CA、5-HT 及其代谢产物的检测原理

CA 是具有氨基和酚羟基的极性化合物，表 3-2 为 CA 和 5-HT 及其主要代谢产物的名称和缩写。CA、5-HT 及其代谢产物具有电化学活性，当它们从色谱柱流出至检测池时，在工作电极表面发生下列变化（图 3-3）。

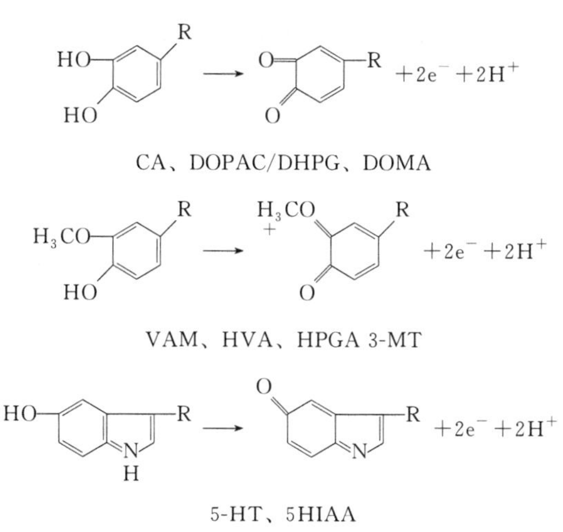

CA、DOPAC/DHPG、DOMA

VAM、HVA、HPGA 3-MT

5-HT、5HIAA

图 3-3　CA、5-HT 及其代谢产物在工作电极发生的变化

表 3-2　CA、5-HT 及其主要代谢产物的名称及缩写

化合物	缩写
肾上腺素	A 或 E
去甲肾上腺素	NA 和 NE
多巴胺	DA 或 DM
3,4-二羟基苯乙酸	DOPAD
3-甲氧基-4-羟基苯乙酸	HVA
3-甲氧基-4-羟基苯乙二醇	MHPG
3-甲氧基-4-羟基杏仁酸	VMA
3-甲氧基酪胺	3-MT
3,4-二羟基苯乙二醇	DHPG 或 DOPEG
3,4-二羟基杏仁酸	DOMA
5-羟色胺	5-HT
5-羟基吲哚乙酸	5-HIAA

（四）CA、5-HT 及其代谢产物的分离

CA、5-HT 及其代谢产物的分离可采用阳离子交换色谱、反相色谱和反相离子对色谱，下面分别进行介绍。

1. 阳离子交换色谱

阳离子交换色谱是利用儿茶酚胺的氨基进行离子交换，因此它主要用于儿茶酚胺的分离，也可先于分离带氨基的代谢产物。CA 的酸性代谢产物在阳离子交换柱上没有保留，因此它不能同时分离酸性和中性代谢产物。

2. 反相色谱

HPLC 常用的填料为十八烷基键合硅胶（octadecylsihinized silica，ODS），一般用于分离中性或非极性化合物，CA、5-HT 及其代谢产物都是极性化合物，在反相色谱中保留时间较短，容易受生物样本中非保留物的干扰，但酸性代谢产物可以通过调节流动相（也称洗脱液，mobile phase）的 pH 值改变其保留值。在低 pH 值时，通过离子抑制作用延长其保留时间进行分离测定。

3. 反相离子对色谱

这是目前在 CA、5-HT 及其代谢产物的分离中应用最广的方法。在洗脱液中加入离子对试剂，可以延长 CA 的保留时间，使保留时间较短的 NE 和 E 从非保留的干扰物中分离出来，而且通过改变离子对试剂的浓度可以改变生物胺的保留时间，以此来改善 CA、5-HT 及其代谢产物的分离，所以该方法能同时分离生物样本中的 CA、5-HT 及其代谢产物。

常用的离子对试剂有烷基硫酸钠（alkyl sulfate）、烷基磺酸钠（alkyl sulfonate）和樟脑磺酸（camphorsulfonic acid，CSA）。图 3-4 和图 3-5 分别为庚烷磺酸钠和 CSA 浓度对 CA 容量因子 k' 的影响。

（五）影响分离和检测灵敏度的因素

除了色谱柱以外，洗脱液中缓冲液的离子浓度、pH 值、有机溶剂和离子对试剂的种类及浓度、柱温等也都是影响分离的重要因素，可以通过变化这些因素来选择最佳色谱条件。同样，洗脱液中缓冲液的离子种类和浓度、缓冲液的 pH 值以及电化学检测器的工作电位都对生物胺的电化学响应有较大的影响（图 3-6、图 3-7）。

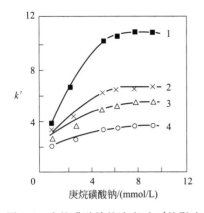

图 3-4 庚烷磺酸钠的浓度对 k' 的影响

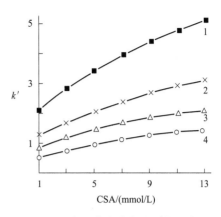

图 3-5 樟脑磺酸浓度对 k' 的影响

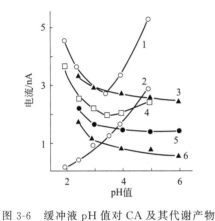

图 3-6 缓冲液 pH 值对 CA 及其代谢产物
电化学检测器响应的影响

柱：20cm×0.5cm id，GyT-C18；洗脱液：0.15mol/L
氟乙酸缓冲液（含 0.67mmol EDTA）
用 NaOH 调至不同 pH
1—DOPAC；2—HVA；3—NE；
4—5-HIAA；5—E；6—DA

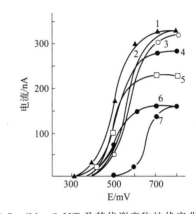

图 3-7 CA、5-HT 及其代谢产物的伏安曲线图
柱：250mm×4.6mm Biophase ODS，5μm；洗脱液：
0.015mol/L 氯乙酸缓冲液（含 $8.6×10^4$ 辛烷硫酸钠及
0.67mmol EDTA）-乙腈-四氢呋喃=9.5：3.5：1.8；
流量 16mL/min
1—DA；2—NE；3—DOPAC；4—E；
5—5-HIAA；6—5-HT；7—HVA

此外，在缓冲液添加 EDTA 是必不可少的，EDTA 可以络合流动相途径金属管道时溶解的少量金属离子，使基线噪声减小，但一般 EDTA 的浓度应控制在 0.1mmol/L。

（六）样本预处理

有些生物样本可直接进样，如透析液，在脑脊液和尿液测定中也有直接选择的例子。但直接进样会减短柱寿命，可在分析柱前加预柱来弥补。在测定复杂成分中微量的 CA 时会有干扰峰，因此进行预处理，特别是对尿和血液样本，是必要的。

预处理的方法包括如下。

1. 沉淀蛋白法

常用于组织样本及脑脊液（CSF）。

（1）脑组织 动物快速断头取出全脑，在干冰上迅速分离所需部位，固化后称重，置于聚丙烯管中于−60℃保存直至测定。测定前在脑组织中加入 0.1mol/L 冰冷的高氯酸，在冰冷下以内切式组织匀浆器匀浆 1min，然后 4℃条件下于 10000g 离心 30min，上清液用于 HPLC 测定。

（2）CSF 猴的 CSF 用 0.4mol/L 高氯酸稀释（2∶1），离心后上清液用于 HPLC 分析。

2. 有机溶剂提取法

用有机溶剂提取生物样本中的 CA 及其代谢产物不仅可以除去蛋白质及干扰物，还可富集样本、提高检测灵敏度。最常用的溶剂是乙醚和乙酸乙酯，有时可结合用高氯酸或盐酸反提到水相。

3. 氧化铝吸附法

适用于尿、血液或组织匀浆。其原理为当 pH 值＞8.0 时，由于 CA 结构上的两个酚基使 CA 被氧化铝吸附，当 pH 值＜4.0 时又可以被解吸。因此，该方法主要用于 CA 的提取和富集。预处理步骤如下：样本与酸性氧化铝混合，加入 2.0mol/L Tris 溶液调节 pH 值＞8.0，激烈振摇，使 CA 吸附到氧化铝上，离心，氧化铝用重蒸水洗数次，以除去杂质，CA 可以用酸洗脱。

4. 阳离子交换树脂预处理

利用 CA 在 pH 6.5 时可以被阳离子树脂保留，并可被硼酸洗脱的特点进行样品预处理。阳离子树脂不能保留酸性代谢产物、醇代谢产物等，故适合于复杂样品的预处理，如果离子交换后再用氧化铝吸附法浓缩，可进一步提高检测灵敏度。

5. 硼酸亲和色谱预处理

硼酸能与 CA 上相邻两个酚羟基生成环状硼酸复合物，该结合是高选择性可逆的，通过 pH 梯度控制，进行杂质的清洗及 CA 的洗脱。目前这种亲和胶已商品化，该方法可用于脑组织、血液及尿样本的预处理。

（七）标准溶液的配制

CA 游离碱的贮存液可用 0.1mol/L 的高氯酸或 0.1mol/L HCl 配制，其他的化合物均可用超纯水或去离子重蒸水配制。标准溶液的储备液浓度为 1mg/mL 或 5～10μmol/mL，于冰箱中保存。单胺类神经递质配制成溶液后易氧化，故其储备液保存期一般不超过 1 个月。储备液稀释 10～20 倍为周标准液，贮存不超过 1 周。测定时将周标准液当日稀释成所需浓度即为日标准液。

以肾上腺素（E）为例。E 的分子量为 183.2Da，精密称取 1mg（或 0.915mg），用 0.1mol/L HCl 溶解，使其浓度为 1mg/mL（或 5μmol/mL），此为月贮存液。精密吸取 50μL 月贮存液，用 950μL 超纯水稀释，为周标准液，浓度为 50μg/mL（或 250nmol/mL），使用时精密吸取 50μL 周标准液稀释至 10mL 为日标准液，浓度为 250ng/mL（或 1250pmol/mL），进样量 10μL 左右，即 2.5ng/10μL（或 12.5pmol/10μL）。

（八）内标准

在进行一步或多步样品预处理时，为得到较为准确的定量精度，需在生物样本中加入定量的内标准，采用内标法定量。常用的内标准 CA 类为 3,4-二羟基苄胺（3,4-dihydroxybenzylamine，DHBA）或异丙基肾上腺素（isoproterenol）、α-甲基多巴胺（α-methyl-dopamine，MDA）等。酸性代谢产物可用 3,4-二羟基苯甲酸（3,4-dihydroxybenzoic acid，DOBA），5-HT 的内标物为 N-甲基-5-羟色胺（N-methyl serotonin，NMHT）。

（九）最小检测量

最小检测量是指所检测的样品信号（signal、峰高或峰面积均可）与噪声（noise）之比（信噪比 S/N）为 2 时的样品量。NE、E、DA、DOPAC、5-HIAA 为 0.05～0.1ng，MHPG、HVA、5-HT 为 0.1～0.2ng。

二、 HPLC-RE-ECD 检测乙酰胆碱

乙酰胆碱（ACh）作为重要的神经递质，在机体生命活动中起着非常重要的作用。

目前，测定乙酰胆碱的方法有多种，如生物测定法、气相色谱质谱联用法、放射测定法及放射免疫分析法。但生物测定法费时且特异性差；气质联用法价格昂贵不适于一般实验室开展；放射测定法受抗体来源限制且有放射性污染等缺点。自 1983 年 Potter 等建立高效液相色谱-电化学检测器测定乙酰胆碱方法以后，笔者在已有资料基础上，进一步改进建立了一种适合国内推广应用的高效液相柱后衍生化-电化学检测器（HPLC-RE-ECD）测定乙酰胆碱的方法，在此做一介绍。

（一）基本原理

乙酰胆碱是胆碱和乙酸形成的酯，含季铵离子，呈强碱性，在任何 pH 下都呈离子状态，但它本身不能产生氧化还原电位。经反相高效液相柱色谱分离得到 乙酰胆碱，在柱后发生以下两个酶促反应后的终产物过氧化氢在玻碳电极表面形成氧化电位，测定过氧化氢电位的大小就可以反映乙酰胆碱的量。胆碱经过第二步反应也可生成 H_2O_2，因此该方法可同时测定乙酰胆碱和胆碱。

$$① \quad 乙酰胆碱 + H_2O \xrightarrow{\text{胆碱酯酶}} 胆碱 + 乙酸$$

$$② \quad 胆碱 + H_2O + 2O_2 \xrightarrow{\text{胆碱氧化酶}} 2H_2O_2 + 甜菜碱$$

$$H_2O_2 \xrightarrow[+750mV]{\text{玻碳电极}} O_2 + 2H^+ + 2e$$

（二）试剂及仪器设备

1. 试剂

氯化乙酰胆碱、氯化胆碱、乙酰胆碱酯酶（AChE，Ⅲ型）、胆碱氧化酶（ChO）均为 Sigma 产品。溴化氰活化的 Sepharose4B 是 Pharmacia 产品。二甲基-3-氨基-1-丙醇、溴乙烷为 Mercy 公司生产。四甲基氯化铵（TMA）是北京兴福精细化学研究所产品。离子对 B8（辛烷基磺酸钠）、固定相 YWG-C，8H37（粒度 10μm）为天津化学试剂二厂产品。

2. 仪器设备

Waters 6000A 恒流泵、Rheodyne 进样阀、0.46cm×25cm PE 色谱柱、0.46cm×5cm 酶衍生化柱、BAS 产 LC-4B 电化学检测器。

（三）方法与步骤

1. 内标的合成及标准品的配制

内标 ethylhomocholinebromide［EHC，N,N-dimethyl（N-ethyl)-3-amino-1-propanol］由笔者实验室合成。在玻璃容器中加入一定量的 8.45mol/L 的二甲基-3-氨-1 丙醇，然后缓慢加入等量 12.5mol/L 的溴乙烷，室温下反应 30min 后，加入乙醚，立即形成白色沉淀，真空干燥后用甲醇重结晶，纯度可达 99％以上。－80℃保存。乙酰胆碱、胆碱标准品、内标 EHC 在临用前双蒸水配成 10mmol/L 的储备液，－20℃保存。临用时用 0.1mol/L 高氯酸稀

释至所需浓度，4℃保存。

2. 衍生化酶柱的制作

溴化氰活化的 Sepharose4B 凝胶作为酶共价结合的支持介质，称取一定量的凝胶置 G3 玻璃滤器内，按每克凝胶 200mL HCl 的量加入 1mmol/L 的 HCl 膨胀和冲洗凝胶后，加少量键合缓冲液（0.1mol/L NaHCO₃，含 0.5mol/L NaCl，pH 8.3）冲洗凝胶。然后按酶活性单位（1U）2∶1 的量称取胆碱氧化酶和胆碱酯酶，溶于少量键合缓冲液中，将凝胶和酶混匀置于一小烧杯中避光，4℃过夜，使酶共价结合到凝胶上。次日用注射器均匀装入 0.46cm×5cm（筛板 5μm）的不锈钢柱中。

3. 样品处理

动物用微波照射或断头处死后，立即取脑称重，加入适量的含内标的 0.1mol/L HClO₄ 匀浆，45000g 离心 20min，上清液即可进样。整个过程在冰浴中操作。若要同时测定组织中单胺递质含量，可将离心后的上清液过 Sephadex G-10 凝胶柱，甲酸洗脱收集前 2mL 用于乙酰胆碱测定；继后流出液可用于单胺递质及代谢产物含量测定。

4. 色谱条件

泵流速 1.2mL/min，工作电压＋0.75V，氧化法，电化学检测器灵敏度 5～10nA，纸速 20cm/h，室温（20±2）℃。流动相组成：0.07mol/L 磷酸盐缓冲液，内加 60mg/L EDTA-2Na，0.065%四甲基氯化铵，0.03%离子对 B8，pH 7.3～7.5，G4 玻璃漏斗脱气后使用。

5. 结果的计算

每个样品及标准品内所加内标 EHC 含量相等，因此，样品中乙酰胆碱和胆碱的峰高与 EHC 峰高之比值与标准品中它们与 EHC 峰高之比进行比较，根据标准品中每种物质的量就可推算出样品中的含量，具体计算公式如下：

$$样品中乙酰胆碱的含量（nmol/g）＝\frac{\dfrac{样品比值}{标准品比值}×标准品浓度（nmol/mL）}{组织质量（g/mL）}$$

（四）方法的应用与评价

1. 样品的分离效果

应用上述液相系统，可使组织样本中乙酰胆碱和胆碱稳定地基线分离，流速 1.2mL/min 时，样品在 10min 内全部出峰完毕（图 3-8）。用此法测得小鼠（20±2）g 前脑皮质、海马、纹状体（断头杀死）的乙酰胆碱含量分别为（10.7±1.3）nmol/g、（13.5±1.09）nmol/g、（55.2±2.7）nmol/g。与其他分析法如气质联用法、放射酶法等测定结果一致。

国外资料报道，分离乙酰胆碱多用阳离子交换型分析柱，如 AminexA5，Nuclesil5 SA，RPR-Ⅰ等型，但这些设备价格昂贵，一般实验室不具备。笔者用普通的 ODS（C18）柱，在流动相中加入离子对试剂也可以很好地分离组织中的乙酸胆碱和胆碱，这样使该方法在国内推广成为可能。

流动相 pH 值是影响分离的一个重要因素。在该液相系统中，流动相的 pH 选择既要考虑到分析柱稳定地分离乙酰胆碱和胆碱，又要保证酶衍生化反应所需的最适 pH。笔者从 pH 6.5～8.5 观察发现，在本室仪器条件下，pH 7.2～7.5 时分离效果最好，这个 pH 值也正好在胆碱氧化酶的最适 pH 值（7.5）范围。

TMA 在溶液中以季铵离子存在，它与乙酰胆碱、胆碱在固定相上相互竞争，因此可以

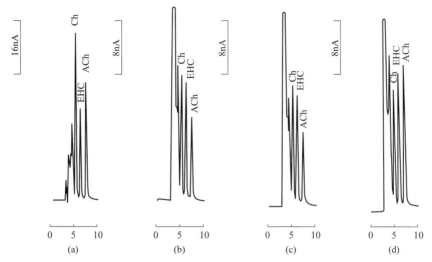

图 3-8 用 0.1mol/L 高氯酸提取的脑组织样本色谱图

标准品中含 200pmol 乙酰胆碱，胆碱和 EHC。组织提取液含 EHC 200pmol 作为内标

（a）标准品；（b）前脑皮层（2.1mg）；（c）海马（1.8mg）；（d）纹状体（2.5mg）

缩短它们的保留时间，也影响出峰的高度。增加 TMA 的浓度可以降低容量因子，增加乙酰胆碱、胆碱的峰高，而不影响基线分离。但 TMA 浓度过高会影响酶的功能。离子对 B8 起延迟胆碱洗脱的作用，因此适当浓度的 TMA 和 B8 使乙酸胆碱、胆碱以及内标 EHC 达到基线分离且出峰集中。

2. 样品制备及回收率

微波照射或断头杀死动物，高氯酸沉淀蛋白制备组织样品，方法简单、方便、重现性好。将 $100\mu L$ 标准品加入 $900\mu L$ 样品上清液中，乙酰胆碱回收率达 $85\% \pm 2\%$，胆碱回收率达 $90\% \pm 3\%$（$n=10$）。若将提取的上清液过 Sephadex G-10 凝胶柱，0.01mol/L 甲酸洗脱，前 2mL 流出液用于乙酰胆碱、胆碱测定；后面的流出液可用于单胺类递质测定。这样在同一批样本中测定两个重要的递质系统，更适用于神经科学研究的需要。

3. 线性关系及灵敏度

在上述液相条件下，样品出峰高度与进样的含量呈直线关系（图 3-9）。检测灵敏度可

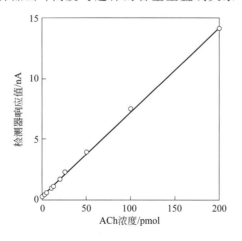

图 3-9 乙酰胆碱剂量-效应关系曲线

达到乙酰胆碱 1pmol，胆碱 500fmol 的水平。

4. 重现性

重复测定同一样品，乙酰胆碱的日内变异系数为 1.2%（$n=6$），重现性好。将酶共价结合到凝胶上，可以节约酶的用量。笔者在 1g 凝胶上键合 100U 胆碱酯酶、200U 胆碱氧化酶，连续测定 50 个脑组织样品后，检测器灵敏度下降至初始的 25%～30%，这时清洗电极可使灵敏度完全恢复。100U：200U（AChE：ChO）的酶可供 150～200 个组织样品的测定。因为笔者使用了内标法，所以可以消除这些变异。

总之，笔者建立的 HPLC-RE-ECD 方法可以同时测定乙酸胆碱和胆碱的含量，组织样本处理简单、快捷，且能同时测定单胺类递质。液相设备用普通 ODS 柱，在流动相中加入离子对试剂分离效果好。国外文献中测定乙酰胆碱均用铂电极，这虽然能提高灵敏度，但价格昂贵，一般实验室不具备。笔者用玻碳电极，测定灵敏度可达到 pmol 水平，可用于一般组织样品的测定，适于在国内推广。

三、神经递质受体测定技术

我们选择 18 种受体：M 胆碱受体和 N 胆碱受体，α_1、β_2 肾上腺素受体，D_1 和 D_2 受体，5-HT 受体，苯二氮䓬受体、GABA 受体，分别叙述其具体测定方法。特别详述，M 胆碱受体测定方法，从试剂和放射配体的配制到饱和曲线，Scatohard、Hill 作图和竞争结合实验及其计算，希望能对初学者有所裨益。

（一）M 胆碱受体-配体结合实验

1. 试剂的配制

（1）放射配体配制法 放射性强度的单位一般用居里（Ci）表示，1Ci 的放射性表示每秒有 3.7×10^{10} 个原子核衰变，可写为：

$$1Ci = 3.7 \times 10^{10} \times 60 = 2.22 \times 10^{12} dpm（衰变数/分）$$
$$1mCi（毫居里）= 2.22 \times 10^{9} dpm$$
$$1\mu Ci（微居里）= 2.22 \times 10^{6} dpm$$
$$1nCi（毫微居里）= 2.22 \times 10^{3} dpm$$

放射性标记化合物的比活度是表示单位质量的标记物内所含的放射性强度，如 Ci/mmol。放射性浓度是表示单位体积的溶液内所含的放射性强度，如 mCi/mL。

以配制 ^{3}H-QNB 为例，配制方法如下：

在每个反应管中（1mL 反应液）^{3}H-QNB 的终浓度为 1nmol/L，已知 ^{3}H-QNB 的比活度为 22Ci/mmol，放射性浓度为 1mCi/mL，求 1nmol ^{3}H-QNB 相当于多少 dpm，需多少原包装（1mCi/mL）体积？

已知 ^{3}H-QNB 的比活度为 22Ci/mmol，即 $22\mu Ci/nmol$，又 $1\mu Ci = 2.22 \times 10^{6} dpm$，1nmol/L= 1nmol/1000mL，所以 1nmol ^{3}H-QNB 应为：1nmol/1000mL × $22\mu Ci/nmol$ × $2.22 \times 10^{6} dpm = 48840 dpm/mL$。

相当于原包装体积：原包装 1mCi/mL，即 $1\mu Ci/\mu L$，也即 $2.22 \times 10^{6} dpm/\mu L$，$48840 dpm/2.22 \times 10^{6} dpm/\mu L = 0.022\mu L$。

所以，取 $0.022\mu L$ 原液可含放射性 48840dpm，加到 1mL 反应液中即得 1nmol

^{3}H-QNB。由于 0.022μL 体积太小，实验者可按适当比例将原浓度稀释至一定体积后再进行配制。如每个反应管加入 20μL ^{3}H-QNB，使 20μL 溶液中含 48840dpm ^{3}H-QNB，即取 22μL（1mCi/mL）稀释至 20mL（或 5.5μL 稀释至 5mL）即可。

（2）0.32mol/L 蔗糖溶液。

（3）0.05mol/L Tris-HCl 缓冲液，pH 7.5。

（4）生理盐水。

（5）甲苯闪烁液　PPO（2,5-二甲基噁唑）2.5g，加 POPOP[1,4-双(5-苯基噁唑基-2)苯]0.05g，溶于 500mL 甲苯（AR）中即可。

2. 受体组织的制备

凡含有 M 胆碱受体的组织或器官均可用作受体制备的来源，但尽可能选用含受体丰富的组织。现以中枢脑组织及外周肠平滑肌为例，述说受体制备方法。

（1）中枢脑组织受体制备　大白鼠断头后迅速取脑，去小脑称重，加 20 倍体积冰冷的 0.32mol/L 蔗糖溶液制成匀浆。4℃，1000g 离心 10min，弃沉淀，上清液在 4℃，20000g 离心 30min，沉淀再以 0.05mol/L Tris 缓冲液（pH 7.5）洗 1 次，离心速度和时间同前。最后用适量 Tris 缓冲液悬浮，−20℃贮存备用。用 Lowry 法测蛋白质含量。

（2）外周组织受体制备　豚鼠击头处死，迅速剪开腹腔，取出全部回肠放于冰冷的 0.05mol/L Tris 缓冲液中，分段剪取肠管，用生理盐水或 Tris 缓冲液冲洗掉肠内容物，然后将肠管套在一玻璃棒上，用湿棉球沿肠管纵行方向擦几次（擦破浆膜）而后用湿棉球轻轻地向两侧剥离，将分离得到的肠管纵长肌用滤纸吸干，称重，置于冰冷的 0.05mol/L Tris 缓冲液中，制成 0.1g/mL 的肌匀浆，−20℃贮存备用。

3. 受体-配体结合实验

（1）饱和实验　每个反应管中加入固定浓度的膜蛋白（0.2mg/mL）和不同浓度的 ^{3}H-QNB（0.1～6nmol/L），在非特异结合管中另加入终浓度为 10^{-5}nmol/L 的阿托品，补充 Tris 缓冲液至总体积 1mL，具体操作见表 3-3。

表 3-3　M 胆碱受体饱和实验

管号		^{3}H-QNB(终浓度约 0.1nmol/L)/μL	阿托品 $(10^{-5}$mol/L)/μL	补充 Tris 缓冲液/μL	膜蛋白 (1mg/mL)/μL
1	点膜	50	—	—	—
2	TB(总结合)	50	—	750	200
3	NB(非特异结合)	50	100	650	200
		约 0.25nmol/L			
4	点膜	50	—	—	—
5	TB	50	—	750	200
6	NB	50	100	650	200
		约 0.5nmol/L			
7	点膜	50	—	—	—
8	TB	50	—	750	200
9	NB	50	100	650	200
		约 1.01nmol/L			
10	点膜	50	—	—	—
11	TB	50	—	750	200
12	NB	50	100	650	200
		约 2.15nmol/L			
13	点膜	50	—	—	—
14	TB	50	—	750	200

管号		^{3}H-QNB(终浓度约 0.1nmol/L)/μL	阿托品 $(10^{-5}\ mol/L)/μL$	补充 Tris 缓冲液/μL	膜蛋白 $(1mg/mL)/μL$
15	NB	50	100	650	200
		约 3.00nmol/L			
16	点膜	50	—	—	—
17	TB	50	—	750	200
18	NB	50	100	650	200
		约 4.26nmol/L			
19	点膜	50	—	—	—
20	TB	50	—	750	200
21	NB	50	100	650	200
		约 5.48nmol/L			
22	点膜	50	—	—	—
23	TB	50	—	750	200
24	NB	50	100	650	200

注：TB 和 NB 管均为复管。

反应条件 37℃水浴温孵 30min，用 5mL 冰冷的 0.05mol/L Tris 缓冲液终止反应，立即倒入铺有玻璃纤维滤片的滤器中，减压抽滤，再冲洗 2～3 次（5mL/次）以洗去游离 ^{3}H-QNB。滤片在 80℃，30min 烘干后置 5mL 甲苯闪烁液中，用液体闪烁计数器测定滤片上的放射量。特异性结合＝总结合-非特异性结合，见表 3-4。

表 3-4　^{3}H-QNB 与大鼠脑组织 M 胆碱受体饱和实验

^{3}H-QNB 投入量		^{3}H-QNB 与蛋白结合量		特异性结合 /(dpm/mL)	特异结合(B) /(fmol/mg 蛋白)	特异性结合量 B/游离量 F fmol/mg 蛋白·nmol/L
dpm/mL	nmol/L	总结合 /(dpm/mL)	非特异性结合 /(dpm/mL)			
4884	0.10	527	143	384	39	390
12210	0.25	1105	245	860	88	352
24420	0.50	1843	269	1574	161	322
49328	1.01	2652	639	2013	206	204
105006	2.15	3805	817	2988	306	142
146520	3.00	4786	1074	3712	380	127
208058	4.26	5336	1481	3855	394	92
267643	5.48	5811	1781	4030	412	75

以 ^{3}H-QNB 的浓度为横坐标，相应的 ^{3}H-QNB 结合量为纵坐标，画出饱和曲线，见图 3-10(a)。

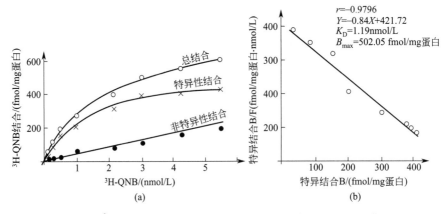

图 3-10　^{3}H-QNB 与 M 胆碱受体结合的饱和曲线及 Scatchard 作图

(a) M 胆碱受体饱和曲线；(b) Scatchard 作图

按 Scatchard 方程式 $B/F = -B/K_D + B_{max}/K_D$，以表中 B 项为横坐标，相应的 B/F 项为纵坐标，用直线回归求得斜率（$-1/K_D$）和截距（B_{max}/K_D）分别为 -0.84 和 421.72，代入公式；$K_D = -1/0.84 = 1.19 \text{nmol/L}$，$B_{max} = 421.72 \times 1.19 = 502 \text{fmol/mg}$ 蛋白。以上结果表明，^{3}H-QNB 与大鼠脑组织 M 胆碱受体结合的平衡解离常数为 1.19nmol/L，受体密度为 502fmol/mg 蛋白。见图 3-10(b)。

Hill 作图分析，可通过其斜率反映受体与配体结合的合作关系，见表 3-5，图 3-11。

（2）竞争实验 固定^{3}H-QNB 浓度，加不同浓度未标记化合物和一定量膜蛋白（肠平滑肌蛋白终浓度 0.5mg 组织/mL，脑组织蛋白浓度 $0.1 \sim 0.2$mg/mL），举例如下。

表 3-5 Hill 作图

^{3}H-QNB 投入量 /(nmol/L)	lg[浓度]	特异结合 B /(fmol/mg 蛋白)	$B/(B_{max}-B)$	$\lg[B/(B_{max}-B)]$
0.10	-1.00	39	0.08	-1.10
0.25	-0.06	88	0.21	-0.68
0.50	-0.03	161	0.47	-0.33
1.01	0.00	206	0.70	0.15
2.15	0.33	306	1.56	0.19
3.00	0.48	380	3.11	0.49
4.26	0.63	394	3.65	0.56
5.48	0.74	412	4.58	0.60

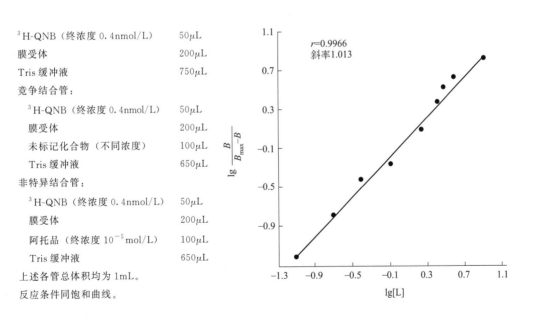

^{3}H-QNB（终浓度 0.4nmol/L）　50μL
膜受体　200μL
Tris 缓冲液　750μL
竞争结合管：
　^{3}H-QNB（终浓度 0.4nmol/L）　50μL
　膜受体　200μL
　未标记化合物（不同浓度）　100μL
　Tris 缓冲液　650μL
非特异结合管：
　^{3}H-QNB（终浓度 0.4nmol/L）　50μL
　膜受体　200μL
　阿托品（终浓度 10^{-5}mol/L）　100μL
　Tris 缓冲液　650μL
上述各管总体积均为 1mL。
反应条件同饱和曲线。

图 3-11 ^{3}H-QNB 与 M 胆碱受体结合 Hill 作图

总结合管：特异性结合量是将总结合量减去 10^{-5}mol/L 阿托品存在时测得的^{3}H-QNB 结合量，计算不同浓度的阿托品存在时相应的^{3}H-QNB 结合百分数，以阿托品浓度的负对数为横坐标，以相应的^{3}H-QNB 结合百分数为纵坐标绘图，画出竞争曲线，见图 3-12、表 3-6 用直线回归方程计算出。

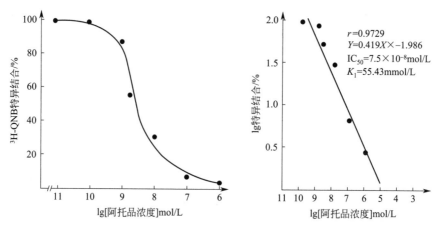

图 3-12 ^{3}H-QNB 与 M 胆碱受体竞争曲线

表 3-6 ^{3}H-QNB 与大鼠脑组织 M 胆碱受体竞争结合实验

药物浓度/(mol/L)	^{3}H-QNB 总结合量	^{3}H-QNB 特异性结合量 (-355)	^{3}H-QNB 特异结合/%
点膜	20846		
总结合(TB)	3119	2764	
（阿托品）			
10^{-11}	3485	3131	100
10^{-10}	3093	2738	99
10^{-9}	2768	2413	87
2×10^{-9}	1879	1524	55
10^{-8}	1224	869	31
10^{-7}	561	206	7
10^{-6}	445	90	3
10^{-5}	355		

$$IC_{50} = 7.5 \times 10^{-8} mol/L$$

已知 $[L] = 0.42 nmol/L$，$K_D = 1.19 nmol/L$

$$K_1 = \frac{IC_{50}}{1 + \dfrac{[L]}{K_D}} = 55.43 nmol/L$$

即阿托品表观解离常数 $K_1 = 55.43 nmol/L$

（二）N 胆碱受体-配体结合实验

1. 试剂准备

0.1mmol/L 苯甲磺酰氯，1.0mol/L、1.3mol/L 蔗糖溶液。电鱼生理溶液：250mmol/L NaCl，5mmol/L KCl，4mmol/L CaCl$_2$，2mmol/L MgCl$_2$，5mmol/L 磷酸盐缓冲液（pH 7.0）。10^{-6}mol/L 梭曼，0.02% NaN$_3$，1nmol/L ^{125}I-α-银环蛇毒素（^{125}I-α-Bungarotoxin，^{125}I-α-BuTX），比活度＞200Ci/mmol。10^{-4}mol/L 非标记 α-BuTX。

闪烁液配制：4g PPO、0.1g POPOP 溶解于 1000mL 二甲苯或甲苯中，内含 30% Tri-tonX-100。

2. 烟碱样受体（N-AchR）膜微囊的制备

丁氏双鳍电鳐（*Narcine timlei*）在我国南海捕捞，取电器官 10g 用蒸馏水洗净，加 4 倍含 0.1mmol 苯甲磺酰氯的冷蒸馏水，剪碎，用电动匀浆器（2×10^4r/min，每次 5min，共 3 次）制成匀浆。Soniprep 超声波仪（强度"14"，每次 10s）处理 3 次，纱布过滤后 2300g 离心 12min 得上清 40mL，放在不连续蔗糖梯度上（蔗糖 1.0mol/L 10mL，1.3mol/L 5mL），离心（90000g）2h，得两个带以及沉淀，在 1.0mol/L 与 1.3mol/L 蔗糖的界面上收集第二带，用电鱼生理溶液稀释到 20mL，加梭曼至 10^{-6} mol/L，4℃保温 2h，25000g 离心 50min，将沉淀重新悬浮于含 0.02% NaN_3 的电鱼生理溶液中，其蛋白含量约 0.5mg/mL，整个制备过程均在 4℃下进行。

3. 受体-配体结合实验

取 0.5mL（约 0.25mg 蛋白质）悬浮在电生理溶液中的膜微囊加入终浓度 0.1nmol/L 的 ^{125}I-α-BuTX，非特异结合管加入终浓度 10μmol/L 非标记 α-BuTx。在竞争结合实验中，受试管可加入不同浓度（10^{-4}～10^{-10}mol/L）的受试药。饱和结合实验中则加入不同浓度的 ^{125}I-α-BuTX（0.01～20nmol/L）。在室温（25℃）孵育 30min 后，迅速抽滤，用电鱼生理溶液冲洗 3 次，每次 5mL，烘干后装入闪烁瓶，加入 4mL 闪烁液，计数。

4. 注意事项

① 在受体-配体结合之前，必须使膜微囊与毒剂如梭曼、丙氟磷酰作用，再离心除去多余的毒剂，这样可使膜制剂残余的乙酰胆碱酯酶受到不可逆抑制，不至于干扰实验尤其是用 ^{3}H-Ach（^{3}H-乙酰胆碱）作为放射配体时更应注意。

② ^{125}I-α-BuTX 半衰期约 2 个月，制备好后（用氯胺 T 法制备）要及时度低于 50μg/mL，尤其是溶于盐浓度较低溶液中易被微生物破坏，且易吸附在玻璃和树脂上，故毒素的浓度应在 0.1～1mg/mL，贮存在含有 0.02% NaN_3 的 20～50mmol/L 磷酸缓冲液（pH 7～8）中。

（三）$α_1$、$α_2$ 肾上腺素受体-配体结合实验

1. 试剂配制

（1）放射配体

① ^{3}H-prazosin。比活度 22Ci/mmol，放射性浓度 1mCi/mL。

② ^{3}H-clonidine。比活度 24Ci/mmol，放射性浓度 1mCi/mL。

配制方法见 ^{3}H-QNB 配制。

（2）0.05mol Tris-HCl 缓冲液　pH 7.5。

（3）甲苯闪烁液　配制见 M 胆碱受体-配体结合实验。

2. 受体组织的制备

大鼠断头，迅速取脑，取出皮质称重，按 1g 湿组织加 20mL 0.05mol/L Tris-HCl 缓冲液（pH 7.5），用 polytron（5 档，10s）匀浆，单层纱布过滤，滤液在 4℃，45000g 离心 15min，弃上清，沉淀加等体积缓冲液悬浮，再离心 1 次，条件同前。弃上清，沉淀按每克组织加 5mL Tris 缓冲液稀释，-20℃贮存备用，Lowry 法测蛋白质含量。

3. 受体-配体结合实验

（1）$α_1$ 肾上腺素受体

① 竞争实验。1mL 反应液中含有受体蛋白液 200μL（终浓度 1mg/mL），^{3}H-prazosin 50μL（终浓度 1.5～2nmol/L），受试药 200μL（5～7 个浓度），总结合管不加受试药，补充 0.05mol/L Tris-HCl 缓冲液（pH 7.5）至总体积 1mL，25℃温孵 15min，用 5mL 冰冷的 Tris-HCl 缓冲液终止反应，立即倒入铺有玻璃纤维滤膜的滤器中，真空抽滤，冲洗 2 次（5mL/次）。将滤片在 80℃，30min 烘干，置 5mL 甲苯闪烁液中，用液闪计数仪测放射性。根据结果绘制竞争曲线，计算出 IC_{50}。

② 饱和实验。反应管中加固定浓度膜蛋白和不同浓度的 ^{3}H-prazosin（0.2～5nmol/L）。非特异结合管加一定浓度的哌唑嗪，补充总体积至 1mL，反应条件同竞争实验。根据结果绘制饱和曲线和 Scatchard 图，计算出 K_D 和 B_{max} 值。

（2）α$_2$ 肾上腺素受体

① 竞争实验。1mL 反应液中含有固定浓度的膜受体（终浓度 1mg/mL），^{3}H-clonidine（终浓度以 1.5～2nmol/L 为宜），不同浓度的受试药，反应条件为 25℃，30min，其余操作同 α$_1$ 肾上腺素受体。

② 饱和实验。反应液中含固定浓度的膜蛋白，不同浓度的 ^{3}H-clonidine（0.3～20nmol/L），非特异结合管加一定浓度的可乐定。反应条件及操作同竞争实验。

（四）β′肾上腺素受体-配体结合实验

1. 试剂的配制

（1）放射配体　^{3}H-DHA，比活度 55Ci/mmol，放射性浓度 1mCi/ml，配制方法同 ^{3}H-QNB。

（2）0.05％肝素

（3）生理盐水溶液

（4）生理盐水低渗缓冲液　10mmol/L Tris-HCl，5mmol/L MgCl$_2$，pH 7.7。

（5）75/25 缓冲液　75mmol/L Tris-HCl，25mmol/L MgCl$_2$，pH 7.7。

（6）50％蔗糖溶液（质量分数）。

（7）0.05mol/L Tris-HCl 缓冲液　含有 0.25mol/L 蔗糖、10mmol/L MgCl$_2$。0.05％维生素 C，pH 7.7。

（8）甲苯闪烁液　配制方法见 M 胆碱受体-配体结合实验。

2. 受体组织制备

大鼠断头处死，迅速取脑，称重，加入 3～5 倍体积冰冷的 0.05mol/L Tris-HCl 缓冲液（含 0.25mol 蔗糖，10mmol MgCl$_2$，0.05％维生素 C，pH 7.7）匀浆，先于 100g 4℃ 离心 5min，弃沉淀，上清于 40000g 4℃ 离心 10min。沉淀再用缓冲液洗两次，条件同上。最后沉淀加 Tris 缓冲液悬浮，−20℃ 贮存备用。

3. 受体-配体结合实验

（1）竞争实验　每个反应管中加入 ^{3}H-DHA（终浓度 1.5～2nmol/L），鸭红细胞膜（1～1.5mg 蛋白）及不同浓度的受试药，非特异结合管加一定浓度的阿普洛尔（心得舒），总结合管以缓冲液代替受试药。反应总体积 1mL，25℃ 温孵 15min，用 5mL 冰冷的 0.05mol/L Tris-HCl 缓冲液终止反应，迅速倒在铺有玻璃纤维滤膜的滤器中，真空抽滤。然后冲洗 2 次（5mL/次），滤片烘干（80℃，30min）后置 5mL 甲苯闪烁液中，用液闪计数仪测定滤片上的放射量。特异结合量是将总结合量减去非特异结合存在时测得的 ^{3}H-DHA 结合量，以受试药的浓度负对数为横坐标，以相应的 ^{3}H-DHA 结合百分数为纵坐标，绘出竞争曲线，用直线回归方程，计算 IC$_{50}$。

（2）饱和实验　每个反应管中加入固定浓度的膜蛋白（终浓度 1mg/mL）和不同浓度的 ^{3}H-DHA（0.1～10nmol/L），非特异结合管中另加入 10^{-6}mol/L（终浓度）普萘洛尔，反应总体积为 1mL，反应条件同竞争实验。根据结果，画出饱和曲线，按 Scatchard 方程，

算出 K_D 和 B_{max} 值。

（五）D_1 受体结合和药物竞争实验

1. 试剂的准备

16.67mmol/L 咪唑缓冲液，1mmol/L EGTA，1mmol/L $MgSO_4$，50mmol/L Tris-HCl 缓冲液，4μmol/L 顺-氟哌噻吨，二甲苯闪烁液。

2. 受体膜制备

取新鲜小牛脑的尾核，加 50 倍预冷的 50mmol/L Tris-HCl 缓冲液匀浆，20000g 4℃离心 10min，弃上清液后，加缓冲液重复离心 1 次。所得沉淀物（P2）悬浮在 16.67mmol/L 咪唑缓冲液中。在 −20℃冰箱中保存，备用 3 周。

3. 受体-配体结合实验

冷冻的脑浆在室温下冻融，用咪唑缓冲液稀释成 20mg/mL，复管加 0.2mL（4mg）。饱和曲线的 ^{3}H-SCH-23390 浓度范围为 0.1～6.2nmol/L。竞争结合实验中标记配体终浓度为 0.34nmol/L 或 0.63nmol/L。非特异结合管复管加 4μmol/L 顺-氟哌噻吨，总体积为 0.5mL。竞争实验中药物浓度为 1nmol/L～10μmol/L。在 37℃水浴中孵育 15min，移入冰水中终止反应，迅速抽滤，用预冷的 10mL 0.9％ NaCl 洗涤。取出滤膜，在 80℃烘箱中烘 20min，加入 5mL 二甲苯闪烁液，测定 dpm。

（六）D_2 受体结合和药物竞争实验

1. 试剂的准备

50mmol/L Tris-HCl 缓冲液，pH 7.4。

Tris 缓冲液：50mmol/L Tris-HCl，0.1％维生素 C，10μmol/L 帕吉林，120mmol/L NaCl，5mmol/L KC1，1mmol/L $CaCl_2$，1mmol/L $MgCl_2$，pH 7.1。

2. 受体膜制备

杀死小牛后 1h，取出脑子，在冰冻的生理盐水中分离出尾核，滤布擦去血迹和吸干后，称重，按 1∶50（W/V）比例加冰冷的 50mmol/L Tris-HCl 缓冲液匀浆，20000g 2℃离心 10min。取沉淀部分（P2）按上述条件再匀浆和离心 1 次。最后的受体蛋白沉淀物悬浮于 Tris 缓冲液，分装贮存于冰箱（−20℃），备用两周。

3. 受体-配体结合实验

取冷冻受体蛋白，解冻，在 37℃孵育 10min 后用于受体结合实验。求饱和曲线按以下步骤操作：总结合管含不同浓度的放射配体和相当于 10mg 脑湿重的受体蛋白，加 Tris 缓冲液至 1mL，非特异性结合管加 50μL DA（终浓度为 1.4mmol/L），其余同总结合管，每次实验均为复管，重复实验 3 次。

在竞争结合实验中，标记配体终浓度为 0.3nmol/L，每个试药选用 6～7 个不同的浓度（10^{-6}～10^{-10} mol/L）。

上述实验各试管摇匀后，在 37℃水浴中孵育 20min，移至冰水中终止反应，用 GF/B 滤膜迅速抽滤。用 5mL 冰冷 Tris-HCl 缓冲液洗涤 3 次，在 80℃烘箱中烘 20min，加 5mL 闪烁液，测 dpm。

（七）5-HT 受体-配体结合实验

1. 试剂的配制

（1）^{3}H-spiperon　比活度 19Ci/mmol，放射性浓度 1mCi/mL，配制方法见 ^{3}H-QNB

配制。

(2) 0.32mol/L 蔗糖溶液。

(3) 0.05mol/L Tris-HCl 缓冲液　pH 7.4。

实验缓冲液 0.05mol/L Tris-HCl 1000mL（pH 7.4）内含：5mmol/L $CaCl_2$，1mmol/L EDTA-2Na，0.1%维生素 C，2mg 帕吉林。

(4) 甲苯闪烁液。

2. 受体组织的制备

大鼠断头迅速取脑皮质，称重，加 20 倍体积的冰冷 0.32mol/L 蔗糖溶液 ploytron（5 档，5s）匀浆，在 700g，4℃离心 10min，弃沉淀，上清于 45000g，4℃离心 15min，沉淀用 10 倍体积的 0.05mol/L Tris 缓冲液悬浮，37℃温孵 15min，然后于 45000g，4℃再离心 15min，沉淀加 6～7 倍体积的实验缓冲液悬浮，-20℃贮存备用。

3. 5-HT$_2$ 受体-配体结合实验

(1) 竞争实验　反应管内含有固定浓度的膜蛋白 200μL（终浓度 12mg/mL）^{3}H-spiperon 50μL（终浓度 0.5nmol/L）及不同浓度的待试药 100μL，非特异结合管另加一固定浓度的 5-HT（终浓度 10^{-4}mol/L）代替受试药，总结合管不加药物。补充实验缓冲液至总体积 1mL，37℃温孵 15min，用冰冷的实验缓冲液终止反应，迅速倒在滤膜上，真空抽滤，用缓冲液洗 2 次（5mL/次），80℃烘干后置于 5mL 甲苯闪烁液中，用液闪计数仪测其放射性。根据结果，绘制竞争曲线，求出 IC_{50}。

(2) 饱和实验　反应管中加入固定浓度的膜蛋白和不同浓度的 ^{3}H-spiperon（0.2～5.0nmol/L）。非特异结合管中另加入一定浓度的 5-HT，补充实验缓冲液至总体积 1mL，反应条件同竞争实验，根据结果，画出饱和曲线，按 Scatchard 方程算出 K_D 和 B_{max} 值。5-HT 受体的竞争实验和饱和实验方法基本同上，只是将放射配体改为 ^{3}H-5-HT。

(3) 生物测定方法　大鼠脑基底动脉收缩实验。大鼠断头后，迅速取出脑基底动脉，并制成动脉环。将动脉环悬挂在充满 Kreb 溶液的浴槽中，通入 95% O_2 和 5% CO_2 混合气，温度 37℃，血管环稳定 60min 后进行实验。5-HT 能引起脑基底动脉收缩，5-HT 拮抗剂甲基麦角酸丁醇酰胺（methysergide）可拮抗 5-HT 引起的收缩。如果未知药能引起动脉环收缩，且能被甲基麦角酸丁醇酰胺所阻断，则可推断此药为 5-HT 受体激动剂；如果未知药能阻断由 5-HT 引起的动脉环收缩，则推断此药为 5-HT 受体拮抗剂。

(4) 注意事项　^{3}H-spiperon 兼顾与 5-HT 受体和多巴胺受体结合，特异性不高。

^{3}H-5-HT 容易衰变和分解，购到后超过 2～3 个月，即不能用于受体结合实验。

(八)"中枢型"苯二氮䓬受体-配体结合实验

1. 试剂的准备

(1) 缓冲液 A　10mmol/L K_2HPO_4，0.5mmol/L 二硫苏糖醇，0.3mmol/L 苯甲磺酰氯，1mmol/L EDTA，300mmol/L 蔗糖，pH 7.1。

(2) 缓冲液 B　20mmol/L Tris-枸橼酸，pH 7.1。

(3) 10nmol/L ^{3}H-flunitrazepam（^{3}H-FNZP）　92.3Ci/mmol。

(4) 10^{-3}mol/L 非标记氟硝西泮（FNZP）

（5）闪烁液　4g PPO、0.1g POPOP 溶解于 1000mL 二甲苯或甲苯中。此闪烁液也适用其他 ^{3}H 配体测定。

2. 大鼠脑突触膜（P2）制备

大鼠断头后立即取出全脑，去掉脑干，以 1：10（W/V）比例加入冰冷的缓冲液 A，电动匀浆（用内切式组织匀浆器。若没有，也可用 Teflon-玻璃或玻璃匀浆器），离心（1000g，10min），取上清再离心（30000g，35min），取沉淀部分（P2）用缓冲液 B 悬浮，匀浆洗涤后再离心（30000g，20min）。此洗涤过程重复 3 次，所得 P2 置于 -30℃（可稳定数月）。用前加适量缓冲液 B 悬浮，使其蛋白质浓度为 2~5mg/mL，蛋白质浓度测定按 Lowry 法。上述操作均在 1℃ 以下进行。

3. 竞争实验

取上述制备的 P2 悬浮液 0.1mL 置于反应管中，再加入终浓度为 1nmol/L 的放射性配体 ^{3}H-FNZP，此为总结合管、非特异结合管另加入终浓度为 10^{-4}mol/L 非标记 FNZP，药物竞争管则加入不同浓度的受试药物，浓度可选择 10^{-5}~10^{-10}mol/L 之间。另外，设一组阳性对照，所用阳性对照药物，如安定等，可在 10^{-5}~10^{-10}mol/L 选择 6~7 个浓度点。所有反应管终体积为 0.5mL，不够部分加缓冲液 B 补足，反应体系在冰浴中孵育 30min 后，负压抽滤，滤膜用 1.5mL 缓冲液 B 淋洗 3 次，烘干后装入闪烁瓶，加入 4mL 闪烁液，过夜暗化后，用自动液闪计数仪计数，特异结合为总结合管与非特异管之差。饱和结合实验则是在反应管中加入不同浓度（0.25~25nmol/L）的 ^{3}H-FNZP，一般选择 9~10 个浓度点。

4. 注意事项

除大鼠脑外，其他常用实验动物如小鼠、豚鼠、牛、兔、猪等脑组织也可用作实验材料。放射性配体也可用 ^{3}H-地西泮等可买到的苯二氮䓬类药物，但对放射配体一般要求选择特异性强、比活度高、性质稳定、纯度高的较好。

5. 生物测定方法：大鼠冲突实验

实验装置为 38cm×38cm 方形透明塑料箱，箱一侧内壁附有黑色塑料小室（10cm×10.5cm），有门（5cm×7.5cm）通向外箱，二室的底部置有金属条可供电击。带有金属饮水管的水瓶在小室离地面 3cm 处伸入小室 2cm。一个饮水管回路连接饮水管及电网，当动物饮水时接通回路记录饮水次数。当舔水 20 次后给一次电击（0.5mA，0.2s）记录 3min 内电击数，不同类型抗焦虑药都使动物受电压的次数增加，显示明显的抗冲突行为。若为苯二氮䓬受体拮抗剂则可对抗安定类药物抗冲突行为。

（九）苯二氮䓬受体与 ^{3}H-FNZP 的光亲和标记实验

1. 试剂准备及大鼠脑 P2 膜的制备

同"中枢型"苯二氮䓬受体-配体结合实验。

2. 光亲和标记实验

加 P2 膜悬浮液 0.1mL 于 5mL 小烧杯中，加入 ^{3}H-FNZP（终浓度 1nmol/L），非特异结合管加入非标记 FNZP（终浓度 10^{-4}mol/L），补充缓冲液 B 至终体积为 0.5mL，暗处 0℃ 预先温育 40min，然后移至紫外灯下（254nm）距光源 12cm 处（垂直距离）照射 25min 后，取出一部分立即抽滤代表可逆结合和光亲和标记总结合计数（因为并非所有苯二氮䓬受体结合部位都能被 ^{3}H-FNZP 光亲和标记上），另一部分加入非标记 FNZP（终浓度

10^{-4}mol/L），0℃继续孵育 60min 后抽滤（为光亲和标记计数），立即用冰冷的 20mmol/L Tris-枸橼酸缓冲液（pH 7.1）将此膜洗涤 3 次，每次 1.5mL。滤膜烘干（用红外灯或烘箱），装入闪烁瓶，加 4mL 闪烁液，用液闪计数仪计数。

光亲和标记可使 ^{3}H-FNZP 不可逆地结合到受体上，为受体结构鉴定、提取分离、纯化提供了一种非常有用的方法。

3. 注意事项

紫外光照射时间不宜过长，因为过长会使受体蛋白失活，非特异光亲和标记也将增加。紫外光照射前一定要预先在 0℃ 孵育一定时间，使配体与受体结合到达平衡，这样有助于光亲和标记。值得一提的是只有一定结构的放射配体才能用于光亲和标记，^{3}H-地西泮不能用于光亲和标记。

（十）γ-氨基丁酸（GABA）受体-配体结合实验

1. 试剂的准备

（1）50mmol/L Tris-枸橼酸缓冲液　pH 7.1。

（2）0.32mol/L 蔗糖

（3）250nmol/L ^{3}H-GABA 工作液

（4）10^{-3}mol/L GABA

2. 牛小脑突触膜（P2）的制备

剔除牛小脑（新鲜或冻融后的）的脑膜及白质部分，称重，按 1∶10（W/V）比例加入冰冷的 0.32mol/L 蔗糖溶液，电动充分匀浆后，离心（9000g，10min），取上清再离心（39000g，50min），取沉淀（P2）悬浮在 50mmol/L Tris-枸橼酸缓冲液中，超声波破碎共 3 次（中等强度），每次 30s，再离心（39000g，50min），得到的 P2 置于 -30℃ 冰箱，至少 24h 后融化，加 10 倍体积缓冲液，经 39000g 离心 50min。此过程于第 2 天和第 3 天各重复 1 次，洗涤后的 P2 用于 ^{3}H-GABA 结合实验。以上操作均在 4℃ 进行。

3. 受体-配体结合实验

取悬浮 P2 膜 0.05～0.1mL（0.25～0.35mg 蛋白质）加入反应管中，再加入 250nmol/L ^{3}H-GABA 50μL（40Ci/mmol），非特异管加入 1mmol/L GABA50μL，各管用 Tris-枸橼酸缓冲液补充至终体积 0.5mL。反应体系置 4℃ 15min 后，负压抽滤，用冰冷缓冲液洗 3 次（2mL/次），以除去游离的 ^{3}H-GABA，滤膜经烘干后，放入闪烁瓶中，加 4mL 闪烁液，测定放射性。在竞争实验中，加入反应管中受试药物的浓度可在 10^{-4}～10^{-10}mol/L 适当选择若干浓度点，求出各浓度抑制受体与 ^{3}H-GABA 结合的百分数，用 Logit 转化法作图，求得 IC_{50} 和 K_1 值。饱和实验则在反应管中加入不同浓度的 ^{3}H-GABA，可在 2.0～250nmol/L 选择 8～9 个浓度点，作 Scatchard 图求得 K_D 和 B_{max}。用同一组数据代入 Hill 方程，作图求得 Hill 系数以确定受体是否存在合作关系。

4. 注意事项

在制备 P2 膜时，P2 膜至少冻 3 天以上，因为反复冻融、洗涤可以去掉组织中的内源性抑制因子（如 GABA 受体复合物中的调变蛋白和内源性 GABA 等），使受体活性提高。

抽滤、冲洗滤膜时要尽量操作迅速，最好不超过 30s，因为时间过长，部分受体有可能解离而降低受体-配体结合数目。

5. 生物测定方法：苦味毒（picrotoxin）惊厥法

苦味毒是脑内抑制性神经递质 GABA 抑制剂，可减少 GABA 的合成，已知脑内 GABA 水平与癫痫发作有密切关系，给小白鼠静脉注射 25mg/kg 或腹腔注射 200mg/kg 苦味毒在 0.5～3h，动物 95％以上发生惊厥，若受试药为 GABA 激动剂，则可对抗苦味毒的致惊作用，若为拮抗剂则否。

（楚世峰　贺文彬　张均田　乐　飞）

参 考 文 献

[1]　金荫昌. 药理学进展［M］. 北京：人民卫生出版社，1986，104.

[2]　池志强. 复旦神经生物学讲座［R］，1986，96.

[3]　Bellemann P. In：BeIman M C，et al，ed. Membranes and Muscle［M］. Oxford：IRL Press，1985，11.

[4]　Burt DR，ed. Receptor Binding in Drug Research［M］. New York：Marcel Dekker，Inc，1986，3.

[5]　周延冲. 受体生化药理学［M］. 北京：人民卫生出版社，1986，57.

[6]　冯亦璞，张丽英，曾贵云. 肾上腺素能受体的测定方法及我们的一些经验［J］. 中华核医学杂志，1983，13（3）：8.

[7]　Bennett J Jp. In：Yamamura HI，et al，ed. Neurotransmitter Receptor Binding［M］. New York：Raven Press，1978，57.

[8]　黄胜利，杨守礼，王世真. 用放射配基结合方法测定 β-肾上腺素能受体［J］. 中华核医学杂志.1983，3（1）：12.

[9]　徐叔云，等. 临床药理学（上册）［M］. 北京：人民卫生出版社，1983，68.

[10]　嵇汝运. 药理学进展［M］. 北京：人民卫生出版社，1986，109.

[11]　Birdsall N J M，et al. Alpha 1-adrenergic receptor-linked guanine nucleotide-binding protein in muscle and kidney epithelial cells［J］. Mol Phamacol，1987，14：723.

[12]　Hulme E C，et al. The binding of antagonists to brain muscarinic receptors［J］. Mol Pharmacol. 1978，14：737.

[13]　Lowry O H，et al. Protein measurement with the Folin phenol reagent［J］. J Biol Chem，1951，193：265.

[14]　Yamamura H I，et al Relationships between inhibition constants and fractional inhibition in enzyme-catalyzed reactions with different numbers of reactants，different reaction mechanisms，and different types and mechanisms of inhibition［J］. Mol Phamacol，1974，10：861.

[15]　张均田，刘云，屈志炜，等. 人参皂苷 Rb_1 和 Rg_1 对小鼠中枢神经递质受体和脑内蛋白质合成的影响［J］. 药学学报，1988，23：12.

[16]　刘云，张均田，杨靖华. 十二种莨菪碱类衍生物药理作用的比较［J］. 药学学报，1987，22：725.

[17]　周廷冲. 受体生化药理学［M］. 北京，人民卫生出版社，1985，49.

[18]　孙亚丁，等. 北京鸭红细胞膜 β 肾上腺素受体放射配基结合测定法［J］. 药学学报，1985，20：405.

[19]　Towart R，et al. The effects of nimodipine，its optical isomers and metabolites on isolated vascular smooth muscle［J］. Arzneim Forschg/Drug Res.1982，32（1）：338.

[20]　冯亦璞，等. 去甲乌药碱对火鸡红细胞膜 B 受体及腺苷酸环化酶活性的影响［J］. 药学学报，1982，17：641.

[21]　Cilman A G. A protein binding assay for adenosine $3',5'$-cyclic monophosphate［J］. Proo Natl AcadSci USA.1970，67：305.

[22]　Leysen J E，et al. Receptor binding profile of R 41 468，a novel antagonist at 5-HT_2 receptors［J］. Life Sci，1981，28：1015.

[23]　乐飞，等. "外周型"与"中枢型"苯二氮䓬受体在化学修饰上的差别［J］. 中国药理学报.1988，9：289.

[24]　Gavish M，et al. Solubilization of histamine H-1，GABA and benzodiazepine receptors［J］. Life Sci，1979 25：783.

[25]　乐飞，等. 牛大脑苯二氮䓬受体的光亲和标记性质［J］. 中国药理学与毒理学杂志.1987，1：321.

[26]　蔡宁生，等. 牛小脑 γ-氨基丁酸受体的生化特性［J］. 生物化学杂志，1985，1：14.

[27]　徐叔云，等. 药理实验方法学［M］. 北京：人民卫生出版社，1982.

[28]　Allan A M，et al. gamma-Aminobutyric acid agonists and antagonists alter chloride flux across brain membranes［J］. Molecular Phamacology，1986，29：497.

[29]　Harris R A，et al. Functional coupling of gamma-aminobutyric acid receptors to chloride channels in brain membranes［J］. Science，1985，228：1108.

[30]　李灵源，等. 纳洛肼及 14-羟基双氢吗啡肼与阿片受点结合的可逆性［J］. 药学学报，1984，19：251.

[31]　Bellemann P. et al. Dihydropyridine receptor in rat brain labeled with ［^{3}H］ nimodipine［J］. Proc Natl Acad Sci USA，1983，80：2356.

第四章 认知与激素

激素是一种微量、生物活性极高，在体内作为信使分子来调节机体生理功能的化学物质。激素的希腊文原意是"奋起活动"。最早于 1853 年由法国科学家巴纳德在研究动物胃液时发现。1902 年英国生理学家斯塔林和贝利斯最终将这种高效化学物质命名为"激素"。自激素被发现的一百多年来，人们对其研究越来越深入。原本认为仅存在于外周的许多激素（雌激素、雄激素、黄体酮、糖皮质激素、胰岛素等）也存在于中枢，并具有广泛的生物活性。例如，大量研究表明雌激素能够预防阿尔兹海默疾病（AD）并改善 AD 患者的认知功能。随后，发现孕激素及其脑内代谢产物均能改善神经退行性疾病和精神病患者的认知功能障碍。此外，在脑发育过程中甾体类激素影响神经通路的构建。这些事实都说明，脑内激素及其相关代谢产物与认知功能具有很大的相关性，这为认知功能退化、神经退行性疾病和精神病的治疗提供了新的治疗思路与方法。本章将重点介绍部分激素对认知功能的作用。

第一节 肾上腺皮质激素与认知功能

一、肾上腺皮质激素及相关代谢产物

下丘脑-垂体-肾上腺轴（HPA），也称边缘系统-下丘脑-垂体-肾上腺轴（LHPA 轴），主要由下丘脑、脑垂体、肾上腺 3 个部分组成，构成了机体应激的负反馈通路。当机体遭受刺激而发生应激时，杏仁核被激活，并将应激反应放大通过神经投射到下丘脑室旁核（PVN），下丘脑室旁核小细胞亚核内侧区释放促肾上腺皮质激素释放素（CRH），并作用于脑垂体前端，从而促进脑垂体产生促肾上腺皮质激素（ACTH），ACTH 经血液系统到达并作用于肾上腺，从而释放肾上腺皮质激素，而后这些激素可作用于各自受体完成应激反应。

胆固醇通过被动转运进入肾上腺皮质束状带，在 P450ssc 酶的作用下生成孕烯醇酮（pregnenolone），在一系列的羟化酶和 P450c 催化作用下生成皮质酮和皮质醇。同时，位于球状带的胆固醇不仅可以生成皮质酮，还可通过醛固酮合成酶催化生成盐皮质激素（醛固酮，aldosterone）。

糖皮质激素在体内一系列酶的作用下，代谢转化成其他衍生物，这些体内衍生物的生物活性已有部分得到证实，但具体作用机制尚不明确，需要进一步的科学研究。

胆固醇在肾上腺皮质束状带由细胞色素 P450ssc、P450c21 和 P450c11 经一系列反应生成肾上腺皮质激素（皮质醇和皮质酮）。皮质醇可转化生成皮质酮，两者经由 5-还原酶/3α-HSD 生成异四氢皮质醇和四氢皮质醇/四氢皮质酮，经 20α-HSD/20β-HSD 生成 α-皮质五醇/皮甾酮四醇以及 β-皮质五醇/皮甾酮四醇。此外，皮质醇还可由 6β-羟化酶（6β-Hydroxylase）生成 6β-羟基皮质醇（图 4-1）。

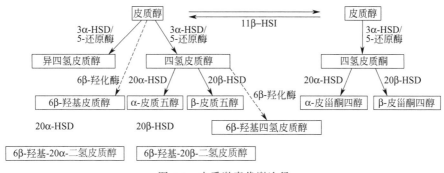

图 4-1　皮质激素代谢途径

肾上腺皮质激素可分别与糖皮质激素受体（glucocorticoid receptor，GR）和盐皮质激素受体（mineralocorticoid receptors，MR）结合，但对前者的亲和力是对后者的 10 倍，从而调节相关基因的转录。糖皮质激素也可与膜受体结合，可能与快速应激反应有关。MR 和 GR 在脑内具有广泛分布，而且分布区域与情绪、学习和记忆密切相关。然而，超越生理范围的应激主要产生负面作用。如，当机体处于长期或严重应激状态下，会加速应激相关疾病（包括认知功能减退和神经退化性疾病）的发生。海马在应激反应的负反馈中扮演着重要作用。在应激开始阶段，盐皮质激素受体被激活，而糖皮质激素受体则介导负反馈调节。

二、肾上腺皮质激素与认知功能

肾上腺皮质激素有两种生理作用：一种是快反应作用，它影响着膜受体的结合位点；另一种是通过与核受体（包括 GR 和 MR）的结合，产生作用时间更持久的慢反应作用，通过作用于核受体从而影响调节神经递质受体和相关酶的基因表达。MR 抑制基底皮质酮和 HPA 对应激的反应；GR 主要干扰 HPA 的快反馈活性，通过负反馈环加速应激反应的终止。MR 和 GR 翻译后的修饰作用，如 MR 的磷酸化和 GR 蛋白多聚体，对代谢、神经元分泌、行为和应激相关的疾病有着不同作用。

在中枢神经系统，海马是糖皮质激素结合的重要位置。MR 大多分布在海马，而 GR 在海马和其他脑区有广泛分布，这提示糖皮质激素可能参与了学习记忆的进程。海马能够起到将记忆中确定的时间进行联系的重要作用，经常被描述为边缘系统的"认知臂"。海马对于陈述性记忆和明确记忆是很重要的。海马存在着诸如抑制高浓度的糖皮质激素转运进入海马神经元和胶质细胞的相关位点。此外，研究证明，糖皮质激素可使海马某些特定区域结构和功能发生改变，并在昼夜节律和应激时影响边缘系统和皮质区，包括海马、杏仁核和前额皮质（PFC）基础谷氨酸的分泌。谷氨酸是中枢神经系统非常重要的兴奋性神经递质，可引起神经元的电信号传导进而影响 LTP。长时程增强（long term potentiation，LTP）是发生在神经元之间信号传输的一种持久的增强现象，能够同步地刺激两个神经元。突触可塑性（突触改变信号强度的能力现象，是学习记忆的重要过程）可影响 LTP 的强弱。皮质酮通过非基因的方式（快反应）快速增加谷氨酸囊泡的释放并增强放电的比例，对 LTP 施加快速作用。但是，大多数研究都集中于基因介导的应激因子和肾上腺皮质激素的作用（慢反应）。这些实验都表明，肾上腺皮质激素在海马 CA1 区对 LTP 的作用呈"钟罩型"。低水平的皮质酮足可激活与 LTP 相关的部分 MR；而在应激期造成对 LTP 的抑制，这清晰地表明 GR 对 LTP 的抑制作用。但是在海马齿状回（DG），皮质酮对神经递质的影响并不呈"钟罩型"。此外，血浆中的皮质醇与 LTP 呈负相关。

（1）适量肾上腺皮质激素促进学习及记忆　大量研究表明，糖皮质激素（GC）对 LTP 和学习记忆的作用也具有一定的促进作用。目前，大部分学者都认为，GC 对记忆的影响呈"钟罩型"，即剂量-效应曲线呈倒"U"形。这说明适量的 GC 可促进 LTP 并巩固记忆，而过高/过低剂量的 GC 则抑制 LTP 和学习记忆。这种特点与作用多种受体的激素和神经递质的剂量-效应曲线相似。这种"钟罩型"剂量-效应曲线主要是由于多种不同亲和力的受体（MR、GR）造成的。LTP 的最大化和记忆巩固发生在 GC 能最大化地与 MR 结合的情况下，而这种情况被认为是在适度的应激产生之后。当只有极少量的受体与 GC 结合或者 GR 受体的结合状态达到饱和时，即在浓度极高或极低的生理浓度，记忆将会受损。

（2）高浓度肾上腺皮质激素对认知的损伤作用　高水平糖皮质激素长期作用于大脑边缘系统，与神经精神疾病的发生、神经生理的改变、神经递质的作用以及神经结构的改变（皮质皱缩、脑室增大和海马退化）具有相关性。其中脑室增大和皮质皱缩都与认知功能障碍密切相关。此外，从糖皮质激素、钙离子和兴奋性氨基酸生理作用的相关性，可以发现糖皮质激素可引起机体病理变化。

糖皮质激素的长期蓄积往往介导海马神经元的死亡。此外，糖皮质激素的基础水平升高，也会造成糖皮质激素负反馈的敏感性下降，以及海马糖皮质激素结合率下降而导致的应激后恢复时间的延长。这种损伤可能是由于海马的神经元能量代谢遭到破坏，这是因为糖皮质激素能够抑制海马神经元对糖的摄取和利用。给予大鼠高剂量的皮质酮可降低海马脑源性神经营养因子（BDNF）和 NT-3 的 mRNA 的水平，而 BDNF 和 NT-3 可调节神经元的存活。

海马内的糖皮质激素受体的丢失与老龄化、海马损伤、海马受体的丢失以及学习能力的丧失有一定的相关性。大量研究表明，肾上腺皮质激素水平的升高与海马糖皮质激素受体的损伤有极大的相关性。Sapolsky 等证明大鼠脑中糖皮质激素的升高或者在正常浓度下的蓄积都导致海马的退化。在严重的应激情况下或连续 12 周给药皮质酮后，因含有糖皮质激素受体细胞的死亡最终导致糖皮质激素受体丢失，这种神经元的死亡丢失也出现在老龄化过程中。还有研究表明，NMDA 受体的存在加速了 CA3 区锥体神经元糖皮质激素引起的轴突萎缩。

三、激素治疗

应激反应是认知功能和情绪一种强有力的调节因素。机体在短时间内处于应激状态将影响人在应激实践中的情绪、学习和记忆，这是为了使机体能够快速适应不利环境和避免下一次相同的应激事件。应激引发机体一系列的级联内源性事件，这一级联事件由肾上腺髓质的快速应激系统和下丘脑-垂体-肾上腺轴（HPA）慢反应应激系统组成。肾上腺皮质分泌的皮质激素（也称糖皮质激素）是激活 HPA 轴的终产物，这一终产物一方面发挥广泛的生理功能（包括中枢活性），另一方面通过负反馈机制促进机体从应激事件中恢复。应激障碍，是指一组主要由心理、社会（环境）因素引起异常心理反应而导致的精神障碍，分为急性应激障碍、创伤后应激障碍（PTSD）和适应障碍。其临床表现为情绪的易激惹和回避行为。如果外界的刺激过度激烈或者长期、反复地出现，以致超出机体能够承受的极限，将会造成病理性损害，出现诸如失眠、持续疲劳、乏力、食欲不振、烦躁不安、注意力难以集中、记忆力减退、性功能下降、无名低热等症状。尽管通过针对 GC 通路中的可能引发 PTSD 的激素，来预防 PTSD 发生的主要作用机制未被阐明，但是 GC 信号通路似乎与 PTSD 的发生相关，或许 GC 信号通路是药物干预的一个重要靶向。

具有较高基础皮质醇水平的志愿者（皮质醇峰值＞6.0ng/mL，$n=5$）显示出记忆、执行功能和焦虑得到一定程度的改善，给药米非司酮 3～4 周，在停药后 8 周仍维持着记忆和焦虑症状的改善的情况。而从低水平到正常基线水平的皮质醇志愿者（$n=8$）显示几乎没有改善。皮质醇水平在米非司酮治疗期间上升，停药后 8 周后恢复到治疗前水平。

第二节　性激素与认知功能

一、性激素

下丘脑-垂体-性腺轴（HPG）是指下丘脑、腺垂体和性腺，这些单个内分泌腺体在功能上是共同影响性激素功能的一个整体。HPG 分泌的激素包括下丘脑分泌的促性腺激素释放激素（gonadotropin-releasing hormone，GnRH）、黄体生成素（luteinizing hormone，LH）、卵泡刺激素（follicle-stimulating hormone，FSH）以及性腺分泌的雌二醇（estradiol，E_2）、孕酮（progesterone，PROG）、睾酮（testosterone，T）等。下丘脑分泌 GnRH，通过垂体门脉系统下行至垂体的前部，与腺垂体分泌细胞上的受体结合，分泌细胞受到 GnRH 的刺激产生 LH 和 FSH，并进入血液循环。这些性激素由于自身的结构性质可穿过血脑屏障，进而从外周进入脑组织发挥神经甾体的作用。

二、脑内性激素（甾体）的合成

除了依赖外周的性激素进入大脑，海马锥体细胞和颗粒细胞都有完整的机制来合成雌激素（图 4-2）。类固醇和神经甾体通过 P450 和非 P450 酶介导的一系列反应从胆固醇最终合成雌激素。这些酶已在海马被检测到，包括 P450ssc、P450（17α）、芳香酶（AROM）、类固醇合成急性调节蛋白（STAR）、3β-羟基类固醇脱氢酶（3β-HSD，介导酶促反应合成的）、17β-羟基类固醇脱氢酶（17β-HSD）和 5α-还原酶。在局部类固醇合成通路中，胆固醇通过 STAR 转运到线粒体内膜，然后经由 P450ssc 催化生成孕烷二酮（pregnanedione）并定位于内膜；由 P450（17α）催化生成的脱氢表雄酮（dehydroepiandrosterone，DHEA），3β-HSD 催化生成的雄烯二酮（androstenedione，A Dione），17β-HSD 催化生成的睾酮（T）以及最终由 AROM 催化的产物 E_2 都定位于微粒上。

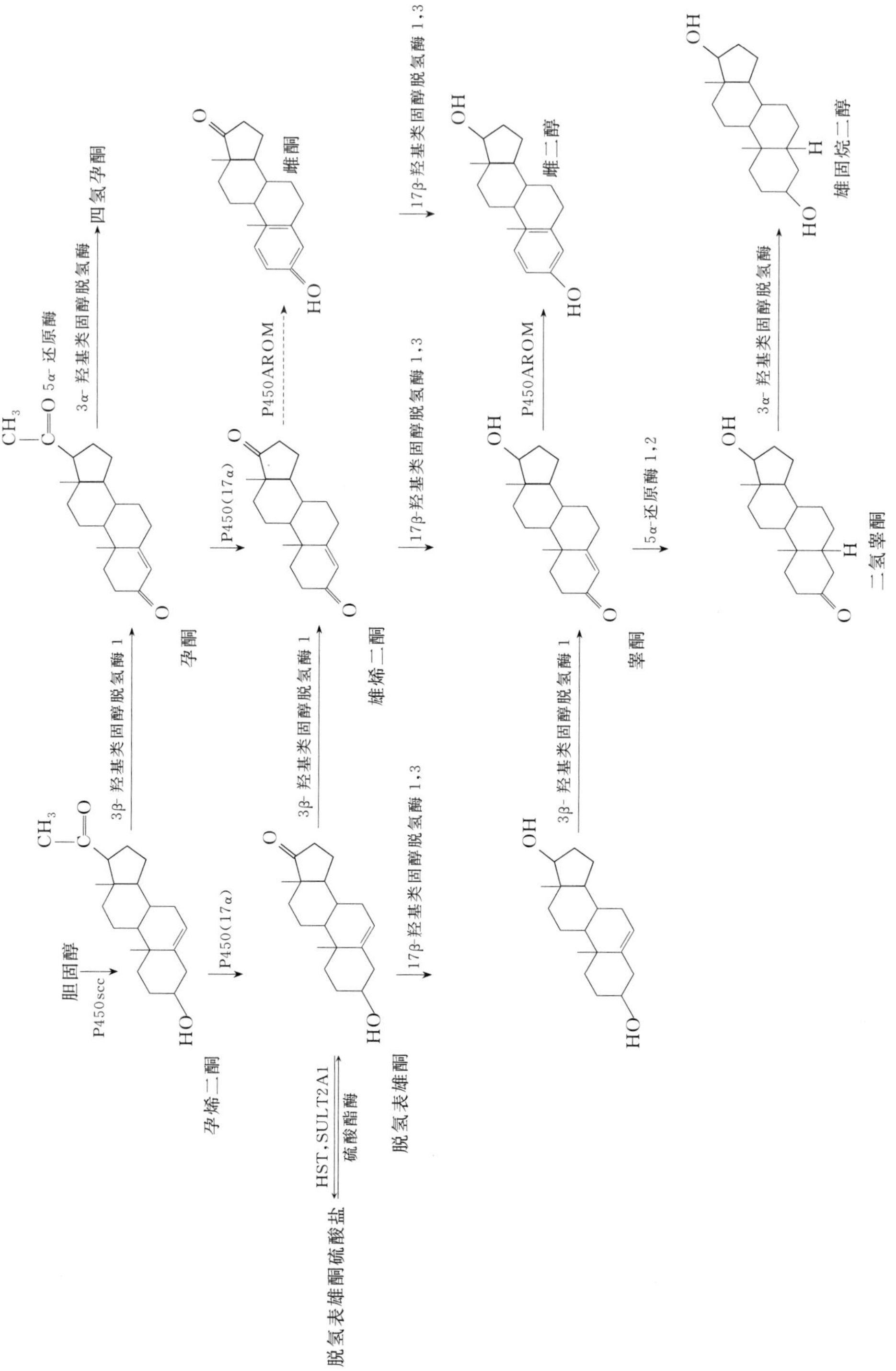

图 4-2 脑内性激素的合成

培养 10 周龄的大鼠海马的研究证实，E_2 在海马神经元可以从头合成。从出生后大鼠的海马切片培养和新生儿海马分散培养后续的实验也证实了这些发现。此外，Kawato 实验小组还直接证实了在哺乳动物中孕烯二酮（pregnenedione，PREG）、DHEA、睾酮也可由神经元直接合成。通过对氢同位素标记（^{3}H 标记）在海马片层孵育 5h 后，对同位素进行追踪发现很明显的现象：① ^{3}H-PREG 转化生成 ^{3}H-DHEA；②由 ^{3}H-DHEA 生成 ^{3}H-雄烯二醇（androstenediol，A Diol）、^{3}H-T 和 ^{3}H-E_2；③由 ^{3}H-T 转化来的标记的 E_2 占 ^{3}H-E_2 比例很少；④由 ^{3}H-T 转化生成 ^{3}H-A Diol 速率比生成 ^{3}H-E_2 的速率快很多；⑤这些反应都可通过抑制细胞色素 P450 酶系而阻断。有趣的是，^{3}H-E_2 是极其稳定的，并没有转化为诸如雌酮等其他类固醇代谢产物。此外，通过使用芳香酶抑制剂——来曲唑，发现雌激素的合成强烈地依赖于芳香酶。与雌性海马 E_2 合成的不同，雄性海马 E_2 合成途径可能是从 A Dione 生成 T 和 E_2，或从 DHEA 生成 A Diol、T、E_2，但不能从 A Dione 生成 E_1、E_2。

三、雌激素与认知功能

血源性的雌激素在大脑海马的变化非常缓慢，主要依赖心脏的节律和性冲动循环，而脑内从头合成的雌激素主要由钙离子进入细胞激动 NMDA 受体引起一个快速的变化。虽然脑内的甾体合成酶相比于外周器官只有其 $1/1000 \sim 1/300$，但是海马的雌激素约有 8.4nmol/L，这也高于性腺产生的雌激素（0.014nmol/L）。

在海马区原代神经细胞培养基中加入来曲唑，雌激素呈剂量依赖性的降低，并伴随着树突棘和突触前终扣的数量显著降低。免疫组织化学也显示亲棘蛋白和突触小泡蛋白显著下调。此外，神经外生的标志物 GAP43 在给予来曲唑后出现明显的下降。

系统性地抑制芳香酶可损害 LTP 和肌动蛋白的去磷酸化，从而导致海马成熟的树突及树突棘的丢失。然而在雌性和雄性小鼠中抑制雌激素的生成并没有影响 LTP，这提示我们在海马中起到作用的是 17β-雌激素。

近 50 年来的研究表明，雌激素受体（ER）是存在于细胞核的单配体依赖型转录子，介导激素产生作用的是细胞受体。后来又发现了新的受体，目前已分别命名为 ER_α 和 ER_β。此外，有证据表明膜受体或者胞浆/核跨膜受体通过非基因途径连接 G 蛋白和酪氨酸激酶通路来起作用。ER 可能会直接作用核内的转导位点（CREB 和 AP1）来调节转录的起始，又可同膜受体来调节转录。雌激素的作用不再仅仅被认为是起效慢、作用时间长的激素调节，也有可能具有快速起效并迅速消除的特点。

在与记忆相关的机制方面，一些证据表明 ER_β 相比 ER_α 起到更多的作用。雌激素受体调节子（SERM）基因敲除小鼠的实验结果显示，ER_β 选择性拮抗剂能上调海马区关键的突触蛋白的表达，并且在 ER_β 未被敲除或给予 ER_α 后这些作用均消失。ER_β 拮抗剂也可引起海马神经元的形态发生改变（蘑菇形树突棘密度的增加），更重要的是雌激素或 ER_β 拮抗剂可改善一系列海马依赖型的记忆表现，这些结果支撑了 ER_β 在记忆相关中的作用。

（1）激活丝裂原活化蛋白激酶信号途径　有研究表明，认知功能的快速提高是由于雌激素受体激活了海马神经位点的丝裂原活化蛋白激酶信号途径引起的（图 4-3）。例如雌激素能够增强躲避有害刺激和物体识别的表现，这些作用是由于在训练后示范过程中给予雌激素后增强记忆的机制引起的。早期的记忆相关研究推测，新获得的信息或短时记忆需要进行巩固才能变成长时记忆，McGaugh 及其研究者已证实巩固过程发生在训练后的 $1 \sim 2h$ 内。

药物或激素能够损害或加强记忆巩固的过程。在训练后的示范过程中给予雌激素能够加强记忆的巩固，这一结论已在 4 个记忆相关实验（水迷宫、躲避有害刺激、物体识别和物体方位辨别）中得到证实。随着雌激素剂量的上升，小鼠 CA1 区的蘑菇型树突棘逐渐增加，在相同剂量和时间间隔下，物体方位判别的能力也得到增强，这证实了在卵巢切除后前额皮质和 CA1 区神经元的树突棘减少。此外，雌激素是通过介导的信号事件改变 Akt 表达以调节 CA1 神经元的树突棘形成和突触密度的。细胞外信号调控激酶（ERK）可以调节局部树突蛋白合成，并与结构蛋白在突触相互作用。在大鼠海马神经元，给予 17-β 雌二醇诱导 PKA 活化和 CREB 磷酸化增加从而增加树突棘密度。E_2 通过蛋白激酶 C 途径促进幼年大鼠皮质神经元分泌的淀粉样前体蛋白的释放。除了树突棘发生，E_2 还可作为酪氨酸激酶抑制剂，增强 LTP 以及通过 cAMP/PKA 通路的激活引起非 NMDA（海人藻酸）依赖的海马 CA1 区锥体细胞激活。

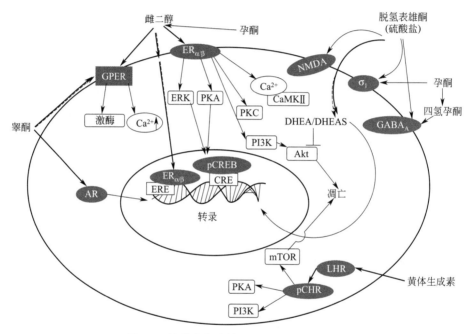

图 4-3　性激素影响神经元的部分作用机制

（2）调节神经递质

① ER 可能介导谷氨酸释放的抑制。通过 ER，谷氨酸转运体能够阻止谷氨酸诱导的细胞死亡。此外，mER 激活 mGluR，并通过第二信使作用于 CREB 介导神经保护以拮抗谷氨酸引起的兴奋神经毒性。事实上，通过激动 ER 后，调节 NMDAR 缓解谷氨酸介导的 Ca^{2+} 过载，这可以更好地理解 ER 对抗谷氨酸引起的神经兴奋性毒性机制。雌激素还可引起 GluR1 表达升高，但是对 GluR2 mRNA 无作用，这就导致 GluR1/GluR2 的比例升高，从而增强谷氨酸能神经递质的释放。

② 雌激素促进乙酰胆碱的释放。基底前脑胆碱能系统在脑的认知功能中起重要作用，它的神经元树突可投射到与认知功能有关的海马回和大脑皮质中。乙酰胆碱转移酶（ChAT）在维持胆碱能系统中起关键作用，它能合成乙酰胆碱并通过乙酰胆碱转运囊泡（VAChT）运到神经元树突末端。在 AD 患者中，基底部前脑的胆碱能神经元出现丢失，使

其投射到海马回和大脑皮质中的树突棘密度下降。去卵巢大鼠未处理组与雌激素注射组相比，在胆碱能神经元末端会出现 ChAT 和 VAChT 的数量减少，胆碱能神经纤维密度下降，并产生学习和记忆能力下降。雌激素提高胆碱能神经纤维密度、增强胆碱能系统功能可能有如下途径：通过提高 ChAT 的生成，并增强此酶的活性来调节胆碱能神经元的活动。雌激素处理的去卵巢大鼠可产生较多的 ChAT，在鼠的 ChAT 基因中已发现了雌激素反应片段，雌激素可激活此部位来增加 ChAT mRNA 的表达。

（3）营养神经　雌激素可提高神经生长因子（NGF）及其受体表达，包括高亲和力酪氨酸激酶 A（trkA）受体和低亲和力 P75 神经营养受体（p75^{NTR}），这些受体能促进损伤的胆碱能神经元修复。去卵巢大鼠 10d 后基底前脑的 trkA mRNA 水平明显下降，应用雌激素后则明显提高。雌激素可作为基底部前脑胆碱能神经元调节因子，如 NGF 和脑源性神经营养因子，具有营养神经作用。另外，雌激素受体在基底部前脑中还可与低亲和力神经生长因子相互作用。

四、睾酮与认知功能

最近的研究已明确了睾酮与认知功能的关系。98％的睾酮能够与血浆蛋白结合。在男性中大约 40％的睾酮不可逆地与肝蛋白和性激素结合白蛋白相结合。剩余的 60％可逆地与白蛋白结合。分泌的睾酮在外周可改变经 5α-还原酶生成 DHT 或经芳香酶作用生成的雌激素水平。此外，DHT 和雌激素均分布在男性的大脑中。芳香酶加速睾酮转化生成雌激素进入脑组织，睾酮和雌激素对于男性的认知的功能的影响非常重要。

几个动物研究表明，雄激素可能对海马认知产生作用。阉割后动物海马 CA1 区突触密度的降低，可以通过睾酮或二氢睾酮（DHT）治疗来逆转这一现象。睾酮和 DHT 主要通过对雄激素受体起作用，保持树突棘密度的正常。雄激素引起海马结构的变化可能有助于睾酮介导海马区相关行为。埃丁格和他的同事发现，5α-还原型雄激素有镇痛、抗焦虑和增强海马认知的效果。睾酮和海马变化之间的关联表明这些激素可能影响短时记忆或工作记忆。此外，海马区合成的睾酮对于突触的可塑性也产生作用，如楚世峰和张均田的实验表明，生理条件下睾酮可提高突触传递并诱导 LTP。

睾酮可能通过以下几个机制影响认知。例如，快速激动脑内的钙离子通道；通过非基因途径激动 G 蛋白；拮抗剂阻断睾酮膜受体从而影响自身的转录相关的信号通路（图 4-3）。此外，一些研究聚焦于雌激素影响认知功能的可能机制，这包括影响乙酰胆碱转移酶活性，增强乙酰胆碱的合成，维持海马 CA1 区锥体神经元的轴树突棘的密度并促进海马的 LTP，增强血清素能和乙酰胆碱能神经元以维持神经通路，改变脂蛋白并降低脑缺血的风险。睾酮还可以激活脑内的 NO 合成酶，增加 NO 的释放，进而起到改善认知和情感障碍以及神经元突触可塑性，达到提高认知功能的目的。

（1）睾酮转化生成 DHT　雄激素受体对 DHT 的亲和力是睾酮的 4 倍，这表明 DHT 是作用更强的雄性激素。但是 DHT 对于认知功能的影响的机制还不清晰。在脑内，这些雄性激素和雌激素受体共定位于与学习记忆密切相关的区域（丘脑、海马和大脑皮质）。

（2）雄性激素受体的 CAG 重复序列多态性　雄激素受体基因的外显子 1 上的 CAG 重复多态性 [(CAG)$_n$] 具有调节雄激素的作用。雄激素的作用减弱同三重残基的长度密切相关 [在较长的 (CAG)$_n$ 中，雄激素作用将减弱]。临床上，(CAG)$_n$ 可显著调节正常健康男性各组织和心理素质雄性化能力，这可以部分解释在不同的组织睾酮的敏感性的个体间差异。此外，$(CAG)_n$ 可以通过反馈作用调节血清睾酮水平。这种调节似乎在健康男性很轻微，但可能会随时间而增加。

（3）蛋白质同化作用　睾酮作为蛋白质同化激素，其作用机制是通过细胞膜进入细胞质和细胞核内，由雄激素受体（androgen receptor，AR）介导，发挥其类固醇激素基因组和非基因作用，产生蛋白同化和雄性化效应。在这一过程中有许多辅助调节因子（co-regulator）参与，使基因表达的调节更为精准。例如在高龄小鼠的恐惧和躲避实验中，睾酮给药组对认知功能具有明显的正向作用。在后续的免疫组化实验中，笔者发现小鼠的脑内海马神经元的增殖和分化能力得到提高。

（4）睾酮对多巴胺的调控　有研究表明，睾酮可升高老化大鼠的下丘脑视前内侧区（MPA）多巴胺水平，从而促进大鼠的 LTP 和长时记忆。有趣的是，阉割后的雄性成年大鼠脑内的 PFC 和纹状体的多巴胺水平有了明显的升高，在新奇事物实验中阉割大鼠评分低于正常对照组，而睾酮可以降低单胺氧化酶（MAOA）活性并逆转这一现象。这说明睾酮对于多巴胺的调控不是简单的升高/降低，而是通过维持其正常水平达到改善认知功能的作用。

（5）维持海马结构　睾酮和海马结构的维持密切相关，这说明睾酮可能影响工作记忆。虽然睾酮和雌激素都影响着认知，但是它们作用的途径各不相同，睾酮影响着工作记忆而雌激素则影响学习的过程。

五、其他性激素与认知功能

脑内在合成雌激素和雄激素过程中不可避免的会产生一些中间代谢产物，目前的研究表明这些合成中间产物，在脑内往往起到神经甾体的作用而影响脑的结构和功能。

1. 孕酮与认知功能

孕酮（PROG）是一种天然存在的黄体酮，它是由女性的卵巢和男性的睾丸及肾上腺皮质合成的性激素。孕酮"经典"作用机制是将孕酮受体（PR）作为一个核转录因子，通过特定的孕酮反应元件（PRE）作用靶基因的启动子区域以调节转录。这些孕激素受体广泛分布在发育阶段和成人的大脑。

孕酮对认知功能的影响已经在有关一般创伤性实验中得到评估，如创伤性脑损伤模型、神经加速退化模型和认知障碍的实验模型［阿尔茨海默病的三重转基因小鼠模型（3×Tg-AD）或东莨菪碱引起的记忆障碍模型］。在这些模型中，孕酮有助于维持认知功能。已有部分研究在啮齿类动物的卵巢摘除模型中描述了孕激素对认知功能的影响。在弗莱等进行的对象放置任务实验中，相对于卵巢切除对照组，孕酮具有增益效果。有趣的是，孕酮的认知保护作用有特定的治疗窗口（"训练"后给药），这表明孕酮的有效性可能依赖于时间（或年龄）。机理上，孕酮可能直接或间接通过 BDNF 的调节激活信号转导途径，如 ERK/MAPK 和 PI3K/Akt 信号途径，从而调节 LTP 以及学习和记忆相关的突触底物。

别孕烯醇酮（allopregnanolone，ALLO）是黄体酮的 $3\alpha,5\alpha$-还原酶的还原产物，主要来源于性腺、肾上腺皮质和中枢的部分区域。ALLO 作为 $GABA_A$ 受体的激动剂调节应激、情绪和行为。事实上，卵巢摘除的雌性大鼠，肾上腺的 ALLO 上升而脑和血中的 ALLO 则下降。这可能是由于雌激素介导的酶会减少 ALLO 的合成。

2. 脱氢表雄酮与认知功能

孕烯二酮（PREG）可通过细胞色素 P450（17α）催化生成脱氢表雄酮（DHEA），P450（17α）可催化 PREG 17α 羟基化生成 17-羟基孕烯二酮（17-OH-PREG），同时还可催化 17-OH-PREG 经由 17，20-裂解酶产生 DHEA。DHEA 硫酸盐可通过羟磺酸基转移酶生成更稳定的硫酸酯盐（DHEAS），DHEAS 则可通过类固醇硫酸酯酶（STS）生成 DHEA。P450（17α）是由 CYP17 基因所编码，一旦发生基因突变随即引起 17α-羟化酶和/或 17,20-裂解酶的减少。此外，除了在人体的肾上腺和性腺表达，P450（17α）在脑内也有表达。

最近的研究证明，较高的内源性 DHEAS 水平与女性更好的认知能力有关。Susan R 通过使用横断设计表明脑内含有 DHEAS 较高水平的女性表现出更好的执行能力和工作记忆。在另一项基于 CHIANTI 的研究结果则显示，在排除年龄和其他潜在的干扰因素的情况下，通过简易智力状况检查量表（MMSE）测试评估得出 DHEAS 和认知功能之间有显著的正相关。此外，有证据显示 3 年随访期间，DHEAS 水平较低人群加速了 MMSE 评分下降。

① DHEA/DHEAS 通过生成更多的性甾体前体并激动组织（皮肤、骨、脂肪、肝和脑）内的雄性激素和雌激素发挥作用。

② DHEA/DHEAS 也可能通过其产生的中间代谢产物发挥作用（如 7α-OH-DHEA）。

③ 在人大脑中，DHEA/DHEAS 可分为突触前和突触后 DHEA，对 $GABA_A$ 受体、NMDA 受体和 σ_1 受体均产生作用（图 4-2）。

$GABA_A$ 受体是脑内主要的抑制性神经递质受体，它是一种寡聚蛋白配体门控离子通道，能被激动剂所激活（增强氯离子进入细胞）。DHEA/DHEAS 以浓度依赖的方式，通过消除抑制性突触后电位和缩短衰减时间常数产生作用。DHEAS 通常作为 $GABA_A$ 受体非竞争性拮抗剂发挥作用，且 DHEAS 的作用强于 DHEA。然而 Melchior 和 Ritzmann 也发现 DHEAS 在某种情况下对 $GABA_A$ 受体具有激动作用。虽然没有研究证实 DHEA/DHEAS 与 NMDA 受体作用的位点，但是 DHEA/DHEAS 一般作为 NMDA 受体正向变构调节剂。长期给予 DHEAS，会对大鼠海马 CA1 区频率相关的 LTP 感应起到重要的作用。有学者证实 DHEAS 通过 Src 激动 PP2（一种阻断 NMDA 增强引起的钙离子升高的选择性抑制剂）。此外，有证据表明 DHEA/DHEAS 可增强 NMDA 受体功能并作为 σ_1 受体激动剂作用于 NMDA 引起的去甲肾上腺素（H_3）的释放。

④ DHEA 可以调节大量的突触信号传递（胆碱能、GABA 能、多巴胺能和谷氨酸能神经信号转导）。谷氨酸是脑内最重要的兴奋性神经递质，对于脑的功能和脑相关疾病都有着调节作用。目前 DHEAS 对突触前膜的谷氨酸的释放的作用机制已成为焦点。此外，运用微透析技术研究大鼠脑内 DHEAS 对海马区的 ACh 释放也正在进行。根据现有结果，外周给药 DHEAS 能够随剂量的增大而增强脑内海马的 ACh 释放。DHEAS 也能影响多巴胺（DA）的释放，DHEA 和 DHEAS 可使下丘脑的 DA 释放各自提高 10 倍和 16 倍。DHEAS 还可与质膜结合通过快速的非基因途径增加 DA 的释放。此外，DHEA 还影响脑啡肽的生成和释放。

3. 黄体生成素与认知功能

已有研究表明，AD 患者相比于正常人，其海马的 LH mRNA 水平明显下调，并且卵巢摘除的阿尔茨海默病的三重转基因（3×Tg-AD）小鼠的上丘脑 LH 也显著降低。这表明，大脑的 LH 水平可能部分地调节认知功能。

在啮齿动物中，黄体生成素受体（LHR）参与信息素驱动的雄性与雌性的社交行为以及海马神经发生一种神经可塑性与认知功能调节机制：脑室内注射高剂量的人绒毛膜促性腺素（HCG）将会出现大脑信号传递的抑制。在外周注射 HCG 也表现出相同的作用。在外周或中枢给予 HCG 都会使大鼠的味道恐新症（啮齿类天生对新的味道感到恐惧）得到缓解。然而在学习记忆方面，给药 HCG 后在 T-迷宫中并未出现预期的刻板行为。这些实验的结果反映出施用 HCG 会影响啮齿动物整体活动，而非焦虑或学习和记忆。这些实验表明 LHR 不仅仅在性腺外表达，更重要的是发挥对神经系统功能的调控作用。

（1）LH 和 HCG 激活相关信号通路　近些年，激活 LHR 而引起其他信号通路也陆续被发现。例如，在牛的黄体细胞原代培养中，LHR 的激活促进 S6K1 磷酸化驱动细胞的增长并下调 mTOR。先前的研究观察到，LHR 的激活可上调 β-联蛋白（β-catenin），抑制丝氨酸蛋白激酶 3β（GSK3β）。此外，LH 介导的 mTOR 信号加速了异常增殖和代谢的黄体细胞死亡。

（2）调节兴奋性神经元　研究证实，LH 促进谷氨酸介导的反应并调节 DA 神经元的谷氨酸依赖性的 LTP。先前的研究表明，选择性激动 AMPA 受体会导致细胞内钙离子温和地非毒性上升（50%～100%）。然而，一旦激活 NMDA 受体将会导致细胞内钙离子的浓度上升 300%～400%，这一浓度对细胞具有神经毒性。雌激素能够对抗神经元的兴奋性毒性，并下调 NMDA 受体以起到神经保护的作用。此外，雌激素还可能增强 AMPA 受体介导神经递质，预防 NMDA 受体介导的神经毒性。这对 LH 波动前的正反馈是很重要的。

六、性激素与治疗

1. 神经退行性疾病

神经退行性疾病是指神经元的结构和功能逐渐丢失，包括神经元死亡的这一类疾病。许多神经变性疾病，包括肌萎缩性侧索硬化症、帕金森病、阿尔茨海默病和亨廷顿病都是由神经变性引起的。由于神经元的变性或程序性死亡，目前这些疾病都无法治愈。对于神经退行性疾病的治疗，应当采取促进神经发生，保护和营养神经元，以及调控结构和功能异常的神经元的递质释放等手段。

2. 合理调控脑内性激素的含量

目前有大量的研究报道了雌激素对 AD 的治疗作用，其中 17-βE 能够显著改善绝经后女性 AD 患者的语言记忆和认知功能。但是也有大量的研究报道了与之相反的结果。在这些阴性结果的报道中笔者发现，其采用的是结合型的雌激素，而阳性结果中往往使用 17-βE，具有明显的正性作用。

近几年，关于睾酮显著改善 AD 和 PD 患者的工作记忆和语言记忆的研究越来越多，这些研究均显示睾酮能显著改善记忆，但是对"社会认知"的改善作用甚微，这方面还需要更多的研究证实。

第三节　胰岛素与认知功能

自从 90 多年前人们发现胰岛素以来，胰岛素在人体中的作用机制和生理功能的研究获得了越来越多的进展。肝脏、肌肉和脂肪组织是胰岛素外周经典靶组织，而近十几年越来越多的研究发现，脑、胰岛 B 细胞和血管内皮细胞等曾被认为是胰岛素不敏感的组织或细胞，也可以接受胰岛素信号，从而发挥特异性的调控作用。也就是说，胰岛素除了外周代谢调控作用，在中枢神经系统中也参与了许多非常重要的功能，如脑的高级认知功能等。本节将重点介绍中枢胰岛素样多肽信号，以及其如何参与调控高级认知功能的过程，最后讨论胰岛素样信号在中枢神经系统退行性疾病，如阿尔兹海默病中，可能扮演的角色。

一、胰岛素样多肽受体及其信号通路

1. 受体

胰岛素样多肽（insulin-like peptide，ILP）包括胰岛素（insulin，Ins）和胰岛素样生长因子（insulin-like growth factor，IGF-1 和 IGF-2）两大类。胰岛素受体（insulin receptor，IR）和胰岛素样生长因子 1 受体（insulin-like growth factor receptor，IGF-1R）属于受体酪氨酸激酶家族，均是由两个 α 亚基和两个 β 亚基通过二硫键连接构成的四聚体结构：两个 α 亚基位于细胞质膜的外侧，其上有胰岛素和胰岛素样生长因子的结合位点；两个 β 亚基是跨膜蛋白，具有酪氨酸激酶结构域，并具有自磷酸化位点，起信号转导作用。胰岛素样多肽与受体的 α 亚基结合并导致 β 亚基构型的改变，从而激活受体的蛋白酪氨酸激酶活性，使复合物中 β 亚基特异位点的酪氨酸残基发生磷酸化，即自磷酸化（autophosphorylation），进一步将胰岛素受体底物（insulin receptor substrate，IRS）上具有重要作用的十几个酪氨酸残基磷酸化，磷酸化的 IRS 能够结合并激活下游效应物。

胰岛素样多肽与其受体可发生交叉反应，受体对不同配体的亲和力大小顺序为：胰岛素受体，Ins＞IGF-1＞IGF-2；IGF-1 受体，IGF-1＞IGF-2＞Ins。IGF-2 受体属于甘露糖-6 磷酸受体，与配体结合后不会引发胞内信号通路，与 IGF-2 的结合能力大大高于 IGF-1，而与 Ins 无交叉反应。因此本文主要讨论胰岛素和 IGF-1 在中枢的作用和功能。

IR 和 IGF-1R 均在脑内普遍表达，通过原位杂交和免疫组织化学的方法发现，两种受体在不同脑区的表达丰度略有不同。在小鼠脑内，IR 在嗅球的表达水平最高，其次是皮质、海马、下丘脑和小脑等区域，而在纹状体、丘脑、中脑和脑干等区域的表达水平则相对较低；相对的，IGF-1R 在皮质、海马和丘脑的表达水平最高，同时嗅球、下丘脑和小脑的表达水平略低，而在纹状体、中脑和脑干中的表达最低。值得注意的是，基因敲除小鼠证明这两种受体在脑内具有不同的生理功能。特异性敲除脑内 IR 的小鼠（例如，神经特异性 IR 敲除，NIRKO），大脑具有正常体积和发育状态，但是表现出能量代谢表型的异常，包括轻微的肥胖和胰岛素抵抗。而特异性敲除脑内 IGF-1R 的小鼠，大脑体积减小，出现普遍的生长阻滞及行为改变的症状。IR 与 IGF-1R 在不同脑区的表达差异及它们生理功能的差异可能导致不同脑区对不同胰岛素样信号的选择性，这是胰岛素样信号区室化的解剖学基础，最终实现了脑胰岛素样信号的精细调控。

凝胶迁移和生化研究发现，脑内 IR 和 IGF-1R 的亚基相较于外周组织的受体在糖基化水平上具有很大差异，且存在相对外周组织更高的 IR 和 IGF-1R 的异源二聚体。这也提示，中枢胰岛素信号很可能具有不同于外周的特异性作用，且脑内胰岛素和 IGF-1 很可能存在相当高程度的信号交互作用或对话（cross-talk）。

2. 信号通路

IR 和 IGF-1R 自磷酸化后激活胰岛素受体底物 IRS 蛋白，IRS 主要的下游通路包括 PI3K/Akt 信号级联通路和 Ras-MAPK 磷酸化级联反应。

磷酸肌醇-3-激酶（PI3K）激活下游 Akt 蛋白，进而磷酸化多种靶蛋白，包括mTORC1、糖原合成激酶 GSK3β 以及插头转录因子 FOXO 家族等，从而产生广泛的生物效应。在没有胰岛素存在的情况下 GSK3 处于活化状态，可将糖原合酶（GS）磷酸化使其失去活性；而胰岛素可通过启动 PI3K/Akt 信号途径激活 Akt，使 GSK3 N 端一个 Ser 残基磷酸化而变成无活性形式，从而解除对糖原合酶的抑制，促进糖原的合成。GSK3β 还参与Tau 蛋白的磷酸化过程，这是阿尔兹海默病（AD）病理机制中的重要环节。有研究证明，特异性敲除脑内 IR 或 IRS-2 都能导致 GSK3β 活性的降低和 Tau 磷酸化的降低。活化的 Akt还能诱发胰岛素依赖性葡萄糖转运子 4（glucose transporter 4，GLUT4）从细胞内膜转移到细胞质膜表面，促进细胞对葡萄糖的摄取。mTORC1 介导的蛋白质合成对于突触可塑性具有非常重要的作用，而且可通过调控自噬过程清除神经元内错误折叠的蛋白质和受损的细胞器，神经元中 mTORC1 依赖的自噬调控的紊乱会导致神经元的死亡并诱发神经退行性疾病。活化的 Akt 可以磷酸化 FOXO 转录因子家族 FOXO3A 多个 Ser/Thr 残基，使其滞留在细胞质而不能进入核内使凋亡基因转录，从而促进细胞存活。此外，越来越多的证据表明，在细胞内蛋白质分选或内吞/内化过程中，PI3K 是重要的调节因子。活化的 PI3K 可导致高尔基体或质膜局部区域产生高水平的 PI（3，4，5）P3，连接蛋白能在这里与膜蛋白中的内吞信号发生相互作用，结合网格蛋白形成包被膜泡，然后发生特定的蛋白质分选或内吞作用。

胰岛素、IGF-1 还能够激活 Ras-MAPK 通路，这一通路直接作用于细胞的增殖、分化、基因表达和细胞骨架重构，参与神经细胞的存活和正常功能的维持。MAPK 的抑制能够阻断胰岛素和瘦素对海马神经祖细胞的激活。在胰岛素受体底物中，IRS-1 和 IRS-2 mRNA 在整个脑区的分布和水平不完全相同。虽然两者都在小脑具有最高表达，但 IRS-2 具有更高水平。更为有趣的是，IRS-1 和 IRS-2 的 mRNA 表达水平远远高于 IR 和 IGF-1R 的。许多研究表明，IRS-1 和 IRS-2 的生理功能既有重叠也有差异，这可能意味着除了受体的表达差异，胰岛素相关信号通路成分也具有区域相关的特异性表达。

3. 胰岛素样多肽

啮齿类动物脑中，在发育时期，胰岛素和 IGF-1 既可以来源于外周，也可由脑内局部产生；在成年时期，IGF-1 继续维持了两个来源，而胰岛素不再由脑内产生，外周来源的IGF-1 相较于局部产生的 IGF-1 含量更高。而在病理条件下，激活的小胶质细胞是 IGF 的主要来源，而此时 IGF-1R 往往在神经元和星形胶质细胞上过表达。

外周的胰岛素和 IGF-1 可通过几种不同的途径进入中枢。一方面，胰岛素和 IGF-1 可通过低密度脂蛋白受体相关蛋白 2（LRP2）和相应受体经由胞吞转运（transcytosis），从脉络丛进入脑脊液，这一过程与血液中胰岛素与 IGF-1 的浓度直接相关；另一方面，胰岛素和IGF-1 可通过内皮细胞转运经血脑屏障进入实质细胞。此外，神经营养因子偶联的机制能够刺激神经元对血管中 IGF-1 的摄取。

4. 胰岛素样信号的区室化

在不同脑区，胰岛素信号具有不同的途径和强度，并且介导不同的功能，称为胰岛素样信号的区室化。胰岛素受体和 IGF 受体，以及胰岛素信号成分（如胰岛素受体底物 IRS）在不同脑区的特异性表达为胰岛素样信号的空间区室化提供了解剖学基础。另外，不同来源的胰岛素和 IGF-1，或是经过不同途径进入中枢的外周胰岛素样多肽，进一步增强了胰岛素样信号的区室化程度。例如，脑室周围的 IGF 受体和胰岛素受体可被脑脊液里的配体激活；突触上的受体可被突触前释放的配体激活；而受损神经元上的受体则能够被小胶质细胞来源的 IGF-1 激活。如此，脑内胰岛素样信号可以实现复杂而精细的调节过程。

此外，体循环的胰岛素信号（包括 IGF-1）到达脑内的相应靶点更为缓慢，一般需要数分钟到数小时；而局部产生的胰岛素和 IGF-1 可在数秒钟到数分钟之间就到达靶点，产生相应效应。目标细胞对激素信号的暴露速率决定了其后续发生的生理功能的类型，因此大脑对不同来源的 IGF 信号产生了来源依赖性的激素效应。总的来说，中枢神经系统对胰岛素和 IGF-1 信号的区室化构建了脑内这些多肽的功能特点。

二、中枢胰岛素样多肽信号与认知功能

近些年来，胰岛素抵抗被认为是认知缺损和痴呆的一个高危因素。流行病学分析显示，对于痴呆（阿尔兹海默病和血管性痴呆），2 型糖尿病人群的发病风险比正常人群高出 73％。此外，糖尿病前期胰岛素抵抗的症状以及胰岛素抵抗的关键风险因素如肥胖，与脑功能改变相关并增加了痴呆发生的风险。痴呆往往发生在老年人中，而胰岛素抵抗和 2 型糖尿病可能与所有年龄阶段的认知功能改变有关，包括反应速度、执行能力、记忆功能等。因此胰岛素抵抗与受损的认知功能，尤其是记忆功能的损伤有密切联系。

胰岛素样多肽信号可以从多个层面参与认知功能的调控，包括中枢神经系统的发育和神经环路的构建、神经活动能量的维持、生物合成的底物供给、突触可塑性的调节，以及神经保护和神经元新生等。

1. 中枢神经系统的发育和神经环路的构建

从蠕虫到人类，胰岛素和 IGF 在中枢神经系统发育中都发挥了非常重要的作用。啮齿类的研究发现，IGF 和胰岛素的水平，以及它们的受体和 IGF 结合蛋白（IGFBP）等都在中枢神经系统发育过程中具有最高表达水平，胰岛素和 IGF-1 影响脑内所有细胞的增殖、存活和分化，因此对脑组织的大小具有显著影响。这一生长促进作用同样存在于人类中，IGF-1 单倍剂量不足将会导致儿童头小畸形症。

中枢神经系统的发育包括神经元的发生（细胞增殖、细胞迁移、细胞分化）、细胞连接的发生、轴突的生长、轴突的引导、突触的形成等。胰岛素样多肽是脑发育中具有多效能的重要因子，几乎参与了上述所有的过程。IGF-1 是神经祖细胞潜在的增殖增强因子，同时促进其分化成神经元、星形胶质细胞和少突胶质细胞，而胰岛素能够促进星形胶质细胞生成，IGF-2 可促进少突胶质细胞生成。IGF-1 还是一个经典的神经元细胞存活信号，并支持神经元成熟的所有步骤，包括神经突触形成、轴突发生和轴突引导、突触构建及神经环路形成等过程。突触发生过程同样受到胰岛素的支持和调控。

2. 神经活动能量和物质的供给

胰岛素样多肽信号在人体中最重要的功能是代谢调控，包括碳水化合物、脂肪和蛋白质等，保证不同组织的能量需求。

大脑是人体最大的能耗器官，除了与其他外周组织相同的维持细胞正常生存和生理功能的能量需求之外，还有许多神经活动特异的能量需求。比如，维持神经元细胞膜内外离子浓度梯度，这一过程由特殊的离子转运体介导，并且需要消耗大量的 ATP，是维持神经元兴奋性的最重要条件之一。而突触传递过程中，突触小泡的释放也是一个高耗能的过程，与突

触传递的效能密切相关。当然，神经元内活跃的生物合成，包括神经递质等各种生物效应分子或神经递质受体、离子通道等大分子蛋白质的更新，同样需要大量的能量供给。

此外，葡萄糖、脂肪和蛋白质的代谢过程产生了许多中间产物，为生物合成提供了丰富的底物。糖酵解和三羧酸循环过程中产生的非必需氨基酸是蛋白质合成的重要成分，而神经元功能的重要元件包括神经递质受体、离子通道等都是大分子蛋白，是长时程增强（long-term potentiation，LTP）的物质基础，参与了记忆的形成；同时短时记忆向长时记忆转化以及记忆巩固的过程都必须有蛋白质合成的直接参与。除了蛋白质合成，还有一些中间产物直接参与神经递质的合成与清除。例如，谷氨酸是中枢神经系统中一种重要的兴奋性神经递质，能够激发兴奋性突触后电位（EPSP），这是 LTP 的基础。而高浓度的谷氨酸具有神经毒性，有赖于星形胶质细胞的摄取和清除。星形胶质细胞摄取突触间隙高浓度的谷氨酸，一方面可进入三羧酸循环而代谢清除，另一方面可由特异性酶谷氨酰胺合成酶（GS）转化为谷氨酰胺，再次释放提供给神经元重新合成谷氨酸。谷氨酸既可由三羧酸循环中间产物 α-酮戊二酸转化而来，也可进入三羧酸循环代谢清除，糖代谢功能的变化能够直接或间接地影响神经递质的功能。

综上可知，胰岛素及胰岛素样生长因子可以通过调控脑内代谢活动提供充足的能量和物质基础以支持各种神经活动，从而保障脑的各种高级功能，包括认知功能。

3. 突触可塑性的调节

突触长时程增强是发生在两个神经元信号传输中的一种持久的增强现象，能够同步的刺激两个神经元，这是与突触可塑性（突触强度改变的能力）相关的几种现象之一。由于记忆被认为是由突触强度的改变来编码的，LTP 被普遍视为构成学习与记忆基础的主要分子机制之一。长时程抑制（LTD）也是突触可塑性的重要形式之一，并且与学习记忆存在着密切的关系。胰岛素通过调控关键分子离子型谷氨酸受体 NMDA 的水平和活性而激发 LTP。在海马区域，胰岛素通过 SNARE 蛋白介导突触上 NMDA 受体的增加；在小脑中这一过程则与 PI3K-Akt 信号通路引起 NMDA 受体亚型 2C（NR2C）的磷酸化，从而增加突触表面 NMDA 受体的插入相关。IGF-1 和胰岛素可通过 AMPA 受体的内吞调节 LTD。

胰岛素样多肽还可以通过影响神经元的可兴奋性来调控突触效能。ILP 可影响多种离子通道的活性，IGF-1 通过 MAPK 信号增加 K^+ 通道磷酸化，而通过 PI3K 信号增加 L 型/N 型 Ca^{2+} 和压力感受阳离子通道的磷酸化，ILP 也可通过 GSK3 的下调控制编码离子通道和受体的基因表达。ILP 还可以调节神经递质的合成与释放，例如海马中乙酰胆碱和嗜铬细胞中多巴胺的释放（通过 PKA 信号通路），进一步调控突触强度。此外，ILP 还可以改变谷氨酸受体亚基的磷酸化状态影响谷氨酸的摄入或释放；可以影响谷氨酸和 GABA 受体亚基的合成。

ILP 还能够影响其他突触结构，如通过 PI3K 信号通路，或者更直接地通过影响胆固醇代谢改变树突棘关键蛋白突触后致密蛋白（PSD95）的表达水平。

ILP 通过对 LTP 和 LTD，突触的强度、效能，甚至是突触结构的普遍性影响，参与突触修饰和突触可塑性调节，最终影响记忆形成和巩固过程。

4. 神经保护和神经元新生

上文已提到，胰岛素样多肽信号能够调控神经元自噬和凋亡过程，清除错误折叠的蛋白质和损伤的细胞器，维持细胞的存活和正常功能。另外，胰岛素样多肽信号可能参与了成年动物神经元新生过程。有报道称，IGF-1 是成年动物海马区神经元新生和胶质细胞新生的强调控因子。血清中低 IGF-1 水平的成年小鼠表现出空间学习能力的损伤，以及海马新生神经元的减少，而这一现象可以通过给予外源性 IGF-1 得到逆转。这可能对神经退行性疾病病理发展过程的研究和新型治疗策略的开发具有非常普遍且重要的意义。

三、中枢胰岛素样多肽信号缺陷与阿尔兹海默病

阿尔兹海默病是一种慢性神经退行性疾病，以进行性记忆丢失和认知损伤为特征，在分子水平则表现为神经纤维缠结（NFT）和不溶性 β-淀粉样蛋白（Aβ）斑块，NFT 由微管蛋白相关蛋白 Tau 蛋白的高度磷酸化形式组成，而 Aβ 来源于 β-淀粉样蛋白前体蛋白（APP）。目前流行病学研究发现，胰岛素抵抗可能是阿尔兹海默病另一个重要的病理特征，也是阿尔兹海默病发病的高危因素之一。

β-淀粉样蛋白低聚物（amyloid-β oligomer）对脑的影响与胰岛素样多肽信号的缺陷密切相关。有研究表明，β-淀粉样蛋白低聚物与海马神经元表面结合，从而诱导胰岛素受体从细胞质膜上移除或重分布，这导致了神经元对胰岛素的反应降低甚至是胰岛素样多肽信号的缺陷。胰岛素样多肽信号的缺陷伴随着下游 PI3K-Akt 通路的活性降低，导致 GSK3 活性的过高。很多证据表明，GSK3 在 Tau 蛋白的高度磷酸化、记忆损伤、Aβ 的进一步累积以及免疫反应中发挥了重要作用。GSK3 下游许多成分参与了突触重构这一记忆形成过程中突触连接建立的关键过程。GSK3 还通过磷酸化抑制 cAMP 反应元件结合蛋白，这是一个广泛的记忆调控因子。此外，GSK3α 能够调节 APP 的剪切，导致 Aβ 的产生增加，从而反过来影响胰岛素样多肽信号，最终进行性地、反复地加重 AD 的病理状态。

目前将刺激脑胰岛素样多肽信号作为 AD 的治疗策略的研究层出不穷。在早中期 AD 患者中，鼻饲给予胰岛素能够增强其记忆。已有报道表明，急性和长期鼻饲给予胰岛素都在改善认知方面表现出良好的作用，并且在长达 4 个月的治疗过程中，并未观察到严重的副作用，副作用多为鼻膜炎等轻微反应。而在 AD 晚期，胰岛素受体减少，胰岛素可能可以通过作用于其他受体，例如 IGF-1R 来减轻 AD 相关的损伤功能。

由此可见，胰岛素受体和胰岛素相关信号通路，可能为阿尔兹海默病这一以认知缺损为主要表现的神经退行性疾病提供一个崭新并且可行的治疗靶点。

第四节　神经肽与认知功能

神经肽是神经元之间相互连通的蛋白样小分子多肽（主要包括血管升压素、催产素、ACTH、CRH），作为神经元信号分子影响脑和机体的活动。神经肽对脑功能的作用广泛，包括镇痛、食物摄取、代谢、生殖、社会行为、学习、记忆等。

神经肽通常被包装在较大的致密核心囊泡，并且在突触小泡里可与神经递质共存。大致密核心囊泡分布于神经元的各个部分［包括胞体、树突、轴突肿胀（膨体）和神经末梢］，而突触小泡主要分布于突触。大致密核心囊泡与突触小泡的释放方式不尽相同。

从本质上说，神经肽是某一功能的神经元作用于另一或多功能神经元的特定信号。而神经递质一般通过去极化或超极化影响其他神经元的兴奋性。神经肽具有更加多样化的作用，可影响基因表达、局部血流量、突触和胶质细胞的形态，并且神经肽往往具有长时间的

作用。

一、促肾上腺皮质激素与认知功能

促肾上腺皮质激素（ACTH）是含有 39 个氨基酸的多肽激素，其中氨基端 1～24 位氨基酸是具有生物活性的片段，25～39 位氨基酸具有神经保护作用。ACTH 在神经细胞和免疫细胞均有分布。ACTH 可与促肾上腺皮质激素受体（ACTH-R）和黑皮质素受体（MCR）相结合（两者均为 G 蛋白偶联受体），其中 MCR 有 5 个亚型（MC1R、MC2R、MC3R、MC4R、MC5R），MC1R、MC2R、MC4R 在脑内均有表达（表 4-1）。

表 4-1 黑皮质素受体主要表达部位

受体名称	表达部位
MC1R	黑素细胞、巨噬细胞、脑
MC2R	肾上腺
MC3R	脑、胎盘、胃、胰
MC4R	脑、脊髓
MC5R	淋巴细胞、外分泌腺

1. ACTH 促进学习记忆

在神经系统，ACTH 不仅可以增加脑基因转录与蛋白质形成，还能促进神经肌肉接头处突触的形成与再生，这些作用很好地维持了神经元的结构和功能。此外 ACTH 对学习记忆也具有增强作用，与摄食行为形成及抑郁症的发生也有较强联系。鼠脑室内注射 ACTH（1—24）可导致抑郁发作，且证实激活位点位于 ACTH（5—13）；ACTH 支持条件反射的获得，使已获得的防御性条件反射不易消退。ACTH（4—10）能增强大鼠注意力和性行为，减轻焦虑症状；ACTH 可降低正常动物的情绪反应；中枢神经系统给予 ACTH 能导致人失眠，这说明 ACTH 既可增强脑的活动，也可造成一定的损伤。

2. ACTH 对中枢神经具有营养作用

已有研究证表明，ACTH 对神经元发生、分化、星形细胞分化、神经肌肉接头处突触形成等有重要影响。神经元的发生、分化以及突触的形成依赖于神经营养因子和神经递质的存在，而 ACTH 可促进多种神经营养因子的合成与释放，由此推测 ACTH 对脑功能的影响应部分归功于 ACTH 对神经营养因子的调节作用。不具备完整 ACTH 的激素样作用的 N 末端多肽片段如 ACTH（1—13）、ACTH（4—10）等也有提高学习记忆的作用。SEMAX［N 端 ACTH（4—10）片段类似物］不但能够促进 BDNF、NGF、GDNF 等神经营养因子基因的表达，同时还可以上调神经营养因子受体的水平。SEMAX 与 MCR 结合并协同 Ca^{2+} 激活 GS 蛋白，通过 cAMP、MAPK 等级联反应，促进基因转录与相关蛋白的合成，其中腹内侧下丘脑脑源性神经营养因子的表达主要由 MC4R 控制。据此推测 ACTH 对神经营养因子的促进作用可能与 MC4R 有关。

与 ACTH 相关的神经营养因子对应的原肌球蛋白激酶（tropomyosin-related kinase，Trk）家族有其相应的高亲和力跨膜受体存在，且它们的作用很少发生重叠。神经生长因子与表达 TrkA 的神经元发生作用，脑源性神经营养因子与表达 TrkB 的神经元发生作用，二者均参与突触可塑性的形成和海马记忆功能的形成。其中脑源性神经营养因子与 TrkB 作用能够维持、巩固具有合成分泌兴奋性神经递质谷氨酸功能的突触，促进 LTP 的形成，维持突触可塑性。

3. ACTH 对神经递质的作用

Glu、海人藻酸（KA）、使君子氨酸（QA）等兴奋性氨基酸或其受体的激动剂可直接作用于下丘脑室旁核而促进 ACTH 的合成释放。阻断 Glu 的受体，均可以观察到 ACTH 的释放受到抑制。而兴奋性氨基酸与惊厥、癫痫的发生相关，在临床治疗中，ACTH 表现出良好的抗惊厥作用，这提示 ACTH 与兴奋性氨基酸作用从而有效地缓解神经系统疾病。

ACTH 对中枢神经系统的保护作用，不单是 ACTH 与兴奋性神经递质相互作用的结果，ACTH 还与抑制性神经递质相互作用。近年来研究表明，ACTH 的抗惊厥作用与 GABA 受体阻断有密切关系。与兴奋性氨基酸 Glu 相反，抑制性氨基酸 GABA 不仅直接引发神经元的抑制性突触后电位，还可通过直接作用于下丘脑室旁核的 CRH 神经元来抑制 HPA 活性。ACTH 的抗惊厥作用与其促进神经甾体的合成分泌有关，ACTH 促进皮质酮的分泌，其中去氧皮质酮（盐皮质激素的一种）可转化为 $3\alpha,5\alpha$-四氢去氧皮质酮（$GABA_A$ 受体的别构调节剂），通过正向调节 $GABA_A$ 受体的作用而发挥抗惊厥作用。

二、血管升压素与认知功能

血管升压素（vasopressin，VP），也被称为抗利尿激素（antidiuretic hormone，ADH），是由 9 个氨基酸组成的肽类激素。因在大多数物种中含有精氨酸，因此也被称为精氨酸血管升压素（AVP）。它的两个主要功能是在体内保留水和收缩血管。血管升压素通过在集合管细胞的质膜诱导水通道蛋白，水通道易位增加肾的集合管和远端曲小管的透水性。它也可增加外周血管阻力，从而反过来增加动脉血压。它通过水、葡萄糖和盐在血液中的调节作用而维持稳态。它由下丘脑合成，并存储在垂体后叶囊泡的一个前激素原前体而得，大部分被存储在垂体后叶并释放到血液中。一些 AVP 也可直接释放到脑。越来越多的证据表明，AVP 对脑的认知功能影响有着很重要的作用（表 4-2）。

表 4-2　AVP 相关受体及其分布

受体类型	第二信使系统	位置	激动剂	拮抗剂
AVP1aR	磷脂酰肌醇/钙	肝,肾,外周血管,脑	苯赖加压素	
AVP1bR/ AVP3R	磷脂酰肌醇/钙	垂体,脑		
AVP2R	腺苷酸环化酶/cAMP	肾集合管基底膜	AVP	利尿剂

1. AVP 与学习记忆

20 世纪 70 年代，大量研究显示 AVP 在学习记忆的过程中起着非常重要的作用。AVP 基因突变的 Brattleboro 大鼠出现了先天的学习记忆障碍。不论脑室给药还是外周给药，AVP 都可以促进雄性大鼠的记忆。脑室或外周给予 AVP 拮抗剂后，雄性大鼠出现了社会识别能力障碍的症状。在人体和动物模型实验中，AVP 都参与了长时记忆的过程。AVP 的记忆作用与整个边缘系统有关，当下丘脑及边缘系统的 AVP 水平发生改变，均可影响动物的社会认知能力以及损害海马产生记忆的功能。

AVP 对记忆的作用，也可能是由于与中枢神经系统儿茶酚胺类递质相互作用的原因。雄性大鼠外周或中枢施以 AVP，能增加间脑、纹状体以及边缘系统内儿茶酚胺的转换率。

使用 6-羟基多巴胺能够选择性地破坏去甲肾上腺素能神经纤维，也能阻止 AVP 引起的记忆巩固作用。近年来部分研究显示，AVP 和儿茶酚胺递质之间的相互关系是依赖于改变脑内腺苷环化酶的活性。海马和皮质神经元的活动以及海马 θ 节律都受到血管升压素的影响。通过对上述行为资料的分析可以得出结论，AVP 有易化记忆过程的作用。

2. 血管升压素受体（AVPR）与认知功能

血管升压素神经元主要集中在室旁核和视交叉上核。视上核和室旁核中的血管升压素神经元不仅投射到垂体后叶外，还投射到黑质、孤束核、迷走背核以及脊髓胶质细胞。从下丘脑视交叉上核而来的血管升压素神经元投射到侧隔、海马、杏仁等边缘系统以及丘脑等处。近年来，许多研究者陆续发现许多脑区对 AVP 起免疫反应，包括大鼠的间脑、海马、隔区、杏仁核、纹状体、黑质、小脑，同时人主要在苍白球、黑质、蓝斑等处起免疫反应。这也说明 AVPR 在脑内也分布较广。在大鼠和人脑内广泛分布的有两种受体（AVP1aR、AVP1bR），其中 AVP1aR 分布于 BNST、海马齿状回、横隔、杏仁核内侧等，AVP1bR 主要分布在小脑脑叶、海马、纹状体、黑质等。在八臂迷宫实验中，V1aR 基因敲除（V1aR KO）小鼠较野生型小鼠显示出明显的空间记忆损伤。相反 V1bR KO 小鼠则无明显的空间记忆损伤。但是也有研究表明，V1bR KO 小鼠内侧前额叶皮质的多巴胺能神经元功能低下，进而导致前脉冲抑制（PPI）功能障碍。AVP1aR 基因敲除小鼠显示出先天的社会认知障碍的症状，同样地，AVP1bR 基因敲除小鼠则显示出轻度的社会认知障碍。

三、催产素与认知功能

天然存在的催产素（oxytocin，OXT）在下丘脑合成，并通过后垂体轴突末梢释放到血液中。OXT 可以从下丘脑神经元的树突被释放，这意味着 OXT 不仅可以释放到局部还能通过扩散在更远端的大脑区域产生作用。研究表明，OXT 作用于大脑增加社会认知，如同情、奖励学习、信任和隶属关系，减少社交焦虑和应激反应，这都说明 OXT 会相连各个脑功能区产生广泛的作用。

催产素受体（OXTR）存在于哺乳动物脑中的许多边缘和奖励相关的区域，主要是在杏仁核、海马和伏隔核。特别是在人类中，OXTR 已经在杏仁核，内侧视前区、孤束核、脑干、基底核、嗅核、伏隔核、丘脑、苍白球内侧和中腹侧苍白球观测到。结构上，OXTR 是 G 蛋白偶联受体家族中的脂酶 C-β 偶合 I 类受体，一旦被激活，将导致 1，2-二酰基甘油和三磷酸肌醇的生成，后者又反过来促进细胞内 Ca^{2+} 池中 Ca^{2+} 的释放和蛋白激酶-C 的激活，触发多个细胞事件，如平滑肌细胞收缩、细胞兴奋性的改变、基因转录和蛋白质合成。

长期以来学者们认为 OXT 存在减弱认知功能的作用，而近年来有研究发现 OXT 具有增强认知功能的表现。在健康的受试者中施以 OXT 发现，发散思维和创造性认知得到提高，以及在研究中诊断为精神分裂症报告的患者，OXT 可以减轻患者的社会认知功能障碍。具体来说，给予 OXT 可以促进社会认知及减轻一些认知缺陷和阳性症状的精神分裂症患者的症状。这说明 OXT 通过与杏仁核的情感处理和多巴胺能系统相互作用，而发挥其促社会行为效应。精神病的动物模型显示，脑室给药 OXT 后，纹状体和伏隔核的多巴胺能神经元的多巴胺释放减少。OXT 还与谷氨酸能系统相互作用。NMDA 拮抗剂（苯环己哌啶）给药后，雄性大鼠的社会行为降低，下丘脑前部的 OXT mRNA 水平降低，并且与杏仁核 OXTR 的结合程度增加。小鼠产后海马神经元培养的实验中，给予 OXT，GABA/谷氨酸突触联系的平衡被打破，＋/-小鼠也证实 OXT 在产后第二周对 GABA 信号产生抑制的作用，同时，电生理实验发现，OXT 可能通过去极化或超极化以抑制 GABA 的作用。

第五节 甲状腺激素、生长激素与认知功能

一、甲状腺激素与认知功能

1. 甲状腺激素及其受体

甲状腺激素（TH）是甲状腺通过以酪氨酸为原料分泌的激素，主要负责调控糖的代谢。甲状腺激素主要有三碘甲状腺原氨酸（T3）和四碘甲状腺原氨酸（T4）两种形式，均需要碘作为原料。碘的缺乏会导致 T3 和 T4 下降，甲状腺组织肥大，被称为甲状腺肿大。血液中的甲状腺激素的主要形式是 T4，其相较于 T3 具有更长的半衰期。人类甲状腺释放到血液中的 T4 与 T3 的比例为（14∶1）至（20∶1）。T4 在胞内通过脱碘酶（5′-iodinase）转化成 T3（效应约为 T4 的 4 倍）。

TH 主要通过甲状腺激素受体（THR 是核受体超家族的成员，可作为转录因子）起作用。THR 可通过配体或者非配体发挥作用，而非配体作用则是由 THR 在很大程度上抑制靶基因的表达。甲状腺激素受体 THRα 和 THRβ 结构相似，但是是由不同的基因所表达的，这两个基因都可表达 THRα1、THRα2、THRα3、THRβ1、THRβ2 和 THRβ3。与 THRα 相关的蛋白质（Rev-ErbAα）来自 THRα1/α2 基因的非编码链。THRα1 和 THRβ 是对 T3 敏感的，但 THRα2、THRα3 和 Rev-ErbAα 与 T3 没有结合活性。THRα1、THRα2 和 THRβ2 作为 THR 亚型在特定的脑部都有着高表达，并且甲状腺功能亢进症（甲亢）也是由于特定的区域和 THR 亚型的表达发生了改变。

2. 甲状腺激素与认知功能

在临床上，TH 不足和认知之间的关系早已在呆小症（先天性碘和 TH 缺乏造成的智力低下疾病）得到认识。此外，基于一定人口基数的研究发现，脑部特定的认知功能区域（学习记忆和执行）内出现 TH 的过高和不足将会干扰这些功能的执行。但是这并不能说明 TH 是作为认知功能的调节子来发挥作用的，因为影响的因素较为复杂。研究发现，当总 T4 和游离 T4 水平上升时，T4 的浓度与认知功能的改善呈正相关。

虽然大脑内的不同受体亚型所起的生理学作用仍有待确定，但是数据表明，THRα 调节基因并介导突触可塑性，且内环境中 TH 或 THRα 缺乏可能会减少突触可塑性的关键蛋白质表达的降低，特别是在海马。甲状腺功能减退症（甲减）患者的突触可塑性受损证实 LTP 遭到损害并增加 LTD。与此同时，甲减的 LTP 所需基础分子（腺苷酸环化酶 1、PKA、MAPK、CREB 和 CaMK Ⅳ）的水平是降低的，而 TH 的替代治疗能够逆转这一现象。在解剖水平，甲减和甲亢大鼠海马树突棘密度均发生了改变。

3. 甲状腺激素对神经的保护元作用

TH 受体与邻近特定靶基因的 TH 反应原件（TRE）结合。经激素结合后，TH 受体将影响其转录效率。通过 TH 作用，基因表达被激活或被抑制，这涉及多个相互作用的蛋白质，例如辅激活物或辅阻遏物的复杂调节机制。TH 受体在大脑中的存在表明，TH 在脑发育过程通过调节特定基因的表达而发挥作用。TH 启动基因级联表达，诱导第一个基因表

达，通过表达产物进而影响下游基因的表达。

（1）髓鞘形成　中枢神经系统髓磷脂的主要成分包括髓鞘碱性蛋白（MBP）、蛋白脂质蛋白（PLP）、2′,3′-环状核苷酸-3′-磷酸二酯酶（CNPase）和髓鞘相关糖蛋白（MAG）。而在新生甲减大鼠脑部，髓鞘的形成有显著的下降，通过对新生甲减大鼠脑组织中的所有这些基因进行分析，发现这些蛋白的 mRNA 均出现了下调，MBP、PLP、CNPase 和 MAG 的 mRNA 分别下调了 4 倍、1.5 倍、2 倍和 4 倍，这表明 TH 可调控这些蛋白质的表达。TH 对髓鞘相关基因的作用可能是转录和转录后调节相结合的方式。

（2）细胞分化和迁移　在发育过程中，细胞分化、迁移和生存对神经元网络的形成起着关键的作用。神经营养因子及其受体在脑细胞存活和分化过程中起到重要的调节作用。通过候选基因法发现，在新生甲减大鼠脑部测定神经营养因子 NGF、BDNF 和 NT-3 的 mRNA 水平，结果各自下降了 1.5 倍、2.5 倍和 2 倍。同样地，编码神经营养蛋白受体 TrkA 和 TrkB 的 mRNA 水平也分别减少了 1.5 倍和 2 倍。虽然 TH 对这些基因的表达水平的只是适度的影响，但是对神经营养因子及其受体的调节则是显著的。例如，TH 能够影响胆碱能神经元的数量并且在一定程度上支配海马 CA3 区和 CA1 区的神经元。在小脑浦肯野细胞和颗粒细胞表达的 BDNF 已被证明可影响颗粒细胞轴突的生长和存活。此外，BDNF 基因敲除小鼠表现出的小脑功能衰退与甲减动物相似，如颗粒细胞的迁移延迟和小脑浦肯野细胞树突减少。此外，颗粒细胞表达的 NT-3 可以促进浦肯野细胞的分化。因此，TH 对 BDNF 和 NT-3 表达的调控可能参与介导小脑的发育。

神经细胞迁移是一种用于建立神经元间连接的重要过程，TH 对这一过程也有影响。Reeler 突变小鼠表现出大脑皮质、海马和小脑的神经元定位异常，在 Reeler 突变小鼠中其表达基因遭到了破坏。因此，Reelin 参与了脑发育过程中的细胞迁移和分层。在水平围产期甲减大鼠脑内，大脑皮质的 Reelin mRNA 表达下降了 2 倍。在前脑，TH 调控 Reelin 的表达，进而可能影响神经元的迁移。另一种参与细胞迁移的蛋白质是神经元黏附分子（NCAM），在新生甲减大鼠大脑中增加了两倍。NCAM 对调节 CNS 细胞之间的相互作用，以及介导细胞适当的迁移是至关重要的。

（3）树突结构/突触发生　新生甲减大鼠的神经元结构和功能发生了改变，包括突触和树突向外生长减少、延长速度减慢。RC3/神经颗粒素基因的表达与突触形成和功能的执行密切相关，而 TH 可直接调控 RC3/神经颗粒素基因。在新生甲减大鼠脑部，RC3/神经颗粒素的 mRNA 水平分别降低 2 倍和 3 倍，这是由于功能性的 TRE 是位于 RC3/神经颗粒素基因的第一个内含子。RC3/神经颗粒素蛋白质是蛋白激酶 C 的底物可与钙调蛋白结合，虽然 RC3/神经颗粒的功能还不清楚，但该蛋白可在特定皮质神经元树突棘积累并调节游离钙调蛋白的水平。因此，RC3/神经颗粒素可能在突触的结构或功能方面发挥作用。

通过检测小脑特定的基因发现浦肯野细胞蛋白-2（PCP-2）呈 TH 依赖性表达。在 P15 甲减大鼠脑部，PCP-2 的 mRNA 水平降低 3.6 倍。PCP-2 基因含有两个由 TH 介导的基因表达的 TRE。虽然还未知 PCP-2 的功能，但是在浦肯野细胞中的特异性表达，暗示它可能与介导 TH 对浦肯野细胞形态的影响有关。

突触结合蛋白相关基因 1（SRG1），是最近研究者确定的新的 TH-应答基因，它可参与突触形成和功能的执行。通过 SRG1 编码的蛋白质在结构上类似于突触结合蛋白。突触结合蛋白 1 定位于突触小泡并参与介导神经递质的释放。无论是通过脑切片还是培养的神经元来确定 SRG1 蛋白质的细胞定位，都发现 SRG1 在神经元中呈点状分布。SRG1 蛋白在轴突和树突特异性的分布表明，它可能具有促进突触形成的作用。甲减大鼠小脑 SRG1 的表达降低了约 3 倍，TH 治疗 2h 后则可逆转这一作用。SRG1 的表达不断在改变，在出生后第 7 天达到了高水平，并在第 14 天达到峰值。SRG1 特异性地在大脑表达，在新生或成年大鼠神经系统以外均无表达。通过原位杂交技术发现 SRG1 在小脑、海马、皮质和纹状体中高度表达。进一步的研究显示，SRG1 是在神经元中特异性的表达。TH 对 SRG1 表达的逆转作用可在蛋白质水平有所反应。在甲减脑和不含 TH 的神经元培养基中，SRG1 蛋白的表达显著降低。在甲减大鼠发育过程中，SRG1 表达出现明显滞后。正常条件下，SRG1 在 12 日龄即可表达，但在新生甲减大鼠小脑中直到第 21 日仍未检测到。

4. 调控神经元的糖代谢

除了在突触可塑性和神经解剖学的影响，甲减还可诱导大鼠空间记忆障碍，而 TH 治疗能逆转这种损害。在东莨菪碱引起的大鼠记忆障碍中，TH 还能减弱这种损害。海马胆碱能系统的功能经常被认为是葡萄糖调节认知功能作用的关键，这表明 TH 在调节记忆方面的作用可能和海马胆碱能系统之间存在联系。葡萄糖或胰岛素给药后，会明显观察到海马糖的代谢对记忆的加强作用。但至今没有任何关于 TH 对海马代谢过程中记忆进程影响的数据。然而，糖酵解产生的 ATP、Na^+-K^+-ATP 酶在甲亢和甲减模型中下降了大约 45%，这提示我们海马 TH 有潜在的调节海马糖消耗的作用。酶的研究结果表明，甲状腺失调会削弱离子浓度梯度的维持，增加酶活性的能力（如记忆进程）。甲状腺状态的改变提示我们，代谢减退和记忆损害之间存在机制上的联系。

从目前的研究来看，甲减和甲亢都有相似的效果，这种明显的矛盾可能是因为甲减和甲亢通过不同的机制和途径而最终却达到相同的结果。归结起来，大脑可能试图维持中枢的 TH 动态平衡。这可能是经 HPT 调控外周 TH 水平或者通过改变脱碘酶、TH 转运体、THR 的表达型，来改变局部 TH 生物利用度以达到维持稳态的目的。

二、生长激素与认知功能

生长激素（growth hormone，GH）是腺垂体细胞分泌的蛋白质，是一种肽类激素。正常情况下，GH 的分泌受下丘脑产生的生长激素释放素（GHRH）和生长激素抑制激素（GHIH，也称生长抑素 SS）的调节，还受性别、年龄和昼夜节律的影响。GH 的主要生理功能是促进脂肪酸代谢、氨基酸的吸收以及 DNA、RNA 和蛋白质的合成等。最新研究表明，使用 GH 进行治疗可能有改善认知功能的作用。接受 GH 替代治疗的实验动物和人类患者能抵消中枢神经系统（CNS）功能障碍引起的一系列行为。GH 可能影响参与突触可塑性兴奋性通路，从而改变认知能力。GH 还对中枢神经系统具有保护作用，如对患者的脊髓损伤有有益效果。从动物模型中收集的数据来看，GH 也可能刺激神经形成。本部分讨论 GH 和中枢神经系统之间潜在的相互作用机制及 GH 与认知功能之间的关系。

成熟的人生长激素受体（GHR）分子是一个含 620 个氨基酸的单链糖蛋白，其中 N 端 246 个氨基酸含 5 个潜在的糖基化位点，位于细胞外，构成激素结合结构域，第 247—270 位为强疏水性氨基酸构成的跨膜区，C 端 350 个氨基酸位于胞内构成信号转导结构域。基于 cDNA 推导的氨基酸序列，GH 受体的分子量应为 70kDa，比共价交联技术显示的 GHR 分子量小，这种表观分子量的差异可能是由于共价交联技术使 GHR N-糖基化和泛素化而引起的。

1. GH 与认知功能

研究中已发现 GH 对中枢神经系统相关的各种行为有显著影响的证据。与正常人相比，成人 GH 缺乏症患者心理健康受损，包括积极性、情绪、记忆和认知等。这些异常在 GH 替代治疗期间得到改善，对这些患者的生活质量有相当大的影响。此外，GH 缺乏的儿童通过 GH 替代治疗其生活质量也得到改善，这些儿童在 GH 治疗后，与精神健康相关的几个方面，如注意力、知觉和认知能力都有显著改善。

2. GH 作用机制

GH 在大脑中的受体作用机制与其在外周细胞的受体作用机制类似。因此，假设在大脑中 GH 与 GH 受体在细胞外的部分结合后，GH 诱导受体二聚化或二聚化使受体复合物构象改变。受体相关激酶 Janus kinase 2（JAK2）磷酸化，导致 GH 受体在细胞内的酪氨酸残基自身磷酸化。JAK2 激酶-GH 受体复合物的形成使信号转导和转录活化蛋白（STAT）的激活达到最高点，而 STAT 蛋白与其靶基因之间的相互作用被认为是 GH 发挥作用所必需的。同时，大脑中 JAK2-STAT 途径可能参与了调节通过 NMDA 受体产生的钙离子内流。

（1）激活 NMDA 受体和 AMPA 受体传递信号 除了谷氨酸，一些其他配体与 NMDA 受体结合并相互作用，这些受体的激活导致细胞表面的钠离子和钙离子通道开放，这些离子通道是控制突触可塑性和认知功能的主要分子机制。钙运输调节导致腺苷酸环化酶激活，钙离子内流，负责环磷酸腺苷形成的酶活化。随后该复合体继续激活一些因子，包括形成新的突触所必需蛋白质的促表达因子，而新的突触的形成对认知功能来说是很重要的。

GH 对认知功能作用机制的一些研究都集中在 NMDA 受体及其各亚基。海马和大脑皮质含有高密度的 NMDA 受体及其亚型。这个受体似乎对神经元可塑性有重要作用。强烈刺激 NMDA 受体导致 LTP 激活，而弱刺激或加入 NMDA 受体拮抗剂则会削弱长时记忆（LTM，long-term memories），并有可能阻止额叶皮质和海马的 LTP 增强。

大量研究表明，GH 通过 NMDA 受体提高兴奋性突触传递，从而影响认知功能。此外，GH 可能会影响在 NMDA 受体复合物中各亚基的水平。GH 影响雄性大鼠海马中 NMDA 受体亚基基因的转录表达，在某种程度上，增强雄性大鼠海马 LTP。研究表明，GH 可增加正常 3 个月龄 SD 大鼠海马 NMDA 受体亚基 GluN2B 基因转录，该亚基已经被证明以年龄依赖性方式增强小鼠认知能力。GH 也增加了年轻成年大鼠 GluN2B 相对于 GluN2A 的水平，然而在老年动物（14—16 个月）中这个比例不受影响，且还增加 GluN2A 和 GluN1 基因转录水平。此外，对切除垂体的成年 SD 大鼠皮下注射 GH，能改善其水迷宫测试表现且增加海马区域 NMDA 受体亚基的基因转录表达。因此，GluN1 和 GluN2A 的基因转录表达是增强的，而 GluN2B 保持不变。综上所述，GH 可改变 NMDA 受体各亚基水平，调节突触可塑性和改善认知能力。

此外，GH 与其受体结合，直接或通过介质 IGF-1 或 IGF-2 与 NMDA 受体——PSD-95 复合物作用，增强 LTP，从而改善记忆。随后，发生环磷酸腺苷生成及 PKA 和 CREB 激活的信号级联反应，生成新的蛋白质和认知所必需的新的突触。

（2）GH 诱导的海马细胞再生 生长激素还参与脑发育、发展和髓鞘的生成。GH 及其介质 IGF-1 都能增加祖细胞的增殖和海马的神经发生。证据表明，GH 影响发育中小鼠的神经元和星形胶质细胞增殖。GH 刺激海马细胞神经元形成的能力是开发激素药物治疗药物诱导的认知障碍的基础。事实上，胎鼠研究表明 GH 能逆转阿片样物质诱导的海马神经元细胞损伤。

第六节 褪黑素与认知功能

一、褪黑素及其代谢

褪黑素（N-乙酰基-5-甲氧基色胺，melatonin，Mel）是一种由间脑脑前丘和丘脑之间的松果体分泌的神经激素。其分泌的多少伴随着昼夜和季节的改变而改变。褪黑素作为一种抗氧剂和自由基清除剂调节机体的其他生理功能。褪黑素水平随着年龄的变化而变化。在胎儿期，胎儿的褪黑素完全来自产妇自身的褪黑素，从出生到青春期左右，褪黑素水平的增加到峰值，其后随着年龄的增长，褪黑素水平不断下降。

色氨酸经由一系列的酶促反应最终生成褪黑素：色氨酸（tryptophan，Try）经色氨酸羟化酶（tryptophan hydroxylase）催化生成 5-羟色氨酸，随后在脱羧酶的催化作用下生成 5-HT，5-HT 在芳烷氨基转移酶（AANAT）的作用下转化生成 N-乙酰-5-羟色胺，最后由羟基吲哚-O-甲基转移酶催化生成 Mel。哺乳动物褪黑素受体 MT1（Mel1a）和 MT2（Mel1b）是 G 蛋白偶联受体（GPCR），在受到激活后，与 G 蛋白（Gai2/3、GAQ 和 GBG）偶合。

MT1 和 MT2 的表达随着年龄的升高而下降。褪黑素可能通过垂体腺苷酸环化酶激活肽（PACAP）和小鼠视交叉上核（SCN）的 MT1 抑制 CREB 磷酸。除了松果体，肝、脾、肾和心脏 MT1 和 MT2 的 mRNA 水平随着衰老的进程也不断降低。有实验发现下丘脑 MT2 水平的降低已与衰老导致的神经变性有很大的关系。褪黑素是由肝脏单氧酶（CYP1A1、CYP1A2、CYP1B1）羟基化生成 6-羟基褪黑素，并与尿代谢物结合形成硫酸-6-羟基褪黑素或去甲基化生成它的前体（通过 CYP2C19 催化生成）。在中枢神经系统中，褪黑素通过代谢生成 N-1-乙酰-N-2-甲酰基-5-犬尿胺（AFMK）和 N-1-乙酰基-5-犬尿胺（AMK）以达到清除的目的。

二、褪黑素与认知功能

1. 调控基因

目前认为，褪黑素改变基因的机制是与基因组的表观遗传调控相联系起来的。该机制并不改变 DNA 序列，而是与核小体（DNA 和 H2A、H2B、H3 以及 H4 构成的八聚体）相作用，其中包括：组蛋白乙酰化、甲基化、磷酸化、泛素化、类泛素化（SUMO 化）、异构化和染色质重塑，另外还有 DNA 的甲基化。DNA 甲基化主要是指 CpG 岛上的胞嘧啶残基经由 DNA 甲基转移酶（DNMT1、DNMT2a、DNMT2b）催化从而生成 5-甲基胞嘧啶的过程，而组蛋白则通过乙酰转移酶（HAT）和组蛋白去乙酰酶（HDAC）从而实现组蛋白的乙酰化和去乙酰化。褪黑素的表观遗传学机制是在肿瘤发生和炎症通路中进行调控的。褪黑素能够增加 HDAC3、HDAC5、HDAC7 的表达和组蛋白 H3 的乙酰化。CREB 结合蛋白（CBP）和 P300 是具有 HAT 特性的转录激活子，CBP/P300 复合物可募集大量的转录辅激活因子［如 NF-κB、CREB 和核因子红-2 相关因子-2（NRF-2）］用于转录。

2. 营养神经作用

现已证实，神经系统生长因子（如 BDNF）可营养神经元、维持神经元的存活、逆转年龄相关的基因表达以及 AD 和 PD 中斑块的形成。在小鼠小脑颗粒细胞的原代培养实验中，褪黑素受体 MT1 和 MT2 的激动剂可通过调节翻译的方式增加 BDNF。褪黑素还能增加海马 GABA 能神经元抑制性突触后电位的振幅和强度，这表明褪黑素增强 GABA 能神经元抑制性递质的释放。

3. 维持线粒体稳态

一些研究表明，褪黑素可直接作为抗氧剂维持线粒体稳态以达到对衰老和神经退行性疾病（AD 和 PD）神经保护的作用。当体外急性给药，褪黑素能消除 TCA 底物和 ADP 氧化磷酸化引起的氧化水平升高，这个发现证明了褪黑素可作用于电子转移链（ETC），但是通过升高褪黑素，部分阻断电子流入呼吸链，从而改变 ETC 接受能力的药理学作用值得思考。褪黑素与线粒体的结合位点是低亲和力的（$IC_{50} = 0.81 mol/L$），这与线粒体通透性转换孔（mtPTP）被抑制以及褪黑素介导的抗凋亡药理学浓度高度相关。在生理条件下，仅考虑该结合位点且线粒体外有足够的褪黑素，我们可在线粒体内观察到褪黑素的存在。这主要是由于褪黑素兼具亲水和亲油的特性，使得一定浓度的褪黑素可轻松进入线粒体。

在脑和肝脏组织中，褪黑素可呈时间依赖性地增加线粒体呼吸复合体 Ⅰ 和 Ⅳ 的活性。褪黑激素与 ETC 的复合体相互作用，并且在提供电子的同时也可作为氧化型中间体接受电子，从而增加了电子流入。由于抗氧剂的特性，褪黑素既可参与电子传递又可作为抗氧剂。同样的效果可在褪黑素代谢物——AMK 预见。事实上，AMK 对线粒体的保护作用已得到一些研究结果的证实。

4. 调控神经递质

足够剂量的褪黑素还可发挥抗兴奋性和镇静作用，并且以 GABA 能系统作为调节子而发挥继发性神经保护作用。这一观点已得到了支持，褪黑素通过激活 GABA 受体保护神经元免受 Aβ 肽毒性。

5. 促进神经干细胞增殖分化

丝裂原活化蛋白激酶（MAPK）信号途径是真核生物进化过程中保留的信号通路，该通路涉及许多神经生物学功能，包括细胞增殖和细胞死亡。胞外信号调节激酶（ERK）是的 MAPK 的主要亚群之一，ERK1 和 ERK2 是增殖分化和存活信号转导子，主要影响细胞 G_1—S 期的生长。有研究指出，在神经元细胞培养实验中褪黑素可以使 ERK1/2 磷酸化而被激活。此外，研究发现，褪黑素激活 MAPK/ERK 信号通路使组蛋白乙酰化，进而促进神经干细胞增殖分化（图 4-4）。

6. 抗炎与保护神经

褪黑素可以抑制 P300 HAT 活性，从而抑制 NF-κB 的乙酰化并与一些炎症基因的启动子相结合。同时 NF-κB 诱导一氧化氮合酶（iNOS）和环氧合酶-2（COX-2）的表达也可抑制褪黑素的分泌。COX-2 分布在大脑中与学习记忆高度相关的特定区域——海马。除了能够抑制 NF-κB、COX-2，褪黑素还可抑制肿瘤发生和炎症反应中花生四烯酸转化为前列腺素 H_2。因此，通过抑制 CBP/P300 的 HAT 样活性，褪黑素可以经由表观遗传学的调控从而提高抗炎作用，并刺激 Nrf-2 的表达来提高一些抗氧化基因的表达。此外，褪黑素的抗炎和抗氧化作用也可通过 Nrf-2 的上调进而影响 CBP/P300 介导的乙酰化加以解释。PPARγ 的活化可调节炎症反应并降低各促炎症基因（COX-2、iNOS 等）以及各种因子的表达。联合使用 PPARγ 激动剂和褪黑素可引起乳腺癌细胞数量降低并显著增加细胞凋亡。因此，褪黑素和 PPARGγ 激动剂的

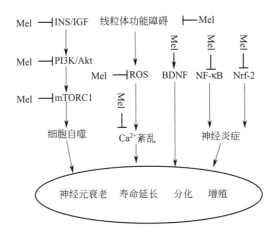

图 4-4　褪黑素保护神经元作用机制

联合使用是神经退行性疾病以及癌症治疗的非常重要的突破口。胰岛素级联信号在许多重要组织中具有延长寿命的作用，在哺乳动物中，胰岛素、胰岛素样生长因子1（IGF-1）和胰岛素样生长因子2（IGF-2）都可促进 MAPK/ERK 途径，并通过 PI（3，4）P2、PI（3，4，5）P3 和激活蛋白激酶 B（Akt）对下游许多蛋白进行磷酸化。在大鼠胰岛细胞实验中已经证实褪黑素通过 MT1 受体而作用于 Ins/IGF-1 信号通路（IIS），MT1 下调将导致胰岛素抵抗，而褪黑素可通过改变雄性小鼠胰腺的基因表达以改善胰岛素抵抗。

7. 清除氧自由基抗衰老

褪黑素的抗神经炎症作用主要是通过对 NF-κB 以及 Nrf-2 的抑制。褪黑素在被氧化成 AFMK 的同时可通过氧化还原反应生成 NADH（在代谢和抗氧化防御系统中起关键作用），因此在线粒体水平上 ATP 的生成会增加。褪黑素是一种自由基清除剂，可以防止神经退化变性，并降低过氧化氢（H_2O_2）的神经毒性。安非他明诱导的氧化应激和神经退行性病变模型显示，褪黑素可以对神经元的退化起到保护作用。褪黑素可以清除 $OONO^-$ 以及抑制血管内皮细胞的亚硝化应激途径，这效应可通过 HtrA2/ PED 和 KELCH 蛋白 1（Keap1/ Nrf-2）途径对脑缺血患者起到神经保护作用。因此，褪黑素对 $OONO^-$ 介导的亚硝化应激的抑制作用可能是卒中治疗中对血管保护的新方法。此外，亚硝化应激导致的蛋白质二硫键异构酶功能障碍在机制上提供了一种在分子伴侣、错误折叠蛋白的积累与神经退行性疾病中神经元的死亡之间的联系。以近似于松果体在夜间释放的生理浓度（1nmol/L）给予褪黑素，能显著抑制 TNF-α、IL-1β、IL-6，并在小胶质细胞升高甲基苯丙胺诱导的 iNOS 表达升高。

8. 清除蛋白质错误折叠

α-突触核蛋白是一种神经变性蛋白，一般由分子伴侣介导的自噬（CMA）和蛋白酶体降解系统进行清除，一旦在自噬体积累会损害泛素-蛋白酶体系统（UPS）。这些改变都在散发性帕金森病中观察到。α-突触核蛋白水平的升高往往导致多巴胺的释放减少。在安非他明诱导神经退行性疾病模型中，褪黑素能降低多巴胺能神经元 α-突触核蛋白的表达；在阿尔茨海默病模型中，褪黑素能增加抑制 Aβ 蛋白产生的 α-分泌酶（ADAM10）。除了正常的衰老，蛋白质错误折叠、聚集和降解功能的障碍是年龄相关的退行性病（AD 和 PD）的主要特征。褪黑素增加了 α-分泌酶和 γ-分泌酶的表达，并降低 β-分泌酶的表达。褪黑素也能抑制 Tau 蛋白的磷酸化。

第七节 外源性甾体物质与认知功能

维生素 D（Vitamin D，V_D）是对人体的生长发育至关重要的外源性类固醇激素，虽然 V_D 为钙稳态和骨代谢必不可少，它也有其他的生理功能，如免疫调节剂，在细胞增殖和分化过程中起作用。过去的 20 年的研究中发现 V_D 与大脑发育和成人脑功能的维持有密切联系。最近，越来越多的证据表明成年期 V_D 水平低也可能与大脑发育不良有关。越来越多流行病学和神经科学的证据将 V_D 缺乏症与一系列神经精神疾病和神经退行性疾病联系起来。如果 V_D 缺乏与大脑功能障碍相关，这可能对公共卫生有重要的意义。因为 V_D 不足（即补充）的治疗安全、便宜，并容易被公众所接受。同时，常见的甾体皂苷如人参皂苷、田七皂苷等对大脑的认知功能有着显著的改善。改善认知功能治疗中枢神经系统疾病的甾体药物研究越来越广泛。本节将重点介绍 V_D 和人参皂苷对中枢神经系统的作用。

一、维生素 D 与认知功能

1. V_D 及其受体

V_D 的合成主要来自 7-脱氢胆甾醇经皮肤紫外线照射。V_D 要转化换成具有生物活性的结构需要通过两个酶系反应。首先在肝脏中，V_D 经由肝微粒体（CYP21R）或者线粒体（CYP27A1）P450 的 25-羟化酶生成 25-(OH)D_3，25-(OH)D_3 转运到肾脏经 1α-羟化酶（CYP27B1）催化生成 V_D 的活性形式 [1，25-(OH)$_2D_3$]。1α-羟化酶通过负反馈调节机制受到甲状旁腺激素、钙离子、磷酸盐和降钙素的调控。V_D 活性酶（1α-羟化酶、25-羟化酶）以及 V_D 生物活性结构的降解酶（24-羟化酶、CYP24A1）分布于全身各个组织（包括脑）。动物研究还发现 V_DR 也分布于脑部的海马组织、杏仁核、下丘脑、大脑皮质、丘脑和小脑。同样的，人脑组织也存在 V_DR 和 1α-羟化酶，两者都共定位于神经元和胶质细胞。V_DR 主要存在于成熟神经元的胞核膜上，而 1α-羟化酶则位于胞浆。最近一项研究表明 V_DR 存在于成熟的多巴胺神经元胞体，通过蛋白免疫印迹（western blotting，WB）证实其存在于发育和成熟的中脑神经元胞核。

2. V_D 神经生物学作用

（1）钙离子水平的调节 高水平的钙离子会导致神经毒性，脑内的 V_D 可以降低钙离子的水平。V_D 可介导 V_DR 下调 L-型电敏感性钙通道的 A1C 亚基的 mRNA，从而调控 L-型离子门控通道（L-VGCC）。此外，V_D 也可不通过介导 V_DR 下调 L-VSCC-A1D mRNA。在 V_D 缺乏的小鼠中，L-VGCC 上调导致钙离子内流增加，在体外实验中表明 V_D 通过下调 L-VGCC 直接起到对抗兴奋性毒性的侵袭和保护神经元的作用。

有研究证实，V_DR 基因多态性差异有助于实现认知功能的差异，进而推测认知功能的改变并不依赖钙离子的调节。在记忆和注意力损伤实验中，单倍体的 V_DR 能够提高认知功能。钙离子浓度并没有因表型的不同显示出差异，这都说明 V_D 对神经的保护作用也不单单依赖于钙离子水平的调节。现有 5 个重要的 V_DR 基因多态性施加不同的作用：Cdx2、FokI、BsmI、ApaI 和 TaqI。例如，Cdx2 的多态性存在于 V_DR 基因的启动子区域，这对 V_D/V_DR 信号非常重要。某些 V_DR 基因启动子区域的核苷酸多态性，例如 1521（G/C）和

1012（A/G）可调节 DNA-蛋白质复合体的形成进而调节 V_D 的水平。

（2）神经营养作用　NGF 是交感神经、感觉神经以及前脑基底胆碱能神经元分化存活的基本神经营养因子。GDNF 保持多巴胺能和去甲肾上腺素能系统的完整性。NT-3 刺激神经元的生成并对神经元的功能和存活具有更广泛的作用。p75NTR 同 NGF 都是脑细胞凋亡必不可少的。研究表明，V_D 可通过解毒途径和神经营养因子的合成来保持神经结构和功能的完整性。1,25-$(OH)_2D_3$ 可上调神经营养因子的合成（NT-3、GDNF）。V_D 导致部分神经营养因子的改变，例如神经生长因子（NGF）、胶质细胞生长因子（GDNF）和神经营养因子-3（NT-3）的增加以及 NT-4 的减少，对于神经的分化、成熟和生长具有促进作用。此外，V_D 还增加体外低亲和力的神经营养受体（p75NTR）的水平。包括小鼠骨髓性白血病细胞和黑素瘤细胞在内的几个肿瘤细胞系在最初的体外实验结果表明，添加 V_D 能抑制细胞的生长，导致增殖减少，分化增加。V_D 诱导分化的能力在体外扩展到正常骨髓祖细胞，其抗增殖作用在对抗恶性肿瘤体内被证实了。此外，V_D 培养的胚胎海马细胞显示出不但会增加 NGF，而且也会改善神经突外向生长和有丝分裂的减少。

（3）神经递质调节作用　V_D 调节大量的神经递质基因的表达，如乙酰胆碱、多巴胺、5-羟色胺和 GABA。例如，V_D 可升高特定脑区的乙酰胆碱转移酶活性。大鼠实验中，V_D 对抗甲基苯丙胺引起纹状体及伏隔核的多巴胺和 5-羟色胺下降。V_D 不仅可以瞬时改变暴露的神经递质，也有证据表明，在新生儿期该激素引起生物胺水平发生永久改变。例如，雄性大鼠出生时给予 V_D 治疗，显示脑干多巴胺和纹状体、下丘脑高香草酸（HVA）的水平三个月后发生改变。这些变化最有可能是因为其影响了表观遗传机制。

V_D 还可上调 γ-谷氨酰转肽酶的活性进而增加 GSH 的合成，GSH 是自身合成的一种抗氧剂，用于保护少突触细胞以及神经传导途径的完整性。

（4）增强突触可塑性　LTP 是对神经元和神经递质信号的持续的加强，它是引起突触可塑性和学习记忆的主要机制之一。胎儿期 V_D 的缺乏可改变包括突触可塑性相关基因在内的许多基因，有证据表明大鼠胎儿期的 V_D 缺乏会引起成年大鼠的 LTP 增强，给予氟哌啶醇（D_2 受体拮抗剂）又可逆转这种作用。而成年大鼠 V_D 水平的降低，会造成血清钙离子的下调从而增强 LTP。这是由于对于 LTP 的产生，突触后胞内的钙离子的增加是很重要的。

（5）调节免疫系统　V_D 直接作用于免疫细胞从而影响免疫系统。在 CNS，V_D 对浸润的巨噬细胞和实质小胶质细胞产生作用从而实现免疫调节作用。体外对小胶质细胞给予 V_D 可降低肿瘤坏死因子-α（TNF-α）、白介素-6（IL-6）和 NO 的水平，这表明 V_D 在脑内具有抗炎作用。

（6）对脑形态的改变　V_D 缺乏症往往发生包括脑容量、脑血管及代谢在内的许多改变。患有 V_D 缺乏症的雌性大鼠所产下的幼鼠，其皮质会更薄以及大脑侧室体积更大。研究显示，虽然在不同 V_D 水平下全脑的体积并未发生改变，但是在一篇分析报道中指出 V_D 缺乏人群的大脑侧室体积相比于无该缺乏症的人群更大。脑形态分析表明，V_D 缺乏伴随着脑的萎缩，这可以解释为什么颅顶点灰质的大量丢失比颞叶多。关于脑血管的改变，实验显示大脑动脉结扎后，V_D 显著减少，脑皮质发生缺血。因此，V_D 缺乏人群相比于正常人卒中的概率更大。

3. V_D 改善认知功能的作用机制

V_D 在很长的一段时间里被认为是具有调节身体钙磷水平和骨矿化程度作用的甾体激

素。V_D 可从食物中摄取，亦可由皮肤的 7-脱氢-胆固醇经光照而合成。来源于食物的 V_D 并无活性，需要经两个酶促反应途径生成 V_D 的活性形式。一旦激活，V_D 通过基因途径和非基因途径影响一系列代谢系统。$1,25\text{-}(OH)_2D_3$ 与 V_D 受体（V_DR）结合作用于核受体-维甲酸 X 受体（RXR）。$1,25\text{-}(OH)_2D_3\text{-}V_DR$ 复合物与 DNA 的一小段序列（V_D 反应元件）结合，从而启动一系列的分子级联反应，调节组织大量基因的转录。

V_D 的基因调节途径始于与分布于全身各组织的 V_DR 的结合。一旦 V_D 与 V_DR 结合，V_DR 磷酸化致使其构象发生改变，从而诱导辅阻遏子的释放以及同视黄醇 X 受体形成异源二聚体。异源二聚体募集共调节蛋白复合物并结合 V_D 众多反应元件的某一个，进而影响基因的转录。V_D 反应元件由 DNA 上两个六聚体构成结合位点，这些结构微小，但是数量不同的核苷酸重复序列，或每间隔 9 个核苷酸形成的反转回文结构。该异源二聚体影响基因转录的能力主要取决于共调节蛋白复合物的大小范围，如甾体受体共激活因子以及决定阻遏/激活是否发生的 V_DR 作用蛋白。近期确立的 V_DR 全基因图谱已识别出 V_DR 占据着超 2700 个基因位点，这显示了 V_DR 的多效性。

像其他神经甾体激素一样，V_D 通过 V_D 膜结合受体或蛋白二硫化物异构酶（PDIA3）启动非基因快反应调节，V_D 快速激活不同的信号转导系统（Ca^{2+} 内流，胞内 Ca^{2+} 的释放，腺苷环化酶、磷脂酶 C 和蛋白激活的调节）以及蛋白磷酸化状态的改变。V_D 的快反应可能在细胞的不同阶段中起到不同的作用，V_D 对细胞增殖和免疫作用支撑了这一想法，更重要的是，V_DR 和 PDIA3 受体均在人脑中存在。

二、甾体皂苷与认知功能

甾体皂苷是一类由螺甾烷类化合物与糖结合的寡糖苷。在我国，甾体皂苷得到广泛的研究，尤其对于其用于中枢神经系统疾病的治疗也越来越受到关注。人参皂苷在中枢神经系统方面作用广泛，本部分将重点介绍人参皂苷与认知功能的关系。

1. 人参皂苷结构

按照皂苷的系统分类，人参皂苷均属于三萜类皂苷。按其结构不同可分为两类：一类为齐墩果烷型（Oleanane）五环三萜皂苷（如图 4-5 所示），其中皂苷元为齐墩果酸，此类皂苷在自然界中普遍存在，人参皂苷-RO 属此类皂苷；另一类为达玛烷型四环三萜皂苷，人参皂苷绝大多数属此类皂苷。达玛烷型人参皂苷水解可生成不同的皂苷元，据此又将其分成两类：一类为 20(S)-原人参二醇类，包括人参皂苷 Rb₁、Rb₂、Rb₃、Rc、Rd、Rg₃、Rh₂ 及糖苷基 PD；另一类为 20(S)-原人参三醇类，包括人参皂苷 Re、Rg₁、Rg₂、Rh₁ 及糖苷基 PT。

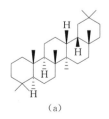

（a）

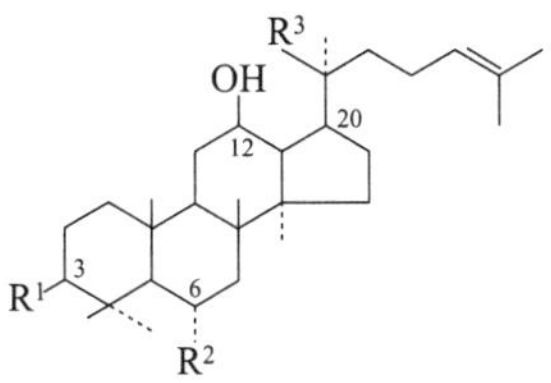

(b)

人参皂苷	R^1	R^2	R^3
人参皂苷-Rb$_1$	—O-Glc^2-Glc	—H	—O-Glc^6-Glc
人参皂苷-Rc	—O-Glc^2-Glc	—H	—O-Glc^6-Ara(pyr)
人参皂苷-Re	—OH	—O-Glc^2-Rha	—O-Glc
人参皂苷-Rf	—OH	—O-Glc^2-Glc	—OH
人参皂苷-Rg$_1$	—OH	—O-Glc	—O-Glc

图 4-5　人参皂苷结构

（a）齐墩果烷型五环三萜皂苷；（b）达玛烷型四环三萜皂苷

2. 人参皂苷神经生物学作用

根据现有的相关文献报道，人参皂苷多个成分（如 Rb、Rg）对中枢神经系统疾病具有治疗作用，亦可改善正常人的学习记忆及与年龄相关的认知功能。经过大量的研究，目前已经确立了人参皂苷以下 3 个对中枢神经的作用。

（1）改善突触可塑性与学习记忆　陈琳等通过长期注射皮质酮造成海马结构可塑性损伤模型，发现一定量的人参总皂苷能促进信号分子 GSK-3β 的磷酸化失活，提高 CREB 活性，进而改善神经可塑性。有研究报道，人参皂苷 Rb$_1$ 可通过调节 GSK-3β 磷酸化及 PP2A 水平，降低铝中毒小鼠 Tau 蛋白磷酸化水平，改善小鼠学习记忆能力以及突触可塑性。

（2）调节神经递质平衡　中枢神经系统中神经递质的平衡对脑功能的维持起到极为重要的作用。很多中枢神经疾病初期的脑组织并未出现结构性改变，而是神经递质的平衡关系（稳态）被打破。研究人员发现，人参皂苷 Rb$_1$ 通过环磷酸腺苷（cAMP）依赖性蛋白激酶（PKA）增加突触蛋白的磷酸化，促进谷氨酸的释放。当突触蛋白磷酸化时，细胞骨架结合的突触小泡被释放，移动到突触膜并释放神经递质到突触间隙。在大鼠 AD 模型中，给予人参皂苷 Rg$_2$ 则能显著减少谷氨酸造成的上述兴奋性损伤。Salim 等发现人参皂苷 Rb$_1$ 可增加大鼠前脑基底乙酰胆碱转移酶的表达，该酶通过结合乙酰辅酶 A 生成胆碱，进而促进乙酰胆碱的形成。Benishin 报道，人参皂苷 Rb$_1$ 提高大鼠的海马乙酰胆碱的释放。此外，研究还发现人参皂苷（GTS）增加大脑皮质多巴胺释放并调节动物中 γ-氨基丁酸（GABA）的释放。

（3）神经保护　细胞凋亡可以维持内环境平衡，但凋亡机制紊乱就会导致多种疾病的发生，包括 AD 等。因此，干预细胞凋亡可能有利于某些疾病的治疗。人参皂苷 Rg$_1$ 可能通过降低 Aβ$_{42}$ 生成和 caspase-3 蛋白质表达，抑制 Aβ 诱导的细胞凋亡。人参皂苷 Rg$_1$ 能减少大鼠神经元细胞凋亡，可能与减少一氧化氮（NO）的含量、抑制一氧化氮合酶（NOS）的活性有关。另外，人参皂苷还可以增加 Bcl-2 蛋白的表达，减少 Bax 蛋白的表达以及抑制 caspase-3 的活性，从而发挥抗凋亡作用。

3. 人参皂苷益智作用

最近，张均田教授课题组经二十余年的研究发现人参皂苷 Rg$_1$ 可在幼年大鼠中提高学习能力和记忆获得、促进神经发育（增加脑室和大脑皮质厚度）以及增加基础突触的信号传递，诱导 LTP，激活学习记忆相关的信号转导途径（如 PLC-PKC-pCREB 和 $Ca^{2+}/CaMKⅡ$-ERK-pCREB）。在正常成年大鼠，人参皂苷 Rg_1 可通过激活乙酰胆碱转移酶，促进 Ach 的合成和释放。机制研究表明，人参皂苷 Rg_1 的主要靶标是 NMDAR 和 NOs（其对长时记忆的形成、情绪情感的控制、神经发生和突触新生起着十分关键的作用）。人参皂苷 Rg_1 能提高血中睾酮的水平，提升下丘脑中多巴胺的含量和促进 CNS 中 NO 的释放。人参皂苷 Rg_1 的系统研究表明，其在认知过程的多环节、多靶点作用以及长期服用的安全性，使之可能成为世界上第一个聪明药，至少是一个聪明药的候选药物，它的发现对生理状态下的认知规律及其调控基质的进一步研究均有启示，值得借鉴。

4. 人参皂苷作用机制

目前公认人参皂苷可能存在多靶点的作用机制，这主要是由于人参皂苷的许多成分均有药物活性。为此总结多年来的研究，列出可能存在的主要作用机制见表 4-3。

表 4-3　人参皂苷可能存在的作用机制

作用靶点及通路	可能存在的作用机制	人参皂苷成分
一氧化氮的合成及其信号通路	NO 是炎症神经元发生以及与 CREB 相关联的神经元存活的重要调节子	Rd、Rg_3、Rh_1、Rh_2
抗氧化酶	调节抗氧化分子的生成并清除活性氧	Rd、Re、Rg_3
NMDA 受体	兴奋性递质受体可调节神经元的兴奋性,可塑性,记忆形成以及细胞的死亡	Rb_3、Rc、Rg_1、Rg_3、Rh_2
GABA 受体	抑制性神经递质受体,可调节神经元的兴奋性和突触可塑性	Rb_3、Rc
乙酰胆碱及其受体	对记忆的形成和注意力集中具有关键的调节作用	Rb_1、Rg_2、Rg_3
5-羟色胺受体	代谢型和离子型受体对情绪的影响均有重要作用	Rb_1、Rg_2、Rg_3
Na^+ 通道	电压门控型离子通道主要影响神经元的动作电位	Rg_3、Rh_2、PPD
Ca^{2+} 通道	电压门控型离子通道作用于动作电位的起始阶段,且 Ca^{2+} 是凋亡信号通路的第二信使	Rb_1、Rg_1、Rg_3、Rh_2
cAMP-PKA-CREB 信号通路	cAMP 作为第二信使,可激动 PKA 以及影响转录因子,进而调节神经元的生长,可塑性和存活相关的基因	Rb_1、Rg_1、Rg_3、Rh_1、Rh_2
PI3K-Akt(PKB)信号通路	PI3K 的产物磷酸肌醇是与 mTOR 上游密切相关的第二信使,可调节细胞的存活和增殖	Rb_1、Rg_1
MAPK 信号通路	MAP 激酶信号通路作用广泛,尤其对基因的表达,细胞的存活和增殖尤为重要	Rg_1、Rh_1
PKC 信号通路	PKC 信号通路包括对细胞增殖,可塑性和基因的调节,还是 M_1 胆碱受体,5-HT 受体亚基和离子型通道的下游信号	Rg_1
c-Fos 信号通路	c-Fos 转录因子作用于 PKA 和 PKC 的下游,并对细胞的可塑性以及长期记忆的形成和巩固起到重要的促进作用	Rg_1

5. 人参皂苷与甾体激素

由于人参皂苷在结构上也具有一个甾环，人们对于人参先的研究也渐渐转入到人参皂苷的激素样作用。1984 年已有研究表明，人参皂苷 Rg_1 能够升高急性乙醇中毒大鼠模型血中降低的雄激素睾酮水平。此外，人参皂苷 Rg_1 可促进阴茎海绵体组织产生 cGMP，引起雄性大鼠阴茎勃起。这提示我们人参皂苷 Rg_1 对雄性机体有雄激素样作用。潘玉婷等在雄性大鼠应激模型中，首先考察了 17β-E_2 和 GRb3 的作用，发现两者作用机制相似，随后应用雌激素受体阻断剂 ICI182780，可明显阻断 17β-E_2 和 GRb3 的生物学作用。这表明人参皂苷 Rb_3 通过 ER 介导发挥抗氧化损伤及功能障碍的作用。此外，还有研究发现人参皂苷 Re 也可通过雌激素的作用途径（ERK 途径）促进细胞的增殖。人参皂苷 Rg_1 能够明显的引起核内 GR 的转位，这说明人参皂苷 Rg_1 可能是 GR 的激动剂。但是在急性给药和慢性给药后，研究者均未发现其存在 GC 激素样副作用。在 1988 年，李新民等还发现人参皂苷 Rg_1 和人参皂苷 Rb_1 作用于腺垂体促进 FSH 和 LH 的释放，起到了促性腺激素释放素样的作用。

三、外源性甾体与治疗

1. 提高 V_D 的摄入

Annweiler 等采用美金刚和 V_D 联合用药的方式，发现联合用药组在初期对 AD 患者的认知功能和学习记忆有了显著的提高，并提出了美金刚和 V_D 多靶点治疗 AD 的策略。研究指出 AD 患者服用 V_D 后，对 AD 患者产生了免疫刺激，促进巨噬细胞对 $A\beta$ 蛋白的清除，从而保护神经元。同样的，Dan Zhu 等的临床试验中 209 名 PD 患者通过膳食摄入 V_D 或户外运动后显示，户外运动的时间越长或维生素的日摄入量增加时，相对于对照组 PD 的发病率就越低，且当每周户外运动 6h 或 V_D 摄入量大于 $12\mu g$ 时，PD 发病率较对照组分别下降到 21.8% 和 50.5%。这项研究表明增加 V_D 的摄入和户外运动可显著降低 PD 患者发病率。

2. 人参皂苷多靶点治疗

人参皂苷在神经退行性疾病动物模型中的研究有着广泛的关注，而且相关的临床试验的研究目前也在开展。目前 Jae-Hyeok Heo 等在中度阿尔茨海默病患者中给予人参进行治疗，结果显示在阿尔茨海默病评分（ADAS）和简易智力状况检查量表（MMSE）测试中，人参用药组评分显著好于对照组，认知功能有明显的改善。这提示人参皂苷对神经退行性疾病的治疗作用值得进行更深入的研究。

（连晓媛　张均田）

<h1 style="text-align:center">参 考 文 献</h1>

[1] Aisa B，Tordera R，Lasheras B，et al. Effects of maternal separation on hypothalamic-pituitary-adrenal responses，cognition and vulnerability to stress in adult female rats [J]. Neuroscience，2008，154（4）：1218-1226.

[2] Almey A，Milner T A，Brake W G. Estrogen receptors in the central nervous system and their implication for dopamine-dependent cognition in females [J]. Hormones and behavior，2015，74：125-138.

[3] Ana M Fernandez，Ignacio Torres-Alemán. The many faces of insulin-like peptide signalling in the brain [J]. Nat Rev Neurosci，2012，13：225-239.

[4] Andel V，Annweiler C，Millet P，et al. Vitamin D, Cognition, and Alzheimer's Disease: The Therapeutic Benefit is in the D-Tails [J]. Journal of Alzheimer's Disease，2016（Preprint）：1-26.

[5] André Kleinridders，Heather A Ferris，Weikang Cai，et al. Insulin Action in Brain Regulates Systemic Metabolism and Brain Function [J]. Diabetes，2014，63：2232-2243.

[6] Annweiler C. Vitamin D in dementia prevention [J]. Annals of the New York Academy of Sciences，2016，1367（1）：57-63.

[7] Annweiler C，Allali G，Allain P，et al. Vitamin D and cognitive performance in adults: a systematic review [J]. European Journal of Neurology，2009，16（10）：1083-1089.

[8] Annweiler C，Schott A M，Berrut G，et al. Vitamin D and ageing: neurological issues [J]. Neuropsychobiology，2010，62（3）：139-150.

[9] Arevalo M A，Azcoitia I，Garcia-Segura L M. The neuroprotective actions of oestradiol and oestrogen receptors [J]. Nature Reviews Neuroscience，2015，16（1）：17-29.

[10] Barros L A，Tufik S，Andersen M L. The role of progesterone in memory：An overview of three decades [J]. Neuroscience & Biobehavioral Reviews，2015，49：193-204.

[11] Bartholomeusz C F，Ganella E P，Labuschagne I，et al. Effects of oxytocin and genetic variants on brain and behaviour：Implications for treatment in schizophrenia. [J]. Schizophrenia Research，2015，168（3）：614-627.

[12] Beauchet O. Testosterone and cognitive function：current clinical evidence of a relationship [J]. European Journal of Endocrinology，2006，155（6）：773-781.

[13] Belanoff J K，Gross K，Yager A，et al. Corticosteroids and cognition [J]. Journal of Psychiatric Research，2001，35（3）：127-145.

[14] Bian C，Zhu H，Zhao Y，et al. Intriguing roles of hippocampus-synthesized 17β-estradiol in the modulation of hippocampal synaptic plasticity [J]. Journal of Molecular Neuroscience，2014，54（2）：271-281.

[15] Blair J A，Bhatta S，McGee H，et al. Luteinizing hormone：Evidence for direct action in the CNS [J]. Hormones and behavior，2015，76：57-62.

[16] Brom M，Both S，Laan E，et al. The role of conditioning，learning and dopamine in sexual behavior：A narrative review of animal and human studies [J]. Neuroscience & Biobehavioral Reviews，2014，38：38-59.

[17] Buell J S，Dawson-Hughes B. Vitamin D and neurocognitive dysfunction：preventing "D" ecline？ [J]. Molecular Aspects of Medicine，2008，29（6）：415-422.

[18] Chamberlain S R，Robbins T W. Noradrenergic modulation of cognition：therapeutic implications [J]. Journal of Psychopharmacology，2013，27（8）：694-718.

[19] Chini B，Leonzino M，Braida D，et al. Learning About Oxytocin：Pharmacologic and Behavioral Issues [J]. Biological Psychiatry，2014，76（5）：360-366.

[20] Chu J，Tu Y，Chen J，et al. Effects of melatonin and its analogues on neural stem cells [J]. Molecular & Cellular Endocrinology，2015，420：169-179.

[21] Chu S，Zhang J. New achievements in ginseng research and its future prospects [J]. Chinese Journal of Integrative Medicine，2009，15：403-408.

[22] Claudie Hooper，Richard Killick，Simon Lovestone. The GSK3 hypothesis of Alzheimer's Disease [J]. J Neurochem，2008，104：1433-1439.

[23] Shi Y Q，Huang T W，Chen L M，et al. Ginsenoside Rg$_1$ attenuates amyloid-β content，regulates PKA/CREB activity，and improves cognitive performance in SAMP8 mice [J]. Journal of Alzheimer's Disease，2010，19（3）：977-989.

[24] Cochran D，Fallon D，Hill M，et al. The role of oxytocin in psychiatric disorders：A review of biological and therapeutic research findings [J]. Harvard Review of Psychiatry，2013，21（5）：219-247.

[25] Conrad C D，Bimonte-Nelson H A. Impact of the hypothalamic-pituitary-adrenal/gonadal axes on trajectory of age-related cognitive decline [J]. Progress in Brain Research，2010，182：31-76.

[26] Currie L J，Harrison M B，Trugman J M，et al. Postmenopausal estrogen use affects risk for Parkinson disease [J]. Archives of Neurology，2004，61（6）：886-888.

[27] ER de Kloet，C Otte，R Kumsta，et al. Stress and Depression a crucial role of the mineralocorticoid receptor [J]. Journal of Neuroendocrinology，2016.

[28] Eric J Lenzel，Tamara Hershey，John W Newcomer，et al. Antiglucocorticoid therapy for older adults with anxiety and co-occurring cognitive dysfunction：results from a pilot study with mifepristone [J]. International Journal of Geriatric Psychiatry，2014，29（9）：962-969.

[29] Fernanda G De Felice. Alzheimer's disease and insulin resistance：translating basic science into clinical applications [J]. J Clin Invest，2013，123（2）：531-539.

[30] Fester L，Rune G M. Sexual neurosteroids and synaptic plasticity in the hippocampus [J]. Brain Research，2015，1621：162-169.

[31] Filová B，Ostatníková D，Celec P，et al. The effect of testosterone on the formation of brain structures [J]. Cells Tissues Organs，2013，197（3）：169-177.

[32] Foster T C. Role of estrogen receptor alpha and beta expression and signaling on cognitive function during aging [J]. Hippocampus，2012，22（4）：656-669.

[33] Groves N J，McGrath J J，Burne T H J. Vitamin D as a neurosteroid affecting the developing and adult brain [J]. Annual Review of Nutrition，2014，34：117-141.

[34] Haaxma C A，Bloem B R，Borm G F，et al. Gender differences in Parkinson's disease [J]. Journal of Neurology，Neurosurgery & Psychiatry，2007，78（8）：819-824.

[35] Harris A P，Holmes M C，De Kloet E R，et al. Mineralocorticoid and glucocorticoid receptor balance in control of HPA axis and behaviour [J]. Psychoneuroendocrinology，2013，38（5）：648-658.

[36] Hauser J，Feldon J，Pryce C R. Direct and dam-mediated effects of prenatal dexamethasone on emotionality，cognition and HPA axis in adult Wistar rats [J]. Hormones and Behavior，2009，56（4）：364-375.

[37] Henderson V W，Watt L，Buckwalter J G. Cognitive skills associated with estrogen replacement in women with

Alzheimer's disease [J]. Psychoneuroendocrinology, 1996, 21 (4): 421-430.

[38] Heo J H, Lee S T, Chu K, et al. Heat-processed ginseng enhances the cognitive function in patients with moderately severe Alzheimer's disease [J]. Nutritional Neuroscience, 2012, 15 (6): 278-282.

[39] Inclair D, Purves-Tyson T D, Allen K M, et al. Impacts of stress and sex hormones on dopamine neurotransmission in the adolescent brain [J]. Psychopharmacology, 2014, 231 (8): 1581-1599.

[40] Jahagirdar V, McNay E C. Thyroid hormone's role in regulating brain glucose metabolism and potentially modulating hippocampal cognitive processes [J]. Metabolic Brain Disease, 2012, 27 (2): 101-111.

[41] Janowsky J S. Thinking with your gonads: testosterone and cognition [J]. Trends in Cognitive Sciences, 2006, 10 (2): 77-82.

[42] Kehagia A A, Barker R A, Robbins T W. Neuropsychological and clinical heterogeneity of cognitive impairment and dementia in patients with Parkinson's disease [J]. The Lancet Neurology, 2010, 9 (12): 1200-1213.

[43] Kloet E R D. From vasotocin to stress and cognition [J]. European Journal of Pharmacology, 2010, 626 (1): 18-26.

[44] Kloet E R, Otte C, Kumsta R, et al. Stress and Depression a crucial role of the mineralocorticoid receptor [J]. Journal of Neuroendocrinology, 2016.

[45] Lambert J J, Cooper M A, Simmons R D J, et al. Neurosteroids: endogenous allosteric modulators of GABA A receptors [J]. Psychoneuroendocrinology, 2009, 34: S48-S58.

[46] Lan Y L, Zhao J, Li S. Estrogen receptors' neuroprotective effect against glutamate-induced neurotoxicity [J]. Neurological Sciences, 2014, 35 (11): 1657-1662.

[47] Landgraf R, Wotjak C T, Neumann I D, et al. Release of vasopressin within the brain contributes to neuroendocrine and behavioral regulation. [J]. Progress in Brain Research, 1998, 119: 201-220.

[48] Li R, Singh M. Sex differences in cognitive impairment and Alzheimer's disease [J]. Frontiers in Neuroendocrinology, 2014, 35 (3): 385-403.

[49] Liao B, Newmark H, Zhou R. Neuroprotective effects of ginseng total saponin and ginsenosides Rb_1 and Rg_1 on spinal cord neurons in vitro [J]. Experimental Neurology, 2002, 173 (2): 224-234.

[50] Luine V N. Sex steroids and cognitive function [J]. Journal of Neuroendocrinology, 2008, 20 (6): 866-872.

[51] Lupien S J, McEwen B S, Gunnar M R, et al. Effects of stress throughout the lifespan on the brain, behaviour and cognition [J]. Nature Reviews Neuroscience, 2009, 10 (6): 434-445.

[52] M M Cherrier, A M Matsumoto, J K Amory, et al. Testosterone improves spatial memory in men with Alzheimer's disease and mild cognitive impairment [J]. Neurology, 2005, 64 (12): 2063-2068.

[53] Maninger N, Wolkowitz O M, Reus V I, et al. Neurobiological and neuropsychiatric effects of dehydroepiandrosterone (DHEA) and DHEA sulfate (DHEAS) [J]. Frontiers in Neuroendocrinology, 2009, 30 (1): 65-691.

[54] Masoumi Ava, Goldenson Ben, Ghirmai Senait, et al. 1α, 25-dihydroxyvitamin D_3 Interacts with Curcuminoids to Stimulate Amyloid-β Clearance by Macrophages of Alzheimer's Disease Patients [J]. Journal of Alzheimer's Disease, 2009, 17 (3): 703-717.

[55] Michael S Okun, Hubert H Fernandez, Ramon L. Rodriguez, et al. The new science of cognitive sex differences [J]. Trends in Cognitive Sciences, 2014, 18 (1): 37-45.

[56] Newhouse P, Dumas J. Estrogen-cholinergic interactions: Implications for cognitive aging [J]. Hormones and Behavior, 2015, 74: 173-185.

[57] Oitzl M S, Champagne D L, van der Veen R, et al. Brain development under stress: hypotheses of glucocorticoid actions revisited [J]. Neuroscience & Biobehavioral Reviews, 2010, 34 (6): 853-866.

[58] Ong W Y, Farooqui T, Koh H L, et al. Protective effects of ginseng on neurological disorders [J]. Frontiers in Aging Neuroscience, 2015, 7.

[59] Otte C, Moritz S, Yassouridis A, et al. Blockade of the mineralocorticoid receptor in healthy men: effects on experimentally induced panic symptoms, stress hormones, and cognition [J]. Neuropsychopharmacology, 2007, 32 (1): 232-238.

[60] Pandiperumal S R, Bahammam A S, Brown G M, et al. Melatonin Antioxidative Defense: Therapeutical Implications for Aging and Neurodegenerative Processes [J]. Neurotoxicity Research, 2013, 23 (3): 267-300.

[61] Petrovska S, Dejanova B, Jurisic V. Estrogens: mechanisms of neuroprotective effects [J]. Journal of Physiology and Biochemistry, 2012, 68 (3): 455-460.

[62] Pike C J, Carroll J C, Rosario E R, et al. Protective actions of sex steroid hormones in Alzheimer's disease [J]. Frontiers in Neuroendocrinology, 2009, 30 (2): 239-258.

[63] Pluchino N, Drakopoulos P, Bianchi-Demicheli F, et al. Neurobiology of DHEA and effects on sexuality, mood and cognition [J]. The Journal of Steroid biochemistry and Molecular Biology, 2015, 145: 273-280.

[64] Pluchino N, Russo M, Santoro A N, et al. Steroid hormones and BDNF [J]. Neuroscience, 2013, 239: 271-279.

[65] Popoli M, Yan Z, McEwen B S, et al. The stressed synapse: the impact of stress and glucocorticoids on glutamate transmission [J]. Nature Reviews Neuroscience, 2012, 13 (1): 22-37.

[66] Rachel Yehudaa, Linda M Bierera, Laura C Pratchetta, et al. Cortisol augmentation of a psychological treatment for warfighters with posttraumatic stress disorder: Randomized trial showing improved treatment retention and outcome

　　[J].Psychoneuroendocrinology，2015，51：589-597.

[67] Reddy D S. Neurosteroids and their role in sex-specific epilepsies [J].Neurobiology of Disease，2014，72：198-209.

[68] Ripada R K，Marx C E，King A P，et al. DHEA enhances emotion regulation neurocircuits and modulates memory for emotional stimuli [J].Neuropsychopharmacology，2013，38（9）：1798-1807.

[69] Rovet J F. The role of thyroid hormones for brain development and cognitive function.[M]// Paediatric Thyroidology. Karger Publishers，2014：26-43.

[70] Ruth A Mulnard，RN Carl W Cotman，Claudia Kawas，et al. Estrogen replacement therapy for treatment of mild to moderate Alzheimer disease：a randomized controlled trial [J].Jama，2000，283（8）：1007-1015.

[71] Sabaliauskas N，Shen H，Molla J，et al. Neurosteroid effects at α 4 β δ GABA A receptors alter spatial learning and synaptic plasticity in CA1 hippocampus across the estrous cycle of the mouse [J].Brain research，2015，1621：170-186.

[72] Sarlak G，Jenwitheesuk A，Chetsawang B，et al. Effects of melatonin on nervous system aging：neurogenesis and neurodegeneration.[J].Journal of Pharmacological Sciences，2013，123（1）：9-24.

[73] Schlögl M，Holick M F. Vitamin D and neurocognitive function [J].Clinical interventions in aging，2014，9.

[74] Sheyan J Armaghani，Charles Jacobson，Samuel Wu，et al. Testosterone Therapy in Men With Parkinson Disease [J].Arch Neurol，2006，63：729-735.

[75] Singh M，Su C. Progesterone and neuroprotection [J].Hormones and behavior，2013，63（2）：284-290.

[76] Smith I，Williamson E M，Putnam S，et al. Effects and mechanisms of ginseng and ginsenosides on cognition [J].Nutrition reviews，2014，72（5）：319-333.

[77] Tan Z，Vasan R. Thyroid function and Alzheimer's disease [J].Journal of Alzheimers Disease，2009，16（3）：503-507.

[78] Thompson C C，Potter G B. Thyroid hormone action in neural development [J].Cerebral Cortex，2000，10（10）：939-945.

[79] Umetani M，Shaul P W. 27-Hydroxycholesterol：the first identified endogenous SERM [J].Trends in Endocrinology & Metabolism，2011，22（4）：130-135.

[80] VC E Marx，D W Bradford，R M Hamer，et al. Pregnenolone as a novel therapeutic candidate in schizophrenia：emerging preclinical and clinical evidence [J].Neuroscience，2011，191：78-90.

[81] Vogel S，Fernández G，Joëls M，et al. Cognitive Adaptation under Stress：A Case for the Mineralocorticoid Receptor [J].Trends in Cognitive Sciences，2016，20（3）：192-203.

[82] Webber K M，Perry G，Smith M A，et al. The contribution of luteinizing hormone to Alzhéimer disease pathogenesis [J].Clinical medicine & research，2007，5（3）：177-183.

[83] Williams G R. Neurodevelopmental and Neurophysiological Actions of Thyroid Hormone [J].Journal of Neuroendocrinology，2008，20（6）：784-794.

[84] Wroolie T E，Kenna H A，Williams K E，et al. Differences in verbal memory performance in postmenopausal women receiving hormone therapy：17β-estradiol versus conjugated equine estrogens [J].The American Journal of Geriatric Psychiatry，2011，19（9）：792-802.

[85] Ying Liu，Fei Liu，Inge Grundke-Iqbal，et al. Deficient brain insulin signalling pathway in Alzheimer's disease and diabetes. J Pathol. 2011；225：54-62.

[86] Young A H. The effects of HPA axis function on cognition and its implications for the pathophysiology of bipolar disorder [J].Harvard review of psychiatry，2014，22（6）：331-333.

[87] Zhu D，Liu G，Lv Z，et al. Inverse associations of outdoor activity and vitamin D intake with the risk of Parkinson's disease [J].Journal of Zhejiang University Science B，2014，15（10）：923-927.

[88] Zunszain P A，Anacker C，Cattaneo A，et al. Glucocorticoids，cytokines and brain abnormalities in depression [J].Progress in Neuro-Psychopharmacology and Biological Psychiatry，2011，35（3）：722-729.

[89] 陈琳.基于CREB信号转导通路研究人参总皂苷抗抑郁模型小鼠海马结构可塑性损伤的机理 [D].南京中医药大学，2014.

[90] 程彬彬.人参皂苷 Rg_1 的选择性糖皮质激素样作用的研究 [D].第二军医大学，2010.

[91] 黄倩，楚世峰，连晓媛，等.人参皂苷 Rg_1 的抗抑郁作用及其作用机制 [J].神经药理学报，2013（1）：1-11.

[92] 李凯，岑瑛.蛋白同化激素及其应用 [J].现代临床医学，2006，32（4）：306-308.

[93] 李新民，刘树铮，马兴元，等.人参皂苷对大鼠离体腺垂体细胞促性腺激素分泌功能影响的研究 [J].吉林大学学报（医学版），1988（4）.

[94] 邵华.人参皂苷对多囊卵巢模型大鼠神经生长因子表达及雄激素水平的影响 [D].黑龙江中医药大学，2007.

[95] 沈雁文，王华.促肾上腺皮质激素与中枢神经系统发育研究进展 [J].中国实用儿科杂志，2013（3）：234-238.

[96] 杨士琰，郑振源，明德珍，等.人参茎叶皂苷雄性激素样作用的初步研究 [J].中成药，1984（7）.

[97] 张均田.人参皂苷 Rg_1 的促智作用机制——对神经可塑性和神经发生的影响 [J].药学学报，2005，40（5）：385-388.

[98] 王玉珠，王永胜，楚世峰，等.人参皂苷 Rg_1 促智信号转导途径研究 [J].中国药理学通报，2008，24（6）：740-743.

[99] 杨迎，张均田，石成璋，等.人参皂苷 Rb_1 和 Rg_1 促智作用机制的探讨——对小鼠脑神经发育的影响 [J].药学学报，1994（4）：241-245.

第五章 认知与基因

认知功能需要特定基因的表达应对环境刺激。在过去的几十年中，有证据表明活力依赖的基因表达不仅在整体调控记忆持久性中发挥重要作用，更为重要的是其参与定义及确定局部记忆痕迹。在小鼠和人的研究中都发现认知缺陷往往伴随活力依赖的转录因子功能异常（West 和 Greenberg，2011）。根据这个理论，与神经元活性密切相关的靶基因（称为即早期基因，IEG）可作为激活神经元有效的生物标记物（Okuno，2011）。相反，在许多病理状态下，IEG 表达异常与认知障碍相关（Cohen 和 Greenberg，2008）。近来研究进一步揭示，活力依赖基因不仅可能作为分子开关激活 IEG 启动子调控下游的基因表达，而且可调控转录因子活性，使激活的神经元形成记忆痕迹，从而达到神经元环路中记忆的动态分配（Lie，et al，2012；Mayford，2014；Yiu，et al，2014），而且这可能是特定脑区内分配激活的神经元，集成以及定义记忆痕迹的机制之一（Sliva，et al，2009）。在本章中，我们将对一些具有代表性的活力依赖的转录因子及这些因子如何调控认知功能相关基因的最新进展进行总结。

第一节　活力依赖的转录因子在认知功能中的作用

一、转录因子 NF-κB 与认知功能

转录因子 NF-κB 的激活是突触可塑性和记忆形成的必要条件。NF-κB 信号通路定位于突触，转录激活 NF-κB 二聚体，使其移位至细胞核，根据突触信号调控下游基因表达。神经元特异性抑制导致兴奋性和抑制性突触连接的改变，并在相应的学习缺陷中发挥作用。转录因子 NF-κB 参与如长时程增强、神经发生、神经突发生以及突触形成等所有与学习相关的神经可塑性调节过程（Crampton 和 O'Keeffe，2013）。

哺乳动物中 NF-κB 由 5 个亚基（RelA、RelB、c-Rel、p105/50 和 p100/52）组成，具有转录激活（Rel 蛋白）或转录抑制（p50、p52）功能。中枢神经系统中，NF-κB 信号途径主要包括 RelA、c-Rel 和 p50（包含其二聚体）的激活。代谢或创伤应激时，神经元和胶质细胞中诱导型 NF-κB 被快速激活。除此之外，NF-κB 在一些神经细胞亚型中具有组成活性

（Kaltschmidt，et al，1994）。一系列证据表明 NF-κB 可被活力依赖激活，其信号途径直接参与学习记忆形成时树突棘的生成和突触连接的强化。

1. 活跃突触中 NF-κB 被激活

作为突触后组分中突触-细胞核信号转导分子，神经元中的 NF-κB 被突触传递激活，并反向运输至神经元胞体中。不同受体的激活促进突触后 NF-κB 的活化（Levenson 和 Sweatt，2005）。例如，兴奋性神经元中 I 型代谢性谷氨酸受体（GpⅠ-mGluR）的激活。GpI-mGluR 激动剂刺激海马神经元可使 NF-κB 在 1h 内移位至细胞核，并且检测到 p50、RelA 和 c-Rel 的 DNA 结合活性瞬时增加（O'Riordan，et al，2006）。蛋白激酶 C（PKC）、钙调蛋白和 Ras/PI3K/Akt 级联反应信号通路是将突触后受体激活与 NF-κB 激活的重要环节-IKK 激酶局部磷酸化相联系的 3 条主要的信号通路。它们都与质膜及胞内钙库上钙通道打开增加突触胞质钙含量有关，也是神经元突触局部 NF-κB 激活的典型特征。

2. NF-κB 诱导突触可塑性相关靶基因的表达

基因敲除小鼠的研究方便了在 NF-κB 靶基因中寻找与突触可塑性调控相关的因子。第一个被验证的基因是蛋白激酶 A 催化亚基 α（PKAcatα），该基因的表达与小鼠突触可塑性的诱导和空间学习密切相关。PKAcatα 启动子区域包含一个在许多种属中保守的 NF-κB 结合位点。谱带位移实验验证了 RelA/p50 与该结合位点的结合，提示 NF-κB 直接调控 PKAcatα 转录（Kaltschmidt，et al，2006）。神经可塑性调控中越来越多的基因被发现可被 NF-κB 诱导（Snow，et al，2014）。这些靶基因与许多功能相关，例如，骨架蛋白、细胞黏附蛋白、神经营养因子、神经递质、离子通道和信号分子。而要进一步了解在不同学习模式中 NF-κB 的下游靶基因、亚基及其环境特异性上调，需要更深入地理解 NF-κB 调控的靶基因的多样性及相互的协调关系。此外，非神经元细胞中需要 κB 依赖的基因表达以维持神经元可塑性。例如，通过过度表达抑制形式的 IκBα（GFAP-IκBα-dn）来特异性抑制星形胶质细胞中的 NF-κB，能够损伤雌性小鼠空间及非空间学习能力，同时伴随神经元特异性 PSD95 和 mGluR5 的表达降低（Bracchi-Ricard，et al，2008）。

为检测小胶质细胞中 NF-κB 对小鼠学习记忆形成的影响，近来研究在髓系细胞包括小胶质细胞中敲除 IKK2（mIKK2KO）（Kyrargyri，et al，2015）。在许多已知的 NF-κB 靶基因中只有 IL-1β 的转录水平在 mIKK2KO 小鼠脑中发生改变，其与此小鼠出现的瞬时短时恐惧记忆增加相一致。该结果提示小胶质细胞中的 IKK2/NF-κB 在突触可塑性调控中具有新的、意料之外的作用（Kyrargyri，et al，2015）。

综上所述，突触可塑性需要 NF-κB 的适应调节，其不仅存在于神经元突触前膜及突触后膜，也存在于相邻的星形胶质细胞中。

3. 学习记忆的形成需要 NF-κB 的激活

NF-κB 信号显然不是正常中枢神经系统（CNS）发展的必要因素。转基因小鼠在 CNS 特异性敲除高表达的 RelA 或神经胶质细胞中抑制 NF-κB 上游调节因子（IκBα，IKK），从整体上观察不到神经解剖及行为学的异常（Herrmann，et al，2005；Zhang，et al，2005a；Haenold，et al，2014）。然而，许多抑制 NF-κB 的动物行为学研究均表明，学习记忆的形成需要 NF-κB 的激活，其在不同种属中均得到验证（Albensi 和 Mattson，2000；Merlo，et al，2002；Lubin 和 Sweatt，2007），实验中采用了不同方法抑制 NF-κB 激活（药理学方法、NF-κB 干扰和基因敲除），测试了不同类型的学习模式（长时程习惯化、条件性恐惧记忆和空间学习）（Romano， et al，2006；Snow，et al，2014）。上述研究提示 NF-κB 已被验证的亚基（p50、RelA 和 c-Rel）都是学习记忆形成中必需的。然而，突触可塑性种属特异性的学习机制仍需进一步研究。此外，单项实验中验证 NF-κB 亚基参与学习记忆形成的研究证据不足。近来，NF-κB 功能获得性突变体的研究提供了令人振奋的证据，研究表明 NF-κB 促进突触可塑性，提示 NF-κB 可作为临床研究的潜在靶点。NF-κB 可作为功能依赖性基因表达的转录活化因子，NF-κB 信号的过度活化可能通过促进 NF-κB 依赖性的突触蛋白表达，使突触可塑性最大化。

虽然许多证据表明 NF-κB 在突触可塑性中具有作用，但仍有许多关键问题亟需解答。首先，对 NF-κB 亚基特异性转录激活因子和抑制因子的功能研究尚不清晰。已发现的参与突触可塑性调节的 κB 的靶基因数目日益增多，提示其选择性表达的基因调控机制。其次，NF-κB 作为细胞内应激、炎症、神经衰老的调控因子，对突触可塑性中 κB 依赖的基因表达的影响仍需研究。最后，NF-κB 的持续激活是老化的标志，会导致神经元内 NF-κB 的过度激活和促炎基因表达（Maqbool，et al，2013；Jurk，et al，2014）。已证明 NF-κB 在衰老的组织，包括大脑中，是基因表达上调最多的（Adler，et al，2007），因此 NF-κB 活性的变化可能直接影响突触基因 κB 依赖的转录，从而导致老化大脑中所观察到的突触可塑性的损伤。鉴于其高度相关性，调控 NF-κB 相关突触可塑性和学习记忆形成需要进一步研究。

二、 Zif/268 转录因子与认知功能

Zif/268/Egr1（也被称为 Krox-24、NGF1-A、Egr1、TIS8 和 Zenk）属于 IEG 家族，它是一种可调控基因表达，细胞发育及功能的可诱导的转录因子。同时，其作为即早期基因，能够迅速被外界环境刺激激活。

1. Zif/268 在突触可塑性中的作用

20 世纪 90 年代初，研究者认为 Zif/268 可能是一个参与突触可塑性调控的重要转录因子。在海马齿状回诱导长时程增强（LTP）后，海马颗粒细胞中 Zif/268 迅速而大幅度地增加转录水平。Zif/268 mRNA 的诱导发生在 LTP 诱导刺激后 10min 到 2h，其依赖于 NMDA 受体的激活，与晚期 LTP 蛋白质的持久性合成相关，而与 LTP 刺激幅度无关（Abraham，et al，1991；Richardson，et al，1992；Abraham，et al，1993；Worley，et al，1993；Dragunow，1996）。

Zif/268 突变小鼠证实，Zif/268 在 LTP 中起着至关重要的作用（Jones，et al，2001）。在清醒的突变小鼠中，Zif/268 的缺失并不影响海马齿状回 LTP 的早期阶段，但在此突变小鼠中 LTP 维持超不过 24h。有趣的是，杂合子小鼠中观察到类似的快速衰减的 LTP，表明 Zif/268 半量也不足以维持这个脑区 LTP 的持久性。相反，过表达 Zif/268 的小鼠显示前脑部位过表达 Zif/268 可以提高齿状回的 LTP（Penke，et al，2014）。进一步研究在齿状回颗粒细胞中 Zif/268 涉及的信号转导机制，发现其依赖于 MAPK/ERK 信号通路，是 LTP 必不可少的信号级联通路（English 和 Sweatt，1997），其对细胞系统中 IEG 的表达也十分重要（Treisman，1996）。LTP 诱导可以在几分钟内激活 ERK1/2 中的下游信号分子 ELK-1 和 CREB。而在上游激酶 MEK 抑制剂存在下，LTP 诱导的 ERK1/2、Elk-1 及 CREB 磷酸化、Zif/268 mRNA 的过表达均被阻断，导致 LTP 迅速下降（Davis，et al，2000）。这些发现支持 ERK 依赖性的 CREB 及 Elk-1 磷酸化，继而和 Zif/268 启动子上端 CRE 和 SRE 反应元件结合，对维持 LTP 至关重要。

笔者在大脑的其他结构如海马 CA1 区中观察到在诱导 LTP 后 Zif/268 上调，这一结果

已经在体外脑片实验（Mackler，et al，1992）和体内实验中被证实（Cheval，et al，2012）。同样，刺激后的基底外侧杏仁核的岛叶皮质部位（Jones，et al，1999）及丘脑皮质束强直刺激后的视觉皮质部位，都观察到了类似现象（Heynen 和 Bear，2001）。

2. Zif/268 在学习记忆中的作用

有证据表明，Zif/268 可被 LTP 在体内以一种活力性依赖的方式调控。基于 LTP 在学习和记忆中的作用，一些实验室检查是否神经元中 Zif/268 可在自然发生的环境中被调控。由学习引起的 Zif/268 表达增加已在许多学习和记忆研究模式中被验证（Nikolaev，et al，1992；Okuno 和 Miyashita，1996）。对结果进一步分析显示，在抑制性回避学习任务的恐惧记忆形成后，Zif/268 与 ERE 序列的结合活性增加，说明蛋白质表达增加引起了功能的改变（Cheval，et al，2012）。相反，Zif/268 表达下调发生在前额叶皮质恐惧记忆消退的过程中（Wei，et al，2012）。在这个区域，线索恐惧记忆消退能增加核 p300/CBP 相关因子 PCAF 表达，PCAD 能募集转录抑制因子 ATF4/CREB2 到 Zif/268 基因启动子区域，从而导致 Zif/268 表达下降；表观遗传机制可能在抑制恐惧记忆再巩固和促进恐惧消退中起作用（Wei，et al，2012）。空间探索实验与海马突触可塑性相关（Clarke，et al，2010）研究发现，Zif/268 和其他 IEG 均高表达于空间探索和定位航行实验受试动物的海马（Guzowski，et al，2001），以及空间探索受试动物的齿状回部位（Soule，et al，2008）。

在许多研究中，把学习过程后神经元 Zif/268 的表达作为测绘行为激活环路在大脑结构中激活的标志。这种方法特别适用于识别与具体的学习记忆过程相关的激活的神经元集合。例如，某研究表明 Zif/268 在不同的齿状回粒状细胞的激活需要针对记忆需求的不同加以区分（Satvat，et al，2011）。但是，一方面，Zif/268 的表达与突触可塑性关系密切；另一方面，Zif/268 作为转录调节因子的本质都提示我们可能需要诱导分子机制来调控特定基因的表达，从而发挥稳固记忆的作用。

3. Zif/268 在记忆巩固中的作用

Zif/268 在记忆巩固中的作用被近期 Zif/268 启动子区表观遗传调控的研究所证实。大量证据表明，在多个脑区中，长时记忆中转录水平的变化是由表观遗传调控引起的，包括 DNA 甲基化和组蛋白的转录后修饰如磷酸化、乙酰化甲基化等（Zovkic，et al，2013）。一些证据表明在依赖经历的记忆形成的表观遗传调控机制中 Zif/268 发挥重要作用。如调控 Zif/268 启动子区域的组蛋白甲基化有利于环境恐惧记忆的形成（Gupta，et al，2010）。Zif/268 启动子区组蛋白 H4 乙酰化与其在海马中的表达相关（Xie，et al，2013），另外，组蛋白乙酰化在物体识别记忆的巩固中发挥至关重要的作用（Zhao，et al，2012）。

Zif/268 表达受损能够影响多种记忆类型，提示我们 Zif/268 在记忆巩固过程中在神经元中发挥了一种普遍性的作用。另外，Zif/268 也会根据不同记忆形成过程中脑部结构和环路的不同而表达不同。除结构特异相关的记忆类型外，通过对比 Zif/268 纯合子和杂合子小鼠在不同任务中的表现发现，第二层次上面的特异性是由 Zif/268 基因表达量的不同决定的。携带一半 Zif/268 构成蛋白的杂合子小鼠，能够和正常野生型小鼠一样在物体识别任务中表现出同样的学习能力。但在测量空间学习记忆的水迷宫和对物体的空间定位的能力时，杂合子小鼠和纯合子缺失小鼠表现出同样的损伤（Bozon，et al，2002；Renaudineau，et al，2009）。Zif/268 敲除小鼠中新形成的神经表征缺乏长期稳定性，而早期建立的神经表征不稳固，提示我们依赖 Zif/268 的长时神经可塑性机制在长时空间记忆形成中必不可少。

三、神经元活力依赖的转录因子 CREB 有利于记忆形成

发育过程中环磷腺苷效应元件结合蛋白（CREB）广泛表达于脑内，其在许多形式的认知行为如记忆形成和分配中起举足轻重的作用（Bourtchuladze，et al，1994；Gruart，et al，2012）。CREB 被认为是一种促进长时记忆形成的必要的转录因子，其能够激活长时记忆形成有关的基因表达，而且已经在多种动物模型上被验证。CREB 位于核内，与 cAMP 反应元件（CRE）序列（TGACGTCA）结合，CREB 被 cAMP、Ras 和或 Ca^{2+} 激活，进而进一步激活下游的激酶，从而导致 Ser133 位点的磷酸化（Arthur，et al，2004；Naqvi，et al，2014）。CREB 和它的共同作用因子 CREB 结合蛋白（CBP）与同系物 p300 结合（Goodman 和 Mandel，1998）。这些因子能在外界刺激的作用下和 p-Ser133 的 CREB 结合，进而募集含有转录起始复合物的 RNA 聚合酶Ⅱ，同时也能够乙酰化组蛋白从而使附近的染色体结构松散利于转录。研究认为是 CBP/p300 而不是 CREB 与转录因子有正相关效应（Ramos，et al，2010）。近期研究证明 Ser133 位点的磷酸化可能不是 CREB 蛋白激活的唯一途径。CREB 的 ChIP 芯片分析显示，在不同的细胞类型中在大约 4000 个被 CREB 占据的启动子中，仅有大概 100 个基因是在 cAMP 产生的激动剂 forskolin 作用下表达上调的。进一步研究发现，在 CREB 表达和磷酸化 CREB 表达没有差异的情况下，不同的细胞类型显示了不同的 100 个基因的诱导情况（Zhang，et al，2005）。

四、活力依赖的转录因子 MEF2 抑制记忆的形成

肌细胞增强因子-2（MEF2）是一种在肌肉发育过程中发现的转录因子。然而研究表明，MEF2 能够调控神经元的发展和存活。MEF2 有 MEF2A-D 4 种亚型，其在脑中以脑区特异的方式表达（Rashid，et al，2014）。MEF2 组成型表达于细胞核，与 MRE 结合。脑中 MRE 的共同基序比肌肉中更具兼容性〔TGTTACT（A/t）（a/t）AAATAGA（A/t）〕，这就也可能解释了为什么 MEF2 在两种组织中诱导了不同基因的表达（Andres，et al，1995）。MEF2 在成熟大脑中的作用之一就是其可能在记忆形成的过程中起到了抑制剂的作用（Rashid，et al，2014）。MEF2 也许通过任务依赖性的磷酸化和降解来实现对记忆形成的调控作用的。同样 MEF2 还在调控树突棘密度方面发挥作用（Cole，et al，2012）。研究证明，由 NSE 启动子诱导的 MEF2 活性形式的轻度表达并不能对小鼠恐惧测试产生影响。反而由 HSV 介导的时空特异的 MEF2-VP16 表达却能够抑制恐惧记忆和空间记忆的形成。同样活性的 MEF2 也能够抑制树突棘的形成（Cole，et al，2012）。相反，采用 HSV 介导的 MEF2 负性突变阻碍 MEF2 的功能，有利于记忆的形成（Cole，et al，2012）。这种空间和恐惧记忆的负性调控至少部分是被 Arc 调控的，因为据报道，Arc 过表达可易化 AMPAR 的内化（Chowdhury，et al，2006；Okuno，et al，2012）。但是，Arc 也可被 CREB 和 SEF 下游调控，这两种蛋白质被认为和记忆增强有关系。据报道，记忆增强药物也能够诱导 IEGs 的表达，其中就包括 MEF2 的靶标基因。因而，有必要进一步研究 MEF2 的网络究竟是如何控制转录信号过程从而调控记忆形成的（Rashid，et al，2014）。

五、 SRF 在回路重构和可塑性中的重要作用

血清反应因子（SRF）是一个包含 MADS 结构域的转录因子，可以结合 SRE 中的序列

CC（A/T）6GG（称为 CArG 盒），在中胚层和肌肉发育、抗凋亡过程、神经元迁移和突触可塑性发挥重要作用。在神经元中其下游基因包括大量的 IEG，如 *c-fos*、*Arc* 和 *Zif/268* 等。SRF 激活主要依赖其 TcoFs，Elk1［三元复杂因素（TCF）的成员］和 MAL/MKL1［Megakaryoblasic Acute Leukemia-1，myocardin 相关转录因子（MRTF）］（Besnard，et al，2011；Kalita，et al，2012）。TCF 和 MAL 有相同的 SRF DNA 结合位点。因此，TCF 和 MAL 的结合发生相互排斥（Posern，et al，2006）。某些 SRF 元件似乎偏向结合 SRF/TCF 或 SRF/MAL 复合物，提示辅助因子对于启动子的特定作用。SRF 在胶质细胞和神经元中发挥不同作用。在神经元中 SRF 对生存是非必需的，而其对诱导和维持 LTP（Ramanan，et al，2005）以及维持 LTD 是必需的（Etkin，et al，2006；Smith-Hicks，et al，2010）。TCF 通过 MAPK-ERK1/2 通路激活早已确定，但有研究表明，突触活动也能通过 ERK1/2 激活 MAL（Kalita，et al，2006）。MAL 调控 RhoA 的下游信号通路。SRF 条件敲除（SRF$^{-/-}$；Camk2a-iCre）在神经元轴突分支，树突及树突棘形态出现严重缺陷（Stritt，et al，2010）。现在还不清楚在成人的大脑 SRF 是否也可调节活动依赖性回路重构。

六、调节 IEG 转录的重要辅助因子——DREAM

DREAM（下游调控元件拮抗调控因子或 DRE 位点拮抗调控因子），也称为 KChIP3 或 calsenilin 是 Ca^{2+}相关转录调控因子，其与 DRE 位点（—GTCA 或倒置序列，—TGAC）结合后抑制转录。它的独特之处在于，DREAM 是直接通过 4 个 EF 结构被 Ca^{2+}调控。DREAM 与 Ca^{2+}结合后从 DRE 位点解离，从而消除转录抑制（Carrion，et al，1999）。DREAM 在海马齿状回（DG）高度表达。条件性恐惧测试中，DREAM 6 h 内从质膜 Kv 通道转录到核，从而抑制靶基因的表达。DREAM/KChIP3 从 Kv 通道解离后将有助于增强 Acurrents，进而改变一般兴奋性和 LTP 诱导能力。与 Ca^{2+}结合后，DREAM 从 CREB/CREM 复合物释放，与此同时 CREB 磷酸化导致分子构象变化使其有利于结合 CBP（Ledo，et al，2002）。虽然这个途径的具体细节尚未确定，DREB 可能作为 CREB-CBP 复杂信号的形成中 Ca^{2+}信号通路的 DG 特定调控因子。与此一致，敲除 DREB 表现为增强条件性恐惧记忆（Alexander，et al，2009），转基因小鼠表达结构域激活的 DREAM（daDREAM）在水迷宫的空间记忆任务中表现明显的缺陷，在积极逃避测试中表现出轻微的缺陷，这些都与海马相关（Mellstrom，et al，2014）。相同的证据表明，Npas4 和 BDNF 由 DREAM 调控，daDREAM 转基因鼠的 DG 区 GABA 能突触抑制及 LTP 增强（Mellstrom，et al，2014）。

七、小结

活力依赖相关基因表达的系统化质询预示，认知过程中任务相关活动发生在大部分脑区稀疏分布的神经元中。因此，识别任务依赖性的活跃神经元才能更好地理解基因表达与认知功能之间的联系。在将来的研究中，一个突出的问题仍然是梳理在认知功能中发挥不同作用的转录因子，尤其是那些通过相似的目标基因群调节，却在认知功能中发挥相反作用的因子。正如上面详细的论述，这些因素的协调不仅通过活动调控，也可能依赖其大脑定位。在几个阶段的行为任务中，使用高通量 ChIP-seq/ChIP-chip 综合研究在大脑的特定区域活动依赖性的转录因子，使用 RNA-seq 分析神经元活跃的基团，将阐明这个问题的分子基础。这对揭示参与该调控中关键区域的上游信号级联和辅助因子也起到关键作用。总之，笔者预期，这些组合的方法不仅将有助于提高人们对认知和学习的分子基础的理解，也将揭示这些转录因子的调节异常是神经紊乱潜在的机制。大量的证据表明，在出生后的生活中活力相关转录网络对正确发育和突触成熟是必要的。这些转录调控通路的失调与一些神经发育疾病相关，表明活力相关的突触发育异常可能是神经病学和神经损伤的一个潜在的机制。

第二节　神经元活动介导的基因表达在学习记忆中的作用

学习记忆作为大脑的基本功能是人类进化的主要推动力之一。在学习记忆形成过程中，存在突触之间连接强度的动态变化是至关重要的。持续的突触激活可导致一系列的分子反应事件，包括神经递质释放增加，突触后神经元表面受体分布增多，进而发生正反馈调节现象，导致不同信号通路出现暂时性或永久激活，影响基因表达模式。在本节的第二部分，我们将对目前依赖神经元活力调控的基因表达方式进行综述，进而解析其在突触可塑性和学习记忆中的作用。

一、　LTP 诱导的信号转导机制

在 LTP 的早期阶段，NMDA 受体激活产生的钙离子内流对于突触后膜神经元将突触活动转化为关键基因的表达是必需的。当钙调蛋白（CaM）与钙离子结合，CaM 即会发生构象变化，使 CaM 与下游信号分子结合并激活存在于胞浆与胞核中的下游信号分子，包括 CaMKⅡ、CaMKⅣ、RSK 和 CREB（丝氨酸 133 位磷酸化）。磷酸化的 CREB 可与其结合元件 CBP 或其同源物 P300 结合，提高 CREB 的转录活性。在皮质神经元中，CREB 的 143 位和 142 位丝氨酸也可与 133 位丝氨酸同时发生磷酸化，进而提升钙离子依赖的 CREB 转录活性。然而，与 133 位丝氨酸磷酸化不同，142 位和 143 位磷酸化阻止 CREB 与 CBP 的结合，提示我们 CREB 可能存在不依赖于 CBP 的转录活性。有趣的是，由 CaMKⅣ 介导的 CBP 磷酸化已经参与 CREB 调控的基因表达，但是其作用模式至今尚未阐明。

另外，NMDA 受体激活以及随之而来的钙离子浓度升高，也可上调钙调磷酸酶活性，钙调磷酸酶活化可缩短 NMDA 受体的开放时间，降低细胞内钙离子水平，从而引发 LTD 现象的出现。因此，破坏钙调磷酸酶基因损伤可使前脑内 LTD 消失，适度增强 LTP 现象。钙调磷酸酶在脑内有多个底物已被证明可间接参与突触可塑性的调控，包括谷氨酸受体、TORC、STEP、GAP43、inhibitor-1 等。钙调磷酸酶介导的 inhibitor-1 去磷酸化可使 PP1 与 inhibitor-1 解离，进而激活 PP1 的活性。TORC 是 CREB 调控的转录激活因子，可被钙调磷酸酶去磷酸化后而激活。增加的细胞内钙离子水平可诱导 TORC 发生核转位，这是 CRE 介导的基因表达的前提条件。钙调磷酸酶激活也可引发 NFAT 的去磷酸化，促进其向细胞核内的转移，进而激活下游的基因表达。然而，关于神经元中 NFAT 介导的基因表达及它们与突触可塑性与学习记忆之间的相关性至今尚未阐明。

二、记忆形成过程中依赖活力调控的基因表达

由神经元活动引发的钙离子调控网络所诱发的基因表达对于突触可塑性是必需的。活力依赖的基因转录包括记忆巩固过程中早期影响和晚期的基因表达。首个被确认的由神经元活动引发的转录基因是 *c-fos* 基因，*c-fos* 表达可增加 NMDA 受体介导的钙离子内流，并且 *c-fos* 启动子含有 CRE 序列，可调控 CREB 依赖的基因转录活性，即早期基因的激活对于突

触可塑性以及记忆的形成具有不可替代的作用。

1. *c-fos*

c-fos（CREB 靶向基因）调控迟发性激活的效应因子（转录因子、生长因子、信号转导因子和细胞骨架）这些对于晚期 LTP 的维持和记忆的巩固都是必需的。小鼠脑内特异性的缺失 *c-fos* 表现出 LTP（CA3-CA1 区）抑制，长时记忆形成障碍。NMDA 受体激活和急性的癫痫诱导的 *c-fos* 表达具有快速而短暂的时程变化，一般在 30min 时即可表达，在 1～2h 内恢复至基线水平。

2. *BDNF*

脑源性神经营养因子对于神经元的存活、树突生长、兴奋性突触和抑制性突触的发育都发挥至关重要的作用。它可调控突触活性和记忆的形成。小鼠缺乏 *BDNF* 基因可损伤海马 LTP 和学习记忆的形成。相反，腺相关病毒介导 *BDNF* 转录活性恢复，经电刺激或化学诱导产生 LTP，这一过程基于 L-VGCC 或 NMDA 受体引发钙离子内流而发生。例如，*BDNF* 转录活性可经丰富环境、体育运动和模式信号输入及条件性学习而增强。

BDNF 基因至少包含 8 个 5′-非编码外显子，它们都可经独立剪切形成成熟的 BDNF 蛋白。除此之外，转录也可被 3′蛋白外显子之前的内含子所激活，产生一个包含 5′-延伸的外显子 IXA 转录本（Aid，et al，2007）。不同的启动子模式、可选择的剪切模式以及在每一个转录单元不同的多聚腺苷酸环化酶位点，导致了在啮齿类动物中至少产生 22 种不同的 BDNF mRNA，在人类中产生 34 种 BDNF mRNA（Aid，et al，2007）。除此之外，*BDNF* 的表达在不同组织的不同发育阶段也被不同的启动子所调控。*BDNF* 外显子Ⅰ、Ⅱ和Ⅲ主要在脑中表达，而外显子Ⅳ、Ⅴ和Ⅵ主要表达于非神经系统。*BDNF* 基因的转录可通过启动子Ⅰ—Ⅳ所启动，同时，也可被启动子Ⅴ、Ⅶ、Ⅷ和ⅨA 所调控，这些转录活力与胚胎皮质神经元中经由神经元去极化密切相关（Aid，et al，2007）。深入研究发现，有 7 个不同的转录因子可与 *BDNF* 的启动子相结合，包括 USF1/2 可与 *BDNF* 启动子Ⅳ相结合；钙反应性转录因子（CRF）（Tao，et al，2002）、锌指转录因子（REST/NRSF）可与 *BDNF* 启动子Ⅱ；CREB（Shieh，et al，1998；Tabuchi，et al，2002；Tao，et al，1998）、NFB（Lipsky，et al，2001），MEF2（Flavell，et al，2008）、NPAS4（Lin，et al，2008）与 bHLHB2（Jiang，et al，2008）相结合。在所有的启动子中，*BDNF* 启动子Ⅳ更易被神经元活动激活。

最近的研究证明，在这一区域内存在 3 种钙离子反应蛋白（CRE1、CRE2、CRE3）。有趣的是，CREB 与 CRE3 相互作用激活 BDNF 外显子Ⅳ的转录。除了基因转录，表观遗传学机制对于长时记忆形成过程中的基因表达也发挥着重要的作用，详见本书相关章节。

第三节　NMDA 受体与认知功能

NMDA 受体是目前已知的调控突触可塑性与记忆形成的最主要的分子。NMDA 受体可分布于突触前膜与突触后膜，不同空间分布决定了它的生物学效应也不相同（Corlew，et al，2007；Rodriguez-Moreno，et al，2011）。NMDA 受体由两个相同的 NR1 亚基和两个调节亚基组成，调节亚基包括 NR2A-D 和 NR3A-B。随发育阶段与脑区的变化，NR2 的表达呈现出显著差异。在成年人的脑中，NR2A 和 NR2B 亚基主要分布在新皮质和海马中（Farrant，et al，1994；Monyer，et al，1994；Wenzel，et al，1997），在衰老进程中，NR2B

亚基 mRNA 表达显著降低（Laurie，et al，1997；Magnusson，2000；Watanabe，et al，1992），这一变化被认为是老年人记忆衰退的主要机制之一。

一、 NR2B 亚基在 NMDA 受体调节突触可塑性与记忆中的作用

NR2 亚基具有调控 NMDA 受体电生理特性的作用，从而在海马 LTP 与 LTD 调控时发挥不同的作用，这一作用已通过转基因小鼠和药理学阻断剂得到验证。为了阐明 NR2B 在学习记忆中的作用，用前脑过表达 NR2B 亚基的转基因动物中开展了一系列的研究（Tang，et al，1999）。研究结果发现，上调前脑中 NR2B 亚基表达可同时使 NMDA 受体通道开放时程延长，诱导更大的群峰电位。NMDA 受体功能的提升使 LTP 现象明显增强，而 LTD 无显著变化，同时也增强了学习记忆功能。体外研究发现，采用 NR2A 或 NR2B 特异性拮抗剂观察到，NR2B 转基因鼠增强 LTP 是由于其本身表达量增加所导致。重要的是，在前脑过表达 NR2A 亚基，NR2B 亚基表达相应降低，表现为 NR2A/NR2B 比率升高，限制了 LTD 和长时记忆的形成，但是对 LTP 无显著影响。这些数据显示，NR2 亚基比例变化导致电生理特性的变化，进而对学习记忆发挥精细调控。

作为 NMDA 受体调节亚基，NR2B 在增强记忆过程中具有特殊的地位。在衰老过程中，NR2B 表达减少伴随着认知功能的降低。1999 年首次发现上调含有 NR2B 亚基的 NMDA 受体数量，可增强突触可塑性和学习记忆功能。在过去的几十年中，大量的研究表明 NR2B 亚基及其介导的信号途径是治疗学习记忆障碍和增强记忆功能的代表性靶点。临床前研究显示，脑内镁离子水平的升高可促进 NR2B 的表达，进而提升了学习记忆功能（Abumaria，et al，2011；Slutsky，et al，2010）。同时也提示我们通过食物补充营养元素可能是应对学习记忆障碍的另一条途径。

二、 NR2B 下游信号分子

激活 NR2B 亚基可触发钙离子内流，并通过其 C 端激活下游信号通路。在突触后神经元，NMDA 受体可直接插入突触后致密区（PSD），并与 PSD-95、CaM 直接相连。已知 CaMKII 是 PSD 表达最丰富的蛋白激酶，可经 NMDA 受体激活后维持长时间的活化状态。CaMKII 是细胞内钙离子的主要靶点，它对于突触可塑性的调控和 AMPA 受体向突触膜的转运中发挥着重要的作用。而且，钙离子内流可对 P35 发挥剪切作用，将其变为 P25。P35 是位于细胞膜上的 CDK5 的激活因子，而 P25 可进入细胞核发挥基因表达调控作用。P25 对于神经元发育、突触新生和记忆形成都是必不可少的调控基因。另外一个重要的调控突触可塑性的突触后信号途径为 Ras-MAPK 和 ERK1/2 信号通路。这些蛋白激酶的突变体都可引发学习记忆和 LTP 的诱导障碍。

三、 NR2B 与衰老相关的记忆丢失

在大脑的衰老进程中，前脑中 NR2B 水平的逐渐降低引起 NR2A 与 NR2B 之间比例变化，这一比例的升高使 LTP 和 LTD 均出现障碍（Magnusson，2000）。这些结果提示我们前脑发育过程中 NR2A 与 NR2B 比例的变化是前脑中突触可塑性下降的遗传学基础。随着大脑的衰老程度的增加，NR2B 水平持续降低，导致了进一步的突触可塑性损伤（Cao，et al，2007）。然而，在老年动物中过表达 NR2B 可显著提高其记忆能力（Cao，et al，2007）。

NR2B 下游信号分子可改变学习记忆能力。现已证明 CDK5 可使 NR2B 发生磷酸化，降

低含有 NR2B 的 NMDA 受体在细胞膜的分布（Plattner，et al，2014）。反之，破坏 CDK5 与 NR2B 的相互作用可增加 NR2B 在细胞膜上的分布，提升了学习记忆能力（Plattner，et al，2014）。除此之外，KIF17 负责将 NR2B 由细胞内运输至细胞膜上（Yin，et al，2012），过表达 KIF17 小鼠可增加 NR2B 在神经元细胞膜的分布，提升空间学习记忆和工作记忆能力（Wong，et al，2002；Yin，et al，2012）。这些研究提示，NR2B 亚基及其相关的分子可能成为提高学习记忆功能的理想靶标。

四、镁离子作为认知功能增强剂通过上调 NR2B

镁离子是内源性 NMDA 受体功能调节剂。当细胞处于静息状态时，细胞外镁离子水平升高会引起钙离子内流的减少。当 NMDA 受体开放时，镁离子可通过位于细胞外的镁孔道监测 NDMA 受体的开放时程，并进行调控。细胞外镁离子的增加，可上调和增强 NMDA 受体依赖的信号通路活性，NMDA 受体活性的增强可促进 NR2B 亚基的表达，进而增强海马神经元突触可塑性。然而，对于传统的镁化合物，镁离子不能穿透血脑屏障，大大限制了其在中枢神经系统的生物利用度。最近的研究发现，一种新型的可作为膳食补充剂的镁离子化合物——MgT，具有高效地穿越血脑屏障的能力。与其他镁化合物相比，服用 MgT 可显著提升脑脊液中镁离子浓度。并且，已有研究表明 MgT 可显著提升大鼠脑中和脑脊液中 NR2B 的水平，进而提升物体识别记忆，工作记忆和空间记忆、但是给予其他镁化合物却无效。

细胞外镁离子的升高以及随之的 NR2B 亚基的表达上调，可改变细胞内的分子信号，会产生不良反应。有研究指出过量的硫酸镁可损伤神经元存活率（Dribben，et al，2010）。但也有报道显示镁离子浓度升高有利于保护细胞活力，包括增加细胞存活（Hashimoto，et al，2008）以及促进轴突生长（Vennemeyer，et al，2014）。

五、 NMDA 受体与认知功能的讨论

衰老引发的记忆衰退由许多原因引起，目前仍然没有有效的治疗方案。虽然如此，研究者仍然不断地在探索能够改善学习记忆功能，逆转认知损伤的新靶点。数十年的研究发现，NMDA 受体中 NR2B 亚基以及相关的信号通路是潜在靶点之一，含有 NR2B 亚基的 NMDA 受体可提升其同步检测窗和启动下游信号途径，进而提升突触可塑性。在不同种属的动物模型中，NR2B∶NR2A 比率的提升能改善突触可塑性，有利于提升 LTP 和学习记忆功能，提示它可能成为提高人类智能的理想候选靶点（Bibb，et al，2010）。有趣的是，膳食补充剂 MgT 可显著提升提高认知功能。其作用机制可能为 MgT 提高脑内细胞外的镁离子浓度，进而提升 NR2B 亚基水平，促进 NMDA 受体功能的发挥，从而提高学习记忆。上述线索提示，NR2B 亚基是一个可用来增强健康老年人学习记忆能力或者延缓神经退行性疾病患者记忆功能损伤的理想的候选靶点。

第四节 Sirtuin 与记忆

Sirtuin 家族是一组烟酰胺腺嘌呤二核苷酸（NAD$^+$）依赖的去乙酰化酶，被认为与动物衰老密切相关。在衰老的进程中，Sirtuin 家族对于维护神经细胞的正常生长发育具有重要作用。SIRT 属于第三类组蛋白去乙酰化酶，经组蛋白底物的去乙酰化修饰，可调控染色质的凝聚和基因表达。当然，也有许多 SIRT 底物是非组蛋白。在哺乳动物体内有 7 种不同

的 SIRT 亚型（SIRT1—7），这些亚型的分布与酶活力各不相同。赖氨酸位点的去乙酰化作用通常与转录抑制相关。然而，许多 Sirtuin 底物不是组蛋白，许多 Sirtuin 家族成员并没有去乙酰化酶活力（Dokmanovic，et al，2007；Gregoretti，et al，2004）。在 SIRT 家族的 7 个亚型中，以 SIRT1 在衰老和生物学中的作用研究最为深入。在神经元发育过程中，SIRT1 可促进轴突延长、生长和树突的分支。在成年脑中，SIRT1 可调控突触可塑性与记忆的形成（Gao，et al，2010；Michan，et al，2010）。

一、 SIRT1 与神经形态

在衰老过程中，SIRT1 在维持神经系统结构与行为方面发挥重要的作用。在神经元发育的早期阶段，神经元的早期发育起始于轴突的延长以及随之而来的轴突分化、树突分支和突触形成（Codocedo，et al，2012）。SIRT1 可促进神经突起形成、延长，以及轴突的分化、树突的分支和突触形成。采用细胞培养和胚胎电转方法已经证明 SIRT1 可促进神经突的生长和细胞内的分布。在 PC12 细胞中，胞浆内的 SIRT1 激活 NGF 依赖的神经突的生长，然而，当 SIRT1 分布于细胞核或发生突变时，这一作用消失（Sugino，et al，2010）。另一个研究发现，在神经元分化过程中，SIRT1 在细胞核内分布较少，采用胚胎电转技术抑制 SIRT1 表达，可显著减少神经突起发育（Hisahara，et al，2008）。还有一个研究显示，神经突生长和神经元活动与 mTOR 活性下调相关。SIRT1 也被证明具有促进胚胎期海马神经元轴突发育的功效。SIRT1 激活 AKT、GSK3 的上游信号分子，从而促进海马神经元的轴突新生（Hisahara，et al，2008）。

树突分支是神经发育的另外一个主要指标，树突分支程度决定了突触传入的数量的多少。与野生型小鼠相比，SIRT1 敲除小鼠树突分支位点显著减少，但仍具有相似的树突棘分布特征（Michan，et al，2010）。在此基础上，有研究发现在神经元内过表达 SIRT1，树突棘的形态发现显著性变化，其原因可能是 SIRT1 可通过抑制 ROCK 激酶活力，维持树突分支形态（Codocedo，et al，2012）。这些研究均表明，SIRT1 对于维持和调控树突的生长具有重要的作用。

二、 SIRT1 与认知功能

突触的发育与突触连接效能的调控对于记忆的形成具有重要的作用，而 SIRT1 在这一过程中发挥着重要的作用。高尔基染色显示，SIRT1 敲除动物的神经网络结构、树突棘复杂性以及树突长度表现出神经网络连接稀疏或树突长度缩短等退化迹象。采用电子显微镜观察发现，抑制 SIRT1 可减少海马神经元的传入信息位点，抑制小鼠的学习记忆功能。采用基因芯片分析方法显示，在 SIRT1 敲除小鼠中，海马的突触功能、膜融合、髓鞘形成和代谢功能均显著降低。

脑中特异性敲除 SIRT1 可损伤突触可塑性。SIRT1 与其抑制因子 YY1 组成复合物，这一复合物可调控微小 RNA（miR-134）的表达，而 miR-134 可对脑内 CREB 和 BDNF 的表达进行调控（Gao，et al，2010）。当记忆和长时程增强现象形成时，CREB 与 BDNF 的表达显著增强（Zhao，et al，2013）。

调控哺乳动物的 SIRT1 可能是延缓衰老相关记忆损伤的有效途径之一。然而，关于 SIRT1 的激活剂的安全性和有效性，仍需去探索和阐明。最近研究发现，SIRT1—SIRT7 的底物之一———NAD^+，在老年动物中下降明显。NAD^+ 的降低被认为可能是导致 SIRT1

与 SIRT7 活性降低的原因。NAD^+ 的降低可能是由于 DNA 损伤而引发的持续激活的 poly-ADP 核酸聚合酶所致。由于 PARP 抑制也可恢复衰老所致的 NAD^+ 降低（Gomes，et al，2013；Mouchiroud，et al，2013），那么，联合采用 SIRT 家族激动剂与补充 NAD^+ 的方法可能为防止衰老引发的记忆障碍提供综合治疗的策略。这也为延缓或逆转衰老过程中极易损伤变化，提供了一种新颖的治疗途径。

第五节　认知功能基因调控的研究前景与展望

在过去的几十年中，虽然已有大量的研究关注学习记忆调控机制，但是，关于突触可塑性基因调控机制目前仍未清晰。高通量测序技术为大规模发现和描述新基因特征提供了有力的工具，同时，也为之前未确定的转录本亚型提供了鉴定工具。将 LTP 过程中的所有基因与蛋白质表达进行鉴定可为深入理解学习记忆的分子机制提供更加全面的信息。与传统的单个基因表达检测不同，高通量测序技术可鉴定出神经元特异性的转录本剪切与表达模式。RNA 测序技术（去除核糖体 RNA）可能是实现这一目的最佳方法。该技术通过线性和双末端测序保证了对转录组的最大覆盖效率。同时，单细胞 RNA 测序可提供更加深入的染色体特征信息，其中包括 LTP 诱导过程中激活的转录程序。将这些技术与 LTP 诱导时程进行对应分析，有助于揭示突触可塑性以及学习记忆过程中转录活性和分子机制。当然，更好的突触可塑性分子机制研究不仅限于阐明其中记忆形成与维持中的作用，更需要阐明记忆在神经退行性疾病中的损伤机制。

（段文贞　编　张　钊　牟　正译）

第六节　基因相关技术方法研究发展

一、胚胎电转技术

脑内的基因功能及神经网络活性分析一直以来都备受关注。然而脂质体转染、基因枪等多局限于血管系统附近组织或者表浅组织如皮肤等；构建转基因动物或基因打靶以及重组慢病毒等耗时太长且价格昂贵；且由于增强子、沉默子及特异性的启动子等调节因子数目有限，因此依靠上述方法将一个基因的表达限定在特定的空间及时间并不容易。而胚胎电转技术克服了上述局限性，目前依然是用来研究神经网络中基因功能的重要手段。

将 DNA 注射入胚胎脑室或脊髓的中央管，钳状电极产生矩形的电脉冲使基因被电转入脑室或中央管周边细胞中，许多被电转的细胞为神经祖细胞，其子代神经元都能表达导入的基因。基因可成功地导入端脑、中脑、间脑、脊髓等众多中枢神经系统区域。胚胎电转技术较其他方法简单快速，高效且对细胞损伤小，同时可转入多个基因，并且长于 10kb 的载体依然能够成功导入。由于电转具有单向性，只有阳极侧的脑室能够成功转染，分析基因功能时对侧可作为很好的平行对照。

可以用细胞特异性调控序列将外源基因表达控制在特定的细胞系内，如 nestin 和 Sox2 增强子可以在神经祖细胞中特异性激活外源基因的表达。此外，利用基于重组酶的基因敲除系统 Cre-loxP 可以将基因的表达限定在胚胎发育的特定阶段；利用电转将 Cre 导入带有特定基因 loxP 敲入的小鼠体内，即可实现该基因时空性的敲除。

二、RNA 干扰技术

RNA 干扰（RNA interference，RNAi）指与靶基因序列同源的双链 RNA（double stranded RNA，dsRNA）导入细胞中，与 dsRNA 序列同源的 mRNA 受到降解，其相应基因受到抑制的现象，属于 RNA 水平上的基因抑制，可能是生物普遍存在的 RNA 水平上调节基因表达的方式。1998 年 2 月，Fire A 和 Mello C 首次发现纯化的 dsRNA 能够高效且特异性阻断相应基因的表达，据此二人于 2006 年获得诺贝尔生理学或医学奖。

1. RNAi 作用机制

小干扰 RNA（small interfering RNA，siRNA）的两条单链末端为 5′-磷酸和 3′-羟基，且 3′ 端均有 2~3 个突出的核苷酸。果蝇中的 RNaseⅢ样核酸酶称为 Dicer，有解旋酶活性并含有 dsDNA 结合域和 PAZ 结构域。通过 dsRNA 的介导而特异地降解靶 mRNA 的过程主要分为两步：①起始阶段，较长的 dsRNA 在 ATP 参与下被 Dicer 切割加工成 21~23nt 的由有义链和反义链组成的 siRNA。②效应阶段，siRNA 在 ATP 参与下被 RNA 解旋酶解旋成单链，并由其中反义链指导形成 RNA 诱导的沉默复合体（RNA-induced silencing complex，RISC），其具有核酸内切、外切以及解旋酶活性。活化的 RISC 在单链 siRNA 引导下识别互补的 mRNA，并在 RISC 中的核酸内切酶作用下，从 siRNA 引导链中所对应的靶基因位置切割靶 mRNA，最后可能再被核酸外切酶进一步降解，从而干扰基因表达。

2. 内源性 miRNA 的发现及其介导的 RNAi 机制

小 RNA（microRNA，miRNA）是一种类似 siRNA，是由真核生物基因组编码的一类具有调控作用的内源性非编码小 RNA，主要参与转录水平的调节。miRNA 基因由 RNA 聚合酶Ⅱ（pol Ⅱ）指导转录。转录产物是内源性的、具有帽子结构（7MGpppG）和多聚腺苷酸尾〔poly（A）〕的初级转录产物 pri-miRNA；核酸酶在 Drosha（RNase Ⅲ enzyme）和辅因子 Pasha 作用下，剪切成约 70 bp、具发夹结构的 miRNA 前体（pre-miRNA）。进而，RAN-TP 和 exportin 5 将 pre-miRNA 输送到细胞质。随后核酸酶 Dicer 剪切产生约 22 nt 的 dsRNA。成熟的 miRNA 分子与一个或更多个 mRNA 分子部分互补，其主要功能是下调基因的表达。

3. siRNA 与 miRNA 的区别（表5-1）

表 5-1　siRNA 和 miRNA 的区别

项目	siRNA	miRNA
来源	外源性,人工合成,通过转染途径进入细胞内,是 RNAi 的中间产物	内源性,是生物体的固有因素
结构	双链 RNA	单链 RNA
Dicer 酶加工	对称地作用于双链 RNA 前体的两侧臂	不对称加工,miRNA 仅剪切 pre-miRNA 的一个侧臂,其他部分降解
作用位置	作用于 mRNA 的任何部位	主要作用于靶标基因 3′-UTR 区
作用方式	导致靶基因降解,转录水平后调控	可抑制靶基因翻译或导致靶基因降解,即在转录水平后和翻译水平起作用
生理功能	不参与生物生长,是 RNAi 的产物,原始作用是抑制转座子活性和病毒感染	主要在发育过程中起作用,调节内源基因表达

4. RNAi 的特征

①RNAi 是转录后水平的基因沉默机制；②RNAi 具有很高的特异性；③只有 dsRNA 才能诱导产生 RNAi；④注射同源 dsRNA 可以引起内源性 mRNA 特异性的降解；⑤RNAi 抑制基因表达具有很高的效率，可达到缺失突变体表型的程度，而且相对很少量的 dsRNA 分子就能完全抑制相应基因的表达，这是通过催化放大的方式进行的；⑥RNAi 抑制基因表达的效应可以长距离传递和维持信号甚至传播至整个有机体以及可遗传给 F_1，但 F_2 往往恢复为野生型；⑦dsRNA 不得短于 21bp，大于 30 bp 的 dsRNA 不能在哺乳动物中诱导特异的 RNA 干扰，而是细胞非特异性和全面的基因表达受抑制和凋亡；⑧RNAi 作用迅速，mRNA 快速降解；⑨RNAi 效应的依赖性，只有连续产生 dsRNA 才能产生长期效应，否则只产生短暂的沉默反应。

5. siRNA 设计方法

（1）设计原则

① 哺乳动物一般 21～23bp dsRNA，从 mRNA 的 AUG 起始密码开始，寻找"AA"二连序列，并记下其 3′端的 19 个碱基序列，作为潜在的 siRNA 靶位，理论根据是 siRNA 的 3′端通常为 2 个 UU，用 RNA polⅢ转录也同样含有 poly（U）尾。

目标序列 cDNA：AA（N19）TT

<pre>
                                                          dTdT （UU）
          （UU）dTdT
</pre>

目标 cDNA	5′-AACGATTGACAGCGGATTGCCTT-3′
目标 mRNA	5′-AACGAUUGACAGCGGAUUGCCUU-3′
siRNA 有义链	5′-CGAUUGACAGCGGAUUGCCUU-3′
反义链	3′-UUGCUAACUGUCGCCUAACGG-5′

② GC 含量在 30％～50％左右的 siRNA 更为有效。不要将 siRNA 设计在 5′端和 3′端的非编码区（untranslated regions，UTR），上述区域有丰富的调控蛋白结合区域，而这些 UTR 结合蛋白或者翻译起始复合物可能会影响 siRNA 核酸内切酶复合物结合 mRNA 从而影响 siRNA 的效果。

③ 利用 BLAST 将潜在的序列和相应的基因组数据库进行比较，排除那些和其他编码序列/EST 同源的序列。

④ 选出合适的目标序列进行合成。通常一个基因需要设计多个靶序列的 siRNA，以找到最有效的 siRNA 序列。

⑤ 作为负对照的 siRNA 应该和选中的 siRNA 序列有相同的组成，但是和 mRNA 没有明显的同源性，通常的做法是将选中的 siRNA 序列打乱，同样要检查结果以保证它和其他基因没有同源性。

（2）常用的 RNAi 靶点在线设计工具　siDirect 2.0、OligoWalk、siRNA Target Finder（Ambion）、siDESIGN Center（Dharmacon）。

6. RNAi 的临床转化障碍及修饰

尽管 siRNA 具有很高的沉默效率和靶位的特异性，但其向临床的转化依然存在诸多障碍，导致临床试验的有效性不高且进展缓慢（https：//clinicaltrials.gov/可实时查阅 RNAi 相关药物开发临床试验进展情况）。这些障碍包括胞内投递效率差、血清稳定性有限、不可预测的免疫反应及不能保障的脱靶效应等。siRNA 易被血液系统的 RNaseA 降解，并易被网状内皮系统（reticuloendothelial system，RES）及肾清除。siRNA 投递系统的障碍主要在于细胞膜的弱通透性，被溶酶体捕获，且 siRNAs 被溶酶体捕获可诱导 TLR 介导的免疫反应，胞外 RNA 通过 PKR 激活免疫细胞。另外，siRNA 也会导致脱靶效应，引起非目的 mRNA 降解所导致的非目的性转录及翻译抑制（Ku，et al，2016）。为了克服这些障碍，近几年对 siRNA 做了诸多修饰来改善其投递，包括如下。

① 化学结构修饰。如硫代膦酸（PS）、2'-O-甲基（2'-O-Me）、2'-F 及 2'-H 代替核糖 2'-OH 增加 siRNA 对 siRNA 酶及温度等因素的稳定性。

② 开发新型 siRNA 制剂。如 siRNA 交联（胆固醇交联）、多聚化（siRNA 多聚体聚合成为稳定聚合电解质，siRNA 微水凝胶、siRNA 海绵等）以及基于核酸的纳米颗粒等。

三、CRISPR-Cas9 基因靶向修饰技术

CRISPR-Cas 源于很多细菌和大部分古生菌的天然免疫系统，通过对入侵的病毒和核酸进行特异性识别，利用 Cas 蛋白进行切割，从而实现自身免疫。CRISPR（clustered regularly interspaced short palindromic repeats）是一个特殊的 DNA 重复序列家族，广泛分布于细菌和古细菌基因组中。CRISPR 位点通常由短的高度保守的重复序列（repeat）组成，重复序列的长度通常为 21～48 bp，重复序列之间被 26～72 bp 间隔序列（spacer）隔开。CRISPR 就是通过这些间隔序列与靶基因进行识别。Cas（CRISPR associated）存在于 CRISPR 位点附近，是一种双链 DNA 核酸酶，能在向导 RNA 引导下对靶位点进行切割。由此发展而来的 CRISPR-Cas 技术，旨由 RNA 指导 Cas 蛋白对靶向基因进行修饰。

1. CRISPR-Cas9 作用机制

Cas9 在 sgRNA 引导下产生双链缺口（double strand break，DBS）：①如果没有外源模板就会产生非同源重组末端连接（nonhomologous end-joining，NHEJ），其为易错修复，产生缺失突变，易导致移码突变，引起基因表达的提前终止，导致基因敲除；②如果有外源模板存在的情况下，会发生同源重组介导的修复（homology-directed repair，HDR），其主要发生于减数分裂期，通过基因转移交换遗传物质，实现基因编辑，常被细胞广泛应用于精准修复。

2. 采用 CRISPR 调控基因表达技术优势

RNAi 与 CRISPR-Cas 技术都可以实现对目标基因的下调，且发展相对较为成熟，而 CRISPR-Cas 技术相比 RNAi 技术有了很大的进步。RNAi 技术为瞬时转染，临时性地干扰目的基因的表达，目前广泛应用的 RNAi 技术的靶标为 mRNA；稳转干扰序列随机整合到基因组，整合的位置对细胞的影响不确定，且对照较难控制。而 CRISPR 技术靶标是 DNA，通过 RNA 识别 DNA 序列然后再改变 DNA 序列，可以遗传。且其定位靶向敲除特异性高，可以针对某个基因进行敲除，不会对基因组的其他位置产生影响。就其靶标而言，编码 mRNA 的 DNA 序列只占总 DNA 的极少部分，因此靶向 DNA 序列的 CRISPR 的靶标要比 RNAi 广得多。

由此总结 CRISPR 具有以下优势：①操作简单，靶向精确性更高；②由 RNA 调控的对 DNA 的修饰，其基因修饰可遗传；③基因修饰率高，基因调控方式多样，例如敲除、插入、抑制、激活等；④可实现对靶基因多个位点同时敲除；⑤无物种限制；⑥实验周期短，完成动物模型制备最快仅需 2 个月，节省大量时间和成本。

3. sgRNA 设计

sgRNA 设计可使用张峰实验室提供的 gRNA 设计网站（http：//crispr.mit.edu/），还

可以预测脱靶效应。如果自己设计 sgRNA 需注意以下几点：①平均每 8nt 左右出现一个 PAM（NGG），按 PAM 向上找即可；②PAM 可在有义链上也可在反义链上（CC）；结合文献及生物信息学分析，如果有重要的功能结构域，将其外显子挑选出来，将突变设计在此外显子上；③如果无重要结构域报道，靶向设计两段，突变各 1/3 蛋白的位置；④只有一个甲硫氨酸 M（ATG 编码）则突变放在其后，相距 20nt 左右比较好，防止移码突变和缺失突变后形成新的起始密码子。

4. Cas9 组成及基于 Cas9 结构修饰的应用

（1）Cas9 结构域　Cas9 核酸内切酶主要由以下功能结构域组成（图 5-1）：①中间位置的 HNH 核酸内切酶结构域（H 结构域，切割与 crRNA 互补的链）；②氨基端 RuvC-like（R 结构域，切割另外一条链）。不同物种间存在明显的密码子偏好，提示 AA 序列相似，但编辑蛋白能力可能差异明显，导致工作效率不同。

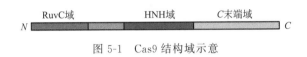

图 5-1　Cas9 结构域示意

（2）利用 dCas9 激活（CRISPRi）或沉默基因表达（CRISPRa）　Cas9 氨基端 RuvC 域发生 D10A 突变，并且在 HNH 域发生 H840A 突变的情况下，Cas9 无核酸酶活性，即催化失活，称为 dCas9（dead Cas9）；然而失活的 dCas9 依然保持着根据 gRNA 特异性结合 DNA 的能力。基于 dCas9 上述特性，将其与调控结构域融合，可以起到调控特定 DNA 转录活性的目的。如在 dCas9 的 C 端加上 VP16 等具有激活活性的功能结构域，通过靶基因相应的 sgRNA 引导下结合靶基因，进而特异性激活靶的表达；相反地，在 dCas9 的 C 端加上 EVE 等具有抑制活性的功能结构域，可以特异地抑制靶的表达（图 5-2）。根据 dCas9 的特性，也可将其用于动植物基因组水平上目标基因的甲基化、去甲基化等表观修饰研究中。

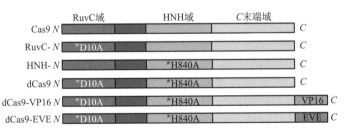

图 5-2　dCas9 及 dCas9 融合蛋白示意

（3）CRISPR-Cas 系统脱靶效应及 Cas9 切口酶　CRISPR-Cas9 系统靶向特异的 20nt 核酸序列，由于基因组信息庞大，其依然能够导致一定数量的错配，从而促进脱靶效应的发生，限制基因组编辑的应用。D10A 突变的 Cas9 切口酶（Cas9 nickase，Cas9n）只能产生单链缺刻，很容易被高保真的 BER 通路所修复（Dianov，et al，2013），张峰等用 Cas9n 结合目标位点附近分别与相反链互补的一对 sgRNA 产生特异性的双链切割，引入 NHEJ 或 HDR 修复，将细胞系中脱靶活性降低 50～1500 倍，保障了基因组编辑的高特异性（Ran，et al，2013）（图 5-3）。

5. CRISPR-Cas 系统应用

（1）利用 CRISPR-Cas 系统构建模式动物　科学家可以通过改变与特定疾病相关的基

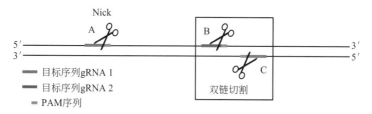

图 5-3　Cas9n 结合一对相邻的 sgRNA 降低脱靶效应示意（见文后彩图）（Ran，et al，2013）

只有 B、C 能在 Cas9n 的切割下产生双链切割

因，建立小鼠等模式动物的疾病模式，对疾病的发生、发展及各种干预措施（包括遗传学与化学手段）进行研究。在过去的 20 年中，建立疾病模式动物的方法基本未变。首先将特定的 DNA 片段插入到小鼠胚胎干细胞中，再将修饰过的干细胞植入到早期胚胎（即囊胚），将发育中的细胞移植到雌性假孕小鼠中。通过这种方式建立单基因敲除的小鼠品系可能需要花费数年和数十万美元的成本。并且这种基因敲除的技术还仅局限于小鼠等少数物种。依赖于胚胎干细胞的传统的基因打靶技术有两大瓶颈：①需要胚胎干细胞，目前只有小鼠上能建立胚胎干细胞，甚至大鼠的胚胎干细胞虽有报道但无后继跟进；②极低的同源重组率，干细胞的同源重组率即使加上正负筛选也只有百万分之一。因此多年来对基因打靶的改进主要有两个方向：①对干细胞的研究，如近年来对 ES、PGC、iPS 的研究热潮；②寻找提高重组率的方法。自发突变率低导致重组率低，提高重组率的关键是产生双链缺刻（DBS）出现的频率，因此增加 DBS 能够提高基因的靶向和敲除效率，即基因打靶依赖 DBS 位点的产生。近年来研究者开始转向细菌研究，锌指核酸酶技术（zinc-finger nuclease，ZFN）和 TALEs（transcription activator-like effectors）技术相继出现，大大提高了基因编辑效率，然而其构建困难，获得有活性的 ZFN/TALEN 非常困难，耗时耗力且价格昂贵。随着 2013 年 2 月 15 日两篇《Science》文章（Cong，et al，2013；Mali，et al，2013）同时证明 CRISPR-Cas9 系统在哺乳动物细胞有效后，引发了模式动物构建革命。CRISPR-Cas9 系统的成功率较 TALEN 提高了至少 2～3 倍。目前可以 3～4 周内生产一只携带 5 个突变的小鼠，而传统技术需要花费 3～4 年时间。

此外，传统的模式动物生产技术中，胚胎干细胞是一个绕不开的过程。而 CRISPR-Cas 技术则无需胚胎干细胞，因此遗传学研究已经不再局限于有限种类的模式生物，这就打破了模式生物的定义。任何可以进行胚胎操作的动物，理论上都可以成为基因组工程的研究目标。

目前 CRISPR-Cas 技术已用于小鼠特定基因的敲除，重要氨基酸位点的突变，条件转基因鼠的建立（插入 loxP 位点），CRE、GFP 等大片段基因的插入修饰等。CRISPR-Cas 技术与光遗传调控结合后又引发了一系列的技术革命（Nihongaki，et al，2015）。

（2）成年动物的基因编辑　CRISPR-Cas9 介导的基因编辑已被应用于成年动物遗传性疾病的基因编辑，如遗传性高酪胺酸血症等，有望应用于临床矫正成年人基因遗传缺陷（Yin，et al，2014）。

（3）内源蛋白质亚细胞精确定位中 CRISPR-Cas 技术的应用　蛋白质的亚细胞精确定位对理解细胞进程中蛋白质的功能是必需的。传统的标记方式存在以下缺陷：①抗体标记内源蛋白，抗体特异性差，且难以实现在体操作；②标签融合易影响其精确定位；③外源过表达不能完全模拟蛋白质在正常生理状态下的表达，且有可能改变细胞功能；④在哺乳动物脑等高密度组织中细胞标记后很难获得高清晰的亚细胞定位等。而采用 CRISPR-Cas9 介导的同源直接修复（homology-directed repair，SLENDR）可在单细胞水平上对内源蛋白进行标记，实现活体哺乳动物脑中内源蛋白的亚细胞高分辨定位，解决了传统标记蛋白质的弊端（Mikuni，et al，2016）。

四、条件型基因敲除和诱导型基因敲除

基因敲除技术主要分为完全基因敲除、条件型基因敲除、诱导型基因敲除。完全基因敲除是指通过同源重组法完全消除细胞或动物个体中的靶基因活性。条件型基因敲除是指通过定位重组系统实现特定时间和空间的基因敲除。诱导型基因敲除是通过对诱导剂给予时间的控制，在动物的一定发育阶段和一定组织细胞中实现对特定基因进行敲除的技术。

1. 条件型基因敲除

有些重要的靶基因被敲除后会引起胚胎早期死亡，使得无法分析该基因在胚胎发育晚期和成年期的功能；某些基因在不同的细胞类型中执行不同的功能，完全敲除会导致突变小鼠出现复杂的表型，使研究者很难判断异常的表型是由一种细胞引起的，还是由几种细胞共同引起的。而这些问题都可以通过条件型基因敲除的方式解决。条件型基因敲除法可定义为将某个基因的敲除限制于小鼠某些特定类型的细胞或发育的某一特定阶段的一种特殊的基因敲除方法。现阶段条件型基因敲除以噬菌体的 Cre-loxP 系统和酿酒酵母的 FLP/FRT 系统应用最为广泛。

（1）Cre-loxP 重组酶系统　Cre 重组酶发现于 P1 噬菌体，属于 λ 噬菌体整合酶（λ Int）超基因家族。Cre 重组酶基因编码区序列全长 1029bp（EMBL 数据库登录号 X03453），编码 38kDa 蛋白质。Cre 重组酶是由 343 个氨基酸组成的单体蛋白，不仅具有催化活性，而且与限制酶相似，能识别特异的 DNA 序列，即 loxP 位点，使 loxP 位点间的基因序列被删除或重组。Cre 重组酶有 70% 的重组效率，不借助任何辅助因子，可作用于多种结构的 DNA 底物，如线形、环状甚至超螺旋 DNA。

loxP（locus of X-over of P1）序列来源于 P1 噬菌体，由两个 13bp 反向重复序列和中间间隔的 8bp 序列共同组成。Cre 在催化 DNA 链交换过程中与 DNA 共价结合，13bp 的反向重复序列是 Cre 酶的结合域。8bp 的间隔序列可确定 loxP 的方向，其序列如图 5-4。

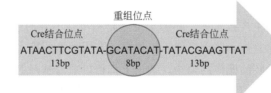

重组位点

Cre结合位点　　　　　　　　　　Cre结合位点
ATAACTTCGTATA-GCATACAT-TATACGAAGTTAT
13bp　　　　　8bp　　　　13bp

图 5-4　loxP 序列信息

Cre-loxP 重组酶系统的作用方式主要有以下 3 种（图 5-5）：①倒置，基因两翼反相 loxP 经 Cre 酶切割后基因倒置；②易位，不同染色体上的同相 loxP 经 Cre 酶切割后发生 loxP 位点后基因的易位；③删除，基因两翼同相 loxP 经 Cre 酶切割后 loxP 位点之间的基因被删除。

条件型基因敲除实际上是在常规的基因敲除的基础上利用重组酶 Cre 介导的位点特异性重组技术，在对小鼠基因修饰的时空范围上设置一个可调控的"按钮"，从而使对小鼠基因组的修饰范围和时间处于一种可控状态（图 5-6）。

（2）FLP/FRT 系统　该系统与 Cre-loxP 系统相同，也由一个重组酶和一段特殊的

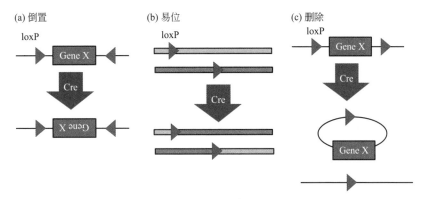

图 5-5　Cre-loxP 重组酶系统的作用方式

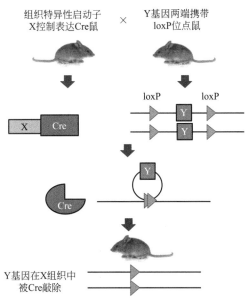

图 5-6　Cre-loxP 介导的小鼠 X 组织中特异敲除 Y 基因示意

DNA 序列组成。Flp/FRT 系统是 Cre-loxP 系统在真核细胞内的同源系统。重组酶 Flp 是酵母细胞内由 423 个氨基酸组成的单体蛋白。与 Cre 相似，Flp 发挥作用也不需要任何辅助因子，同时在不同的条件下具有良好的稳定性。该系统的另一个成分 Flp 识别位点（Flp recognition target，FRT）与 loxP 位点非常相似，同样由两个长度为 13bp 的反向重复序列和一个长度为 8bp 的核心序列构成。FRT 位点的方向决定了目的片段的删除还是倒置。这两个系统比较明显的区别是它们发挥作用的最佳温度不同，Cre 重组酶发挥作用的最佳温度为 37℃，而 Flp 重组酶为 30℃。因此 Cre-loxP 系统更适宜在动物体内使用。

条件型基因敲除的优势在于：克服了重要基因被敲除所导致的早期致死；能客观、系统地研究基因在组织器官发生、发育以及疾病发生、治疗过程中的作用和机制。

2. 诱导型基因敲除

诱导型基因敲除也是基于 Cre-loxP 系统，利用控制 Cre 表达的启动子的活性或所表达的 Cre 酶活性具有可诱导的特点，通过对诱导剂给予时间的控制，从而在动物的一定发育阶段和组织细胞中实现对特定基因的敲除。诱导型基因敲除由 Cre-loxP 系统和诱导系统两个部分组成。loxP 转基因动物是用常规基因打靶技术构建成的，基因组中待修饰区域两端各携带 1 个 loxP 位点的转基因动物。诱导系统是指所携带的 Cre 基因的表达或所表达的 Cre 酶的活性具有可诱导性的转基因动物。人们可以通过对诱导剂给予时间的预先设计来对动物基因敲除的时空特异性进行人为控制，以避免出现死胎或动物出生后不久即死亡的现象。常见的几种诱导型基因敲除类型有：四环素诱导型、干扰素诱导型、激素诱导型、腺病毒介导型。这里主要对四环素诱导系统及激素诱导型进行介绍。

（1）基于 Cre-loxP 系统建立的四环素诱导条件型基因敲除系统　该系统包含两个互补系统，分别为 tTA 依赖（Tet-Off）和 rtTA 依赖（Tet-On）的基因敲除系统。这两个系统中，四环素控制转录因子 tTA 或 rtTA 与启动子 P_{tet} 的结合，从而调节下游基因的表达。所不同的是 tTA 与启动子 P_{tet} 的结合不需要四环素，四环素阻碍两者之间的相互作用；而 rtTA 与启动子 P_{tet} 的相互结合只有在四环素或者其衍生物多西环素（强力霉素）存在下才会发生，没有四环素或者多西环素时两者不发生相互作用。因此这两个系统以相反的方式对四环素进行反应，成为两个互补系统。

该系统含有 3 个基本的要素：tTA 或 rtTA、P_{tet}、四环素或多西环素。其中 tTA 或 rtTA 作为一种转录因子是一个融合蛋白，具有两部分：一部分是来源于原核生物的四环素阻碍蛋白（Tet repressor，Tet R）；另一部分为来源于真核生物转录因子的转录激活结构域，应用最为广泛的是单纯疱疹病毒编码的 VP16 的酸性结构域。这两部分构成的融合蛋白（tTA 或 rtTA）可以受四环素或者其衍生物的调节而发生构象变化，从而改变与四环素抗性元件（Tet resistance operon，TetO）的结合能力。tTA 或 rtTA 的另一个功能就是转录激活功能，当其在真核细胞内与相应的 DNA 反应元件结合后可以启动下游基因的转录。rtTA 与 tTA 相比有几个氨基酸位点突变，导致两者对四环素反应后产生的效应完全相反。rtTA 只有在四环素存在的情况下才能与反应元件 TetO 相结合，而 tTA 只有在四环素不存在的情况下才能与 TetO 结合。在具体的应用中，tTA 或 rtTA 被置于特定启动子的调控之下，以实现其在特定的组织器官中进行表达。

P_{tet} 是一个受 tTA 或 rtTA 调控的启动子，含有一个 RNA 聚合酶 II 启动子的最小功能单位和若干个 TetO 序列，该启动子只有与 tTA 或 rtTA 结合时才能激活下游基因的表达。因此，在应用过程中 P_{tet} 被用来调控 Cre 重组酶的产生。

四环素或多西环素作为 Tet-On 和 Tet-Off 系统的效应剂，与 tTA 或 rtTA 相互作用，从而调节它们与 P_{tet} 的亲和力。多西环素是四环素的衍生物，由于其具有毒性小、所用剂量小等优点，在实际应用中更为广泛。该系统发挥作用的机制如图 5-7 所示。

采用 Tet-Off 系统实现时空性调控 CaMK II 表达来控制记忆的形成（Mayford，et al，1996）（图 5-8）。

采用该系统进行条件型基因敲除时，要将受特异性启动子调控的 tTA 的表达载体转入小鼠体内，同时还要将受 P_{tet} 启动子调控的 Cre 重组酶的表达载体也转入小鼠体内。这样一个转基因小鼠与 loxP 的转基因小鼠进行交配，产生的子代小鼠会在特定组织和器官中表达 tTA，tTA 再与 P_{tet} 结合后激活下游的 Cre 重组酶的表达，实现特定基因在特定组织器官中的敲除。如果在子代小鼠出生时就给予四环素，并且一直维持下去，特定基因的敲除就不会发生，只有在停止四环素的应用后才会发生该基因在特定部位的丢失。采用 rtTA 系统与上述情况正好相反，在不用四环素时基因敲除不发生，只有给予四环素时才会导致特定基因在特定部位的敲除。因此，该系统可以对靶位点的剔除或修饰进行时间和空间二维调控。

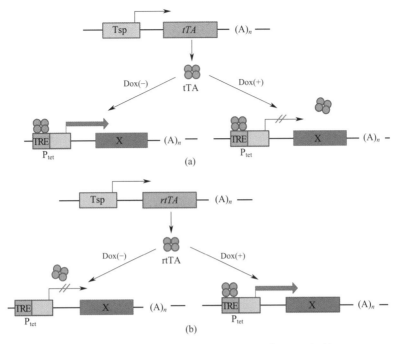

图 5-7 Tet-Off 系统（a）及 Tet-On 系统（b）机制

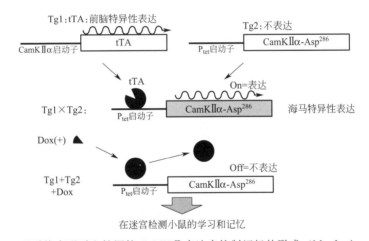

图 5-8 Tet-Off 系统实现时空性调控 CaMK Ⅱ 表达来控制记忆的形成（Mayford，et al，1996）

（2）基于 Cre-loxP 系统建立的他莫昔芬诱导条件型基因敲除系统　该系统将雌激素受体（estrogen receptor，ER）的配体结合区（ligand-binding domain，LBD）和 Cre 重组酶进行融合，产生一种嵌合重组酶，该嵌合重组酶的表达被置于特异启动子的调节之下，从而使其在特定组织和器官或者特定发育阶段产生。但是只有该嵌合重组酶并不能发挥 Cre 重组酶的活性，因为雌激素受体结合区的存在使其不能进入核内与 loxP 位点相结合。只有加入雌激素后才能使其进入核内发挥作用。为了消除内源性雌激素的影响，研究者将雌激素配体结合区进行了关键氨基酸的突变，从而使其不能与体内的生理性雌激素结合，而只能与外源性的雌激素类似物他莫昔芬结合，这样就消除了内源性雌激素所造成的非特异性基因敲除（图 5-9）。该系统与四环素诱导系统相似，也可以对靶基因的敲除进行时间和空间二维调控（图 5-10）。

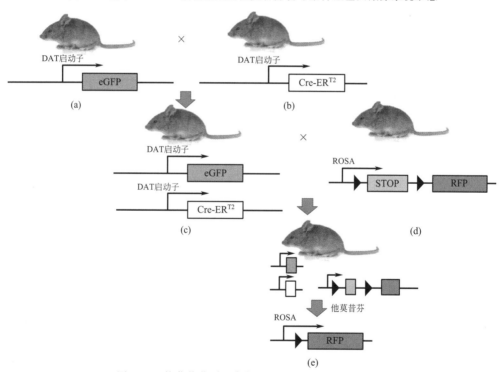

图 5-9　基于 Cre-loxP 系统建立的他莫昔芬诱导条件型基因敲除系统示意

图 5-10　他莫昔芬诱导条件型敲除荧光报告小鼠示意

多巴胺能神经元标记绿色的小鼠（a）与多巴胺能神经元表达 Cre-ER^{T2} 的小鼠（b）杂交，其后代（c）与正常情况小鼠（d）杂交（正常情况下不带荧光，只有遇到 Cre 酶后删除终止密码子，表达红色荧光蛋白）后不表达红色荧光蛋白，加入他莫昔芬后在多巴胺能神经元中能够表达红色荧光蛋白，红绿叠加表现为黄色。此系统可被多方面改造，如将 RFP 换为 shRNA 等可在他莫昔芬诱导后实现时间特异性地特定细胞中敲除特定基因。若不同基因元件串联 loxP-stop-loxP 可以实现多基因编辑及标记等

（张　钊）

参 考 文 献

[1] Abumaria N, Yin B, Zhang L, et al. Effects of elevation of brain magnesium on fear conditioning, fear extinction, and synaptic plasticity in the infralimbic prefrontal cortex and lateral amygdala [J] . J Neurosci, 2011, 31: 14871-14881.

[2] Aid T, Kazantseva A, Piirsoo M, et al. Mouse and rat BDNF gene structure and expression revisited [J] . J Neurosci Res, 2007, 85: 525-535.

[3] Andres V, Cervera M, Mahdavi V. Determination of the consensus binding site for MEF2 expressed in muscle and brain reveals tissue-specific sequence constraints [J] . J Biol Chem, 1995, 270: 23246-23249.

[4] Arthur JS, Fong AL, Dwyer JM, et al. Mitogen- and stress-activated protein kinase 1 mediates cAMP response element-binding protein phosphorylation and activation by neurotrophins [J] . J Neurosci, 2004, 24: 4324-4332.

[5] Besnard A, Galan-Rodriguez B, Vanhoutte P, et al. Elk-1 a transcription factor with multiple facets in the brain [J] . Front Neurosci, 2011, 5: 35.

[6] Bibb JA, Mayford MR, Tsien JZ, et al. Cognition enhancement strategies [J] . J Neurosci, 2010, 30: 14987-14992.

[7] Bourtchuladze R, Frenguelli B, Blendy J, et al. Deficient long-term memory in mice with a targeted mutation of the cAMP-responsive element-binding protein [J] . Cell, 1994, 79: 59-68.

[8] Bozon B, Davis S, Laroche S. Regulated transcription of the immediate-early gene Zif268: mechanisms and gene dosage-dependent function in synaptic plasticity and memory formation [J] . Hippocampus, 2002, 12: 570-577.

[9] Cao X, Cui Z, Feng R, et al. Maintenance of superior learning and memory function in NR2B transgenic mice during ageing [J] . Eur J Neurosci, 2007, 25: 1815-1822.

[10] Carrion AM, Link WA, Ledo F, et al. DREAM is a Ca^{2+}-regulated transcriptional repressor. Nature, 1999, 398: 80-84.

[11] Chowdhury S, Shepherd JD, Okuno H, et al. Arc/Arg3. 1 interacts with the endocytic machinery to regulate AMPA receptor trafficking [J] . Neuron, 2006, 52: 445-459.

[12] Codocedo JF, Allard C, Godoy JA, et al. SIRT1 regulates dendritic development in hippocampal neurons [J] . PLoS One, 2012, 7: e47073.

[13] Cole CJ, Mercaldo V, Restivo L, et al. MEF2 negatively regulates learning-induced structural plasticity and memory formation. Nat Neurosci, 2012, 15: 1255-1264.

[14] Cong L, Ran FA, Cox D, et al. Multiplex genome engineering using CRISPR/Cas systems [J] . Science, 2013, 339: 819-823.

[15] Corlew R, Wang Y, Ghermazien H, et al. Developmental switch in the contribution of presynaptic and postsynaptic NMDA receptors to long-term depression [J] . J Neurosci, 2007, 27: 9835-9845.

[16] Dianov GL, Hubscher U. Mammalian base excision repair: the forgotten archangel [J] . Nucleic Acids Res, 2013, 41: 3483-3490.

[17] Dokmanovic M, Clarke C, Marks PA. Histone deacetylase inhibitors: overview and perspectives [J] . Mol Cancer Res, 2007, 5: 981-989.

[18] Dribben WH, Eisenman LN, Mennerick S. Magnesium induces neuronal apoptosis by suppressing excitability [J] . Cell Death Dis, 2010, 1: e63.

[19] Etkin A, Alarcon JM, Weisberg SP, et al. A role in learning for SRF: deletion in the adult forebrain disrupts LTD and the formation of an immediate memory of a novel context [J] . Neuron, 2006, 50: 127-143.

[20] Farrant M, Feldmeyer D, Takahashi T. NMDA-receptor channel diversity in the developing cerebellum [J] . Nature, 1994, 368: 335-339.

[21] Flavell SW, Kim TK, Gray JM, et al. Genome-wide analysis of MEF2 transcriptional program reveals synaptic target genes and neuronal activity-dependent polyadenylation site selection. Neuron, 2008, 60: 1022-1038.

[22] Gao J, Wang WY, Mao YW, et al. A novel pathway regulates memory and plasticity via SIRT1 and miR-134 [J] . Nature, 2010, 466: 1105-1109.

[23] Gomes AP, Price NL, Ling AJ, et al. Declining NAD (+) induces a pseudohypoxic state disrupting nuclear-mitochondrial communication during aging [J] . Cell, 2013, 155: 1624-1638.

[24] Gregoretti IV, Lee YM, Goodson HV. Molecular evolution of the histone deacetylase family: functional implications of phylogenetic analysis [J] . J Mol Biol, 2004, 338: 17-31.

[25] Gruart A, Benito E, Delgado-Garcia JM, et al. Enhanced cAMP response element-binding protein activity increases neuronal excitability, hippocampal long-term potentiation, and classical eyeblink conditioning in alert behaving mice [J] . J Neurosci, 2012, 32: 17431-17441.

[26] Gupta S, Kim SY, Artis S, et al. Histone methylation regulates memory formation [J] . J Neurosci, 2010, 30: 3589-3599.

[27] Hashimoto T, Nishi K, Nagasao J, et al. Magnesium exerts both preventive and ameliorating effects in an *in vitro* rat Parkinson disease model involving 1-methyl-4-phenylpyridinium (MPP+) toxicity in dopaminergic neurons [J] . Brain Res, 2008, 1197: 143-151.

［28］ Hisahara S，Chiba S，Matsumoto H，et al. Histone deacetylase SIRT1 modulates neuronal differentiation by its nuclear translocation ［J］. Proc Natl Acad Sci USA，2008，105：15599-15604.

［29］ Jiang X，Tian F，Du Y，et al. BHLHB2 controls Bdnf promoter 4 activity and neuronal excitability ［J］. J Neurosci，2008，28：1118-1130.

［30］ Kalita K，Kuzniewska B，Kaczmarek L. MKLs：co-factors of serum response factor（SRF）in neuronal responses ［J］. Int J Biochem Cell Biol，2012，44：1444-1447.

［31］ Ku SH，Jo SD，Lee YK，et al. Chemical and structural modifications of RNAi therapeutics ［J］. Adv Drug Deliv Rev，2016，104：16-28.

［32］ Laurie DJ，Bartke I，Schoepfer R，et al. Regional，developmental and interspecies expression of the four NMDAR2 subunits，examined using monoclonal antibodies ［J］. Brain Res Mol Brain Res，1997，51：23-32.

［33］ Ledo F，Kremer L，Mellstrom B，et al. Ca^{2+}-dependent block of CREB-CBP transcription by repressor DREAM ［J］. EMBO J，2002，21：4583-4592.

［34］ Lin Y，Bloodgood BL，Hauser JL，et al. Activity-dependent regulation of inhibitory synapse development by Npas4 ［J］. Nature，2008，455：1198-1204.

［35］ Lipsky RH，Xu K，Zhu D，et al. Nuclear factor kappaB is a critical determinant in N-methyl-D-aspartate receptor-mediated neuroprotection ［J］. J Neurochem，2001，78：254-264.

［36］ Magnusson KR. Declines in mRNA expression of different subunits may account for differential effects of aging on agonist and antagonist binding to the NMDA receptor ［J］. J Neurosci，2000，20：1666-1674.

［37］ Mali P，Yang L，Esvelt KM，et al. RNA-guided human genome engineering via Cas9 ［J］. Science，2013，339：823-826.

［38］ Mayford M，Bach ME，Huang YY，et al. Control of memory formation through regulated expression of a CaMKII transgene ［J］. Science，1996，274：1678-1683.

［39］ Mellstrom B，Sahun I，Ruiz-Nuno A，et al. DREAM controls the on/off switch of specific activity-dependent transcription pathways. Mol Cell Biol，2014，34：877-887.

［40］ Michan S，Li Y，Chou MM，et al. SIRT1 is essential for normal cognitive function and synaptic plasticity ［J］. J Neurosci，2010，30：9695-9707.

［41］ Mikuni T，Nishiyama J，Sun Y，et al. High-Throughput，High-Resolution Mapping of Protein Localization in Mammalian Brain by In Vivo Genome Editing ［J］. Cell，2016，165：1803-1817.

［42］ Monyer H，Burnashev N，Laurie DJ，et al. Developmental and regional expression in the rat brain and functional properties of four NMDA receptors ［J］. Neuron，1994，12：529-540.

［43］ Mouchiroud L，Houtkooper RH，Moullan N，et al. The NAD（+）/Sirtuin Pathway Modulates Longevity through Activation of Mitochondrial UPR and FOXO Signaling ［J］. Cell，2013，154：430-441.

［44］ Naqvi S，Martin KJ，Arthur JS. CREB phosphorylation at Ser133 regulates transcription via distinct mechanisms downstream of cAMP and MAPK signalling ［J］. Biochem J，2014，458：469-479.

［45］ Nihongaki Y，Kawano F，Nakajima T，et al. Photoactivatable CRISPR-Cas9 for optogenetic genome editing ［J］. Nat Biotechnol，2015，33：755-760.

［46］ Okuno H，Akashi K，Ishii Y，et al. Inverse synaptic tagging of inactive synapses via dynamic interaction of Arc/Arg3. 1 with CaMKIIbeta ［J］. Cell，2012，149：886-898.

［47］ Plattner F，Hernandez A，Kistler TM，et al. Memory enhancement by targeting Cdk5 regulation of NR2B ［J］. Neuron，2014，81：1070-1083.

［48］ Posern G，Treisman R. Actin'together：serum response factor，its cofactors and the link to signal transduction ［J］. Trends Cell Biol，2006，16：588-596.

［49］ Ramos YF，Hestand MS，Verlaan M，et al. Genome-wide assessment of differential roles for p300 and CBP in transcription regulation ［J］. Nucleic Acids Res，2010，38：5396-5408.

［50］ Ran FA，Hsu PD，Lin CY，et al. Double nicking by RNA-guided CRISPR Cas9 for enhanced genome editing specificity ［J］. Cell，2013，154：1380-1389.

［51］ Rashid AJ，Cole CJ，Josselyn SA. Emerging roles for MEF2 transcription factors in memory ［J］. Genes Brain Behav，2014，13：118-125.

［52］ Renaudineau S，Poucet B，Laroche S，et al. Impaired long-term stability of CA1 place cell representation in mice lacking the transcription factor Zif268/egr1 ［J］. Proc Natl Acad Sci USA，2009，106：11771-11775.

［53］ Rodriguez-Moreno A，Kohl MM，Reeve JE，et al. Presynaptic induction and expression of timing-dependent long-term depression demonstrated by compartment-specific photorelease of a use-dependent NMDA receptor antagonist ［J］. J Neurosci，2011，31：8564-8569.

［54］ Satvat E，Schmidt B，Argraves M，et al. Changes in task demands alter the pattern of Zif268 expression in the dentate gyrus ［J］. J Neurosci，2011，31：7163-7167.

［55］ Shieh PB，Hu SC，Bobb K，et al. Identification of a signaling pathway involved in calcium regulation of BDNF expression ［J］. Neuron，1998，20：727-740.

［56］ Slutsky I，Abumaria N，Wu LJ，et al. Enhancement of learning and memory by elevating brain magnesium ［J］. Neuron，2010，65：165-177.

[57] Smith-Hicks C，Xiao B，Deng R，et al. SRF binding to SRE 6. 9 in the Arc promoter is essential for LTD in cultured Purkinje cells [J] . Nat Neurosci，2010，13：1082-1089.

[58] Stritt C，Knoll B. Serum response factor regulates hippocampal lamination and dendrite development and is connected with reelin signaling [J] . Mol Cell Biol，2010，30：1828-1837.

[59] Sugino T，Maruyama M，Tanno M，et al. Protein deacetylase SIRT1 in the cytoplasm promotes nerve growth factor-induced neurite outgrowth in PC12 cells [J] . FEBS Lett，2010，584：2821-2826.

[60] Tabuchi A，Sakaya H，Kisukeda T，et al. Involvement of an upstream stimulatory factor as well as cAMP-responsive element-binding protein in the activation of brain-derived neurotrophic factor gene promoter I [J] . J Biol Chem，2002，277：35920-35931.

[61] Tang YP，Shimizu E，Dube GR，et al. Genetic enhancement of learning and memory in mice [J] . Nature，1999，401：63-69.

[62] Tao X，Finkbeiner S，Arnold DB，et al. Ca^{2+} influx regulates BDNF transcription by a CREB family transcription factor-dependent mechanism [J] . Neuron，1998，20：709-726.

[63] Tao X，West AE，Chen WG，et al. A calcium-responsive transcription factor，CaRF，that regulates neuronal activity-dependent expression of BDNF [J] . Neuron，2002，33：383-395.

[64] Vennemeyer JJ，Hopkins T，Kuhlmann J，et al. Effects of elevated magnesium and substrate on neuronal numbers and neurite outgrowth of neural stem/progenitor cells *in vitro* [J] . Neurosci，Res，2014，84：72-78.

[65] Watanabe M，Inoue Y，Sakimura K，et al. Developmental changes in distribution of NMDA receptor channel subunit mRNAs [J] . Neuroreport，1992，3：1138-1140.

[66] Wenzel A，Fritschy JM，Mohler H，et al. NMDA receptor heterogeneity during postnatal development of the rat brain：differential expression of the NR2A，NR2B，and NR2C subunit proteins [J] . J Neurochem，1997，68：469-478.

[67] Wong RW，Setou M，Teng J，et al. Overexpression of motor protein KIF17 enhances spatial and working memory in transgenic mice [J] . Proc Natl Acad Sci USA，2002，99：14500-14505.

[68] Xie L，Korkmaz KS，Braun K，et al. Early life stress-induced histone acetylations correlate with activation of the synaptic plasticity genes Arc and Egr1 in the mouse hippocampus [J] . J Neurochem，2013，125：457-464.

[69] Yin H，Xue W，Chen S，et al. Genome editing with Cas9 in adult mice corrects a disease mutation and phenotype [J] . Nat Biotechnol，2014，32：551-553.

[70] Yin X，Feng X，Takei Y，et al. Regulation of NMDA receptor transport：a KIF17-cargo binding/releasing underlies synaptic plasticity and memory *in vivo* [J] . J Neurosci，2012，32：5486-5499.

[71] Zhang X，Odom DT，Koo SH，et al. Genome-wide analysis of cAMP-response element binding protein occupancy，phosphorylation，and target gene activation in human tissues [J] . Proc Natl Acad Sci USA，2005，102：4459-4464.

[72] Zhao YN，Li WF，Li F，et al. Resveratrol improves learning and memory in normally aged mice through microRNA-CREB pathway [J] . Biochem Biophys Res Commun，2013，435：597-602.

[73] Zhao Z，Fan L，Fortress AM，et al. Hippocampal histone acetylation regulates object recognition and the estradiol-induced enhancement of object recognition [J] . J Neurosci，2012，32：2344-2351.

[74] Zovkic IB，Guzman-Karlsson MC，Sweatt JD. Epigenetic regulation of memory formation and maintenance [J] . Learn Mem，2013，20：61-74.

第六章 认知与情绪

1990 年，我们提出存在一种新的智能，叫做"情绪智能"。基于在情绪、智能、精神治疗和认知领域的研究发现，我们认为在情绪方面一些人比其他人更加聪慧（Salovey，Mayer，1990）。我们呼吁重视与解决情绪问题相关的领域：识别面部表情、理解情感词汇的含义、控制其他人的感受。我们主张，这些技能表明存在一种广泛的、被忽视的、与推理情绪相关的能力——情绪智能（Cacioppo，Semin，Berntson，2004；Haig，2005）。我们随后将人们解决情绪问题相关的技能划分为 4 个"分枝"（Mayer，Salovey，1997）。

在这篇文章中，我们回顾了情绪智能的能力模型，并更新这一模型使其更加实用，还验证了其应用。我们从一系列指导思考情绪智能的原则开始。在讨论了这些原则后，我们对四岔分枝模型做了简要回顾。随后，我们将情绪智能与相关的广泛智能放在一起比较，尤其是个人智能和社会智能，并举例说明对上述三种原则的推理。最后，我们讨论了模型的影响力，以及在未来的应用。

第一节 情绪智能的七大原则

我们将描述一系列帮助我们描述情绪智能理论的原则。这些原则，实际上是指导原则，简洁地说明了我们对于情绪智能的认识 。

一、原则 1：情绪智能是一种心智能力

与大多数心理学家一样，我们认为智能是进行抽象推理的能力，包括理解含义，区分两个概念之间的相似和不同之处，形成有力的总结，并根据语境判断总结是否准确（Carroll，1993；Gottfredson，1997）。同样，我们赞同智能是衡量心智能力的体系 （Detterman，1982）。

根据人们对情绪的理解，我们认为情绪智能高的人有以下几个特点：①能准确地感知情绪；②能准确地用情绪表达思想；③能理解情绪以及情绪代表的含义；④能控制自己和他人的情绪（Mayer，Salovey，1997）。

二、原则 2：情绪智能宜用能力来衡量

我们的观点中最重要的一点就是：智慧宜以能力来衡量——提出问题，让测试者解决问题，并检查正确答案出现的模式（Mayer，2015，答案是否正确由专业领域的权威来确定）。对于一个问题而言，其最好的答案可以通过专家委员会交流，或者（对于一些更加具有争议的问题而言）基于问题回答者的普遍观点来确定（Legree，Psotka，Tremble，et al，2005；MacCann，Roberts，2008；Mayer，Salovey，Caruso，et al，2003）。

人们不擅长评估自身智能的水平——不论是一般智能还是情绪智能（Brackett，Rivers，Shiffman，et al，2006；Paulhus，Lysy，Yik，1998）。因为人们并不知道怎样才算良好的解决问题。他们评估自己的能力时，常受到自信、自大、对成功推理方法的误解、主观偏见等因素的混合影响。这些非智能因素对其自我预测带来非结构性变量，使他们无法正确评估自己的能力（Joint Committee，2014）。

三、原则 3：智能水平高的问题解决者不一定有同样高水平的智能行为

我们相信智能和行为之间存在区别，这种区别是有意义的。一个人的行为是其个人特质在特定社会环境下的体现（Mischel，2009）。而个人特性包括动机和情绪、社会类型、自我意识、自控能力，这些因素都导致行为的不一致，而这些因素是独立于智能的。例如，在西方五大性格模型中，外向性、一致性和自觉性与一般智能的相关系数几乎为零。精神性的相关系数 $r=-0.15$，开放性的相关系数 $r=0.30$（DeYoung，2011）。五大性格级别则与情绪智能的表现类似：精神性与情绪智能的相关系数为 $r=-0.17$，开放性 $r=0.18$；外向性和自觉性与情绪智能的相关系数在 $r=0.12$ 和 0.15 之间，一致性 $r=0.25$（Joseph，Newman，2010）。这些相关性表明，智能与社会情绪类型是相互独立的。这些结果也肯定了从日常观察得到的结论：情绪稳定、外向、自律的人是否情绪智能较高。

类似的，一个人可能有较高的分析智能，但不一定有效地利用这种能力——表明能力和成就之间存在间隙（Duckworth，Quinn，Tsukayama，2012；Greven，Harlaar，Kovas，et al，2009）。智能测试试图评估潜力而不是日常的典型表现。很多智能水平高的人在需要施展其能力时不一定能很好地应用（Ackerman，Kanfer，2004）。因此，对于个例而言，智能测试与智能行为之间的关联是脆弱而复杂的（Ayduk，Mischel，2002；Sternberg，2004）。同时，情绪智能更高的人与情绪智能较低的人相比，获得的成就有重要的差异。他们不论是日常生活还是在工作中，都有更好的人际关系，如同本文和其他文章所说的那样（Izard，et al，2001；Karim，Weisz，2010；Mayer，Roberts，Barsade，2008；Mayer，Salovey，Caruso，2008；Roberts，et al，2006；Rossen，Kranzler，2009；Trentacosta，Izard，Mostow，et al，2006）。

尽管智能测试可以预测一些长期的行为后果，但是用它来预测任何个人行为都充满了不确定性，因为还会涉及个人特质、社会因素等其他参数（Funder，2001；Mischel，2009）。

四、原则 4：测试内容所涉及解决问题的领域必须清楚地描述，这是评估人类情绪智能的先决条件

（1）建立相关领域内容　为了更好地评估情绪智能，需要从测试者取样；测试的内容必须覆盖解决问题的各个方面（Joint Committee，2014）。对于语言能力的测试需要涉及大

范围的语言问题，以检验测试者相应的能力。设计的测试项目为此必须涵盖解决语言问题所需要的关键能力，例如理解词汇、理解句子以及其他类似的技能。解决语言问题的相关规范——词汇、句子理解以及其他理解语言的各个方面——定义了语言能力的范畴，及其应用的范围。需要设计好内容规范，确保测试可以代表一组问题。

（2）基于所评估能力的不同，选材有所差异 一旦测试内容已被确定，就可以用于评估个人的心智能力了。通过结构性地将他们对测试题目的反应关联，可以评估其解决问题的能力。当一组受试者的测试打分出来后，其能力也就浮出水面。注意，通过测试来评估的心智能力一定程度上与实际解决问题的能力是独立的。也就是说，一个人的能力并不一定直接对应于测试素材体现的分数。这一点，我们在下一个原则中将继续讨论。

五、原则 5：有效的测试是定义明确的、可以推导出相关心智能力的素材

测试者通过解决给予的问题，展示其推理能力。为此，测试的有效性取决于测试内容及其说明的人类心智能力。从这个角度看，测评分数代表了个人情绪智能与有待解决的问题的关联。如果测试的内容说明得不清楚，则这些条目可能不足以代表相应部分的内涵，任何试图基于这些测试评估心智能力的行为都是徒劳。如果测试章节的设计重叠太多，则会出现多余的能力因素；如果测试内容太广，则会出现选择性的能力因子集合；如果测试内容太窄，则测试无法计算出关键的心智能力。如上所述，如果测试内容涉及不好，则测试的结果毫无意义。

因此，人类真实的能力并不一定直接对应于测试内容：不论测试内容如何设计，人们用于解决问题的能力具有其自有的特点。在智能领域，对于语言知识的测试可能用非小说类文章、小说、诗和说明书考察测试者。不论材料是什么，人们理解它们的语言能力都是一样的。另外，在头脑中找到图画中缺失部分的能力和空间旋转物品的能力似乎可以推导出类似的视觉理解能力。然而确定图画中缺失的部分首先需要感知-组织能力，而完成空间旋转任务首先需要空间能力，这两种能力是不同的（Wai，Lubinski，& Benbow，2009）。情绪智能也一样，我们需要准确地描绘人们用于解决情绪问题的能力和人们用于解决其他问题的能力——这两者是不同的（Joint Committee，2014）。

六、原则 6：情绪智能是一种广泛智能

我们把情绪智能看作一种广泛智能。广泛智能的含义从智能的分级概览衍生出来，后者常被叫做 Cattell-Horn-Carroll（CHC）理论或者三层模型（McGrew，2009）。在这一模型中，一般智能处于最高层次，并在第二层次分为 8～15 项广泛智能（Flanagan，McGrew，Ortiz，2000；McGrew，2009）。这个模型的建立基于对因素的分析，探讨不同的心智能力之间如何相互作用。这种分析认为，人们的思维方式可以有效地划分为几个方面：流动推力（fluid reasoning）、理解知识（comprehension-knowledge）、视觉-空间处理能力、工作记忆、记忆的长期储存和检索能力以及检索的速度。三层模型的最底层是更加专门的心智能力。例如，广泛能力"理解知识"这一项包括理解词汇和对世界的普遍认识。

广泛智能可以分为亚组（McGrew，2009；Schneider，Newman，2015）。一组广泛智能反映了大脑基本的功能，例如大脑处理速度、工作记忆的范围。第二组广泛智能中的听觉能力和触觉/生理能力等根据最相关的感觉系统进行区分。还有其他一些项目仍然反映了语言能力等学科知识。青春期后期和成年后的心智能力可以通过教育工作及兴趣塑造和强化成

"倾向综合体（aptitude complexes）"，形成特定领域的知识体系，如数学、科学、政体或者历史（Ackerman，Heggestad，1997；Rolfhus，Ackerman，1999）。

情绪智能符合广泛智能的定义。MacCann，Joseph，Newman 和 Roberts（2014）搜集了702 名学生的数据，这些学生在 8h 内进行了一系列广泛智能的测试，包括情绪智能测试。利用验证性因素分析（confirmatory factor analysis），MacCann 等（2014）发现，情绪智能可以通过 MSCEIT 情绪智能测试（Mayer，Salovey，Caruso，2002）的 4 个分支中的 3 个来表述，这一点与 CHC 模型中广泛智能位于第二层次的情况相符合。Legree 等（2014）重新分析了这些数据，发现情绪智能很好地契合了 CHC 模型的架构：通过校正 MSCEIT 中不同测试科目的反应程度，CHC 架构可以覆盖 MSCEIT 情绪智能测试的 4 个分支（Legree，et al，2014）。

七、原则 7：情绪智能是广泛智能家族中关注热智能处理的一员

我们相信，广泛智能，尤其是根据学科定义的广泛智能，可以分为热和冷两种类型。冷智能处理相对客观的信息，如语言-命题智能、数学能力和视觉-空间智能。热智能涉及对个体信息的推理——这些信息可能让我们心寒或者冷血沸腾。人们利用热智能管理对自身最重要的事宜：对社会接受度的感知、身份的认同、良好情绪等。热智能领域持续失败的推理会导致精神痛苦，这种精神痛苦程度严重时，与生理疼痛在相同的神经中枢进行处理（Eisenberger，2015）。通过清晰地理解感受、个人特质、社会团体，人们可以更好地评估、对付、预测自身行为的后果，以及周围其他人的行为。

情绪智能属于热智能，因为情绪是包括了生理变化、感受经验、认知和行动计划的有序反应——所有这些都含有非常适宜测评的内容（Izard，2010）。社会智能是热智能家族的另一成员（Conzelmann，Weis，Süß，2013；Hoepfner，O'Sullivan，1968；Weis，Süß，2007；Wong，Day，Maxwell，et al，1995）。社会智能之所以是热智能，是因为社会接受度对人类而言是基本的需求，而且非常重要；在社交动物中，被群体排挤是个体痛苦的来源（Baumeister，Leary，1995）。最后，个人智能——一种关于个人特质的智能——是热智能家族最近包括的成员（Mayer，2008；Mayer，Panter，Caruso，2012；Mayer，2014）。个人智能之所以是热智能，是因为我们对自我的认识是内在幸福和痛苦的首要原因——正面的自我满足和骄傲到负面的自我厌恶、自杀想法及自杀行为（Freud，1962；Greenwald，1980）。

八、小结及应用

本节我们描述了带领我们认识情绪智能的 7 条原则。我们在工作开始就利用其中一些原则——尤其情绪智能是一种能力，是一种热智能。我们也介绍了一些新的原则，例如关于广泛智能的原则。下一节，我们将综述情绪智能的四岔分枝模型，并介绍我们关于这一模型的更新，以及我们目前的想法。请注意，这些原则也适用于其他模型。

第二节　四岔分枝模型：原始模型及修订

本节将简单地回顾我们在 1997 年建立的情绪智能的四岔分枝模型，并在之后对其进行更新，阐明其在当下智能研究领域适用的范围。我们还特别地做了如下工作：①在模型中加入更多智能；②将解决问题的四岔分枝模型与情绪智能相关能力的结构进行区分；③将情绪

智能和类似的广泛智能进行区分；④检查了解决问题所涉及的关键特性；⑤更清晰地区分了解决问题范围和人类心智能力范围的区别。

一、情绪智能的四岔分枝模型

模型区分了完成情绪推理（emotional reasoning）所需要的 4 种解决问题的能力（表 6-1）。①感知情绪，我们认为是在模型中最基本的；②我们进入更为系统、更需要综合认知能力的利用情绪辅助思考；③理解情绪；④控制自我和他人的情绪（Mayer，Salovey，1997）（根据我们原始图解中使用的画线方式，我们把这些解决问题的领域成为分支）。

每个分支代表一组能力，这些能力包括基本的任务到复杂的挑战。感知情绪的分枝开始于"根据人的身体健康情况、感受和思考判断情绪的能力"，进展到更加高级的任务，"区分诚实和不诚实的情绪表达"。理解情绪的分枝则从辨识情绪开始，逐渐进展到"情绪间可能的切换（例如从生气到满足）"这一更具备挑战性的任务。

表 6-1 情绪智能的四岔分枝模型（及补充说明）[①]

分枝 4　管理情绪	• 有效地掌控他人的情绪以达到预期目标[②] • 有效地掌控自我情绪以达到预期目标[②] • 评价保持、减少或增强情绪反应的策略[②] • 监控情绪反应以判断其合理性 • 应对有用的情绪而非无用的情绪 • 根据需要以及情绪所表达的信息，接纳愉快或不愉快的情绪
分枝 3　理解情绪	• 在评估情绪时需考虑文化差异[③] • 预知未来或特定情形下人们的感受（情感预测）[③] • 洞察情绪的变化，如从生气到满足 • 了解复杂的混合情绪 • 区分心情和情绪[③] • 鉴别可能引起情绪反应的情况[③] • 确定情绪反应的起因、含义和后果 • 确定情绪的类型，了解其相互关系
分枝 2　利用情绪辅助思考[④]	• 人的情绪变化可能影响认知，基于此选择关注的问题 • 通过情绪波动了解不同的认知视角 • 根据现在的感受引导关注点，确定优先考虑的对象 • 利用情绪作为体察他人经历的桥梁[③] • 利用情绪辅助判断和记忆
分枝 1　感知情绪	• 识别虚伪、不诚实的情绪表达[②] • 识别准确的和不准确的情绪表达[②] • 理解环境背景和文化背景对情绪表达的影响[③] • 在需要时准确地表达情绪 • 感知环境、视觉艺术和音乐的情绪内涵[②] • 根据他人的声音、面部表情、语言和行为感知其情绪[②] • 基于自己的身体健康情况、感受和想法识别情绪

　　① 这些项目基于 Mayer & Salovey（1997）的研究。在同一行，标注的项目自下而上、由简入繁。请注意四岔分枝模型描述了情绪智能解决问题的领域，而不是专门针对这些领域的因素结构设计。

　　② 原始模型中的智能可以分为两种或更多种独立的智能。

　　③ 增加了新的智能。

　　④ 注意分枝的智能可以进一步划分为：获取情绪信息辅助思考（该行最底下两个项目）和根据情绪来思考（该行上面三个项目）。

二、更新 1：四岔分枝模型比原模型增加了更多解决问题的例子

表 6-1 用四行对从原始模型做了简要汇总，从理解情绪到管理情绪（见左列）。右列包含了原先用于说明每个分支的不同类型的解读，为了更加清晰地说明，也做了适当修改。对于同一个分支，每种能力基本按照从简单到复杂的技能自下而上排序。

根据 1997 年的研究，我们在改进的模型里增加了解决问题涉及的领域。例如，在"理解情绪"领域，原先包括辨别情绪的能力、了解情绪的起因和后果、了解复杂的情绪。在这一基础上，我们增加了评估情绪和预知情绪的部分——在研究领域，这些课题得到的关注越来越多，而且已被认为与情绪智能推理能力（也见 Barrett，Mesquita，Gendron，2011；Dunn，Brackett，Ashton-James，Schneiderman，et al，2007；MacCann，Roberts，2008）和对文化因素的敏感性（Matsumoto，Hwang，2012）直接相关。如同其他人指出的一样，推理能力对于个人而言并不一定是剥离的，解决问题的行为可能相互交叉或者引发。例如，感知情绪经常有助于正确理解情绪（见 Joseph，Newman，2010）．

三、更新 2：心智能力是否包含情绪智能还有待论证

我们第一次提出四岔分枝模型的时候，认为可以通过 4 种与心智能力相关的因素推导出（Mayer，Salovey，1997）。也就是说，4 个内容分组与这些分组中的心智能力是独立的（参见原则 4 和原则 5）。但事实上，基于我们制定的能力测定标准的因素结构，并不能很好地反映四岔分枝模型（Legree，et al，2014；Maul，2011；Palmer，Gignac，Manocha，et al，2005；Rossen，Kranzler，Algina，2008）。

从经验主义的角度看，MSCEIT 测试中的任务可以通过 1～3 种因素来体现（Legree，et al，2014；MacCann，et al，2014）。这些喜欢三因素模型的理论学家认为"分枝 2：利用情绪辅助思考"应该被弃除，因为心理测量学模型不能很好地模拟这一分枝的任务（Joseph，Newman，2010）。

我们认可基于经验证据是合理而清晰的，的确 MSCEIT 测试中并不存在与分支 2 相关的心智能力因素。这可能是测试结构的问题，也可能是因为人们使用理解情绪的能力（或者其他能力）来解决分枝 2 的问题，而不是使用直接与"利用情绪"相关的推理能力。不论是哪种原因，都没有强烈证据表明，存在"利用情绪"的因素。

那么，根据经验的发现，分枝 2 应该从课题内容中删除吗？我们认为包括"利用情绪"这一部分来阐述情绪智能的这一部分是合理的，因为"利用情绪"可以很好地增加一个人的智力——这与情绪智能是相关的。对于细节导向的工作，高兴时比难过时的工作质量更高；创造力伴随幸福感——这些事实让我们认为，将"利用情绪"加入模型是完整的（Isen，Daubman，Nowicki，1987）；何况，更多的发现认为，人们的确利用内在的情绪状态来解决问题（Cohen，Andrade，2004；Leung，et al，2014）。

但是，根据已有经验，即便分枝 2 的确可以帮助我们明确认识解决问题的这一方面，它仍然并不能归类到任何相关潜能（Haig，2005）。为此，MSCEIT 的"利用情绪"这个部分，泛泛地表现了情绪智能，但缺乏其特定的结构有效性的证据。情绪智能的四岔分枝模型是解决问题领域的内容中有用的划定方式。但是，情绪智能中解决问题涉及的心智能力并不符合 4 个分枝的划分。

四、更新 3：情绪智能是一种广泛的热智能，可与个人智能和社会智能做比较

在我们早期的论文中，有时认为情绪智能跟社会智力是相似的（Mayer，Salovey，1993；Salovey，Mayer，1990），另一些时候我们把情绪智能独立出来说——认为情绪智能与其他智慧不同——在最开始的 Cattell-Horn-Carroll 模型中并没有提及。这两种说法现在看来都不太适合。

现在，我们认为有一组热智能，而情绪智能是其中一种。其他两个成员分别是社会智能和个人智能（参见原则 7）。这些智能中，有一些得到了更好的认知。

社会智能是最难衡量的智能（Conzelmann, et al, 2013；Romney, Pyryt, 1999；Wong, et al, 1995）.20 世纪初的工作认为，社会智能与广泛智能相关性极强，以至于难以区分（Wyer, Srull, 1989）。在最近的研究中，Conzelmann、Weis 和 Süß（2007）发现社会记忆和社会接受能力都可以融入广泛智能，这与早期的研究是一致的；但是他们发现了与社会认识任务相关的更有力的证据。

最近研究中还认为热智能还有个人智能——辨明自我和他人人格特征的能力。现在有初步的证据表明，个人智力是可以被测定的、确实存在的，并且可以用于结果的预测（Mayer，Skimmyhorn，2015b；Mayer, et al, 2012）。

存在其他热的广泛智能，而且它们并与情绪智能共同形成了一个组，这种认识使情绪智能概念的完整性遇到了 25 年来前所未有的挑战。毕竟，如果情绪智能只是存在争议的更广泛的个人智力的一部分，而且根据经验无法很好地将其区分，那么情绪智能可能需要被纳入广泛个人智能的范畴。因此，我们接下来会关注针对这些热智能的相对比较研究（表 6-2）。

表 6-2　情绪智能、个人智能和社会智能的比较

智能类别	热智能分类		
	情绪智能	个人智能	社会智能
简要定义	有效说明情绪和情绪相关的信息，并利用情绪辅助思考	具备分辨人格特征的能力，包括自我的和他人的，包括动机和情绪，思考和知识，计划和行为类型，意识和自我控制力	理解社会法则、习俗和期望，社会情境及其他社会环境，辨识社会层级中与影响力和权力有关的行为，了解层级内和层级间的关系
解决问题的方面	· 通过面部表情、说话声音、图案辨识情绪，并准确表达情绪。 · 将情绪作为动机和本质的输入辅助思考 · 理解情绪的含义及其对行为的影响 · 控制自我和他人的情绪	· 辨识人格特征的信息，包括自我反省和面部识别 · 形成人格特征模型，包括标识自我和他人的人格特征，识别防御性思维 · 利用内在意识来指导个人的选择，包括发现个人的兴趣，并做出与个人人格特征相符的选择 · 系统化计划和目标，包括寻找到满意的生活方向和意义	· 确认团队成员的特点：识别互动关系，了解年龄、性别、种族、社会经济等群体关系，以及其他相关的团队 · 确认团队的社会优势和各团队中的其他动态影响力 · 明白哪些是鼓动团队士气、增强凝聚力的人，哪些是使团队分散的人 · 理解团队之间如何相互施力 · 认识并理解领导力、团队力的行为
推理目标	· 在自我和他人，获取目标情绪状态和体验	· 实现自我发展的目标，保持有效的个人行动，保持与他人的必要互动	· 如愿成为感兴趣的团体的一员，并用理想的方式为团体获得声誉

比较定义　为了完整地理解情绪智能，需要思考其与个人智能和社会智能的关系。情绪

智能、个人智能和社会智能存在共同点，因为它们都关注人类世界的内在体验和外部关系。也就是说，它们从生物性和社会性需要的角度，理解社会群体中人。为了比较这些智力，我们在表 6-2 中提供了它们的工作定义。情绪智能被定义为"说明有效推理情绪和情绪相关的信息，并利用情绪辅助思考"。个人智能和社会智能也有类似的定义。为了区分热智能家族的成员，定义是个有用的开始。

所涉及的解决问题的方面　这三种智能可以用第二种方式进行区分，也就是描述每一种涉及的解决问题的方面。情绪智能涉及四岔分支模型中描述的问题。个人智能也被划分为类似的 4 个解决问题的方面，包括：①辨识人格特征相关的信息；②形成人格特征模型；③指导个人选择；④形成生活计划和目标（Mayer，2009）。我们再一次提醒读者，解决问题的各个方面并不一定能真实预测寻求问题解决方案的心智能力的结构。事实上，有证据表明，存在较为简单的模型，可以描述情绪智能和个人智能相关的心智能力（Legree，et al，2014；MacCann，et al，2014；Mayer，Panter，Caruso，2014）。

社会智能涉及的解决问题的各个方面的界定相对不清晰。在我们看来，Conzelmann 等（2013）涉及的关于理解社会的问题设计更接近个人智能而不是社会智能。他们让测试者猜测某个人的背景信息、判断这个人的精神状态（包括情绪和思想）。要从定义上更好地将社会智能力与个人智能和情绪智能区分开，需要关注团队、团队成员和团队间的相互关系，并进行推理。推理的相关方面，参见表 6-2。

五、更新 4：情绪智能可以列在其他热智能之中

情绪智能、个人智能和社会智能都可以以不同的方式相互"容纳"。我们不确定，由于这三种智能都涉及人类对相似的复杂自然的认知推理，因此各自存在可比的复杂性。

同时，它们的解决问题的方面——关于情绪、人格特征和社会过程——是复杂性的三个层次的系统：情绪是相对小的精神亚系统；人格特征属于所有个人的层次；社会组织涉及人的团队。更加正式地说，它们分别占据了生物心理社会学连续性的不同层级，情绪最低级而社会系统最高级（Engel，1977；Sheldon，Cheng，Hilpert，2011）。

那么，还没确定的一件事情是，这三种智能是否都属于广泛智能，或者换种方法说，情绪智能（因为它考虑的是最小的系统）是个人智能还是社会智能中的一种特殊技能。不管怎样，目前先将它们分开是合理的，除非有更好的数学模型可以描述它们。

最后，所有三种智能都关注对人类世界的了解，但是由于主题是多元化的，理解每个主题的能力一定程度上相互独立。一些人具备相当强的社会智能，而没有很好的情绪智能；一些人可能具有个人智能但缺乏社会智能。也就是说，大多数人的智能能力是交织在一起的。如果一个人对其他人的情绪有合理的感知，就能更容易理解个人特质；如果能理解其他人所处的社会系统，也就能更容易了解他人等。这些关系揭示了为什么智能——即便是在某些程度上可以用分割的术语来定义——在相当大的程度上很可能是相互关联的。

六、更新 5：情绪智能需要解决问题的特定形式

不管人类智能的结构是什么，为了教育人们、改进人们在有关方面解决问题的能力，区分智能涉及的推理（reasoning）是很重要的——同样，也有助于利用人工智能执行有关当面解决的问题。我们的模型可以扩展到对单元的描述、对操作者的描述，以及对人们如何操

作每种智能分析问题的描述。关于问题分析的概念，我们很大程度上参考了 Newell 和 Simon's（1972）关于"问题空间"的定义。他们的目的是详细地展示"人们解决问题的过程如何整合基础的信息处理……"（Newell，Shaw，Simon，1958）。

当人们认识及加密一个他们希望处理的问题时，会创造一个大脑问题空间。在这个问题空间里，他们设置了正确的解决方案的标准，以及解决问题的原则。对于独立的个人，还可能设置解决问题的中间阶段：问题中可以单独被解决的、可能对最终的解决方案起贡献作用的部分（Newell，Simon，1972）。在 Newell 等的公式中，人们通过确定如下信息来解决问题：①信息的有限集（项目、项目的关联、项目有关的知识）；②操作者的有限小集；③少数用于替代的可能解决方案（Newell，Simon，1972）。可以预测这些分类的与智能相关的模型——或者被这些分类影响的模型——在 Guilford 的书《智能模型的解结构》与《智能的柏林模型》中有描述，两本书都将操作者与内容匹配（Beauducel，Kersting，2002；Guilford，1966；1988）。

这些从人类和人工智能方法有同样的思想，就是测试者掌握相当的信息，可以用某种有效的方式操作这些信息，获得一系列可能的答案。从而，为了一个特定的问题确定单元、操作者和解决方案有助于描述所给任务的解决问题的本质。

表 6-3　情绪智能和个人智能解决问题领域举例

项目	情绪智能		个人智能	
	测试组成	问题举例	测试组成	问题举例
待解决的问题	感知情绪	朋友难过吗？	理解一个人可能的行为	同事 A 是否在报复另一名同事 B
分组	情绪性的面部表情	朋友的嘴角弯下来	情感状态	B 在公众场合激怒了 A
	姿势的变化	朋友的行动变缓	行为	A 没能将潜在有用的信息转达给 B
	情绪一致性判断	朋友对未来悲观失望、充满挑剔	人格特征	A 通常愿意帮助他人
	情形判断	朋友新近失恋	成功原则	在办公室,信息是很有用的
操作	将面部表情转化为情绪	朋友有难过的面部表达	将人格特征转化为可能的行为	A 通常记得分享信息
	识别可导致难过的损失	朋友失恋可能让他难过	确定可能的替代性人格特征和目标	A 可能是小心的、爱报复的、健忘的人
	了解情绪会发生的变化	随着时间推移,他会打起精神	评估两人争论的目的	A 通常喜欢帮助他人,但是他现在行为更像是心存报复
可能的答案	将信息转化为"最好的"预测或解决方案	是的,发生的事情和他的面部表情都表明,他很难过	将信息转化为"最好的"预测或解决方案	是的 A 是存心报复 B,因为 B 惹恼了他

表 6-3 提供了一个关于情绪智能和个人智能的假设问题空间。例如，一个人可能利用情绪智能判断朋友是否悲伤（解决"朋友是否悲伤"这个问题）。为了回答这个问题，她会先利用包括面部表情、声调、心境一致性判断和情形评估这一单元。例如，通过观察朋友面部无力的表情，理解到他有不好的遭遇，再听出他声调里消极的态度，她很可能做出朋友悲伤

的判断。表 6-3 也对个人智能提供了平行的分解。

这种分析指出，热智能重视分析中不同的单元。对于情绪，这些单元包括面部表情、情绪、心境一致性判断；对于个人智能，则人格特征、行为、个人情感关系状况是重要的。每种热智能关注不同种类的单元——尽管有些许重合：比如情绪智能和个人智能这两者都会应用对情境的理解。

教育者、智能研究人员和计算机科学家可以应用这些分析。教育者可以开发新的课程设置，关注解决问题的分组、解释设计的推理的种类。理解这些分组和操作的教育者可以更好地指导如何解决相关领域的问题。

第三节 讨论

在引入情绪智能后的 25 年间，积累了许多关于情绪智能作为心智能力的证据，而且在热门的广泛智能分类中。情绪智能的能力评分仍然在演变，这一领域相关因素的结构仍然还不明确——尽管单因素模型和三因素模型都有人支持（Legree, et al, 2014；MacCann, et al, 2014）。情绪智能可能被证明是扩大范围的个人智能或者社会智能的一部分。我们进一步知道，情绪智能预测的结果很重要。

如果情绪智能是一种独立的智能，那么我们需要给出证据，说明的确演变出一种理解情绪的单独的推理能力。事实上，现在的确已经有一些证据。例如，Heberlein 和同事们指出，大脑负责接受情绪（快乐、恐惧和生气）表达的区域，与接受人格特征（害羞、热心和不友好）表达的区域存在一定程度的分离（Heberlein, Adolphs, Tranel, et al, 2004；Heberlein, Saxe, 2005）。

广泛智能之间的关联范围很广。在我们的一项研究中，空间商和个人智能，这两种内涵差异很大的商，相关系数为 $r = 0.23$（Mayer, Skimmyhorn, 2015a）；而在另一项研究中，个人智能和情绪智能的一些方面相关系数为 $r = 0.69$，表明这两种智能紧密关联（Mayer, et al, 2012）。

因此，存在一种可能，即情绪智能无缝隙的作为广义个人智能或社会上的一部分，或者以社会-情绪-个人智能的联合形式存在。在这种情况下，推论情绪的个人能力就没什么特别的了，而是会成为广泛的对人类天性的理解能力。如此，情绪智能测试也就只是一项广泛测试的组成部分。

25 年后，我们仍然乐观。我们相信，情绪智能很可能与个人智能和社会智能都有一定程度的区别。即便没有区别，对于情绪智能的不懈探索也是利大于弊。对于情绪智能的研究至少帮助整理了 20 世纪 70 年代以来关于情绪研究的众多材料，并指出，确实存在推理情绪的原则，而且人逐渐了解这些原则。

通过利用本人阐述的原则，理解如何理解和解决情绪方面的问题，我们可以改善对于这一主题的教育。比如，如果我们能够很好地描绘如何理解情绪，教育者就可以告诉人们如何更好地思考（Durlak, Weissberg, Dymnicki, et al, 2011；Rivers, Brackett, Reyes, et al, 2013）。这种理解也可以使得计算机科学家创造专业的仿真系统，模拟人类推理。随着专业计算系统和机器人与我们生活越来越相关，这一仿真领域也会越来越重要。例如，Cambria 和他的同事们描述了一种"常识"计算机，其目的是构建包含世界各个领域的隐性知识的专业系统（Cambria，Hussain，Havasi，et al，2009）；他们希望这种机器可以"提炼"使用者的情绪和态度，基于这些信息更好地与之互动（Cambria，et al，2009）。

第四节 结语

当人们应用热智能时，会进行不同的测试。本章描述的修订后的四岔分枝模型提供了情绪智能领域相关问题的概览；文中提及的其他相关模型描绘了个人智能和社会智能的轮廓。这些内容的含义关乎该领域的评估测试范围，但与人们用于解决这一领域问题的深层智能能力相关性较弱。

这篇文章阐述的原则对于考虑情绪智能、个人智能和社会智能这一整体时，有时是有用的，而且对于这三者差异或重叠的部分也比较敏感。此外，我们对情绪智能的理解要基于能力评估的发展。由于目前的评估模式还不完美，因此个人智能、社会智能以及相关的商都出现了各自的评估方式，这就是现状（Allen，Weissman，Hellwig，et al，2014；Conzelmann，et al，2013；Mayer，et al，2012；Mayer，et al，2014）。对于情绪智能能力的评估还需要一些时间的发展，在成熟之前，我们的衡量方式和数据经常容易出错。事实上，1990年还没有这一领域相关的数据，而现在已经有一些。如同 Funder（2013）提醒的那样，数据容易出错。唯一比数据出错更糟糕的是，我们缺失1990年之前的相关数据。

致谢和声明

本文的作者感谢 Jessica Hoffmann、Zorana Ivcevic、Kateryna Sylaska 和 Ethan Spector 的帮助。他们对之前的版本提出了宝贵的意见，对改进关键领域的工作起了重要的作用。

声明：本书获得 MHS of Toronto，Ontario for the Mayer-Salovey-Caruso Emotional Intelligence Tests（MSCEIT and MSCEIT-YRV）的版权授权。

（John D Mayer　David R Caruso　Peter Salovey 编　应　剑译）

参 考 文 献

［1］ Ackerman P L，Heggestad E D. Intelligence，personality，and interests：Evidence for overlapping traits［J］. Psychological Bulletin，1997，121（2），219-245. doi：10.1037/0033-2909.121.2.219

［2］ Ackerman P L，Kanfer R. Cognitive，affective，and conative aspects of adult intellect within a typical and maximal performance framework［M］. In：D Y Dai，R J Sternberg，Eds. Mahwah，NJ，US：Lawrence Erlbaum Associates Publishers. 2004：119-114.

［3］ Allen V D，Weissman A，Hellwig S，et al. Development of the short form of the situational test of emotional understanding-brief（STEU-B）using item response theory［J］. Personality and Individual Differences，2014，65，3-7. doi：10.1016/j.paid.2014.01.051

［4］ Ayduk O，Mischel，W. When smart people behave stupidly：Reconciling inconsistencies in social-emotional intelligence［M］. In：R J Sternberg，Eds.. New Haven，CT，US：Yale University Press. 2002：86-105.

［5］ Barrett L F，Mesquita B，Gendron M. Context in emotion perception［J］. Current Directions in Psychological Science，2011，20（5），286-290. doi：10.1177/0963721411422522

［6］ Baumeister R F，Leary M R. The need to belong：Desire for interpersonal attachments as a fundamental human motivation［J］. Psychological Bulletin，1995，117（3），497-529. doi：10.1037/0033-2909.117.3.497

［7］ Beauducel A，Kersting M. Fluid and crystallized intelligence and the berlin model of intelligence structure（BIS）［J］. European Journal of Psychological Assessment，2002，18（2），97-112. doi：10.1027//1015-5759.18.2.97

［8］ Brackett M A，Rivers S E，Shiffman S，et al. Relating emotional abilities to social functioning：A comparison of self-report and performance measures of emotional intelligence［J］. Journal of Personality and Social Psychology，2006，

91 (4)，780-795. doi：10. 1037/0022-3514. 91. 4. 780

[9] Cambria E，Hussain A，Havasi C，et al. Common sense computing：From the society of mind to digital intuition and beyond. In：J Fierrez，J Ortega-Garcia，A Esposito，et al，Eds.，Biometric ID management and multimodal communication [M] . Berlin：Springer-Verlag. 2009：252-259.

[10] Carroll J B. Human cognitive abilities：A survey of factor-analytic studies [M] . New York，NY US：Cambridge University Press. 1993.

[11] Cohen J B，Andrade E B. Affective intuition and task-contingent affect regulation [J] . Journal of Consumer Research，2004，31 (2)，358-367. doi：10. 1086/422114

[12] Conzelmann K，Weis S，Süß H. New findings about social intelligence：Development and application of the magdeburg test of social intelligence（MTSI） [J] . Journal of Individual Differences，2013，34 (3)，119-137. doi：10. 1027/1614-0001/a000106

[13] Detterman D K. Does'g'exist? [J] Intelligence，1982，6 (2)，99-108. doi：10. 1016/0160-2896 (82) 90008-3

[14] DeYoung C G. Intelligence and personality. In：R. J Sternberg，S B Kaufman，Eds. New York，NY，US：Cambridge University Press. 2011：711-737. doi：10. 1017/CBO9780511977244. 036

[15] Duckworth A L，Quinn P D，Tsukayama E. What no child left behind leaves behind：The roles of IQ and self-control in predicting standardized achievement test scores and report card grades [J] . Journal of Educational Psychology，2012，104 (2)，439-451. doi：10. 1037/a0026280

[16] Dunn E W，Brackett M A，Ashton-James C，et al. On emotionally intelligent time travel：Individual differences in affective forecasting ability [J] . Personality and Social Psychology Bulletin，2007，33 (1)，85-93. doi：10. 1177/0146167206294201

[17] Durlak J A，Weissberg R P，Dymnicki A B，et al. The impact of enhancing students'social and emotional learning：A meta-analysis of school-based universal interventions [J] . Child Development，2011，82 (1)，405-432. doi：10. 1111/j. 1467-8624. 2010. 01564. x

[18] Eisenberger N I. Social pain and the brain：Controversies，questions，and where to go from here. Annual Review of Psychology，2015，66，601-629. doi：10. 1146/annurev-psych-010213-115146

[19] Engel G L. The need for a new medical model：A challenge for biomedicine [J] . Science，1997，196 (4286)，129-136. doi：10. 1126/science. 847460

[20] Flanagan D P，McGrew K S，Ortiz S O. The wechsler intelligence scales and gf-gc theory：A contemporary approach to interpretation [M] . Needham Heights，MA，US：Allyn & Bacon. 2000.

[21] Freud S. Civilization and its discontents [M] . New York，NY：W. W. Norton. 1962.

[22] Funder D C. The personality puzzle (6th ed.) [M] . New York：W. W. Norton. 2013.

[23] Funder D C. Accuracy in personality judgment：Research and theory concerning an obvious question. In：R. Hogan，Ed. Personality psychology in the workplace [M] . Washington，DC US：American Psychological Association. 2001：121-140. doi：10. 1037/10434-005

[24] Gottfredson L S. Mainstream science on intelligence：An editorial with 52 signatories，history and bibliography [J] . Intelligence，1997，24 (1)，13-23. doi：10. 1016/S0160-2896 (97) 90011-8

[25] Greenwald A G. The totalitarian ego：Fabrication and revision of personal history [J] . American Psychologist，1980，35 (7)，603-618. doi：10. 1037/0003-066X. 35. 7. 603

[26] Greven C U，Harlaar N，Kovas Y，et al. More than just IQ：School achievement is predicted by self-perceived abilities—But for genetic rather than environmental reasons [J] . Psychological Science，2009，20 (6)，753-762. doi：10. 1111/j. 1467-9280. 2009. 02366. x

[27] Guilford J P. Intelligence：1965 model [J] . American Psychologist，1966，21 (1)，20-26. doi：10. 1037/h0023296

[28] Guilford J P. Some changes in the structure-of-intellect model [J] . Educational and Psychological Measurement，1988，48 (1)，1-4. doi：10. 1177/001316448804800102

[29] Haig B D. An abductive theory of scientific method [J] . Psychological Methods，2005，10 (4)，371-388. doi：10. 1037/1082-989X. 10. 4. 371

[30] Heberlein A S，Adolphs R，Tranel D，et al. Cortical regions for judgments of emotions and personality traits from point-light walkers [J] . Journal of Cognitive Neuroscience，2004，16 (7)，1143-1158. doi：10. 1162/0898929041920423

[31] Heberlein A S，Saxe R R. Dissociation between emotion and personality judgments：Convergent evidence from functional neuroimaging [J] . NeuroImage，2005，28 (4)，770-777. doi：10. 1016/j. neuroimage. 2005. 06. 064

[32] Hoepfner R，O'Sullivan，M. Social intelligence and iq [J] . Educational and Psychological Measurement，1968，28 (2)，339-344. doi：10. 1177/001316446802800211

[33] Isen A M，Daubman K A，Nowicki G P. Positive affect facilitates creative problem solving [J] . Journal of Personality and Social Psychology，1987，52 (6)，1122-1131. doi：10. 1037/0022-3514. 52. 6. 1122

[34] Izard C E. The many meanings/aspects of emotion：Definitions，functions，activation，and regulation [J] . Emotion Review，2010，2 (4)，363-370. doi：10. 1177/1754073910374661

[35] Izard C E，Fine S，Schultz D，et al. Emotion knowledge as a predictor of social behavior and academic competence in children at risk [J] . Psychological Science，2001，12 (1)，18-23. R

[36] Joint Committee. Standards for educational and psychological testing [M]. Washington, DC US: American Psychological Association. 2014.

[37] Joseph D L, Newman D A. Emotional intelligence: An integrative meta-analysis and cascading model [J]. Journal of Applied Psychology, 2010, 95 (1), 54-78. doi: 10. 1037/a0017286

[38] Karim J, Weisz R. Cross-cultural research on the reliability and validity of the mayer-salovey-caruso emotional intelligence test (MSCEIT) [J]. Cross-Cultural Research: The Journal of Comparative Social Science, 2010, 44 (4), 374-404. doi: 10. 1177/1069397110377603

[39] Legree P J, Psotka J, Robbins J, et al. Profile similarity metrics as an alternate framework to score rating-based tests: MSCEIT reanalyses [J]. Intelligence, 2014, 47, 159-174. doi: 10. 1016/j. intell. 2014. 09. 005

[40] Legree P J, Psotka J, Tremble T, et al. Using consensus based measurement to assess emotional intelligence. In: R. Schulze, R D Roberts, Ed [M]. Ashland, OH, US: Hogrefe & Huber Publishers. 2005: 155-179.

[41] Leung A K, Liou S, Qiu L, et al. The role of instrumental emotion regulation in the emotions-creativity link: How worries render individuals with high neuroticism more creative [J]. Emotion, 2014, 14 (5), 846-856. doi: 10. 1037/a0036965

[42] MacCann C, Joseph D L, Newman D A, et al. Emotional intelligence is a second-stratum factor of intelligence: Evidence from hierarchical and bifactor models [M]. US: American Psychological Association. 2014.

[43] MacCann C, Roberts R D. New paradigms for assessing emotional intelligence: Theory and data [J]. Emotion, 2008, 8 (4), 540-551. doi: 10. 1037/a0012746; 10. 1037/a0012746. supp (Supplemental)

[44] Matsumoto D, Hwang H S. Culture and emotion: The integration of biological and cultural contributions [J]. Journal of Cross-Cultural Psychology, 2012, 43 (1), 91-118. doi: 10. 1177/0022022111420147

[45] Maul A. The factor structure and cross-test convergence of the Mayer-Salovey-Caruso model of emotional intelligence [J]. Personality and Individual Differences, 2011, 50 (4), 457-463. doi: 10. 1016/j. paid. 2010. 11. 007

[46] Mayer J D, Skimmyhorn W. Broad intelligences and the big five predict cadet performance at west point [J]. Unpublished manuscript. 2015a.

[47] Mayer J D, Skimmyhorn W. Psychological predictors of cadet performance at west point (originally titled:" Learning about personal intelligence from the test of personal intelligence) [J]. Association for Research in Personality, June, 2015, St. Louis, MO.

[48] Mayer J D. Personal intelligence [J]. Imagination, Cognition and Personality, 2008, 27 (3), 209-232. doi: 10. 2190/IC. 27. 3. b

[49] Mayer J D. Personal intelligence expressed: A theoretical analysis [J]. Review of General Psychology, 2009, 13 (1), 46-58. doi: 10. 1037/a0014229

[50] Mayer J D. Personal intelligence: The power of personality and how it shapes our lives [M]. New York: Scientific American/Farrar Strauss & Giroux. 2014.

[51] Mayer J D, Panter A T, Caruso D R. Does personal intelligence exist? evidence from a new ability-based measure [J]. Journal of Personality Assessment, 2012, 94, 124-140. doi: 10. 1080/00223891. 2011. 646108

[52] Mayer J D, Panter A T, Caruso D R. Test of personal intelligence (TOPI 1. 4) manual [M]. Durham, NH: University of New Hampshire. 2014.

[53] Mayer J D, Roberts R D, Barsade S G. Human abilities: Emotional intelligence [J]. Annual Review of Psychology, 2008, 59, 507-536. doi: 10. 1146/annurev. psych. 59. 103006. 093646

[54] Mayer J D, Salovey P, Caruso D R. Mayer-Salovey-Caruso Emotional Intelligence Test (MSCEIT) Users Manual [M]. Toronto, Ontario: Multi-Health Systems. 2002.

[55] Mayer J D, Salovey P. The intelligence of emotional intelligence [J]. Intelligence, 1993, 17 (4), 433-442. doi: 10. 1016/0160-2896 (93) 90010-3

[56] Mayer J D, Salovey P. What is emotional intelligence? In: D. J. Sluyter (Ed.), Emotional development and emotional intelligence: Educational implications [M]. New York, NY US: Basic Books. 1997: 3-34.

[57] Mayer J D, Salovey P, Caruso D R. Emotional intelligence: New ability or eclectic traits? [J] American Psychologist, 2008, 63 (6), 503-517. doi: 10. 1037/0003-066X. 63. 6. 503

[58] Mayer J D, Salovey P, Caruso D R, et al. Measuring emotional intelligence with the MSCEIT V2. 0 [J]. Emotion, 2003, 3 (1), 97-105. doi: 10. 1037/1528-3542. 3. 1. 97

[59] McGrew K S. CHC theory and the human cognitive abilities project: Standing on the shoulders of the giants of psychometric intelligence research [J]. Intelligence, 2009, 37 (1), 1-10. doi: 10. 1016/j. intell. 2008. 08. 004

[60] Mischel W. From Personality and Assessment (1968) to personality science, 2009 [J]. Journal of Research in Personality, 2009, 43 (2), 282-290. doi: 10. 1016/j. jrp. 2008. 12. 037

[61] Newell A, Shaw J C, Simon H A. Elements of a theory of human problem solving [J]. Psychological Review, 1958, 65 (3), 151-166. doi: 10. 1037/h0048495

[62] Newell A, Simon H A. Human problem solving [M]. Oxford, England: Prentice-Hall. 1972.

[63] Palmer B R, Gignac G, Manocha R, et al. A psychometric evaluation of the mayer-salovey-caruso emotional intelligence test version 2. 0 [J]. Intelligence, 2005, 33 (3), 285-305. doi: 10. 1016/j. intell. 2004. 11. 003

[64] Paulhus D L, Lysy D C, Yik M S M. Self-report measures of intelligence: Are they useful as proxy IQ tests? [J]

Journal of Personality，1998，66（4），525-554. doi：10.1111/1467-6494.00023

［65］ Rivers S E，Brackett M A，Reyes M R，et al. Improving the social and emotional climate of classrooms：A clustered randomized controlled trial testing the RULER approach. Prevention Science，2013，14（1），77-87. doi：10.1007/s11121-012-0305-2

［66］ Roberts R D，Schulze R，O'Brien K，et al. Exploring the validity of the mayer-salovey-caruso emotional intelligence test（MSCEIT）with established emotions measures ［J］. Emotion，2006，6（4），663-669. doi：10.1037/1528-3542.6.4.663

［67］ Rolfhus E L，Ackerman P L. Assessing individual differences in knowledge：Knowledge，intelligence，and related traits ［J］. Journal of Educational Psychology，1999，91（3），511-526. doi：10.1037/0022-0663.91.3.511

［68］ Romney D M，Pyryt M C. Guilford's concept of social intelligence revisited. High Ability Studies，1999，10（2），137-142. doi：10.1080/1359813990100202

［69］ Rossen E，Kranzler J H. Incremental validity of the mayer-salovey-caruso emotional intelligence test version 2.0（MSCEIT）after controlling for personality and intelligence ［J］. Journal of Research in Personality，2009，43，60-65. doi：10.1016/j.jrp.2008.12.002

［70］ Rossen E，Kranzler J H，Algina J. Confirmatory factor analysis of the mayer--salovey--caruso emotional intelligence test V 2.0（MSCEIT）［J］. Personality and Individual Differences，2008，44，1258-1269. doi：10.1016/j.paid.2007.11.020

［71］ Salovey P，Mayer J D. Emotional intelligence ［J］. Imagination，Cognition and Personality，1990，9（3），185-211.

［72］ Schneider W J，Newman D A. Intelligence is multidimensional：Theoretical review and implications of specific cognitive abilities ［J］. Human Resource Management Review，2015，25（1），12-27.

［73］ Sheldon K M，Cheng C，Hilpert J. Understanding well-being and optimal functioning：Applying the multilevel personality in context（MPIC）model ［J］. Psychological Inquiry，2011，22，1-16.

［74］ Sternberg R J. Why smart people can be so foolish ［J］. European Psychologist，2004，9（3），145-150. doi：10.1027/1016-9040.9.3.145

［75］ Trentacosta C J，Izard C E，Mostow A J，et al. Children's emotional competence and attentional competence in early elementary school ［J］. School Psychology Quarterly，2006，21（2），148-170. doi：10.1521/scpq.2006.21.2.148

［76］ Wai J，Lubinski，D.，& Benbow，C. P. Spatial ability for STEM domains：Aligning over 50 years of cumulative psychological knowledge solidifies its importance ［J］. Journal of Educational Psychology，2009，101，817-835.

［77］ Weis S，Süß H. Reviving the search for social intelligence - A multitrait-multimethod study of its structure and construct validity ［J］. Personality and Individual Differences，2007，42（1），3-14. doi：10.1016/j.paid.2006.04.027

［78］ Wong C T，Day J D，Maxwell S E，et al. A multitrait-multimethod study of academic and social intelligence in college students ［J］. Journal of Educational Psychology，1995，87（1），117-133. doi：10.1037/0022-0663.87.1.117

［79］ Wyer R S Jr，Srull T K. In. Srull T K，Ed. Social intelligence and cognitive assessments of personality ［M］. Hillsdale，NJ England：Lawrence Erlbaum Associates，Inc. 1989.

第七章 认知与表观遗传学

本章首先说明了表观遗传学的定义与内涵、常见的表观遗传现象，为理解认知过程中的表观遗传学机制提供有关的基础性知识；然后介绍了认知过程中的表观遗传学机制，表观遗传学与衰老，表观遗传学与神经退行性疾病，表观遗传学调控与记忆、认知障碍，表观遗传学治疗，为改善认知功能和治疗神经退行性疾病以及延缓衰老的药物研究提供新的思路；最后说明了表观遗传学技术相关内容。

第一节 认知过程中的表观遗传学

一、表观遗传学的定义与内涵

简单地用一句话来表达，表观遗传学（epigenetics）指研究 DNA 序列不发生变化的情况下，基因表达的可遗传的变化的一门学科。

显然，表观遗传模式大大不同于经典遗传模式。经典遗传模式以基因序列突变或染色体变异为基础，而表观遗传是在基因序列不改变的前提下的遗传模式。除了传统意义上的遗传信息外，科学家们在近年还陆续发现了大量隐藏在 DNA 序列之中或之外的高层次的遗传信息，使普遍公认的中心法则遇到了前所未有的挑战，也使得科学家不得不重新审视以前"根深蒂固"的生命科学规律。这些高层次的基因组信息主要有：DNA 甲基化、染色质重塑、组蛋白修饰、非编码 RNA 调控、遗传印迹、X 染色体失活等。

至此，我们可以了解，表观遗传学是指在基因的 DNA 序列未发生改变的情况下，基因功能发生了可遗传的信息变化，最终导致了表型的变化，这是不符合孟德尔遗传规律的核内遗传。也可以把表观遗传学定义为，通过调整染色质状态而非改变 DNA 序列来实现基因转录调节，并且表观遗传模式可以在细胞分裂过程中被继承下来。表观遗传的学术价值可概括为以下几点。

① 基因组携带两类信息，一类提供生命必需的蛋白质模板，称为遗传编码信息；另一类提供基因选择性地表达（何时、何地、何种方式）的指令，称为表观遗传信息。只有将编

码遗传信息和表观遗传信息的组织、转录和表达机制研究清楚才有可能真正理解细胞内的生命过程。

② 拉马克（Lamarck，1744—1829）的进化学说提出了两个法则——用进废退和获得性遗传。强调了物种是可以变化的，为适应新环境可改变习性，能逐渐变成新物种，而且这些获得的后天性状可以传给后代。表观遗传学具有潜在的遗传能力，意味着环境可作为一种积极因素，通过表观遗传修饰作用于物种并传递给后代，可能成为进化的动力之一。表观遗传学的发展使得人们可以重新解释拉马克的观察结果。

③ 表观遗传学对医学有巨大影响。表观遗传异常修饰可影响许多疾病，例如，许多种类的癌细胞存在着异常的 DNA 甲基化现象，抑癌基因常被过量的甲基化修饰，使抑癌基因表达降低，失去活性；心血管病研究中观察到预防疾病的重要基因的甲基化和表达沉默；有证据表明糖尿病和肥胖伴有遗传印记变化相关的综合征；自身免疫病涉及免疫球蛋白（IgG）基因系统、T 细胞受体（TCR）基因系统、主要组织相溶性（又称 MHC）基因系统和细胞因子基因系统等 4 个主要系统的基因多态性及调节和基因表达调控异常，说明自身免疫病包括了遗传学和表观遗传学方面的因素。表观遗传异常修饰还涉及神经退行性疾病、病毒感染、衰老、细胞分化、发育异常几种综合病等。

不过，表观遗传机制造成的异常基因表达与由于基因突变造成的异常基因表达是不同的，前者是可逆的，后者则完全不可逆。这样，由表观遗传机制造成的损伤就可用表观遗传治疗进行纠正。现已开发成功和正在研究的表观遗传治疗药物包括 DNA 胞嘧啶甲基转移酶、组蛋白去乙酰化酶及其抑制剂、DNA 甲基转移酶抑制剂、RNA 干扰剂、染色质重塑剂。

广义的表观遗传治疗包括任何能够修正导致疾病的表观遗传学异常的治疗手段。因为许多疾病的发生都牵涉到不正常基因表达，从理论上讲可用表观遗传治疗得以纠正。

表观遗传修饰是多细胞生物在个体进化过程中形成的一种细胞遗传的、调控基因表达的机制，故该机制参与多细胞生物体多种复杂的生理过程，如与性别有关的 X 染色体失活，基因组印记的形成，认知功能的形成，造血系统、神经系统及肌肉组织的干细胞增殖、分化、再生与修复等，有关这方面的具体内容将分别在本章后面进行说明。

二、常见的表观遗传学现象

表观遗传学是研究 DNA 序列未发生改变情况下的基因功能变化，特定基因的启动或沉默、增强或抑制是细胞完成基本生命活动及对外界刺激做出应答的分子基础，也是决定疾病发生或表观治疗的基础，下面就若干表观遗传现象予以概述。

1. DNA 甲基化

DNA 甲基化（DNA methylation）使基因组 DNA 上的胞嘧啶第 5 位碳原子和甲基间的共价结合，由此修饰为 5-甲基胞嘧啶（5 methylcytosine，5-mc）哺乳动物基因组 DNA 中 5-mc 约占胞嘧啶总量的 2%～7%，绝大多数 5-mc 存在于 CpG 二联核苷酸（CpG doubles），但对蛋白质编码基因而言，CpG 二联核苷酸常以成簇串联的形式排列结构，结构基因 5' 端附近富含 CpG 二联核苷酸的区域称为 CpG 岛（CpG island）。

在哺乳动物基因编码中约 40% 含有 CpG 岛。CpG 岛中的 5-mc 含阻碍转录因子复合体与 DNA 的结合，故 DNA 甲基化一般与基因沉默（gene silence）相关联。去甲基化（demethylation）则往往与一个沉默基因的重新激活（re-activation）相关联。

DNA甲基化可分为两种：维持甲基化和从头甲基化。维持甲基化（maintenance methylation）与DNA复制相关联，是由甲基转移酶所催化，以S-腺苷甲硫氨酸（S-adenosylmethionine，SAM）为甲基供体，生成5-甲基胞嘧啶的一种反应。当甲基化的双链DNA被复制生成两条新的双链DNA后，只有亲代链是甲基化的，而新合成的子代链是非甲基化的，DNA甲基转移酶（DNA methylation transferase，DNMT1）以非对称甲基化DNA为底物，识别新生成的DNA亲代单链上已经甲基化的CpG位点，然后催化互补链相应位置的胞嘧啶发生甲基化，以维持DNA甲基化。从头甲基化（de novo methylation）则是对DNA上甲基化状态的重新构建，它不依赖DNA复制，在完全非甲基化的DNA碱基位点上引入甲基，是一种全新的甲基化建立机制。一般认为，从头甲基化依赖于DNMT3a和DNMT3b的活性。DNA甲基化可能存在于所有高等生物中，基因组中$60\%\sim90\%$的GC序列都存在甲基化现象。

2. 染色质重塑

染色质重塑是染色质结构动态修饰过程，使得浓缩后的基因组DNA接近转录复合物，从而控制基因表达。染色质重塑在细胞生物过程中有重要调节作用，包括DNA复制与修饰、细胞凋亡、染色体分离、干细胞多能分化、细胞分化、发育等。

为保证染色质内DNA与蛋白质的动态结合，细胞进化过程中产生一系列特定的染色质重塑复合物，也称重塑子（remodeler），它利用水解ATP的能量，通过滑动、重建、移除核小体的方式，改变组蛋白与DNA的结合状态，使蛋白质易于接近目标DNA。依据重塑子包含在ATP酶中催化亚基的结构域不同，已发现的重塑子可分为SWI/SNF（switching defective/sucros non-fermenting）、ISWI（imitation switch）、CHD［chromodomin helicase DNA-binding protein/NuRD（nucleosome remodeling and deacetylation）］和INO80（inosital requiring 80）。染色质重塑复合物与组蛋白修饰相互作用可以协同调节表观遗传过程，而染色质重塑子类似于"看家者"可以整合细胞信息给基因组而维持细胞的稳态。

重塑子四大家族有共性和不同，它们的共性是与核小体高度亲和，甚至强于DNA序列与组蛋白的亲和性；拥有识别共价组蛋白修饰的结构域；拥有可以调控ATP酶结构域的蛋白质，拥有可以与其他的染色质或转录因子相互作用的结构域或蛋白质；所有家族都包含SWI2/SNF2家族ATP酶亚基——由DEXX和$HELIC_3$两部分组成。各家族由独特的ATP酶结构域以及不同的侧向结构域进一步区分，SWI/SNF、ISWI及CHD重塑家族的ATP酶结构域都包含一个独特的短的插入部分，而INO80家族则包含一个长的插入部分。Bromo和HAS结构域为SWI/SNF家族所特有，SANT-SLIDE结构域为ISWI家族特有，Tandem chromo结构域是CHD家族的特征，INO80家族包含HAS结构域，表7-1列出酵母、果蝇和人类重塑子组成及直系同源亚基。

3. 组蛋白修饰

染色体中的组蛋白虽然在进化中高度保守，但它们并不是保持恒定的结构，而是动态变化的，对它们进行各种修饰不仅能控制着转录复合物能靠近，从而激活基因转录和表达，而且能有效地调节染色质中由活化成沉默状态的转换，并为蛋白质因子与DNA的结合产生协同或拮抗效应。组蛋白中修饰氨基酸的种类、位置和修饰类型被称为组蛋白密码（histone code），高层次上丰富了基因组信息，故组蛋白修饰是表观遗传学的重要内容。

表 7-1　酵母、果蝇和人类染色质重塑子组成及直系同源亚基

SWI/SNF 家族

组分	酵母	酵母	果蝇	果蝇	人类	人类
复合物	SWI/SNF	RSC	BAP	PBAP	BAF	PBAF
ATP酶	Swi2/Snf2	Sth1	BRM/Brahma		BRM 或 BRG1	BRG1
非催化同源亚基	Swi1/Adr6		OSA/eyelid		BAF250/OSA1	
				Polybromo BAP170		BAF180 BAF200
	Swi3	Rsc8/Swh3	MOR/BAP155		BAF155、BAF170	
	Swp73	Rsc6	BAP60		BAF60a、BAF60b 或 BAF60c	
	Snf5	Sth1	SNR1/BAP45		SNF5/BAF47/INI1	
			BAP111/dalao		BAF57	
	Arp7、Arp9		BAP55 或 BAP47		BAP53a 或 BAP53b	
			肌动蛋白		β-肌动蛋白	
特有亚基	Swp82、Taf14、Snf6、Snf11、Rtt102	Rsc1 或 Rsc2 Rsc3-5、Rsc7、Rsc9、Rsc10 Rsc30、Htl1、Ldb7、Rtt102				

ISWI 家族

组分	酵母	酵母	酵母	果蝇	果蝇	果蝇	人类	人类	人类
复合物	ISW1a	ISW1b	ISW2	NURF	CHRAC	ACF	NURF	CHRAC	ACF
ATP酶	ISW1		ISW2	ISW1			SNF2L	SNF2H	
非催化同源亚基			Itc1	NURF301	ACF1		BPTF	ACF/WCRF180	
					CHRAC16			CHRAC17	
					CHRAC14			CHRAC15	
				NURF55/p55			RbAp46 或 RbAp48		
特有亚基	Ioc3	Ioc 2、Ioc4		NURF38					

CHD 家族

组分	酵母	果蝇	果蝇	人类	人类
复合物	CHD1	CHD1	Mi-2/NuRD	CHD1	NuRD
ATP酶	Chd1	Chd1	Mi-2	Chd1	Mi-2α/ Chd3 Mi-2β/ Ch4
非催化同源亚基			MBD2/3		MBD3
			MTA		MTA1、MTA2、MTA3
			RPD3		HDAC1、HDAC2
			P55		RbAp46 或 RbAp48
			P66/68		P66α、P66β
特有亚基					Doc-1?

家族和组分		酵母		果蝇		人类		
INO80	复合物	INO80	SWR1	Pho-INO80	Tip60	INO80	SRCAP	TRRAP/Tip60
	ATP酶	Ino80	Swr1	Ino80	Domino	Ino80	SRCAP	P400
	非催化同源亚基	Rvb1、2		Reptin、Pontin		RUVBL1、RUVBL2/Tip49a、Tip49b		
		Arp5、Arp8	Arp6	Arp5、8 肌动蛋白1	BAP55 肌动蛋白87E	BAF53a		
		Arp4、肌动蛋白1				Arp5、Arp8	Arp6	肌动蛋白
		Taf14	Yaf9		GAS41	G	AS41	
						Ies2、Ies6		
		Ies2、Ies6			DMAP1			DMAP1
			Swc4/Eaf2		YL-1			YL-1
			Swc2/Vps72		Brd8			Brd8/TRC/p120
			Bdf1		H2AV、H2B			H2AZ、H2B
			H2AZ、H2B					ZnF-HIT1
			Swc6/Vps71		Tral			TRRAP
					Tip60			Tip60
					MRG15			MRG15 MRGX
					DEaf6			FLJ11730
					MRGBP			MRGBP
					E(Pc)			EPC1、EPC-like
					ING3			ING3
	特有亚基	Ies1、Ies3-5、Nhp10	Swc3、Swc5、Swc7	Pho		Amida、NFRKB、MCRS1、UCH37、FLJ90652、FLJ20309		

　　每个核心组蛋白有两个结构域：组蛋白的球形折叠区和氨基末端（N 末端）结构域。前者与组蛋白间相互作用及缠绕 DNA 有关，后者（氨基末端结构域）就像一条"尾巴"，位于核小体球形核心结构以外，可同其他调节蛋白和 DNA 相互作用，组蛋白的"尾巴"可以发挥"信号位点"作用，这些位点常发生各种共价修饰，常见的组蛋白修饰包括乙酰化、甲基化、磷酸化、泛素化、ADP 核糖基化等。

　　（1）组蛋白乙酰化　组蛋白乙酰化主要由乙酰基转移酶（HAT）和组蛋白去乙酰化酶

（HDAC）协同进行的。HAT 主要在组蛋白 H3 和 H4 的 N 端末尾的赖氨酸加上乙酰基，HDAC 的作用正相反，HAT 可作为辅激活因子调节转录，调节细胞周期、参与 DNA 损伤修复和作为 DNA 结合蛋白。HDAC 则与染色体易位、转录调控、基因沉默、细胞周期、细胞分化和增殖以及细胞凋亡相关。乙酰化修饰大多在 H3 的 Lys9、Lys14、Lys18、Lys23 和 H4 的 Lys5、Lys8、Lys12、Lys16 等位点。这两种修饰既能激活基因表达也能使基因沉默。不同乙酰化模式决定基因不同的表达活性和表达方式。例如 IFN-β 基因启动子附近组蛋白 H4K8、H3K9 和 K14 乙酰化，该表面能与特异的蛋白识别模板块结合。H4K8 修饰产生的特异信号使 SWI/SNF 复合物 BRG1 组分的识别结合面，而 H3K9 和 K14 修饰产生的信号使 TFIID 组分 TAFII250 的识别结合面。上述这些特异的蛋白识别面代表 IFN-β 启动子组蛋白乙酰化"密码"。

组蛋白乙酰化与染色质重塑有直接的联系。组蛋白乙酰化可使 DNA 的构型变得松散，转录因子得以和核小体包裹的顺式激活部分结合。NF-AT 和 STAT6 等转录因子可招募能与之结合的激活因子如 CREB 结合蛋白 CBP，使二者不仅参与启动基因转录，还可进一步引起组蛋白乙酰化。

（2）组蛋白甲基化　组蛋白甲基化修饰主要在组蛋白 H3 和 H4 的赖氨酸和精氨酸残基上，共作用可使染色体结构产生变化，使蛋白松散而接近转录部位，也可通过其他转录因子来调控基因的表达。

组蛋白甲基化有以下几个特点：①组蛋白赖氨酸的甲基化是可逆的；②HMT 被分作蛋白赖氨酸甲基转移酶和组蛋白精氨酸甲基转移酶；③组蛋白甲基化对基因表达调控的作用可以完全相反，有时可促进基因表达，有时却抑制基因表达，这种不同取决于甲基化的位点和甲基化程度；④赖氨酸残基能被单、双、三甲基化，精氨酸残基能被单、双甲基化，增加了组蛋白修饰的复杂性；⑤一旦经组蛋白脱乙酰化酶催化脱去乙酰基再经组蛋白甲基转移酶作用在同一位置加上甲基就会形成一个异染色质蛋白（HPI）残基与抑制性染色质的结合位点。HPI 的结合会导致 DNA 分子上特定 CpG 岛的甲基化和稳定基因沉默。

（3）组蛋白磷酸化　在 Aurora-β 激酶的催化作用下，组蛋白 H3 第 10 位丝氨酸（S10）的磷酸化对基因转录的启动和有丝分裂期染色体形态结构的改变起重要作用，这一磷酸化修饰也可通过增强乙酰转移酶的催化活性以增强乙酰化，提高基因转录活性。除组蛋白 S10 外，S28、T3（第 3 位苏氨酸）、T11 和 HA2 的 S1、S10 也可发生磷酸化修饰。

组蛋白磷酸化修饰与其他组蛋白修饰一样，其可能的机制有二：一是磷酸基团携带的负电荷中和了组蛋白上的正电荷，造成组蛋白与 DNA 之间的亲和力下降；二是修饰能够产生与蛋白质识别模块结合的表面，与特异的蛋白质复合物相互作用，组蛋白磷酸化可能会改变蛋白质与 DNA 结合的稳定性，在细胞信号、有丝分裂、细胞凋亡、DNA 损伤修复、DNA 复制、转录和重组过程中发挥重要作用。

（4）组蛋白泛素化　组蛋白的泛素化修饰是组蛋白赖氨酸残基与泛素分子羧基末端的结合，这一结合过程比较复杂，涉及三种酶的参与。首先，利用以 ATP 形式存在的能量，泛素激活酶（E1）与泛素结合形成高能硫酯键，构成泛素-E1 偶联物，其将泛素激活，然后通过转酯作用，将活化的泛素转移到泛素结合酶（E2）的活性半胱酸残基上，接着 E2 将活化的泛素转移至相应的泛素连接酶（E3）上，形成高能量 E3-泛素偶联物。E2 也可直接将泛素转移到靶蛋白的 Lys 残基上，最后 E3 可直接或间接地使泛素转移到特异的靶蛋白，使泛素的羧酸酯与组蛋白的 Lys 的 ε-氨基形成异肽键或转移到已与靶蛋白相连的泛素上形成多聚泛素链。多聚泛素化需要以上三种酶的作用，单泛素化一般仅需前两种酶。

细胞内大量的泛素化修饰起到靶信号作用，可将修饰后的底物蛋白质分配到细胞的不同部位，改变其活性或改变大分子之间的相互作用及蛋白质的半衰期，参与细胞周期调控，信号转导、应激反应、受损或错误折叠蛋白的清除及 DNA 的修复和许多癌基因如 *c-myc*、*c-fos*、*c-jun* 等产物的降解等。

应该指出，组蛋白的泛素化水平是动态变化的，泛素化是可逆的，经诱导后组蛋白会被去泛素化。

此外，组蛋白修饰还有组蛋白 SUMO（small ubiquitin-related modifier，SUMO）化，ADP 核糖基化等。

组蛋白密码是否存在及其机制一直是组蛋白修饰的重点研究内容。组蛋白密码这个理论颇具诱惑力，某些事实已被证实，如特定组蛋白残基上特定的修饰会对同一个组蛋白或相邻组蛋白发出信号。人们发现在酵母中与激活转录相关的组蛋白乙酰化、H3K4 甲基化作用，常常与抑制转录相关的组蛋白去乙酰化作用相关。又如组蛋白去泛素化必须在 H3K4 甲基化后发生，以促进 H3K36 的甲基化，并使转录能够发生。然而，"密码"是否真正存在还是一个未解之谜。相比较而言，遗传密码具有可预测性和通用性。多数情况下，它使用 DNA 中的 4 个基本字母（即核苷）形成了一种通常不变的近乎通用的语言。可是目前的研究证明，组蛋白修饰随物种而变化，例如酵母和人类之间即使存在组蛋白密码，它也不大可能具有通用性。也许，组蛋白密码的局限性在于一种修饰不能恒定地转换成一种事物信号，组合成积累的修饰似乎不能够定义和实现某种生物功能。

4. 非编码 RNA 调控

人类基因组约有 3 万个基因，是指编码蛋白质的基因。编码蛋白质的 DNA 所占比例很小，在人类约占 3%，非编码 DNA 虽不表达蛋白质，但可以通过转录成 RNA 而发挥很多功能。在基因组中，蛋白编码基因在信息含量上相当单一。而真正的信息和功能复杂性却在基因组非编码部分。昔日被归类于中性或近中性调控序列的部分当作废物或垃圾（junk），如今已成为关注的"宝藏"。非编码序列不仅在 DNA 水平上有所作为，其转录产物即非编码 RNA（ncRNA）的功能更是多种多样。除 rRNA、tRNA、snRNA、sroRNA 和 piRNA 等 ncRNA 外，近年内还发现了 siRNA、miRNA 和 piRNA 等小分子编码 RNA。它们作为细胞调控因子在细胞分化、个体发育、遗传等生命活动中发挥着重要的组织和调控作用，形成了细胞中高度复杂的 RNA 网络。

（1）RNA 干扰　RNA 干扰（RNA interference，RNAi）是一种细胞内不涉及 DNA 序列变化，而由双链 RNA（dsRNA）引发的可遗传的基因沉默机制。以果蝇 RNAi 为例，双链 siRNA 解聚后，其中之一留在复合物中，与 Ago-2 蛋白结合，这条单链 siRNA 是序列特异性向导，它能和其他 RNA 中互补序列结合。最后，在单链 siRNA 介导下，与有互补序列的 mRNA 结合，在 RISC 复合物中的另外一种核糖核酸内切酶作用下，将目标 mRNA 降解。由于这一降解引起基因沉默，转录后阶段抑制基因表达。

RNAi 的生物学功能　包括：①保证基因活性的生理调控和 RNA 分子层面上的免疫防御。②在基因治疗中，可以在疾病（如病毒感染和肿瘤）发展过程中关闭一些关键基因。③siRNA 是一种能够人工关闭基因的强力工具，现已是逆向遗传学研究中的新方法。与耗时费力的基因剔除技术不同，RNAi 只是改变基因控制而不伤害基因本身。④用于信号转导通路的研究。RNA 技术与传统的缺失、突变技术结合，可以容易的确定复杂的信号转导途径中不同基因的上下游关系。

（2）微小 RNA（miRNA）　　首次从蠕虫发现后，以后陆续在开花植物、果蝇、鱼和哺乳动物等体内发现它的存在。其中人类已发现了数百个 miRNA，约占所有人类基因的 3% 以上。现已了解 miRNA 生物合成过程中经历了 3 种形式的变化。在细胞核内，由长的内源性转录本（primiRNA）生成的 70nt 的 miRNA 前体（pre-miRNA），然后 pre-miRNA 被运送出细胞核，在细胞质中被 Dicer（一种标准组件的酶）切割成成熟的 miRNA。Dicer 的剪切伴随着成熟 miRNA 的释放，随后 22nt RNA 被具有 PA2 结构域的 Ago 蛋白所识别，并且共同组合成为 RISC 或 RITS（RNA induced initiation of gene transcriptional gene silencing）。哺乳动物的 RISC 复合物，除 Ago 蛋白外，还包括 TSN-1、VIG 和 dFRX 蛋白。双链的 miRNA 变成蛋白单链形态标志着 RISC 复合物的最后成熟，然后 RISC 复合物结合在与 miRNA 互补的靶 miRNA，进行靶 miRNA 的切割、翻译、抑制，形成多核糖体复合物，转录基因沉默或者形成异染色质。

miRNA 的功能可归为以下几类。

① 发育相关功能，miRNA 参与动物发育的多个环节，如发育时序，模式和胚胎发生、分化、器官形成等。

② 植物发育，研究发现 miRNA 系植物分生组织、器官的极性、脉管的发育、开花和开花器官的一致性和细胞分裂所必需。

③ 人类疾病，如许多 miRNA 在人原发性肿瘤中表达下调，人的 miRNA 基因经常定位在比较脆弱的位点及经常发生癌变的基因组区域。再如定位在人 13 号染色体区域的 mi-17 miRNA 族，在 B 细胞淋巴细胞瘤中经常被扩展出来，总之，对一些遗传疾病机制的研究大多集中在蛋白质和蛋白质基因上。miRNA 基因的发现，可能为疾病治疗提供新的思路。实际情况是，miRNA 的大量合成已为一些疾病的治疗和认知功能的改善提供了有价值的新药。

5. 遗传印记

遗传印记是一种不符合孟德尔遗传的表观遗传现象。它是指来自父方和母方的等位基因通过精子和卵子传递给子代时发生了某种修饰，这种作用使其后代仅表达父源或母源等位基因的一种，这称为"基因印记（gene imprinting）"或基因组印记（genomic imprinting）。1956 年，Prader 和 Willi 等报道了一种因父源染色体 15q11-q13 区段缺失而引起的一种在儿童期出现发育畸形、肥胖、矮小伴智力低下，称为 Prader-Willi 综合征（PWS）。1968 年，Angealman 医生报道了因母源染色体同一区段缺失引起的一种在儿童期共济失调、智力严重低下和失语等为特征的综合征，被称为 Angelman 综合征。这两组综合征表明父亲和母亲的基因组在个体发育中有着不同的影响。这种现象是典型的基因组印记。是何原因造成上述性别行为特异性，研究发现 PWS 和 AS 染色体缺失集中在富含 CpG 岛的基因表达调控元件并出现差异甲基化状态。如在遗传自母源染色体的 23 个 CpG 二联核苷酸完全被甲基化，而遗传自父源的染色体则全部为非甲基化。

6. X 染色体失活

人类的 DNA 组成 23 对染色体，每对染色体一条来自父亲，一条来自母亲。男性和女性有 22 对染色体（按从大到小的顺序编码为 1—22 号），是一样的，称常染色体。还有一对为性染色体、他们因性别差异有所不同。女性有两条一样的中等大小的 X 染色体，一条来自父亲，一条来自母亲、男性只有一条 X 染色体和另外一条来自父亲的 Y 染色体。由于两性所携带的 X 连锁基因数量的不同，女性是男性的 2 倍，这会导致基因产物（RNA 和蛋白质）数量的不平衡。从而要求代谢调控和其他的细胞进程的不平衡。为避免这一现象，剂量补偿机制进化引用来平衡两性的 X 连锁基因产物。1961 年，M Lyon 首先报道小鼠 X 染色体失活 X 染色体连锁的毛色基因（Coal-color gene）的表达形式与斑猫（calico cat）显示的毛色基因形成是类似的。因而提出假说，在雄性和雌性，X 染色体上基因表达数量是相同的，这是因为在哺乳动物早期发育过程中，其细胞中的一条染色体失活（X-chromotin inactivation，XCI），这就是剂量补偿效应。进一步的研究表明，雌性哺乳动物的 X 染色体失活遵循 $n-1$ 法则，不管有多少条 X 染色体，最终只能保留一条染色体是有活性的。

（1）染色体失活的过程　染色体失活的启动发生在胚囊，由失活中心（X-inactivation center，Xic）控制。Xic 是一个顺式作用位点，包含辨别 X 染色体数目的信息和 Xist 基因，前者可保证每个二倍常染色体组中仅有一条染色体有活性，缺失染色体就不会发生失活。X 染色体失活过程为：Xist 基因编码 Xist RNA，后者转录后被包裹在合成它的染色体上，随后 Xist RNA 在 X 染色体上积累并不断扩展，接着招募一些对基因沉默有重要作用的因子包括 PcG 蛋白和 Enxl 等进来，这些蛋白质被失活的 X 染色体组成暂时的位点，立即诱导 DNA 甲基化和组蛋白修饰的发生，对 X 染色体失活的维持起到重要作用。失活的染色体仍然持续合成 Xist RNA，以维持本身的失活状态，失活的 X 染色体有两个显著特点：一是组蛋白 HA 不被乙酰化，二是 CpG 岛的高甲基化。

（2）X 染色体失活的调控机制

① 染色体沉默存在多层次表观遗传学修饰。X 染色体的沉默在染色体结构水平上通过组蛋白尾部共价修饰来完成。如在个体发育早期，需要高水平的 H3 第 23 位赖氨酸的三甲基化，在发育后期，需要 CpG 岛甲基化。组蛋白乙酰化的丢失或亚乙酰化的出现是另一种特征性表观遗传学修饰的变化。组蛋白的正电荷可中和赖氨酸残基所携带的负电荷，从而活跃表达基因的启动子部位呈开放状态，如在 Xist 表达时，H3K9 的亚乙酰化和 H3K4 的亚甲基化均被检测到。Xic 上组蛋白的乙酰化首先出现在 H3K9 上，接着才会出现在 H4K5、H3K8 和 H3K12 残基上。组蛋白不同赖氨酸残基上的乙酰化时间的不同，暗示去乙酰化涉及多种机制。如 Xic 过程可能涉及 HDAC，因为后者可以建立和维持组蛋白乙酰化状态。

② X 染色体失活受 X 染色体失活中心的调控。遗传学研究证明，X 染色体受单一的顺式作用总开关位点的控制，即 X 染色体失活中心这个基因产生一个大的非编码 RNA 称为 Xist（X 染色体失活特异转录），它具有顺式结合的特点，可从转录位点开始沿着整条染色体，为启动 X 染色体沉默提供准备，而且这一过程可能通过 Xist 介导的染色质修饰复合物的募集而发生的另一个非编码 RNA，TsiX 也定位在 Xic 区域，在 Xist 表达调控中起到关键作用。例如多潜能因子（pluripotency factor）在基因表达调控网络中扮演中心角色，在 ES 细胞的分化过程中，下调多潜能因子如 OCT/POU5F14、Nanog、Rexl 等的表达水平，导致 Xist 表达量的上调，多潜能因子还可调控 Xist 基因表达的调控子，从而间接地调控该基因的表达。有研究表明，一些 X 染色体上连锁着的位点被认为与 XX 染色体特异性的 Xist 基因激活有关，这些位点包括 *Rnfl12* 基因、*Xpr* 及 *Jdx* 非编码 RNA 位点等，其中 *Rnfl12* 基因编码一种泛素连接蛋白，后者可以直接作用于 Xist 基因的启动子，促进该基因的表达。

第二节 认知过程中的表观遗传学机制

通过新信息或经验获得的记忆可保持数月、数年，甚至终生，而长时间保持存活的蛋白质或 mRNA 的半衰期只有 24h，显然，二者之间存在很大的矛盾。那么记忆的物质基础到底是什么？1984 年，Crick 提出了一个假设，即记忆编码在染色体的 DNA 上，虽然当时他并不是十分确信，但现已阐明，染色体是信息的携带者，而且可以代代传下去。染色体结构或化学上的改变与认知功能的关系可作如下的理解：表观遗传学的改变是对来到大脑的信息、应激和神经元活性改变做出结构上的适应，最终将信息带至并激活特异性基因表达程序。目前研究证明，在脑的一些区域发生的表观遗传学改变如组蛋白的乙酰化、甲基化、磷酸化可以稳定地改变动物的行为，包括学习、记忆、抑郁、药物依赖、突触可塑性等，为长时记忆的形成、巩固和突触可塑性的形成、维持提供解释。染色体信息可遗传的依据最初是来自 Holliday 和 Riggs 的实验，当他们意识到 CPG 二核苷酸是自我互补后，同时推论 CpG 的甲基化和非甲基化模式能够在细胞分裂时得到复制。Wigler 通过将人工合成的甲基化 DNA 转染进细胞，为甲基化模式的可遗传提供了更直接的检测途径。未甲基化的质粒经过多代通常也不会发生甲基化，而 CCGG 位点被甲基化酶 M. HpaII 甲基化的质粒经过多代后仍保留它的甲基化状态。

阅读近十几年发表的有关表观遗传学文章后，解决了长期以来认知过程中令人费解的一些问题，本节着重介绍在脑的不同区域（主要是海马和脑皮质）组蛋白修饰和 DNA 甲基化在认知过程中的作用及其可能的机制。

一、组蛋白乙酰化与认知

一系列表观遗传学改变都能影响记忆过程，其中组蛋白乙酰化，具有明确、显著地促进记忆的形成和巩固。组蛋白乙酰化是通过组蛋白乙酰化酶（HAT）催化完成的。HAT 将带正电荷的乙酰基转移到组蛋白 N 末端尾区内赖氨酸侧链的 ε-氨基。组蛋白乙酰化酶被分成 3 个主要家族：GNAT 超家族、MYST 家族和 P300/CBP 家族，将乙酰基从组蛋白移走，由组蛋白去乙酰化酶（HDAC）催化完成，HDAC 被分成 4 类：Ⅰ类锌依赖型 HDACs、Ⅱ类 HDAC、Ⅳ类 HDAC、Ⅲ类 NAD 依赖性 HDAC。在哺乳动物中，海马在记忆形成中起重要作用。许多学者以海马区域作为研究对象，研究了组蛋白乙酰化对条件性恐惧中的背景记忆（contextual memory）和空间记忆的影响。研究证明，组蛋白乙酰化或抑制 HDAC 活性都能增强条件性恐惧中的背景记忆、Morris 水迷宫中的空间记忆以及突触可塑性（synaptic plasticity）。应当指出的是，脑中组蛋白乙酰化不是独立于其他组蛋白修饰而存在，在组蛋白乙酰化的同时，往往也存在组蛋白的磷酸化、甲基化。组蛋白乙酰化削弱了组蛋白与 DNA 之间的静电亲和力，从而促进染色体结构接近转录基因机构，引起基因持续性改变，增加神经元活动。乙酰化修饰后的组蛋白也可以募集其他相关因子，如转录复合物，进入到基因位点，影响转录。

组蛋白乙酰化对认知功能的调节机制如下。

（1）神经元活性与组蛋白乙酰化 组蛋白乙酰化可由许多类型的神经元活性所调节，例如，KCl 介导的神经元去极化引起海马培养中的核心组蛋白 H_2B 乙酰化的增加，再如，特异性受体激动剂可兴奋多巴胺能、乙酰胆碱能、谷氨酸能途径，增加小鼠海马 H3K14 和 H3S10 的乙酰化，在所有这些情况下，组蛋白乙酰化都伴有细胞外调节激酶 ERK（MAPK 家族中的一员）的激活，直接激活 MAPK-ERK 信号途径可增加组蛋白乙酰化，而 MAPK-ERK 抑制剂则可阻断组蛋白乙酰化，这些研究表明，神经元活性引起组蛋白乙酰化是通过 MAPK 依赖途径的激活，而且也可能是通过 H3S10 磷酸化之间的对话。后者常与在蛋白质乙酰化同时存在，从染色体脱离的 MeCP2 引起的神经活性，也能改变组蛋白的乙酰化，用 BDNF 刺激皮质神经元，能引起 HDAC2 在胞嘧啶 262 位和 274 位的硝基化及随后组蛋白的高乙酰化，并伴有神经营养因子依赖性基因表达的增强。已知 MeCP2 可增加 BDNF 的表达，但被 HDAC2 负面调节。因此，神经活性参与了以 MeCP2 和 BDNF 为中心的正性反馈，该系统导致组蛋白乙酰化和基因自身的持续表达。

（2）突触可塑性与组蛋白乙酰化　长时程突触可塑性涉及突触维持和交流有关基因表达的改变。已有充分材料证明，组蛋白乙酰化促进这一改变，例如在海兔（Aplysia）组蛋白乙酰化能诱导长期易化（LTF）并伴有 CREB 结合蛋白 CBP 的增加。类似的改变也在突触素（synapsin）的启动子区域观察到，突触素与 LTF 和 LTD 均有关。不过，伴有 CREB 乙酰化的减少，正常情况下，诱导 LTE 需施加强电刺激，但如果提前给予 RNA 干扰（RNAi），弱的电刺激也能诱导 LTF。这一发现提示，组蛋白乙酰化程度与突触可塑性程度密切相关。HDAC1 能增加天然存在的突触传递过程，在哺乳动物的 LTP 也与组蛋白乙酰化水平有关。LTP 诱导可平行出现 H3 和 H4 组蛋白乙酰化的增加，从研究中还明显看出 LTP 促进乙酰化，改变特异地存在于与突触传递有关基因如 Reelin 和 BDNF 启动子区域，这一结果与前述看法一致，即在组蛋白乙酰化过程中存在一个基因自身持续性改变的正反馈系统。此外，有关 HAT-CBP 的研究表明，增加组蛋白乙酰化能促进 LTP，部分或完全缺失 CBP 功能的小鼠出现组蛋白乙酰化水平的下降和 LTP 形成受阻。不过，不依赖转导的早期 LTP 不受影响。

（3）记忆形成与组蛋白乙酰化　在低等生物和哺乳动物进行的研究证明，不管哪种记忆类型或哪种记忆时相（记忆获得、巩固和再现）都能对组蛋白乙酰化进行调节，例如恐惧的背景记忆和线索记忆都能增加 H3 乙酰化，小鼠眨眼条件反射（eye-blink conditioning）和大鼠潜伏抑制（latent inhibition）能分别增加组蛋白 H3 和 H4 乙酰化，大小鼠物体识别记忆（object recognition memory）伴有 H3 和 H4 乙酰化的增加，此外优先食物转换（social transmission of food preference）和食物厌恶记忆（food aversion memory）等均能增加 H3 乙酰化，空间记忆（spatial memory）伴有 H2B、H3 和 H4 乙酰化。

从上述组蛋白乙酰化研究的论述可得出以下几点结论：①组蛋白乙酰化，不是脱离开其他组蛋白修饰而独立存在，即在发生组蛋白乙酰化的同时，也有组蛋白磷酸化、甲基化等的发生，其他表观遗传学改变对组蛋白乙酰化起了协同作用。②神经元活性可调节组蛋白乙酰化，神经元活性的启动需要 MAPK-ERK 信号途径的激活。③长时记忆和突触长时程增强均涉及许多基因的转导和表达，最常见和最重要的基因包括即早期基因 Zif/268、Creb、BDNF 和 Reelin 等。④许多种类的神经活性存在一个以 BDNF 和 MeCP2 为中心的正性反馈系统，该系统可导致组蛋白乙酰化和基因自身持续表达程序。⑤在多种生物体和细胞研究中观察到各种不同类型的记忆模式和不同记忆时相都能引起组蛋白乙酰化，进而促进记忆和有关基因的转录和表达。⑥组蛋白乙酰化能引起长时记忆的形成和巩固，但对无须转录的短时记忆和早期 LTP 没有影响。⑦CBP 是 CREB 结合蛋白，约 250KDa，具有以下几项功能。a. 启动某些基因转录，而依赖于 CBP 的一些基因的转录是哺乳动物长时记忆形成或过程所必需。短时记忆的形成则无须基因的转录。b. CBP 具有乙酰转移酶活性，为证明这点，制备了缺失 HAT 区域，显性地，可诱导表达的 CBP 转基因小鼠，它们丧失了 HAT 活性，但仍具有基因转录活性，研究表明，在物体识别及 Morris 水迷宫空间记忆实验中，当诱导转入 Cbp 基因在小鼠的海马中表达时，转基因鼠表现出长时记忆能力的破坏，证明长时记忆过程同样也需要 CBP 的 HAT 活性，如激活 CBP 表达或抑制去乙酰化酶（HDAC）时，都可以使转基因鼠恢复长记忆能力。c. CBP 能通过 CREB 的 Bromo 结构域与 CREB 结合，而磷酸化的 CREB 必须与 CBP 结合后才能发挥长记忆形成的能力。一切研究证明 CBP 在长记忆和突触可塑性形成过程中至关重要。

神经元活性是如何引起组蛋白乙酰化，它的作用机制是什么？

途径之一，神经元活性包括 LTP 和学习激活 G 蛋白偶联受体（GPCR），然后依次激活腺苷环化酶（AC）产生 cAMP，后者激活 PKA，PKA 磷酸化 MEK（MAPK 家族中的一员），MAPK 的家族成员能直接磷酸化组蛋白，随后启动组蛋白乙酰化。

途径之二，神经元活性可通过钙内流引起膜去极化，然后激活使 CaMKⅡ活化，后者磷酸化甲基-CPG 结合蛋白 2（MeCP2），使 MeCP2 从染色体脱离出来，钙调蛋白刺激 BDNF 启动子区域的基因转导。BDNF 激活一氧化氮合酶导致组蛋白乙酰化酶 2（HDAC2）的硝基化，在硝基化作用下，MeCP2 从染色体中脱离出来并强化硝基化，结果引起 BDNF 表达并参与正性反馈系统，进而促进记忆-持续性基因表达的改变（图 7-1）。

其他一些学者的研究工作指出：激动 NMDA 受体，抑制磷酸二酯酶（PDE），增加细胞内钙等多种途径均可激活 PKA，PKA 则可直接激活 CBP，已如前述。含有乙酰转移酶活性的 CBP 与 CREB 结合，是提高突触可塑性形成长时记忆的必备条件。NO 启动组蛋白影响记忆的机制有二，一是激活 NO-cGMP-CaMKⅡ-CREB 磷酸化的信号转导途径；二是 NO-依赖性的 HDAC 的 5-硝基化，可增加组蛋白乙酰化，而 NO 供体与 5-硝基谷胱甘肽，可抑制 HDAC 活性，因而，也能增加组蛋白乙酰化。此外，神经元活动或突触活动引起胞外钙内流入神经细胞内，使 MeCP2 的 S421 磷酸化，S80 去磷酸化，易于后者从染色质分离出来，发挥对神经可塑性和记忆的调控作用。

现已证明，组蛋白去乙酰化酶 HDACi 能阻遏学习记忆，并在细胞内有广泛分布，人工合成 HDACi 显然有重要的治疗价值，HDAC2 的结构很接近 HDAC1，尽管如此，科学家们还是合成许多类型的 HDACi，上述各种类型学习记忆和突触可塑性模型证明使用 HDAC2i 可促进记忆，增强 LTP，阻遏记忆下降。

二、组蛋白和 DNA 的甲基化与认知

甲基化可发生在组蛋白，也可发生 DNA 上。尽管这两种甲基化产生的方式、调节机制和涉及的酶与蛋白等有所区别，但二者甲基化的结果是一致的，即它们都能激活基因的转录与表达，从而促进长时记忆的形成和提高突触可塑性。这点学术界的看法一致，没有任何异议。下面将重点介绍组蛋白和 DNA 甲基化是如何形成，又如何影响基因转录及长时记忆和突触可塑性的？

真核细胞中，甲基化只发生在胞嘧啶第 5 位碳原子上，是由甲基转移酶所催化，以 *S-*

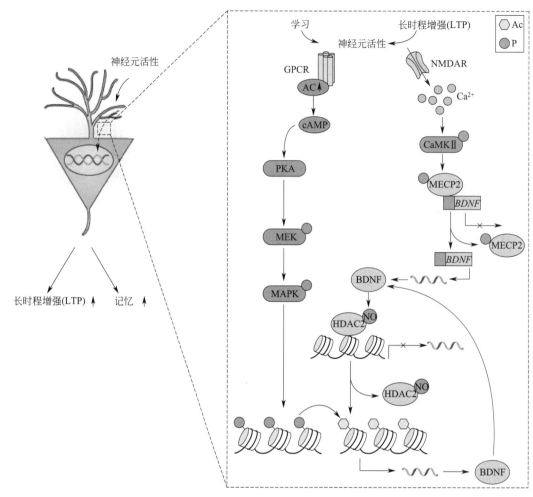

图7-1　神经元活性引起组蛋白乙酰化进而促进记忆形成和有关基因转录、表达的模式图

腺苷基甲硫氨酸（S-adnosylmethionine，SAM）作为甲基供体，将甲基转移到胞嘧啶上，DNA甲基化主要发生在CpG双核苷酸序列的胞嘧啶上，哺乳动物异染色质的DNA约有80％的CPG被甲基化。根据作用方式和反应酶不同，DNA甲基化分为两种：维持甲基化（maintenance methylation）和从头甲基化（*de novo* methylation），前者与DNA复制相关联。当甲基化的双链DNA被复制生成两条的新的双链DNA后，只有亲代链是甲基化的，甲基转移酶是DNMT1，后者则是DNA上甲基化状态的重新构建，它不依据DNA复制在完全非甲基化的DNA碱基位点上引入甲基，是甲基化的建立机制。甲基转移酶依赖于DN-MT3a和DNMT3b的活性。

（1）对基因转录的影响　目前研究发现，组蛋白精氨酸甲基化常伴随转录的激活，赖氨酸残基上的甲基化则因赖氨酸所在的位置不同而有差别，赖氨酸甲基化发生在组蛋白H3的第4位、第9位、第27位、第36位、第79位（K4、K9、K27、K36、K79）及H4K20位上，其中，在酵母和哺乳动物细胞中H3K4和H336位点被甲基化可以激活转录，而H3K9、K27、K79和H420的赖氨酸甲基化则可抑制转录。

DNA甲基化对基因表达的调节主要表现为抑制转录活性，一种可能的机制是由于DNA

甲基化直接抑制了转录因子的结合，不能形成转录复合体，从而也就抑制了基因转录活性。

（2）对记忆的调节作用　Swati Gupta 及其同事研究了组蛋白甲基化对成年动物海马部位记忆形成的影响，他们的研究得出如下主要结果：恐惧记忆能触发海马 CA1 区 H3K4 三甲基化（转录激活标志）和 H3K9 二甲基化（转录抑制标志）的变化；H3K4 特异的甲基化转移酶 MⅡ缺失的小鼠出现长时记忆形成障碍；改变组蛋白甲基化与去乙酰化酶（HDAC）抑制相偶联；H3K4 三甲基化显著增加两种基因（$Zif/268$ 和 $Bdnf$）的启动子，这一事件出现在记忆巩固期间，已知这两种基因在记忆形成和神经可塑性中起重要作用。这些发现支持组蛋白甲基化在长时记忆巩固中扮演重要作用，其他许多学者也都证明 DNA 甲基化与记忆形成和储存有关，如甲基化 CpG 结合蛋白 1（methyl-CpG-binding protein 1）基因缺失出现空间记忆能力丧失，甲基化 CpG 结合蛋白 2（methyl-CpG-binding protein 2）基因缺失的突变小鼠出现恐惧记忆、空间记忆和物体识别记忆的障碍。

海马 DNA 甲基化，对记忆形成起重要作用，但海马的改变是短暂的，训练后一天之内便恢复到基础水平，长时记忆以及记忆的巩固和储存依赖于脑的不同区域，据信长时记忆的形成和巩固主要依赖于背侧前额叶前扣带皮质（dmPFC），为此探讨皮质组蛋白甲基化是否能促进长时记忆的形成和巩固十分必要。Miller 等采用恐惧背景记忆试验探查皮质 DNA 甲基化对长时记忆的影响，报道认为大鼠恐惧条件化环境中的背景记忆可维持数月，在这期间，近期（recent）记忆会转变成远期（remote）记忆，也即记忆从海马（HPC）转变成依赖于 dmPFC 的记忆。首先，采用 MeDIP 即甲基化 DNA 免疫沉淀法测定皮质三种基因 $Zif/268$，$Reln$ 和 CaN 的甲基化水平。动物试验则观察训练后 7d 的背景记忆，将动物分为背景组（C）、休克组（S）和背景加休克组（CS）。结果表明，在所有组和所有测定时间点，即早期基因 $Zif/268$ 均为去甲基化，说明环境刺激能广泛地改变 dmPFC $Zif/268$ 的甲基化状态。相反的，一个记忆正性调节基因 $Reln$ 仅在受训练的动物即 CS 组动物训练后 1h 内出现高甲基化，随后即回归对照水平。训练后短时间内 CaN（一种记忆抑制基因）的甲基化无改变，但在训练后 1d，这一基因出现持久的甲基化，随后用 BSP 描绘训练后 7 天 CaN 甲基化的改变，发现仅 CS 组动物有显著的 CaN 甲基化。为了解皮质 DNA 甲基化是否能反映联合学习，动物在训练前注射 NMDA 受体拮抗剂 MK-801，证明 MK-801 干扰了训练后 7d 动物恐惧记忆的获得（acquisition），也阻断了训练后 2 天 dmPFC CaN 和 $Reln$ 的高甲基化，但不影响 $Zif/268$ 的甲基化，进一步支持 CaN 和 $Reln$ 高甲基化是一种对联合性环境信号的特异性反应。Frankland 等前期研究观察了训练后不同时间对 ACC（anterior cingulate）恐惧记忆再现（retrieval）的干扰。结果证明 ACC 在 18～36d（近期记忆）经干扰失去记忆再现，但不是训练后 1d 或 3d（近期记忆），从这一结果估计记忆的巩固出现在训练后 3～18d，研究还证明皮质 DNA 甲基化可能在训练后 1 周内出现，该时段也是皮质留下记忆痕迹的时间，随后的实验证明训练后立即向背侧 HPC（CA1）注射 NMDA 受体选择性抑制剂 AVP，证明 APV 不但能干扰学习，也能阻止训练后 7 天 dmPFC CaN 和 $Reln$ 甲基化，表明一次性海马-依赖性学习经验就足以驱动皮质长时间、基因特异性甲基化改变，为了进一步探讨皮质 DNA 甲基化是否伴随长记忆的形成，观察了训练后 30d 的皮质甲基化及记忆巩固的情况，结果证明在 CS 动物皮质的 CaN 甲基化仍十分明显，而且与长时记忆的出现和维持的时间段相吻合。此外还观察到在 HPC 有快速甲基化，而在 dmPFC 有持久的甲基化。以上研究阐明了以下几个问题：第一，海马 HPC 可启动学习记忆，产出过渡性短时记忆；第二，长时记忆的形成和巩固依赖于 dmPFC；第三，海马和皮质记忆的形成均源于海马和皮质 DNA 的甲基化，或甲基化与其他组蛋白修饰的协同作用；第四，重要的记忆相关基因和受体包括 Zif/268、Reln、Bdnf 和 NMDA 受体。

组蛋白甲基化是如何调整认知过程，它的生物学机制是什么？Day J 和 Sweatt D 提出了阐明组蛋白甲基化是表观遗传学标志的假说，如在细胞内转变成功能性后果，出现 3 种可能性：第一，DNA 甲基化驱使神经细胞的反应状态发生了改变，即它允许、容纳其他机制参与进来产生协同效应和维持更加长远的改变；第二，甲基化事件积极参与和改变基因的读出，促进记忆的进行，例如增加突触强度和突触可塑性；第三，表观遗传学机制帮助神经细胞无增殖（aplastic），在神经元无增殖的情况下可以以稳定突触数量（synaptic weight）的分布，后者是稳定记忆的必需条件，这一假设强调了突触可塑性在记忆过程中的重要性。事实上，国际上近年的研究表明老年痴呆认知功能的衰减与老年斑、Aβ 脑内沉积及神经纤维缠结无显著相关，由于突触在信息传递、信息加工中的重要作用，许多学者都支持突触功能降低（包括突触效能下降和突触丢失）是造成认知功能障碍乃至老年痴呆的主要原因，当前治疗老年痴呆和各种认知障碍的治疗方向都在寻找加强突触效能，防止突触丢失、增加突触新生的新药。

三、组蛋白磷酸化与认知

组蛋白磷酸化修饰跟乙酰化和甲基化修饰一样具有调节认知功能的作用。这一修饰发生在组蛋白的 H3、S1 和 S10 丝氨酸残基上，由一组蛋白激酶包括丝裂原和应激激酶（MSKI）及 Aurora 激酶家族催化完成。组蛋白磷酸化可被蛋白磷酸酶 PP1 和 PP2a 所逆转，这两种脱磷酸化酶又可被其他分子级联包括多巴胺和 cAMP 调节的磷酸蛋白 32（DARPP32）所抑制。最具特色的磷酸化标志存在于 H3 第 10 位（H3K10）丝氨酸上，这一修饰招募了含有 HAT 活性的 GCN5，因而能增加邻近组蛋白赖氨酸残基 K9 和 K14 的乙酰化，这解释了为什么组蛋白乙酰化和磷酸化常常同时存在。另外，H3S10 磷酸化通过改变 DNA 和组蛋白尾部间的交互作用，增加转录因子的结合。

许多研究工作已揭示组蛋白的磷酸化具有调节记忆形成的作用。编码 RSK2 的基因突变能产生低咖啡摄入综合征（coffin-lowry），有精神迟缓、精神异常等表现。在动物模型上的研究，背景性恐惧条件反射形成后，H3S10 磷酸化和 H3S10/K14 磷酸乙酰化迅速增加，但 ERK 抑制后可阻断其增加。同样的，缺失 MSKI 的小鼠出现恐惧记忆和空间记忆障碍，这一缺陷却不因给予 HDAC 抑制剂所逆转，提示组蛋白磷酸化途径与组蛋白乙酰化并行而不是位于乙酰化的下游，与此相协调的是，组蛋白磷酸化酶 PPI 受抑制，能改善长时程物体识别记忆和空间记忆而不影响短时记忆。从这些发现推测，通过抑制 PPI 来增加组蛋白磷酸化对治疗学习记忆障碍可能是一个有明显特色甚至是互补的治疗策略。

除学习记忆外，H3S10 磷酸化也与药物成瘾行为学反应有关联。可卡因可引起纹状体 H3S10 磷酸化的增加，敲除 MSKI 的小鼠出现对服用可卡因行为反应的障碍。核内积累的 DARPP-32 能影响对可卡因和蔗糖奖励的行为反应。组蛋白磷酸化也已被证实是抗精神病和抗帕金森病下游的一个重要靶标，针对表观遗传学这一组蛋白磷酸化修饰设计和开发有治疗潜能的化合物是很有意义的。一项有意义的研究指出，MSKI 主要存在于神经元和纹状体、杏仁核、海马等脑区，MSKI 这一选择性分布是治疗干扰药物成瘾的一个很好的候选者。

哺乳动物细胞 Aurora 激酶家族成员的结构和功能在进化上保守，根据该家族成员在细胞内的定位可分为 3 种：Aurora-A，Aurora-B 和 Aurora-C。Aurora-B 是有丝分裂中组蛋白 H3 的第 4 位丝氨酸磷酸化所必需的激酶。组蛋白 H3 磷酸化主要由 Aurora-B 激酶控制，除 MSK 和 Aurora 外，IκB 激酶（Nuclear，IKK）复合物中的 α 异构体（IKKα）也可以调控海马区域组蛋白的磷酸化修饰，IKKα 是核因子 κB 的一种去抑制调控子，抑制 IKKα 可以阻止背景性环境下长时记忆的再巩固（reconsolidation）。

组蛋白磷酸化促进长时记忆形成和巩固的机制主要是磷酸基因携带的负电荷中和了组蛋白上的正电荷，造成组蛋白与 DNA 亲和力的下降，使 DNA 容易接近转录机构，激活基因转录，是长时记忆形成所必需的，这也解释了为什么组蛋白磷酸化不影响短时记忆。

在正常生理和表观遗传学的生化反应中，磷酸化使蛋白质和基因活化，随后的生化和生物学反应才能继续进行，所以在细胞繁殖、分化、细胞存活、DNA 复制、转导和重组、细胞凋亡以及信号转导中发挥重要作用。

四、其他组蛋白修饰与认知

组蛋白泛素修饰涉及三类催化酶：泛素激活酶（ubiquitin activating enzyme，E1），泛素接合酶（ubiquitin conjugating enzyme，E2）和泛素连接酶（ubiquitin protein ligase，E3）。依赖这 3 种酶分三步进行泛素化修饰。第一步，E1 利用 ATP 形式存在的能量与泛素结合成高能硫酯键，构成泛素-E1 偶联物将泛素激活；第二步，通过转酯作用将活化的泛素转移到泛素结合酶 E2 的活性半胱氨酸残基上；第三步，E2 将活化的泛素转移至泛素连接酶 E3 上，形成高能量 E3-泛素偶联物，最后 E3 可直接或间接地促使泛素转移到特异靶蛋白上，使泛素的羧基末端与靶蛋白的赖氨酸的 ε-氨基形成肽链或转移到已与靶蛋白相连的泛素形成多聚泛素链，有一个去泛素酶大家族，从赖氨酸残基上移去泛素。

组蛋白泛素化有广泛的细胞功能，最著名的是控制转录的启动和延长。泛素酶/去泛素酶与其他组蛋白修饰，特别是与组蛋白甲基化有牵连，组蛋白泛素化与神经退性病变之间的关联来自亨廷顿病，亨廷顿病与泛素连接酶 hPRC12 存在交互作用。在多个亨廷顿病动物模型上观察到泛素化的 H_2A 的增加和泛素化的 H_2B 减少，导致组蛋白甲基化模式的改变和基因转录下调，故以泛素连接酶为靶标设计药物对亨廷顿病可能有潜在的治疗价值。

多聚（ADP 核糖）聚合酶［poly（ADP ribose）polymerases，PARP］在与记忆行为有关的组蛋白修饰中起一定作用。PARP 可催化 ADP 核糖单位从 NAD^+ 转移到组蛋白靶位点上，不仅可影响染色质的局部结构，还可影响转录因子及染色质重塑复合体的结合，在操作性条件反射和位置回避实验中均证明 PARP1 可增加长时记忆的形成。

第三节　表观遗传学与衰老

近年来的研究认为，表观遗传学修饰对衰老有深刻影响。

一、年龄相关性生理稳态机制的改变

人体的生理系统受稳态机制控制，内源和外源性的应激、损伤和病理状态常常挑战生理系统的稳定性，这种挑战如在生理系统可承受的范围内，稳态机制可使之恢复常态，如果变化过分激烈，超出界限，就很难或者根本不可能恢复健康，导致短暂或不可逆的病变。随着

年龄的增长，特别是步入老年，生理系统的健康稳态渐渐发生变化，甚至导致和加速许多与年龄相关的疾病的发展。

首先，从凝血系统谈起，流行病学调查显示，促凝因子和抗凝因子随年龄变化发生了显著的变化，大多促凝因子在血浆中的浓度和活性随年龄增加，而抗凝因子如抗凝血酶 ATI-II，TFPI5 与蛋白质 C 途径，促止血溶解因子包括血浆酶原和 t-PA 并不随年龄增加。还有，靠裂解蛋白将血浆酶原活化成血浆酶的 t-PA 的抑制剂 DAI-1，在血浆中的浓度也随年龄增加，这就进一步增加了血液系统的促凝趋势，对老年人的血栓形成产生重要影响。

动脉粥样硬化和肿瘤一样，除有遗传学病因，也有表观遗传学病因。失控的平滑肌细胞增殖会使血管变形，最终导致心脑缺血，在动脉粥样硬化患者的心肌组织、动脉粥样斑块和长期在体外培养的平滑肌细胞中，都曾观察到雌激素受体 α 基因（ERα）的启动子区域出现年龄相关的甲基化。从理论上讲，年龄相关的表观遗传镶嵌性血管上皮细胞核平滑肌细胞中有可能促进动脉硬化的发展。

二、衰老过程中的 DNA 甲基化

许多研究指出，DNA 甲基化似乎是衰老的细胞和组织最重要的特征之一。例如，在一些衰老相关性疾病，如癌症、动脉粥样硬化、神经退行性疾病和自身免疫性疾病等已观察到 DNA 甲基化状态。DNA 的超甲基化在衰老和相关疾病中可能也扮演着重要角色。早在 1983 年，Feinberg Vogelstein 发表了临床观察，癌症组织中有 DNA 甲基化的缺失。1983 年，Ehrlich 论证了低甲基化在癌组织中普遍存在。随后，进一步研究发现了数个与癌症相关的低甲基化 DNA 序列，主要是 LINE-1、Alu 转移瘤元件，卫星 DNA 和与单拷贝基因相关的特殊序列。此外，印记基因也是癌症相关低甲基化的一个重要基因。研究显示，它能使致癌基因过量表达，促进癌症发展，或打断抑癌基因，破坏体内的抑癌基因。在真核生物中，DNA 甲基化，由 DNA 甲基转移酶所催化，以 S-腺苷基甲硫氨酸（SAM）作为甲基供体，将甲基转移到胞嘧啶上。由于 SAM 是绝大多数甲基转移酶的甲基供体，而在衰老过程中乃至环境因素、遗传因素以及一些不利条件的影响下，SAM 的代谢会发生失调，从而导致表观遗传调控失调，促进衰老和一系列衰老相关性疾病的发生。

三、衰老过程中组蛋白的去乙酰化

Sirtuin 系 NAD^+ 依赖的去乙酰化酶，广泛分布于体内多个组织器官中，它可以反映细胞中 NAD^+ 的水平或 $NAD^+/NADH$ 的比例，可作为指示细胞内能量、营养状态的一个感受器。目前已发现的 SIRT 家族成员共有 7 个，其中 SIRT1、SIRT2、SIRT3 和 SIRT5 对组蛋白有强烈的去乙酰化作用，SIRT4、SIRT6、SIRT7 作用较弱，SIRT5 主要分布于线粒体中，与自由基的产生密切相关。

国内外科学家一致认为，热量限制（caloric restriction，CR）可延长物种的寿命，与此同时，CR 增强了长寿基因（SIRT）的表达。采用 SIRT1 基因突变鼠可限制 CR 延长寿命的作用，SIRT5 敲除小鼠在 CR 条件下未显示出对鸟苷酸循环的调节作用，SIRT3 敲除小鼠在 CR 条件下，未显示出听力保护作用。以上这些研究证明 CR 延长寿命的效应依赖于 SIRT 家族。其解释是：CR 可使生物体内胰岛素的敏感性增加，葡萄糖耐量提高，降低生物体糖尿病的发生，SIRT 可以对热量限制途径进行调节，从而调控生物体的寿命。SIRT

蛋白需要烟碱腺嘌呤核苷酸作为辅助因子，才能执行其功能。SIRT 可使 NAD^+ 循环再利用，衰老过程与许多基因水平的改变有关。SIRT 通过其蛋白去乙酰化酶活性或 ADP 核糖基转移酶活性，在组蛋白的赖氨酸残基发生去乙酰化作用，有利于异染色质形成，SIRT 可以对一些转录因子或其辅助因子进行修饰，如 p53、FOXO、TATA 盒结合蛋白 TF 等，从而调控一些衰老相关性疾病的发生，SIRT 也可通过调控 NF-κB 的转录活性来调控 ROS 的产生及抑制炎症（表 7-2）。

表 7-2　SIRT 家族的主要生物活性

名称	活性	分布	底物	生物活性
SIRT1	去乙酰化	细胞核	FOXO1、FOXO3、PGC-1α、p53	促进细胞存活、促智、能量代谢
SIRT2	去乙酰化	细胞质	FOXO1、NF-κB	调控细胞周期、抑制炎症
SIRT3	去乙酰化	线粒体	SOD2、IDH2	氧化调控、能量代谢
SIRT4	ADP 核糖基化	线粒体	GDH	促进胰岛素分泌、能量代谢
SIRT5	去乙酰化	线粒体	CPS1	调控鸟苷酸循环
SIRT6	去乙酰化	细胞核	H3K9、H3K56	促进 DNA 修复
SIRT7	未知	细胞核	未知	调控 rDNA 转录

第四节　表观遗传学与神经退行性疾病

一、姐妹综合征：Prader-Willi 和 Angelman

大多数 Prader-Willi 综合征（PWS）和 Angelman（AS）病因为 15q11-q13 上一个 5～6Mb 区域的缺失。位于 15q11-q13 的基因组印记导致了它们的表型不同，PWS 丧失了父本来源的该区域，AS 则缺失了母本来源的这一区域。PWS 的临床特征为婴儿期张力减退，发育迟缓，因营养不佳而发育不良及呆滞，随后则出现饮食过量致过度肥胖、矮小、第二性征及生殖器发育不全和轻度认知障碍。大部分 PWS 患者有轻度或中度的智力障碍，表现出强迫症、焦虑症、有的情绪沮丧孤僻。AS 患者具有重度发育迟缓，语言能力极差或完全不具备，平衡失调，双手不正常的摆动，头小畸形以及一些异常的外形。

二、Rubinstein-Taybi 综合征（RSTS）

这一综合征的特征包括智力迟钝、拇指和脚趾肥大、面部畸形、先天性心脏病及高肿瘤发生率。在若干 RSTS 患者中发现了 16p13.3 的细胞学异常并被定位到含有 CREB 结合蛋白元件（CBP）的区域，体外分析一个引起 RSTS 的错义突变体（精氨酸 1378 突变为脯氨酸）缺失了 CBP 的组蛋白乙酰转移酶（HAT）活性。在小鼠实验中，发现 CBP 单倍体不足导致小鼠学习和记忆能力下降、神经突触可塑性改变以及组蛋白乙酰化异常，都支持 CBP 乙酰转移酶活性降低是导致 RSTS 表型的重要原因。另一项研究发现，p200 编码一个高效的乙酰转移酶/转录其激活因子，其突变也会引起 RSTS。$CBP^{+/-}$ 小鼠中的某些神经细胞突触缺陷，可被组蛋白去乙酰化酶抑制剂恢复，研究人员提出了使用组蛋白去乙酰化酶抑制剂对 RSTS 综合征患者智力缺陷进行治疗的可能性。

三、RETT 综合征

RETT 是线性的 X 染色体连锁的，出生后神经发育紊乱，其主要特征是行动不正常、不协调、癫痫、无意识的双手缠绕以及语言能力下降。对候选基因的分析表明，编码甲基化 CpG 结合蛋白 2（MeCP2）的基因是致病基因，对 RETT 综合征患者细胞提取物和丧失了功能性 MeCP2 的小鼠脑提取物进行研究，发现组蛋白乙酰化发生了改变，推测 MeCP2 可能在体内影响 RNA 剪切，因为 RETT 综合征模型小鼠发生了 RNA 剪切模式的改变。

四、α 地中海贫血症 X 连锁的智力迟钝（ATRX）

男性患者表现为 α 地中海贫血症，中度至重度的智力迟钝、面部特征异常、小头畸形、骨骼及生殖器异常，通常不能行走；杂合子女性患者出现各种不同程度的 X 连锁的智力迟钝、重度智力迟钝且伴有抽搐的半身不遂。定位于 Xq13 的 ATRX 基因很可能是一个染色质重塑蛋白，ATRX 基因突变引起 α 球蛋白表达下调及一些高度重复序列（亚端粒区重复序列）、Y 染色体特有的卫星序列以及大量核糖体 DNA 序列的甲基化异常是导致 ATRX 综合征的病因。

五、脆性 X 染色体综合征

脆性 X 染色体智力迟缓是最常见的遗传性智力迟缓病之一，导致此病的基因是 FMRI，该基因编码 FMRP 蛋白，引起突变的机制是不稳定的 CpG 重复序列的扩增。

六、亨廷顿病（HD）

HD 是一种中年发病的遗传性神经退行性疾病，其特征是舞蹈症、情绪困扰并伴有进行性认知功能下降，可能与染色质重塑和神经元基因转录失调有关。其中，DNA 甲基化异常改变是 HD 发病机制之一。腺苷 A2A 受体表达在 HD 患者显著降低，原因是其编码基因 ADORA2A 的 5′-UTR 区的 5-ME 水平在纹状体中明显增加。此外，在 HD 患者、HD 动物、HD 细胞核均观察到组蛋白乙酰化和高甲基化修饰水平的变化。

七、阿尔茨海默病（AD）

AD 是神经退行性疾病中最常见、发病机制最复杂的一种疾病。过去有大量报道 AD 与衰老没有太大差异，如 AD 出现的各种病理改变也在衰老过程中出现，但从未从表观遗传学方面去寻找原因。现有研究揭示，表观遗传学异常修饰是衰老和神经退行性疾病的主要机制，其主要特征表现在以下两个方面。

其一，组蛋白基因组和 DNA 甲基化的减少。在衰老和神经退行性疾病中表现突出，如神经细胞核基因组 DNA 甲基化和甲基转移酶活性缺失，在 AD 患者的病理性神经元和基因 DNA 的亚甲基化水平更低。Nastroem 等用免疫组化方法检测了去世后 AD 患者和非 AD 者（ND）眶内皮质 II 神经元的 DNA 甲基化和 8 种甲基化维持因子的免疫反应性，发现 ND 和 AD 神经元细胞核具有甲基化胞嘧啶的免疫反应阳性的神经细胞数分别为 91.7%±1.3% 和 39.9%± 3.4%，甲基化腺苷呈阳性的细胞数分别为 91.1%± 1.3% 和 51.8%±6.1%，说明 AD 患者的两种甲基化模式比 ND 者明显降低。DMMT、MOD2 和 P662 均系甲基化维持因子，在 ND 者神经元呈免疫反应阳性，而 AD 患者神经元免疫反应呈阴性。

其二，去乙酰化酶 HDAC2 表达增加，研究证明神经退行性病变、衰老和应激都能引起 HDAC2 表达增加。如当发生神经退行性疾病和衰老时，神经毒性因子如 Aβ、氧化应激

（H_2O_2）及细胞内 P25 和 CDK5 激活，糖皮质激素与邻近组蛋白 HDAC2 启动子区域的 GR 反应元件（CRE）结合，增加脑内 HDAC2 水平，HDAC2 优先与学习记忆、神经可塑性有关基因如 BDNF 结合，同时降低组蛋白乙酰化和基因的表达，破坏 BDNF 介导的正反馈系统，从而降低神经可塑性和记忆的形成和巩固。

第五节　表观遗传调控与记忆、认知障碍

不同脑区发生的表观遗传改变可以稳定地调控动物的行为，如学习、记忆、抑郁、成瘾等，如图 7-2 所示。已有越来越多的研究证明神经元 DNA 甲基化，组蛋白乙酰化、磷酸化与记忆相关。

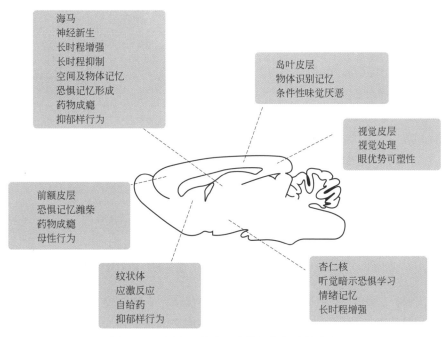

图 7-2　不同脑区的表观遗传调控行为的改变

抑制海马及皮质中核 1 型蛋白磷酸酶（protein phosphatase type 1，PP1）的表达可以提高机体记忆能力，进一步研究发现 PP1 抑制导致组蛋白转录后修饰的诸多改变，如 H3 丝氨酸 S10 磷酸化、H3K36 三甲基化、H3K15 乙酰化等，大多发生在记忆调控蛋白 CREB 的启动子区。Korzus 等发现 CBP（CREB binding protein）突变导致 HAT 活性缺失的小鼠的物体识别记忆能力受损，对其注射组蛋白去乙酰化酶（HDAC）抑制剂曲古抑菌素 A（trichostatin A，TSA），能够增加海马组蛋白 H3 的乙酰化水平，恢复物体识别记忆能力。

组蛋白转录后修饰可能为物体长时记忆的下游信号机制。Stefanko 等采用组蛋白去乙酰化酶抑制剂正丁酸钠（sodium butyrate，NaBut）抑制 HDAC 活性后，能将导致短时学习记忆事件转变为长时记忆。

CBP/p300 以及 HDAC2 是调控恐惧记忆组蛋白乙酰化的关键酶，但二者对恐惧记忆能力的作用相反。敲除 CBP 可破坏记忆的形成，而敲除 HDAC2 引起恐惧记忆的增加。神经元特异性地过表达 HDAC2，而非其他亚型，可导致突触减少，破坏突触可塑性及记忆的形

成。而 HDAC2 缺失鼠表现出相反的效应，其突触数目增加，记忆形成能力增强。用 HDAC 抑制剂 SAHA 虽能够易化同窝阴性鼠恐惧记忆形成，然其并不能引起 HDAC2 敲除鼠记忆的进一步改善。HDAC2 过表达能够结合 mGluR2 的启动子区，降低组蛋白 H3 的乙酰化，负调 mGluR2 启动子区活性，诱导精神分裂样行为及学习记忆能力的降低，因此补充 HDAC2 条件型抑制剂能够改善二代抗精神病药的临床疗效。

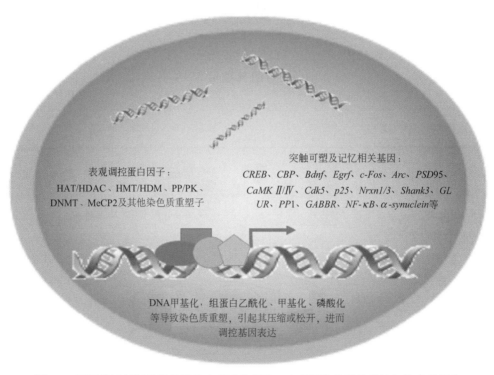

图 7-3　不同学习记忆种类涉及的表观遗传调控，表观调控障碍导致认知能力的损伤

表观遗传调控引起的染色质结构及转录活性的变化，表观调控水平的缺陷导致认知能力的严重损伤（图 7-3），印证了其在维持正常记忆功能中的重要作用，很好地解释了 Crick 当年提出的"记忆编码在染色质 DNA 特殊的延展结构之中"的观点。未来的研究将对更多表观修饰及其效应进行研究，致力于对"组蛋白密码"到"表观遗传学密码"持续破译；甲基化与乙酰化互作网络的深入研究、分析特定学习记忆相关基因启动子区的表观遗传改变；并利用动物模型、人组织样本、病人起源的 iPS 细胞系阐明染色质修饰及其相应行为学表型之间的关系。

第六节　表观遗传治疗

表观遗传机制造成的异常基因表达与由于基因突变造成的异常最明显的不同是，前者是可逆的，而后者则完全不可逆，因而，表观治疗意义重大。

表观遗传治疗的方式有两类，狭义的表观遗传治疗是指 DNA 的甲基化和组蛋白的乙酰化、磷酸化等；广义的表观遗传治疗包括任何针对 DNA 分子修饰机制的治疗。确切地说，表观遗传治疗不是一种防范，而是包括任何能够修正导致疾病的表观遗传异常的治疗手段。

因为许多疾病的发生都牵涉正常的基因表达，理论上都可以试用表观遗传治疗予以纠正。

本节就衰老及衰老相关疾病如何采用表观遗传治疗进行说明。衰老及衰老相关性疾病，如癌症，神经退行性疾病与表观遗传异常修饰之间的关系如下。

（1）基因印迹疾病　是指细胞在基因表达时能够清楚地记住哪些是父本基因组的表达，哪些是母本基因组的表达的现象。如 Prader-Willi 和 Angelman 综合征是由于 15 号染色体上印迹错误造成的，Bechwith-Weideman 综合征是 11 号染色体印迹错误导致的，这些都与 DNA 特异性甲基化缺失相关联。

（2）DNA 甲基化状态与衰老及癌症、神经退行性疾病（老年痴呆和帕金森病）密切相关　在这些患者的组织、细胞中呈现胞嘧啶的甲基化降低或过度甲基化。可在精神分裂症及其他精神疾患脑中观察到因过度甲基化 Reelin 蛋白的表达被抑制，而 Reelin 蛋白在正常神经递质传递、记忆的形成和突触传递活动中发挥重要作用。在自闭症患者的脑中，甲基化 CpG 结合蛋白（MeCP2）的表达很低，该蛋白与甲基化蛋白特异性结合，它们之间结合的缺乏，会导致若干相关基因的沉默，在认知过程中，与 BDNF 组成正反馈。在个体发育期间影响染色质的结构，这些都说明 MeCP2 是表观遗传中一个十分重要的蛋白。

（3）干细胞分化与表观遗传学　衰老与神经退行性疾病，甚至一切中枢神经系统疾病的一个共同病理改变是由细胞坏死、凋亡和自噬引起的神经元丢失，当神经元丢失到一定程度，就会损伤脑功能，认知等功能首当其冲。近年来，研究证明成年脑海马 SGZ 和 SVZ 保留一群神经干细胞，有终生分裂和多分化潜能。表观遗传学的一项重要功能便是促进干细胞的分化。大量研究证明，神经干细胞分化过程中会发生一系列表观遗传修饰，包括 DNA 甲基化，组蛋白乙酰化、甲基化、磷酸化、泛素化以及 RNA 干扰等，其结果是改变细胞中基因表达模式，使神经干细胞特异性的多潜能基因表达下调，而细胞特异的基因表达上调，最终导致神经干细胞的不同类型细胞分化。

（4）非编码 RNA 特别是微小 RNA 对神经干细胞的分化过程有重要影响　例如在神经干细胞分化过程中，miR-124a 基因的表达受到 NRSF/REST 的抑制，从而使非神经元特异性基因的转录稳定性得到增加，阻止了神经干细胞向神经元分化。当 NRSF/REST 不存在时，miR-124a 基因及神经元特异性基因表达上调，导致神经干细胞更趋向于分化为神经元。相关研究还证明，miR-9 和 miR-9 * 是另外两个神经元特异的 miRNA，这两种 miRNA 可以下调 NRSF/REST 的表达，从而促进神经元的分化。其结论是，miR-124 和 miR-9 都会促进神经干细胞向神经元分化，反之，这两种 miRNA 的表达会使神经干细胞向非神经元如神经胶质细胞分化。

科学家从上述研究中得到启发，如能将调控 DNA 甲基化状态，组蛋白共价修饰，CBP-300（含有乙酰转移酶活性）、MeCP2、BDNF、Reelin、即早期基因如 $Zif/268$、Arc 等的基因的激活，可有利于长时记忆和晚期 LTP 的形成和维持，成为表观遗传治疗的重要靶标。研究途径有三：①激活内源性有关基因、蛋白质。②从天然产物包括植物、细菌、真菌等寻找有活性的先导化合物，优化、结构改造，发展成为药物。③人工合成各种酶激动剂和抑制剂，提取和化学合成微小 RNA。目前已从天然产物中开发了一批组蛋白去乙酰化酶抑制剂、DNA 甲基化转移酶抑制剂、去甲基化酶抑制剂、人工合成了大量微小 RNA，有的已用于临床。

综上所述，表观遗传学研究在 DNA 序列不发生改变的条件下，由组蛋白修饰、DNA 甲基化、染色质结构变化等原因，使基因发生可遗传的变化最终导致表观变异的遗传学机制。本节主要论述了在脑的不同区域组蛋白修饰和 DNA 甲基化是如何调控长时程记忆和突触可塑性的，其机制涉及哪些信号转导途径（如 MAPK-ERK），哪些关键蛋白（如 CREB 结合蛋白 CBP）和基因（如 *Creb*、*Bdnf*、*Reelin* 等）。同时描述了衰老和神经退行性疾病的表观遗传学的异常改变（如组蛋白、DNA 亚甲基化，HDAC 表达增加），提出了延缓衰老和治疗的措施和策略。

第七节 表观遗传学技术

表观遗传变化通过如下机制影响转录与转录后调控：

① 组蛋白修饰。

② 组蛋白变异体的定位（positioning of histone variants）。

③ 染色质与核小体重塑。

④ DNA 甲基化。

⑤ 小 RNA 与非编码 RNA 介导的表观遗传调控等。

这些机制与转录因子及其他核酸结合蛋白共同调控着基因表达，导致了 DNA 序列相同的细胞出现了多样化。近年来对 DNA 的甲基化修饰和核心组蛋白的乙酰化修饰研究比较深入，其更适合于作为药物干预靶点。

一、DNA 甲基化修饰

DNA 甲基化是在 DNA 甲基转移酶（DNA methyltransferase，DNMT）催化作用下，利用 S-腺苷基甲硫氨酸（S-adenosylmethionine，SAM）提供甲基，在 CpG 二核苷酸中胞嘧啶的嘧啶环五号碳原子上加上甲基的共价修饰过程（DNA 双链的 CG 序列的胞嘧啶甲基化同时存在）。DNA 甲基转移酶主要有 DNMT1、DNMT3a 和 DNMT3b 这几个亚型，这些酶参与维持特殊形式的 DNA 甲基化并调节包括 MeCP2、MBD1、MBD2、MBD3、MBD4 和 Kaiso 在内的甲基结合蛋白的活性。DNA 甲基化参与调节众多细胞代谢过程，包括染色体稳定性、染色质结构、X 染色体失活、胚胎发育和转录等过程。

1. CpG 岛

基因组中约有 1% 序列由 $500\sim2000$bp 长的 5′CG3′富含片段构成 CpG 岛（CpG island）。大约一半的 CpG 岛与表达基因的转录起始位点和启动子相对应，这些基因通常是看家基因（housekeeping gene）或其他维持细胞重要功能的基因。CpG 岛甲基化发生于胞嘧啶残基 5 位上，形成 5-甲基化胞嘧啶（5mG）。

2. DNA 甲基化是调节基因转录表达的机制

① 启动子 CpG 岛的甲基化，可以阻碍转录激活因子与启动子顺式作用元件的结合，抑制基因转录。

② CpG 岛的甲基化也可以通过 CpG 结合蛋白，将转录抑制因子动员到基因的启动子区域，抑制该基因的转录。

③ 通过影响组蛋白的乙酰化，引起局部染色质结构的改变，抑制基因的转录。

3. DNA 甲基化异常与神经、精神及行为疾病有关

① 成人脑组织的 DNA 甲基化酶活性很高。

② DNMT 能够调节成体海马突触的可塑性。

③ 精神分裂症与其他精神患者，脑皮质 GABA 能神经元的 DNMT1 表达增高。

④ 一些毒品产生的药物依赖和精神症状，也可能与药物诱发的 DNMT 表达异常有关。

4. 药物干预异常甲基化

抑制 DNMT 活性可以逆转 DNA CpG 岛的甲基化，目前研究的 DNMT 抑制剂主要如下。

① 核苷拟似物如 5-氮胞苷（5-azacytidine）、5-氮脱氧胞苷（5-aza-2′-deoxycytidine，5-Aza-CdR）、5-氟胞苷（5-fluoro-2′-deoxycytidine）和 zebularine 等。在 DNA 复制过程中，可作为胞嘧啶核苷掺入 DNA 双链中，形成所谓"陷阱"，俘获 DNMT 并与之共价结合，从而抑制 DNMT 活性。

② 反义药物，如 DNMT1 反义药物 MG-98，正在进行肾癌和头颈部肿瘤治疗的 Ⅱ 期临床试验。

③ 其他 DNA 甲基化抑制剂，如普鲁卡因、普鲁卡因胺、肼苯达嗪等；可能是通过非直接作用，抑制 DNMT 活性；引起 DNA 去甲基化。

5. DNA 甲基化修饰检测方法

（1）甲基化特异性 PCR　甲基化特异性 PCR（methylmion specific PCR，MSP）是一种用于甲基化分型与基因组 DNA CpG 岛图谱绘制的技术，灵敏度高。在临床诊断、药物敏感性检测等方面应用广泛。MSP 的原理是首先用亚硫酸氢钠修饰处理基因组 DNA，所有未发生甲基化的胞嘧啶都被转化为尿嘧啶，而甲基化的胞嘧啶则不变。然后设计针对甲基化和非甲基化序列的引物并进行 PCR 扩增，通过琼脂糖凝胶电泳分析，确定与引物互补的 DNA 序列的甲基化状态。MSP 灵敏度较高，应用范围广。MSP 实验基本包括：①抽提基因组 DNA，并定量（组织、细胞、全血、血浆/清等）；②亚硫酸氢钠处理 DNA（pH 5.0，50℃，8～16h 所有试剂新鲜配制）；③DNA 修饰后纯化回收；④PCR/实时 PCR 检测；⑤琼脂糖凝胶电泳。

（2）甲基化 DNA 免疫共沉淀（methyl-DNA immunoprecipitation，MeDIP）　MeDIP 利用 5-甲基胞嘧啶特异性抗体通过免疫沉淀富集基因组甲基化或未甲基化片段，其基本流程为：①提取全基因组 DNA，经超声波打断成长度为 400～500bp 的片段；②加热变性，将变性的单链 DNA 样品平均分为两份；③一份加入甲基化 DNA 特异性抗体，另一份作为 in put DNA 样品；④使用亲和层析分离并富集样品中含甲基化 DNA 片段的抗体复合物，纯化的甲基化 DNA 片段可结合 QPCR 定量检测 DNA 甲基化，或结合芯片技术检测基因甲基化（MeDIP-chip）。

（3）MeDIP 结合芯片技术 MeDIP-chip　用 MeDIP 富集甲基化的 DNA 片段，与全基因组对照分别标记（MeDIP-Cy3，Input-Cy5）后混合，与设计的芯片杂交，用芯片扫描仪检测杂交信号；对杂交结果进行数据统计。

（4）单分子实时测序法直接检测 DNA 甲基化（single molecular real time sequencing，SMRT）　SMRT 可利用 DNA 聚合酶边合成边收集荧光信号的方法进行测序，不需要亚硫酸盐处理；DNA 聚合酶催化荧光标记的核苷酸结合到核苷酸链上，当核苷酸掺入时，通过对荧光脉冲到达和持续的时间检测可以获得聚合酶动力学信息，从而直接测定 DNA 模板上的核苷酸修饰，包括 N^6-甲基腺嘌呤、5-甲基胞嘧啶、5-羟甲基化胞嘧啶。

二、组蛋白修饰

组蛋白修饰广泛调控着 DNA 转录、修饰、重组和复制，并可改变染色质结构。最常见且研究最透彻的组蛋白修饰包括乙酰化、甲基化、磷酸化和泛素化、ADP 核糖基化、瓜氨酸化。

1. 组蛋白乙酰化

染色质组蛋白氨基末端上数个赖氨酸残基的乙酰化，使组蛋白分子的电荷被中和，从而减弱组蛋白与 DNA 的结合，并影响组蛋白分子之间及组蛋白与其他转录调节蛋白的相互作用，由此促进染色质的松散和相关基因转录水平的活跃，反之则代表异染色质的形成和转录的抑制。

组蛋白乙酰化相关的酶包括：①组蛋白乙酰转移酶（Histone acetyltransferase，HAT），能够特异性地催化几种组蛋白组分 H1、H2A、H2B、H3、H4 氨基末端赖氨酸残基的乙酰化；②组蛋白去乙酰酶（Histone deacetylase，HDAC）：Ⅰ型包括 HDAC1、HDAC2、HDAC3、HDAC8，主要分布在细胞核内；Ⅱ型包括 HDAC4、HDAC5、HDAC6、HDAC7、HDAC9、HDAC10、HDAC11，散在于胞浆和胞核；Ⅲ型包括 Sirtuin，NAD 依赖，与能量代谢有关。HAT 和 HDAC 是基因表达与功能调控的重要因素。HAT 或 HDAC 可与其他一些转录因子一起形成一个大的蛋白质复合体，这一复合体影响特定基因的转录活性。HAT 可将组蛋白的赖氨酸乙酰化并打开染色质结构，启动转录。HDAC 可移除乙酰基团，抑制基因表达。

一些精神系统药物有 HDAC1 活性，HDAC1 可减低模型生物（果蝇）的神经变性程度和延长其生命；小鼠实验模型中，HDAC1 可以明显改善动物的运动功能损害，对氧化应激引起的神经变性也有明显的保护作用。

2. 组蛋白甲基化

特定组蛋白残基的甲基化是常染色质和转录处于激活状态的重要标志，而其他的甲基化事件则标志着异染色质和转录的抑制。组蛋白甲基化可被位点特异的组蛋白去甲基化酶如 LSD1、UTX、JMJD 等酶家族去除，组蛋白的甲基化与去甲基化作用从时间和空间上，尤其是胚胎发育过程中调控着基因表达。

3. 组蛋白磷酸化

组蛋白磷酸化在基因转录、DNA 修复、细胞凋亡、染色质凝聚等过程中起重要作用。组蛋白磷酸化通常发生在有丝分裂时，染色体缩合期和 DNA 损伤导致的细胞凋亡过程中。特定组蛋白位点的磷酸化与早期基因感应信号有关，表明组蛋白磷酸化可能对位点或细胞环境信号产生应答，介导染色质结构的开闭。

4. 组蛋白泛素化

组蛋白泛素化需要泛素激活酶（E1）、泛素结合酶（E2）、泛素-蛋白连接酶（E3）的参与，泛素化参与某些组氨酸甲基化过程。

5. 组蛋白 ADP 核糖基化

组蛋白 ADP 核糖基化指组蛋白 H1、H2A、H2B 及 H3 和多聚 ADP 核糖的共价结合，是真核细胞中启动复制过程的扳机。

6. 组蛋白瓜氨酸化

组蛋白瓜氨酸是一种经特殊修饰的精氨酸。10％的组氨酸带有瓜氨酸修饰说明其在基因调控中具有功能。

上述修饰主要应用相应的抗体和抑制剂进行检测和研究。

三、染色质重塑

1. 染色质组成

染色质（chromatin）是细胞核中基因组 DNA 与结合蛋白质组成的复合物，也是构成染色体的结构。染色质修饰和染色质蛋白的相互作用在表观遗传调控中起着极为重要的作用。染色质由组蛋白维持，组蛋白组装为核小体，含各两个 H2A、H2B 和 H3、H4 组成的核心组蛋白八聚体及与核小体间 DNA 结合的组蛋白 H1。核小体串联形成染色质，将 DNA 压缩了近 8400 倍（DNA 和组蛋白→核小体→螺线管→超螺线管→染色体）。

2. 常染色质和异染色质

细胞中常染色质（enchromation）DNA 只占全部 DNA 的一小部分，其他大部分区域是异染色质（heterochromatin）。常染色质碱性染料着色较浅，且均匀、松散，基因密度较高，多在细胞周期 S 期复制，具有转录活性，能够产生蛋白质。异染色质碱性染料着色深，存在于间期细胞核中，染色质折叠程度高，处于凝缩状态，具有早凝集晚复制的特点，通常无法转录成为 mRNA。异染色质分组成型异染色质和兼性异染色质。其中兼性异染色质含正常编码的 DNA，其基因呈抑制状态。研究者认为，不同组织的细胞或不同发育期的细胞，正是由于染色质的不同部位形成不同程度的高级有序的异染色质，导致基因开启或关闭，进而表现为不同的生理功能等。

3. 染色质结构修饰

异染色质和常染色质可以相互转化，染色质结构影响 DNA 的开放和转录活性。位点特异性组蛋白修饰，如甲基化、乙酰化、磷酸化、泛素化和瓜氨酸化等都能改变所在位置的染色质结构，从而调节转录、DNA 复制和重组等；此外，上千种不同类型的非组蛋白与染色质结合，如转录因子、聚合酶、激素受体及其他核酶等，也参与了对染色质结构的调控。

需要注意的是，所有的 DNA 相关过程都发生在染色质而非裸露的 DNA 中，裸露的 DNA 中转录与转录后调控与组装中的染色质截然不同，因此在分析实验中采取可靠的染色质体外组装与重组方法就显得至关重要。NAP1 是用于调控染色质流动性的组蛋白伴侣，其与组蛋白结合后，再加入异染色质复制必需的染色质重组复合物 Acf1/ISWI，就能将组蛋白构建成一个 ATP 依赖的核小体阵列，如此获得的 DNA 在体外进行转录、染色质免疫共沉淀和染色质组装才能有良好的表现。

4. 染色质免疫共沉淀

染色质免疫共沉淀（chromatin immunoprecipitation，ChIP）是检测特异蛋白或特定修饰形式蛋白与基因组 DNA 相互作用的经典方法。利用 ChIP 可以检测推测的转录因子是否能与目的基因结合，也可以检测特异基因座是否存在组蛋白的转录后修饰。主要流程为：

① 染色质交联及片段化；

② 用抗组蛋白抗体或抗转录因子抗体进行免疫共沉淀；

③ 用 QPCR、基因芯片或测序等检验目标 DNA 区域。

以哺乳动物细胞为例，在生长的细胞中加入甲醛使蛋白质与DNA，蛋白质与蛋白质之间产生可逆性的交联，制备的染色质经超声片段化，并经预处理降低非特异性的免疫沉淀；随后用特异的抗体进行免疫沉淀。将蛋白质-DNA复合物从Protein-A或Protein-G琼脂糖树脂上洗脱下来，然后将样品加热解交联。随后纯化的DNA片段，用PCR或实时荧光定量PCR扩增分析与特异性蛋白结合的DNA区域。Native ChIP或N-ChIP指ChIP不经交联处理用于检测染色质处理及免疫沉淀中依然稳定结合DNA的蛋白。组织样本的ChIP实验多采用精确组织取样的微组织钳从冰冻切片中取样；此外，目前许多公司的产品线中已可实现ChIP高通量检测（96孔）。

近年来ChIP-chip以及ChIP-Seq分析已经将ChIP扩大到整个基因组范围，可在全基因组范围内检测转录因子及组蛋白的定位。

① ChIP-chip将ChIP与基因芯片（chip）相结合，是研究目的蛋白质与基因组中DNA相互作用位点的一种全基因组定位方法。实验中将ChIP后得到的DNA片段用LM-PCR扩增富集，并用荧光染料Cy5标记，未经ChIP富集的DNA片段也用LM-PCR扩增，用另一种荧光染料Cy3标记扩增产物。将两组标记的DNA与一张含全基因组序列的DNA芯片进行杂交，比较目的蛋白质与芯片中每一段序列的相对结合度。

② ChIP-Seq技术将ChIP与二代测序技术相结合，在全基因组范围内高效地检测与组蛋白、转录因子等互作的DNA片段。实验中将ChIP后得到的DNA片段进行纯化构建文库，然后对富集得到的DNA片段进行高通量测序，将获得的数百万序列标签精确定位到基因组上，从而获得全基因组范围内与组蛋白、转录因子等互作的DNA区段信息。

③ 全基因组定位技术（genome-wide mapping technique，GMAT），是ChIP与基因表达系列分析的结合。该方法首先通过ChIP获得细胞中与修饰的组蛋白相结合的全部DNA片段，然后利用基因表达系列分析（SAGE）技术建立文库并进行测序和生物信息分析，从而获得这种组蛋白在全基因组中分布状况的信息。GMAT具有高分辨率、结果可信度高的优点，与ChIP-chip相比不依赖于预先选择的序列，并可进行全基因组扫描，对各种修饰组蛋白的GMAT分析将有助于人们进一步认识组蛋白密码。

另外，ChIP与其他方法相结合，大大扩大了其应用范围，如：

① ChIP与体内足迹法相结合，用于寻找反式因子体内的结合位点；

② RNA-ChIP用于研究RNA在基因表达调控中的作用；

③ 利用ChIP识别CRISPR/Cas9靶向特异性。按照基因组目的区域设计GRNA，将其与连接标签的dCas9共同表达，ChIP采用标签蛋白抗体，沉淀基因组区及gRNA-dCas9复合物被富集后可测序检测是否脱靶，并评价顺式或反式作用的染色质环。

四、转录与转录后调控

表观遗传学研究的核心虽然依然集中于染色质中组蛋白修饰及DNA的甲基化，然而近年来人们已经将视线逐步转移到RNA。细胞中转录后调控机制多样，如选择性剪切（alternative splicing）、RNA定位改变、RNA稳定性调节以及非编码RNA在内的各种作用，都影响着蛋白质的合成速率。下面主要对RNA调控的动态机制，RNA结合蛋白（RBP）在基因表达中与RNA识别序列（RNA-binding motif，RRM）或RNA结合结构域（RBD）的结合调控等进行简单的介绍。

1. RNA-结合蛋白免疫沉淀（RIP）

ChIP 实验在 RNA 领域模拟应用形成了 RIP。RIP 可被用于鉴定与特定细胞核或细胞质内蛋白结合的特异性 RNA 分子。RIP 实验从 RNA 结合蛋白和与其相结合的 RNA 复合物的免疫沉淀反应开始。经过纯化，RNA 产物可用多种手段进行分类与鉴定。具体为：①多聚核糖体（polysome）裂解液裂解；②使用 A/G 蛋白磁珠及抗体对目标蛋白进行免疫沉淀；③利用磁性固定与磁珠结合的复合物并洗脱未结合的物质；④RNA 抽提；⑤QPCR、RNA 酶保护实验（RNAase Protection）、芯片分析（RIP-Chip）和高通量测序（RIP-seq）等。

2. RNA 修饰分析的关键因子

（1）前体 mRNA 修饰　Nova-1 调控神经元前体 mRNA 的选择性修饰。

（2）mRNA 稳定性　poly（A）binding protein 1（PABP1）mRNA 的 poly（A）尾结合，调控 mRNA 的稳定性，此外，PABP1 与 mRNA 前体修饰/翻译起始控制及 mRNA 降解通路相关。

（3）ncRNA 介导的基因调控　ncRNA 介导的基因沉默是在 RNA 介导的沉默复合物（RISC）作用下完成的。RISC 由 Ago 蛋白及与之结合的 RNA 构成，介导由双链小 RNA 引发的 mRNA 降解。

3. 转录因子分析

凝胶迁移或电泳迁移率实验（electrophoretic mobility shift assay，EMSA）是研究 DNA 结合蛋白质与其相关 DNA 结合序列相互作用的技术，可定性和定量分析。这一技术目前同样已拓展用于研究 RNA 结合蛋白质和特定 RNA 序列的相互作用。通常将纯化的蛋白质和细胞粗提液与 ^{32}P 同位素标记的 DNA 或 RNA 探针一同孵育，在非变性的聚丙烯凝胶电泳上 DNA-复合物或 RNA-复合物移动得比未结合的探针慢，从而分离复合物和未结合的探针。

① 根据目的结合蛋白质的不同，确定同位素标记的探针是双链或是单链。

② 目的 DNA 的长度应小于300bp，以利于未结合探针和蛋白质-DNA 复合物的电泳分离。双链的合成寡核苷酸和限制性酶切片段可在凝胶迁移实验中用作探针。如果目的蛋白质已被鉴定，则应用短的寡核苷酸片段（约为25bp），这样结合位点可和其他因子的结合位点区别开。长的限制性酶切片段可用于对推定启动子/增强子区域内的蛋白质结合位点，随后可用 DNase Ⅰ印迹对蛋白结合的特异区域在 DNA 序列水平上作出分析。

③ 当检测转录调控因子类的 DNA 结合蛋白质，可用纯化蛋白质、部分纯化蛋白质或核细胞抽提液。在检测 RNA 结合蛋白质时依据目的 RNA 结合蛋白质的位置，可用纯化或部分纯化的蛋白质，也可用核或胞质细胞抽提液。

④ 竞争实验中采用含蛋白质结合序列的 DNA 或 RNA 片段和寡核苷酸片段作为特异性阳性对照，不相关的片段作为非特异性阴性对照，来确定 DNA 或 RNA 结合蛋白质的特异性。在竞争的特异和非特异片段的存在下，依据复合物的特点和强度来确定特异结合。

4. 类泛素蛋白（small ubiquitin-like modifiers，SUMO）

SUMO 化是对蛋白质的翻译后修饰，与蛋白质的细胞内定位、稳定性和转录活性有关，也可能参与异染色质结构的调节。

（张均田　张　钊）

参 考 文 献

［1］ 沈玥. 染色质与表观遗传学［M］. 北京：高等教育出版社，2006：76-116.

［2］ 蔡禄. 表观遗传学前沿［M］. 北京：清华大学出版社，2012.

［3］ 周宏灏. 遗传药理学［M］. 北京：科学出版社，2001：24-50.

［4］ 黄诒森，侯筱宇. 生物化学与分子生物学［M］. 第 3 版. 北京：科学出版社，2016：330-345.

［5］ Levenson J M, Sweatt J D. Epigenetic modifications in memory formation［J］. Nat Rev Neurosci, 2005, 6（2）：108-118.

［6］ Day J J, Sweatt J D. Epigenetic treatments for cognitive impairments［J］. Neurops ychopharmacology, 2012, 37（1）：247-260

［7］ Fischer A, Sananbenesi F, Wang X, et al. Recovery of learning and memory is associated with Chromatin remodeling［J］. Nature, 2007, 447（7141）：178-182.

［8］ Sweatt J D. Experience-dependent epigenetic modification in the central nervous system［J］. Biol Psychiatry, 2009, 65（3）：191-197.

［9］ Levenson J M, O′Riordan K J, Brown K D, et al. Regulation of histone acetylation during memory formation in the hippocampus［J］. J Biol Chem, 2004, 279（39）：40545-40559.

［10］ Vecsey C G, Hawk J D, Lattal K M, et al. Histone deacetylase inhibitors enhance memory and synaptic plasticity via CREB: CBP-dependent transcriptional activation［J］. J Neuroscience, 2007, 27（23）：6128-6140.

［11］ Gräff J, Tsai L H. Histone acetylation: molecular mnemonics on the chromatin［J］. Nat Rev Neurosci, 2013, 14（2）：97-111.

［12］ Veccey C G, Hawk J D, Lattal K M, et al. Histone deacetylase inhibitors enhance memory and synaptic plasticity via CREB-CBP dependent transcriptional activation［J］. J Neuroscience, 2007, 27（23）：6128-6140.

［13］ Casas-Delucchi C S, Brero A, Rahn H P, et al. Histone acetylation controls the inactive X chromosome replication dynamics［J］. Nat Commun, 2011, 2：222.

［14］ Miller C A, Campbell S L, Sweatt J D. DNA methylation and histone acetylation work in concert to regulate memory formation and synaptic plasticity［J］. Neurobiol Learn Mem, 2008, 89（4）：599-603.

［15］ Rice J C, Allis C D. Histone methylation versus histone acetylation: new insight into epigenetic regulation［J］. Curr Opin Cell Biol, 2001, 13（3）：263-273.

［16］ Chandramohan Y, Droste S K, Arthur J S, et al. The forced swimming-induced behavioural immobility response involves histone H3 phospho-acetylation and c-Fos induction in dentate gyrus granule neurons via activation of the N-methyl-D-aspartate /extracellular signal-regulated kinase /mitogen-and stress-activated kinase signaling pathway［J］. Eur J Neurosci, 2008, 27（10）：2701-2713.

［17］ Deng H, Bao X, Cai W, et al. Ectopic histone H3S10 phosphorylation causes chromatin structure remodeling in Drosophlia［J］. Development, 2008, 135（4）：699-705.

［18］ Annunziato A T, Eason M B, Perry C A. Regulation between methylation and acetylation of arginine-rich histone in cycle and arrested Hela cells［J］. Biochemistry, 1995, 34（9）：2916-2924.

［19］ Goodman R H, Smolik S. CBP /P300 in cell growth transcription and development［J］. Genes Dev, 2000, 14：1553-1577.

［20］ Day J J, Sweatt J D. DNA methylation and memory formation［J］. Nat Neurosci, 2010, 13（11）：1319-1323.

［21］ Gupta S, Kim S Y, Artis S, et al. Histone methylation regulates memory formation［J］. J Neurosci, 2010, 30（10）：3589-3599.

［22］ Bartel D P. MicroRNAs: genomic biogenesis, mechanism and function［J］. Cell, 2004, 116（2）：281-297.

［23］ Miranda K C, Huynh T, Tag Y, et al. A pattern-based method for the identification of MicroRNA binding sites and their corresponding heteroduplexes［J］. Cell, 2006, 126（6）：1203-1217.

［24］ Lubin F D, Sweatt J D. The I -κB kinas regulates chromatin structure during reconsolidation of conditioned fear memories［J］. Neuron, 2007, 55（6）：942-957.

［25］ Koshibu K, Gräff J, Beullens M, et al. Protein Phosphatase 1 regulates the histone code for long-term memory［J］. J Neurosci, 2009, 29（41）：13079-13089.

［26］ Cohen-Armon M, Visochek L, Katzoff A, et al. Long-term memory requires ployADP-ribosylation［J］. Science, 2004, 304（5678）：1820-1822.

［27］ Mastroeni D, Grover A, Delvaux E, et al. Epigenetic changes in Alzheimer′s disease: decrements in DNA methylation［J］. Neurobiol Aging, 2010, 31（12）：2025-2037.

［28］ Gräff J, Rei D, Guan J S, et al. An epigenetic blockade of cognition functions in the neurodegenerative brain［J］. Nature, 2012, 483（7388）：222-226.

［29］ Abel T, Zukin R S. Epigenetic targets of HDAC inhibition in neurodegenerative and psychiatric disorders［J］. Curr Opin Pharmacol, 2008, 8（1）：57-64.

［30］ Dawson T M, Ko H S, Dawson V L. Genetic animal models of Parkinson′s disease［J］. Neuron, 2010, 66（5）：646-661.

[31] Atkins CM, Selcher JC, Petraitis JJ, et al. The MAPK cascade is required for mammalian associative learning [J]. Nature neuroscience, 1998, 1 (7): 602-609.

[32] Bredy TW, Wu H, Crego C, et al. Histone modifications around individual BDNF gene promoters in prefrontal cortex are associated with extinction of conditioned fear [J]. Learning & memory, 2007, 14 (4): 268-276.

[33] Buchthal B, Lau D, Weiss U, et al. Nuclear calcium signaling controls methyl-CpG-binding protein 2 (MeCP2) phosphorylation on serine 421 following synaptic activity [J]. The Journal of biological chemistry, 2012, 287 (37): 30967-30974.

[34] Damen D, Heumann R. MeCP2 phosphorylation in the brain: from transcription to behavior [J]. Biological chemistry. 2013, 394 (12): 1595-1605.

[35] Graff J, Mansuy IM. Epigenetic codes in cognition and behaviour [J]. Behavioural brain research, 2008, 192 (1): 70-87.

[36] Itzhak Y, Anderson KL, Kelley JB, et al. Histone acetylation rescues contextual fear conditioning in nNOS KO mice and accelerates extinction of cued fear conditioning in wild type mice [J]. Neurobiology of learning and memory 2012, 97 (4): 409-417.

[37] Jones MW, Errington ML, French PJ, et al. A requirement for the immediate early gene Zif268 in the expression of late LTP and long-term memories [J]. Nature neuroscience, 2001, 4 (3): 289-296.

[38] Kaas GA, Zhong C, Eason DE, et al. TET1 controls CNS 5-methylcytosine hydroxylation, active DNA demethylation, gene transcription, and memory formation [J]. Neuron, 2013, 79 (6): 1086-1093.

[39] Kang H, Sun LD, Atkins CM, et al. An important role of neural activity-dependent CaMKIV signaling in the consolidation of long-term memory [J]. Cell, 2001, 106 (6): 771-783.

[40] Kramar EA, Bernard JA, Gall CM, et al. Alpha3 integrin receptors contribute to the consolidation of long-term potentiation [J]. Neuroscience, 2002, 110 (1): 29-39.

[41] Levenson JM, O'Riordan KJ, Brown KD, er al. Regulation of histone acetylation during memory formation in the hippocampus [J]. The Journal of biological chemistry. 2004, 279 (39): 40545-40559.

[42] Levenson JM, Roth TL, Lubin FD, et al. Evidence that DNA (cytosine-5) methyltransferase regulates synaptic plasticity in the hippocampus [J]. The Journal of biological chemistry, 2006, 281 (23): 15763-15773.

[43] Li X, Wei W, Ratnu VS, et al. On the potential role of active DNA demethylation in establishing epigenetic states associated with neural plasticity and memory [J]. Neurobiology of learning and memory, 2013, 105: 125-132.

[44] Miller CA, Campbell SL, Sweatt JD. DNA methylation and histone acetylation work in concert to regulate memory formation and synaptic plasticity [J]. Neurobiology of learning and memory, 2008, 89 (4): 599-603.

[45] 陈竺. 医学遗传学 [M]. 第3版. 北京: 人民卫生出版社, 2015.

[46] 左俊. 细胞生物学 [M]. 第3版. 北京: 人民卫生出版社, 2015.

[47] 薛京伦. 表观遗传学-原理、技术与实践 [M]. 上海科学技术出版社, 2006.

[48] CD Allis, T Jenuwein, D Reinberg, M Caparros 编著, 朱冰、孙方霖主译. 表观遗传学 [M]. 北京科学出版社, 2009.

[49] Ninomiya I, Nakashima H, Gondo H, et al. Local cytomegalovirus infection in patients with diarrhea following allogeneic stem cell transplantation [J]. Fukuoka igaku zasshi=Hukuoka acta medica, 2007, 98 (4): 114-123.

[50] Pittenger C, Huang YY, Paletzki RF, et al. Reversible inhibition of CREB/ATF transcription factors in region CA1 of the dorsal hippocampus disrupts hippocampus-dependent spatial memory [J]. Neuron, 2002, 34 (3): 447-462.

[51] Raught B, Gingras AC, Sonenberg N. The target of rapamycin (TOR) proteins [J]. Proceedings of the National Academy of Sciences of the United States of America, 2001, 98 (13): 7037-7044.

[52] Tao J, Hu K, Chang Q, et al. Phosphorylation of MeCP2 at Serine 80 regulates its chromatin association and neurological function [J]. Proceedings of the National Academy of Sciences of the United States of America, 2009, 106 (12): 4882-4887.

[53] Valor LM, Pulopulos MM, Jimenez-Minchan M, et al. Ablation of CBP in forebrain principal neurons causes modest memory and transcriptional defects and a dramatic reduction of histone acetylation but does not affect cell viability [J]. The Journal of neuroscience: the official journal of the Society for Neuroscience, 2011, 31 (5): 1652-1663.

[54] Wincott CM, Abera S, Vunck SA, et al. cGMP-dependent protein kinase type II knockout mice exhibit working memory impairments, decreased repetitive behavior, and increased anxiety-like traits [J]. Neurobiology of learning and memory, 2014, 114: 32-39.

[55] Zhou Z, Hong EJ, Cohen S, et al. Brain-specific phosphorylation of MeCP2 regulates activity-dependent Bdnf transcription, dendritic growth, and spine maturation [J]. Neuron, 2006, 52 (2): 255-269.

第八章 认知与突触可塑性

第一节 引言

认知可被定义为获取知识并通过思考、体验和感觉来理解知识的精神活动过程。其中学习和记忆是至关重要的两个组成部分。学习是通过经历、探索或被教导而获得知识或技能的过程。记忆则是将学习获取的知识进行储存和再现的能力。因此，学习和记忆是认知其他部分包括思想、想象和创造活动等的基础。学习和记忆的神经生物学机制存在于分子、细胞、神经网络等多层次和多水平。

认知活动的物质基础是大脑，而非先前人们所认为的心脏。这是直到 1825 年才由法国的生理学家 JeanPierreFlourens（1794—1867）的实验资料直接证实的（Pearce，2009）。他通过人为手术摘除或破坏兔子和鸽子大脑的不同部位结构来观察它们行为的变化发现，大脑皮质负责高级功能包括感知、运动和判断，小脑是动物的姿势平衡和运动协调所必需，而脑干则是维持动物基本生命活动如呼吸、血液循环及其他功能稳定的核心结构。据科学家们推算，正常成年人的大脑里大概有一千亿个神经细胞（神经元）。而这些神经元不是孤立存在的。恰恰相反，在特定大小脑区的局部范围内甚至远距离的不同脑区之间的神经元是相互联系的。实现神经元间相互联系和影响的结构称为突触（synapse）。突触是 1897 年英国生理学家 Michael Foster（1836—1907）首先使用并来自希腊词汇 "Synapsis"，意思是连接在一起（Tansey，1997）。二十世纪三四十年代，有关突触究竟是通过化学物质还是通过电来传导神经元间信息这一问题，在分别以英国药理和生理学家 Henry Hallett Dale（1875—1968）和澳大利亚神经生理学家 John Carew Eccles（1903—1997）为代表的科学家之间展开激烈的争论。后来的研究证实了两种形式的存在，并且在所有脊椎动物和很多非脊椎动物里化学性突触更多见。而且化学突触和电突触之间存在相互影响和调节的现象。

既然认知活动是通过脑的功能活动来实现，那么作为实现神经元间结构和功能联系作用的突触应该在认知活动中担当相当重要的角色。然而这一假说一直到 20 世纪 70 年代初才获得实验支持。1973 年，英国神经科学家 Timothy Vivian PelhamBliss 和挪威科学家 Terje Lømo 首次发表了，他们在大兔海马这一与学习记忆密切相关的大脑结构里记录到的从穿质通路到齿状回的兴奋性突触传递的长时程增强（long-term potentiation，LTP）现象（Bliss和 Gardner-Medwin，1973；Bliss 和 Lomo，1973）。此后这类化学性突触的可塑性现象陆续在其他许多脑区被发现（Bailey，et al，2015）。化学突触的可塑性可表现为多种形式，但作为与学习记忆及神经系统发育密切相关的 LTP（long-termpotentiation）和 LTD（long-termdepression）一直是学习记忆神经生物学领域的研究热点（Volianskis，et al，2015）。近年来的研究表明，多种神经精神性障碍以及药物成瘾现象都伴有特定脑中枢突触传递功能的障碍甚至病理性突触可塑性（pathologicalplasticity）。因此，LTP 和 LTD 的研究也正引起越来越多神经精神疾病专家的广泛兴趣。然而大概从 15 年前随着对电突触研究的重新兴起（Connors 和 Long，2004），越来越多的实验结果证实了 LTP 和 LTD 不仅可以发生在化学性突触而且也可以发生在电突触上（O′Brien，2014）。但由于电突触可塑性现象的功能意义以及是否参与认知活动还不太清楚，所以，本章我们只讨论化学性突触的可塑性现象。

　　LTP 和 LTD 已被证实广泛存在于神经系统的许多结构中，如海马（Neves，et al，2008）、视觉皮层（Bear，1996）、运动皮层（Hess 和 Donoghue，1996）、嗅觉皮层（Mokrushin 和 Tokarev，1997）嗅球（Patneau 和 Stripling，1992）、小脑（Hansel，et al，2001）、杏仁核（Wang 和 Gean，1999）、脊髓（Randic，et al，1993）以及交感性颈上神经节（Weinreich，et al，1995）等。同时，LTP 的研究也已由兴奋性谷氨酸传递通路扩展到抑制性 γ-氨基丁酸传递通路（Brussaard 和 Herbison，2000）。因为 LTP 首先在海马结构的发现、海马简单的解剖结构及其与学习记忆的密切相关，至今 LTP 和 LTD 的研究主要集中在这一结构的 3 条兴奋性谷氨酸能传递通路，其中又以 Schaffer 侧支-CA1 通路 NMDA 受体依赖性 LTP 和 LTD 为甚。此外，由于 LTD 首次在小脑被观察到（Ito 和 Kano，1982），小脑 LTD 也受到广泛深入的研究。因此，目前有关 LTP 和 LTD 的进展主要来自对海马和小脑这两个脑区的研究。

　　要完全阐述 LTP 和 LTD 的分子机制无疑还为时过早。但经过全世界神经科学家们多年来的共同努力以及新兴生物技术的发展与应用，有关 LTP 和 LTD 机制的研究已在多方面取得显著的进展。本章拟扼要回顾近几年来 LTP 和 LTD 在胞内 Ca^{2+}、兴奋性谷氨酸受体、蛋白质磷酸化与脱磷酸化、神经营养因子以及树突内蛋白合成等领域的研究新进展。同时还将简要介绍近年兴起的有关神经精神疾病和药物成瘾的突触机制的研究以及 LTP 研究进展在促智药物开发方面的应用。

第二节　胞内钙离子

　　Ca^{2+} 作为细胞内极为重要的第二信使，一直受到生物学家们的高度重视。而诱导 LTP和 LTD 需要突触后细胞内 Ca^{2+} 浓度的升高几乎已成为不争的事实。Ca^{2+} 调节突触后细胞内一系列酶的活动，从而触发突触传递效能的改变，同时 Ca^{2+} 又通过激活转录因子和蛋白质合成来维持这种突触传递的变化。近年来，围绕胞内 Ca^{2+} 在 LTP 和 LTD 中的作用机制的研究进展主要体现在两个方面：即树突棘内 Ca^{2+} 浓度的变化与 LTP 和 LTD 的关系以及胞内 Ca^{2+} 释放在 LTP 和 LTD 中的作用。尽管人们早知道，细胞外 Ca^{2+} 通过 NMDA 受体通道或 VDCC（voltage-dependent calcium channel）流入细胞内从而导致胞内 Ca^{2+} 升高，是多数脑区诱导出来的 LTP 和 LTD 所必需的步骤（Chittajallu，et al，1998）。然而，一个长期困扰神经科学家们的问题是：细胞内 Ca^{2+} 浓度升高是怎样产生 LTP 和 LTD 这样两种方向相反的突触传递的改变的呢？目前通行的假说是（Zucker，1999）：LTD 需要的突触后 Ca^{2+} 升高的阈值比 LTP 低。也就是说，当条件刺激引起突触后细胞内 Ca^{2+} 呈较低水平的升高时，突触传递表现出 LTD；相反，当条件刺激导致突触后胞内 Ca^{2+} 较高水平的升高时，LTP 即可产生（图 8-1）。

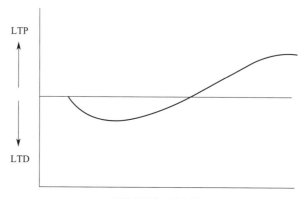

细胞内钙离子浓度的变化

图 8-1　突触传递双向调节的钙离子模型

由于共聚焦和双光子显微镜的出现以及 Ca^{2+} 荧光探针的合成，使人们准确观察神经组织中树突棘内 Ca^{2+} 浓度的动态变化已成为现实。毫无疑问，树突棘内 Ca^{2+} 变化在 LTP 和 LTD 的诱导中起着关键的作用。Singer（1997）研究组在大鼠视觉皮层脑片上发现，给突触前纤维以诱导 LTP 的刺激能引起第 Ⅱ/Ⅲ 层内突触后锥体细胞树突内 Ca^{2+} 浓度较高的增加，而诱导 LTD 的刺激却只能导致突触后树突内 Ca^{2+} 浓度较低程度的增加，且前者衰减得比后者慢。进一步的结果显示，向突触后细胞内注入 Ca^{2+} 缓冲剂 Fura-2 或 BAPTA 能使正常情况下诱导 LTP 的刺激只能诱导出 LTD 或不能引起突触传递的变化（Hansel et al，1997）。尽管此前 RobertZucker 等（1996）应用光解注入突触后细胞内的缓冲剂从而升高胞内 Ca^{2+} 浓度的方法观察到，瞬间提高突触后细胞内 Ca^{2+} 浓度到 $1\mu mol/L$ 以下，LTP 和 LTD 现象出现的概率几乎相等（Neveu 和 Zucker，1996）。但最近（1999）他们又应用另一种更为有效的 Ca^{2+} 光解缓冲剂 Nitrophenyl-EGTA 发现，如果模拟常用的诱导 LTP 的刺激升高突触后细胞内 Ca^{2+} 到较高水平达数秒，则只有 LTP 现象的发生；如果模拟诱导 LTD 的一种典型刺激导致突触后细胞内 Ca^{2+} 升高到较低水平并维持 1min 左右，则只产生 LTD（Yang，et al，1999）。可见，除 Ca^{2+} 浓度升高的幅值外，Ca^{2+} 浓度升高所持续的时间也对决定突触传递变化方向起着至关重要的作用。

诱导 LTP 和 LTD 所需要的 Ca^{2+} 以往被认为主要是细胞外 Ca^{2+} 通过突触后细胞膜上的 NMDA 受体通道进入细胞内的。然而，新近的实验发现，突触后细胞膜上的 L 型 VDCC 可能参与海马 CA3 区 LTP（Kapur，et al，1998）、海马 CA1 区 LTD 的形成（Norris，et al，1998）以及成年海马 CA1 区 LTP 的诱导过程（Izumi 和 Zorumski，1998）。更为重要的发现是，突触后细胞内一种由 Ca^{2+} 诱导的 Ca^{2+} 自胞内钙库释放过程（calcium induced calciumrelease，CICR）参与了 LTD 的形成。在小脑浦肯野细胞，用诱导 LTD 的刺激方式刺激传入纤维能引起突触后树突棘内 Ca^{2+} 浓度呈现一种分别由胞外 Ca^{2+} 经 VDCC 内流和 IP3 受体介导的胞内 Ca^{2+} 释放所引起的快时相和慢时相升高的现象。如果抑制 IP3 的产生或者用

一种内质网 Ca^{2+} A-TPase 抑制剂来耗竭胞内钙库，上述的慢时相 Ca^{2+} 浓度升高便消失，并且所诱导的 LTD 的幅度也大大地减小（Takechi，et al，1998）。类似的现象也在海马 CA1区观察到（Emptage，et al，1999），所不同的是，参与 LTD 形成的是 Ryanodine 受体（Ryanodine receptors，RyR）依赖性的钙库。电刺激突触前纤维导致少量的 Ca^{2+} 通过 NMPA 受体流入突触后树突棘内，继而大量的 Ca^{2+} 通过 RyR 自树突棘内钙库释放出来。和这些结果一致的是，一种缺失 RyR 的基因突变小鼠表现出海马 CA1 区 LTD 的缺失和空间学习能力的受损（Balschun，et al，1999）。

第三节 兴奋性谷氨酸受体

按受体激动剂的特性，哺乳动物脑内的兴奋性谷氨酸受体可分为 4 种类型（Dingledine，et al，1999）：即 NMDA（N-methyl-D-aspartate receptor）受体，AMPA（α-amino-3-hydroxy-5-methyl-4-isoxazolepropionic acid）受体，KA（kainic acid）受体及 mGluR（metabotropic glutamate receptor）。而从生理学的角度，人们又常将前 3 种统称为离子型（ionotropic glutamate receptors）谷氨酸受体。由于 LTP 和 LTD 主要产生于由神经递质谷氨酸所介导的兴奋性突触传递通路。兴奋性谷氨酸受体在这两种突触可塑性活动中的作用自然是许多神经生物学家感兴趣的问题。特别是近年来有关谷氨酸受体的特异性激动剂和拮抗剂的发现及有关受体的基因变异动物的出现更推动了这方面的研究。

一、NMDA 受体和 AMPA 受体

LTP 的表达是在突触前还是突触后，一直是 LTP 研究界一个颇有争议的话题（Malenka 和 Nicoll，1999）。最近一种被称为"Silent Synapses"的学说为许多以前看似矛盾的实验结果作出了满意的解释（Malinow，et al.，2000），而且由于目前正获得越来越多的研究结果的支持，Silent Synapses 学说已被普遍接受。这种学说的两个主要的观点是：①NMDA 受体和 AMPA 受体并不一定同时存在突触后膜上，有的突触后膜上只有 NMDA 受体而无 AMPA 受体，这类突触在静态膜电位状态下是没有突触活动的，因为 NMDA 受体只有膜电位去极到一定程度才被激活。所以这类突触被称为"沉默突触"（silent synapses）。至今这类突触已在任何能诱导出 NMDA 受体-依赖性 LTP 的脑区得到证实，包括海马 CA1区、海马齿状回、躯体感觉皮层、视觉皮层和脊髓等。②AMPA 受体能从非突触部位被运输到突触部位，反之亦然。这些非突触部位既可以是细胞内，也可能是邻近的突触以外的细胞膜。根据这一学说（图 8-2），LTP 的表达是通过目前还不明确的机制将 AMPA 受体从非突触部位运输，并插入到相应的突触后膜上，从而使一些本来不含 AMPA 受体的"沉默突触"变成含 AMPA 受体的功能性突触（functional synapses）或者使本来含有 AMPA 受体的突触变得含有更多的 AMPA 受体，结果突触传递活动增强；LTD 的表达则相反，AMPA 受体自相应突触后膜上移开，使参与突触传递的 AMPA 受体减少，甚至使本来的功能性突触变成沉默突触，结果表现为突触传递活动的抑制。事实上，给以诱导 LTP 的刺激后，沉默突触上 AMPA 受体活动增加的现象，已在海马 CA1 区以及其他兴奋性突触上观察到（Shi，et al，1999）。用绿色荧光蛋白（green fluorescent protein，GFP）技术更使人们亲眼看见了这种有趣的现象（Hayashi，et al，2000）。Malenka 等在人工培养的海马细胞上发

现，激活 NMDA 受体能通过 Ca^{2+} 内流激活磷酸酶 CaN（calcineurin），而使 AMPA 受体发生胞吞（endocytosis）现象。借助免疫组化手段，还观察到（Beattie et al，2000）诱导 LTD 后相应突触上的 AMPA 受体减少了，而 NMDA 受体的数量却没受影响。

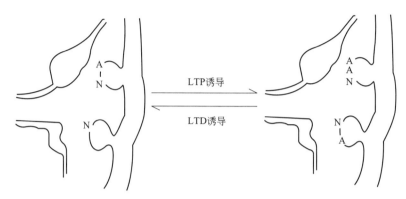

图 8-2　长时程增强（LTP）和长时程压抑（LTD）诱导的沉默触模型
诱导 LTP 时，内流钙离子激活蛋白激酶从而导致 AMPA 受体被输送到突触；相反，在
诱导 LTD 时，内流钙离子激活蛋白磷酸化酶而致 AMPA 受体被从突触移走
A—AMPA 受体；N—NMDA 受体

AMPA 受体由 4 种亚基组成（Borges 和 Dingledine，1998）：GluR1、GluR2、GluR3 和 GluR4。目前的资料表明，其中的 GluR1 亚基在 LTP 和 LTD 中起着重要的作用。应用光学的和电生理学的方法已经观察到（Hayashi，et al，2000），人工重组的 GluR1 在诱导 LTP 后被运输到相应的突触后膜上。同时，诱导 LTD 却使含有 GluR1 的受体从相应突触上移走。还有人利用 GFP 技术观察到（Shi，et al，1999），只有在给予诱导 LTP 的刺激后，含 GluR1 的受体才进入树突棘内。可见，虽然 AMPA 受体在表达 LTP 或 LTD 时插入或移开突触后膜的具体分子机制还不太清楚，但 GluR1 亚基在其中的作用似乎毋庸置疑。

NMDA 受体由两至三种亚基（NR1、NR2 和 NR3）组成（Bigge，1999）。其中 NR1 和 NR2 是功能性 NMDA 受体所必需。含有甘氨酸结合位点的 NR1 亚基具有来自 8 个不同基因的 8 个异构体（isoform）。含有谷氨酸结合位点的 NR2 则具有来自 4 个不同基因的 4 个异构体（NR2A、NR2B、NR2C 和 NR2D）。由这些亚基的不同组合所构成的 NMDA 受体自然具有不一样的药理和生物物理特性。NR2 亚基之所以成为近年来的研究热点，是因为它们决定着这种阳离子通道所介导的钙离子内流的水平。而正如前面已经提到的，不同形式的诱导刺激能导致突触后细胞内不同水平的游离钙浓度的升高，因而使突触表现出 LTP 和 LTD 这样两种变化方向截然相反的突触可塑性形式。有趣的是，最近一项研究提示海马 CA1 区 LTP 是由含 NR2A 亚基的 NMDA 受体所介导，而同一类突触通路的 LTD 则是由含 NR2B 亚基的 NMDA 受体被激活所致（Liu，et al，2004）。因为用 NVP-AAM077 选择性地抑制 NR2A，成功地阻止 LTP 的形成，而不影响 LTD 的诱导；同时，NR2B 的选择性抑制剂艾芬地尔（ifenprodil）和 Ro-25-6981 却只抑制 LTD 的产生，而不影响 LTP 的形成。这一研究成果不仅解释了为什么不同形式的诱导刺激能使 NMDA 受体介导不同水平的细胞内钙离子增加，同时也为药物调节突触 LTP 和 LTD 的平衡，甚至学习记忆功能提供了作用靶点。

二、 KA 受体

KA 受体是另一离子型谷氨酸受体。现代分子生物学研究显示，KA 受体由两类基因家族编码的亚基构成（Bleakman，1999）：即 GluR5、GluR6 和 GluR7 以及 KA-1 和 KA-2，这些亚基在结构上都与构成 AMPA 受体的亚基 GluR1—4 具有极大的同源性。GluR5—7 常常构成 KA 受体的非选择性阳离子通道。

尽管以往人们普遍认为中枢神经系统的快速兴奋性突触传递活动主要是由激动 AMPA 和 NMDA 受体来实现。但近年来的研究表明，KA 也参与了某些突触的兴奋性传递活动。

早在 1986 年就有人发现（Westbrook 和 Mayer，1986），谷氨酸和 KA 能引起背根神经节纤维去极化，而 AMPA 和 NMDA 却不能，这证明 KA 受体的存在。KA 受体现在已被证明分布于中枢神经系统的许多区域，而且 KA 受体也可以和 AMPA 受体在相同的细胞上表达（Zhang，et al，1995）。但有关 KA 受体功能的早期研究主要局限在背根神经节神经细胞，因为这些神经元主要表达 KA 受体（Chittajallu，et al，1999）。在其他系统，由于 KA 受体具有与 AMPA 受体极为相似的药理学和生理学特性，因而很难将它们所介导的生理功能区分开来。直到近些年，由于选择性作用于 AMPA 受体的拮抗剂 2，3-Benzodiazepines 与 GYKI53655（Bleakman，et al，1996）以及 KA 受体选择性拮抗剂（如 LY382884）（Nicoll，et al，2000）的出现，才使得广泛研究 KA 受体生理功能成为可能。

有报道，KA 受体参与海马 CA3 区的非 NMDA 受体依赖性 LTP 的形成，因为选择性作用于含 GluR5 亚基的 KA 受体的拮抗剂 LY382884 能完全抑制这种 LTP 的形成，而对连合纤维-CA3 的 NMDA 受体依赖性 LTP 没有影响（Bortolotto，et al，1999a）。另外，缺乏 GluR6 的基因变异鼠表现为苔藓纤维-CA3LTP 明显减小（Contractor，et al，2001）。由于海马苔藓纤维-CA3 区突触前膜和突触后膜都有 KA 受体存在（Chittajallu，et al，1999），因此，突触前或突触后的 KA 受体甚至两者都可能参与苔藓纤维-CA3LTP。但目前已有多种事实支持是突触后的 KA 受体参与这种 LTP（Bortolotto，et al，1999a）。其一，在海马，只有苔藓纤维-CA3 突触后的 KA 受体参与突触传递活动，KA 受体拮抗剂能抑制这一通路的 LTP 形成；其二，由 KA 受体介导的苔藓纤维-CA3 兴奋性突触后电流（EPSC）具有频率依赖性，即低频率（1Hz）电刺激苔藓纤维时，没有 KA 受体介导的 EPSC 出现，而高频率（100Hz）刺激却能导致 KA-EPSC 的出现。这提示这种 KA-EPSC 的频率依赖性可能与 LTP 的频率依赖性有关。当然，上述实验证据也不能完全排除突触前机制的可能，况且苔藓纤维-CA3 LTP 就已被证明是突触前表达的（Mellor 和 Nicoll，2001）。因此，KA 受体究竟是通过突触前还是突触后作用于苔藓纤维-CA3 LTP 恐怕要到选择性作用突触前或突触后 KA 受体的拮抗剂出现后才会有答案。至于 KA 受体通过什么机制参与苔藓纤维-CA3LTP 目前还不清楚。以下可能有待证实：由于 KA 受体亚基 Glur5 和 Glur6 组成的通道是 Ca^{2+} 通透性的（Chittajallu，et al，1999），而突触后 KA 受体的活动具有频率依赖性，当给以诱导 LTP 的高频率刺激时，Ca^{2+} 可能通过 KA 受体流入突触后细胞内，继而激活内钙库释放 Ca^{2+}，最终导致 LTP 的表达。因此作用于 GluR5 或 GluR6 的药理工具或基因突变手段可能通过阻断 Ca^{2+} 经 KA 受体内流而抑制 LTP 产生。

三、代谢型谷氨酸受体

代谢型谷氨酸受体（metabotropic glutamate receptor，mGluR），根据其氨基酸序列的同源

性、信号转导机制以及药理学特点，可以归为三大类（图8-3）（Schoepp，et al，1999）。

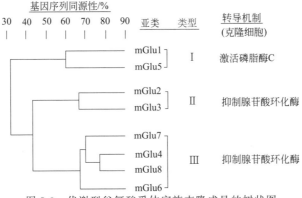

图 8-3　代谢型谷氨酸受体家族克隆成员的树状图

[引自 Bortolotto ZA，et al，1999（有修改）]

相对于离子型谷氨酸受体，人们对 mGluR 在突触可塑性中的作用了解得较少。但随着 mGluR 的特异性激动剂和拮抗剂不断被发现（表 8-1）和 mGluR 基因敲除动物的出现，这领域已取得迅速地进展。

表 8-1　用于 LTP 与 LTD 研究的代谢型谷氨酸受体的激动剂和拮抗剂

缩写	化学全名（IUPAC）	选择性
激动剂		
(1S,3R)-ACPD	(1S,3R)-1-氨基环戊烷-1,3-二羧酸	对Ⅰ和Ⅱ类受体有活性
(1S,3S)-ACPD	(1S,3S)-1-氨基环戊烷-1,3-二羧酸	类似(1S,3R)-1-氨基环戊烷-1,3-二羧酸，但对Ⅱ类受体选择性更强
DHPG	3,5-二羟基苯基甘氨酸	对Ⅰ类受体有特异性
CHPG	2-氯-5-羟基苯基甘氨酸	对 mGlu 有选择性
DCG-IV	(2S,2′R,3′R)-2-(2′,3′-二羧基环丙基)甘氨酸	选择性作用于Ⅱ类受体，但在高浓度时对 NMDA 受体有作用
L-AP4	(S)-2-氨基-4-膦酰基丁酸	选择性作用于Ⅲ类受体
拮抗剂		
MCPG	(S)-α-甲基-4-羧基苯基甘氨酸	作用于 mGlu1、mGlu2、mGlu5、mGlu6 亚类
LY341495	(2S)-2-氨基-2-(1S,2S-2-羧基环丙基-1-基)-3-(黄嘌呤-9-基)丙酸	高浓度(100 μmol/L)时阻断所有克隆的中枢神经系统的代谢型谷氨酸受体，对Ⅱ类作用特别强(nmol/L)
(S)-4CPG	(S)-4-羧苯基甘氨酸	Ⅰ类拮抗剂(对 mGlu1 亚类作用更强)，类激动剂
AIDA	(RS)-1-氨基茚满-1,5-二羧酸	选择性作用于Ⅰ类，对其中的 mGlu1 亚类作用更强
EtCCC	7-乙基-7-(羟基亚氨基)环丙烷[b]铬-1a-羧酸盐	选择性作用于 mGlu1 亚类
MCCG	(2S,3S,4S)-2-甲基-(羧基环丙基)甘氨酸	选择性作用于Ⅱ类
EGLU	(2S)-α-乙基谷氨酸	选择性作用于Ⅱ类
MSOPPE	(RS)-α-甲基丝氨酸-O-磷酸盐	选择性作用于Ⅱ类

缩写	化学全名（IUPAC）	选择性
MAP4	(S)-2-氨基-2-甲基-4-磷酸丁酸	选择性作用于Ⅲ类
LY354740	[(1S,2S,5R,6S)-2-氨基双环［3.1.0］己烷-2,6-脱羧]	选择性作用于Ⅱ类
MPEP	2-甲基-6-(苯基乙炔基)-吡啶	选择性作用于 mGlu5 亚类

1. 海马 LTP 中的 mGluR

目前有关 mGluR 在 LTP 及 LTD 中的作用的研究主要集中在海马。在海马 CA1 区，由于来自相关基因突变鼠的资料与应用受体药理学手段所获得的研究结果很不一致，用同一受体的不同激动剂或拮抗剂甚至相同的药理学工具在不同的实验室所获得结果有时完全相反，因此，一种关于Ⅰ类 mGluR 的被称为"分子开关（molecular switch）"的假说应运而生（Bortolotto，et al，1999b）。这假说认为，一种分子开关在 MCPG 敏感的 mGluR 被激活时打开，而这开关一旦打开，LTP 的形成则不再需要 MCPG 敏感的 mGluR 的参与。这可以解释为什么有的实验发现 MCPG 能阻断 LTP 的表达而有的研究却发现它不能。这假说一开始是假定这种 MCPG 敏感的 mGluR 发挥两种作用：即打开分子开关和诱导 LTP。然而，最近的研究应用药理学工具将这两个过程区分开来了。特别是分子开关的打开，与 LTP 不同，它能被 LY341495 所阻断（Fitzjohn，et al，1998）。所以，那种负责打开分子开关的 mGluR 可能是目前所克隆出来的 mGluR 之一，比如 mGluR5。因为 mGluR5 在 CA1 区有较高水平的表达（Shigemoto，et al，1997），而 mGluR5 基因敲除鼠表现出 LTP 的缺失（Jia，et al，1998）。此外，Ⅰ类 mGluR 的激动剂 DHPG 已被证明能打开这一分子开关（Bortolotto 和 Collingridge，1999）。后来的研究还显示，CaMK Ⅱ（Ca^{2+}/calmodulin-dependentkinase Ⅱ）的抑制剂 KN-62 和 PKC（protein kinase C）抑制剂白屈菜红碱（chelerythrine）能阻止这分子开关的打开（Bortolotto 和 Collingridge，1998，2000）。因此，分子开关的打开可以大致描述为：与 PLC-偶联的 mGluR（如 mGluR5）通过胞内钙库释放 Ca^{2+} 而激活 PKC 和 CAMKⅡ，最后导致分子开关的打开。

与 CA1 区不同，齿状回 LTP 似乎没有Ⅰ类 mGluR 的参与。因为 mGluR1 或 mGluR5 基因敲除鼠齿状回的 LTP 均未受损（Conquet，et al，1994；Lu，et al，1997）。而Ⅱ类 mGluR 被认为是通过增强抑制性突触传递活动来抑制 CA1 区和齿状回 LTP 的形成的。因为其选择性拮抗剂 MSOPPE 增强 CA1 LTP（Manahan-Vaughan，1997），而其选择性激动剂 DCG-Ⅳ抑制齿状回 LTP（Huang，et al，1997）。Ⅲ类 mGluR 可能并不参与 CA1 与齿状回 LTP 的表达，因为其拮抗剂 MAP4 和 LY341495 对这两脑区的 LTP 没有影响（Fitzjohu，et al，1998；Breakwell，et al，1998）。

2. 海马 LTD 中的 mGluR

越来越多的研究表明，mGluR 参与了海马 LTD。在海马 CA1 区，至今已发现存在 4 种不同的 LTD 现象存在（Bortolotto，et al，1999b）：即 NMDA 受体依赖性 LTD、mGluR 拮抗剂 MCPG 敏感性 LTD、非 NMDA 受体依赖性也非 mGluR 依赖性 LTD 及成年海马的需要激活 AMPA/KA 与 mGluR 的 LTD。另外用（1S，3R）-ACPD、DHPG、CHPG 瞬时激动 mGluR5 也能诱导出一种化学性 LTD（Palmer，et al，1997）。这种化学性 LTD 并不影响电刺激诱导的 NMDA 受体依赖性 LTD 的表达，因此，它可能为研究 CA1 区的 mGluR 依赖性 LTD 的分子机制提供了一种有用的手段。在齿状回，一种 MCPG 敏感的激活鸟苷环化酶-cGMP-PKG（protein kinase G）的信息链参与 LTD 的形成（Wu，et al，1998）。在 CA3 区，Ⅱ类 mGluR 在 LTD 中扮演关键角色，因为 mGluR2 基因敲除鼠缺失苔藓纤维-CA3 LTD（Yokoi，et al，1996）。CA3 区这种 mGluR 依赖性 LTD 已被证实是在突触前诱导和表达的，并且伴有突触前 cAMP 浓度和 PKA（cAMP-dependent protein kinase）活性降低（Tzounopoulos，et al，1998）。此外，一种既非 NMDA 受体依赖性也非 mGluR 依赖性的 LTD 也存在苔藓纤维-CA3 突触（Domenici，et al，1998）。

第四节　蛋白质磷酸化与脱磷酸化

尽管 LTP 和 LTD 的分子机制非常复杂，它们在不同的脑区和处在不同的阶段都可能有着不一样的机制，但蛋白质磷酸化和脱磷酸化是其分子机制之一，这点是很清楚的。通过蛋白激酶实现的蛋白质磷酸化实际上是一种共价修饰，它能维持较长的时间（数分钟到几小时）；同时它又是一个可逆的过程，即在蛋白磷酸酶的作用下能发现脱磷酸化。

一、蛋白质磷酸化对离子通道的调节是 E-LTP 的表达机制之一

LTP 根据维持的时间长短分为（Bailey，et al，1996）：E-LTP（early-phase LTP）和 L-LTP（late-phase LTP）。前者维持 2～3h，而后者则能持续 6～8h 并需要基因表达或新蛋白质合成的参与。

1. 酪氨酸激酶对 NMDA 受体的调节

NMDA 受体主要由 5 种亚基构成（Nusser，2000）：NR1 和 NR2A—D。但在 PSD（postsynapticdensity）中它与 PSD95、Ca^{2+}/钙调素，SAP102、α-肌动蛋白和酪氨酸激酶族成员一起形成一个复合体。酪氨酸激酶家族由 9 个成员组成，其中的 Src、Fyn、Lyn、Lck 和 Yes 都在中枢神经系统表达（Hubbard 和 Till，2000）。NMDA 受体由亚基 NR2A 和 NR2B 的酪氨酸残端接受酪氨酸激酶的磷酸化（Zheng，et al，1998），而这一过程已被证明能解除锌离子对 NMDA 受体的抑制。实验证明，诱导 LTP 后 1～5min 内便有 Src 的激活和 NR2B 酪氨酸残端磷酸化的出现，而 Src 的特异性抑制剂能阻断 LTP 的产生（Lu，et al，1998；Rosenbium，et al，1996；Rostas，et al，1996）。另外，灌流 Src 能导致 AMPA 受体的电流的增加，并且这种现象依赖于 Ca^{2+} 由 NMDA 受体内流（Yu，et al，1997）。因此，Src 可能通过磷酸化 NR2B 来增强 NMDA 受体的功能，进而使 AMPA 受体介导的电流的增加。另一种酪氨酸激酶 Fyn 能通过 PSD95 作用于 NR2A 来实现其增强 NMDA 受体介导电流的功能（Tezuka，et al，1999）。这一系列的研究结果构成这样一个假说：LTP 的诱导过程导致了 Src 等酪氨酸激酶的激活，而酪氨酸激酶通过对 NR2A 或 NR2B 的磷酸化使 NMDA 受体介导电流增加。而大量的 Ca^{2+} 通过 NMDA 受体流入　树突棘内又触发一系列生化过程，结果导致 AMPA 受体介导的电流增强。

2. CaMKⅡ 对 AMPA 受体的作用

CaMKⅡ 和 PKC 等多种蛋白激酶参与 E-LTP 的表达早为人们所知（表 8-2）（Soderling 和 Derkach，2000）。但越来越多的研究提示其中的 CaMKⅡ 可能起着关键的作用。

表 8-2　参与 LTP 的蛋白激酶

激酶	底物	时程
钙调蛋白激酶Ⅱ（CaM-KⅡ）	AMPA 受体（GluR1）	早期 LTP(E-LTP)
钙调蛋白激酶Ⅳ（CaM-KⅣ）	cAMP 效应元件结合蛋白(CREB)	晚期 LTP(L-LTP)
蛋白激酶 A	AMPA 受体（GluR1）	早期和晚期（E-LTP 和 L-LTP）
蛋白激酶 C	AMPA 受体（GluR1）	早期 LTP(E-LTP)
蛋白激酶 M	不清楚	早期 LTP(E-LTP)
P42 MAPK	不清楚	早期 LTP(E-LTP)
Src	NMDA 受体（NR2B）	早期 LTP(E-LTP)
Fyn	NMDA 受体（NR2A）	早期 LTP(E-LTP)

CaMKⅡ由 10～12 个亚基构成，它是构成 PSD 的主要成员。CaMKⅡ在转导 Ca^{2+} 信号方面有一个非常少见的生化特点（Soderling 和 Derkach，2000）：即在基础状态下，它由于本身所带有的一个自抑制域（autoinhibitory domain）而呈失活状态。这个自抑制域能阻止它与底物的结合。一旦 Ca^{2+}/CaM 结合到自抑制域附近就改变了 CaMKⅡ的构型而导致自抑制域的抑制作用消失，结果出现 CaMKⅡ的激活。激活的 CaMKⅡ在对外源性底物进行磷酸化之前，出现一种迅速的对自身位点 Thr286 的亚基间相互磷酸化。这种 Thr286 的自身磷酸化具有 3 个关键性的调节功能：①促进 CaMKⅡ与 PSD 的结合，这一过程部分是由它和 NMDA 受体的相互作用所致；②将 Ca^{2+}-CaM 的解离速度降低了 3 个数量级；③即使在 Ca^{2+}-CaM 解离之后，这种经过自身磷酸化的激酶仍然具备相当高的激酶活性。这样一来，它便能将树突棘内 Ca^{2+} 瞬时升高，这一信号转化为长时间的激酶活动，而且即使是 Ca^{2+} 恢复到基础状态以后，它也要持续到蛋白磷酸酶对 Thr286 进行脱磷酸化为止。大量存在于 PSD 的蛋白磷酸酶 PP1（protein phosphatase 1）就可能主要负责对 Thr286 进行脱磷酸化，进而灭活与 PSD 结合的 CaMKⅡ（Soderling 和 Derkach，2000）。有人在培养的海马神经元上发现，激动 NMDA 受体导致 Ca^{2+} 内流能使 CaMKⅡ在 Thr286 自身磷酸化，并且出现 CaMKⅡ不依赖 Ca^{2+} 的活动（Fukunaga, et al，1993）。更重要的是，在海马脑片诱导 LTP 能引起 CaMKⅡ在 1min 内被激活，并且其活动能稳定达 1h（FuKunaga, et al，1993）。此外，将 Ala 替换 CaMKⅡ的 Thr286 的基因突变鼠虽然有正常的基础突触传递活动，但表现出 LTP 的缺失（Giese, et al，1998）。这些都有力地说明，CaMKⅡ参与了 LTP 的形成。

一系列的实验表明，AMPA 受体是 CaMKⅡ的作用底物。在海马 CA1 区，AMPA 受体主要由 GluR1 和 GluR2 两种亚型构成（McGlade-McCulloh, et al，1993）。CaMKⅡ既能对分离的 PSD 上的 AMPA 受体进行磷酸化，也能对 HEK293 细胞上的 AMPA 受体亚基 GluR1 进行磷酸化（Barria, et al，1997a）。在培养的海马神经细胞上，NMDA 受体激动后 Ca^{2+} 内流，受 Ca^{2+} 激活的 CaMKⅡ继而磷酸化 AMPA 受体。更直接的证据是，在 CA1 诱导 LTP 后，AMPA 受体被 CaMKⅡ所磷酸化（Barria, et al，1997b）。进一步的研究表明（Barria, et al，1997a；Mammen, et al，1997），CaMKⅡ是作用于 GluR1 亚基上的 Ser831 位点。这提示 GluR1 对 CaMKⅡ介导的 LTP 起着关键的作用。而来自转基因动物的研究也证实这一点。因为 GluR1 亚基基因敲除鼠表现正常的基础突触传递活动，但 CA1LTP 缺失（Zamanillo, et al，1999）。这些研究结果不仅证实 GluR1 对 CA1LTP 的重要性以及

CaMKⅡ的参与，而且也支持 CA1 LTP 是在突触后表达的。因为前面已提到，CaMKⅡ是对 GluR1 亚基的 Ser831 位点进行磷酸化的，所以要证明 CaMKⅡ对 GluR1 的磷酸化对 CA1LTP 的作用的最关键的一个实验将是对用 Ala 替代 Ser831 的转基因鼠是否同样表现 CA1LTP 的缺失。因为这种动物的 GluR1 将不能被 CaMKⅡ所磷酸化。

既然 CaMKⅡ对 GluR1 的磷酸化是表达 CA1LTP 所必需，那么被磷酸化的 GluR1 又是怎样致使经 AMPA 受体的电流增大而表现出 LTP 的呢？经仔细的分析发现，GluR1 可以表现从 9PS 到 28PS 等多种电导状态，当受体没被磷酸化时它主要处于低电导状态，当它被 CaMKⅡ磷酸化后主要稳定在高电导状态（Derkach，et al，1999）。

至此，我们可以将 LTP 中 CaMKⅡ对 AMPA 受体的作用描述为：诱导 LTP 后 1min 内，由于 Ca^{2+} 经 NMDA 受体内流激活 CaMKⅡ，而 CaMKⅡ通过对 Thr286 的自身磷酸化使其维持活化状态至少达 1h，并且 CaMKⅡ从胞浆转移至 PSD。这种非 Ca^{2+} 依赖性的活化 CaMKⅡ通过对 GluR1 的 Ser831 磷酸化而使这种电导状态高低不稳的 GluR1 稳定在高电导状态，从而表现为 AMPA 受体介导的电流增强（图 8-4）。最近的一个报道与这个假说非常一致：CA1LTP 的诱导增强相应细胞上 AMPA 受体单通道电导约 60%（Benke，et al，1998）。

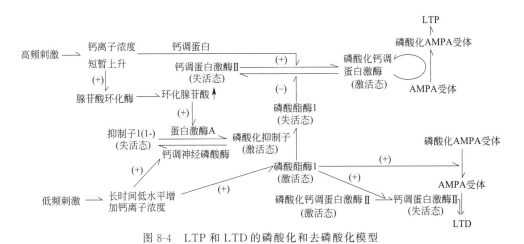

图 8-4　LTP 和 LTD 的磷酸化和去磷酸化模型
（＋）—激动；（－）—抑制

CaMKⅡ除了作用于 AMPA 受体外，Bayer 等的研究证实（Bayer，et al，2001），CaMKⅡ还可以与 NMDA 受体的亚基 NR2B 上的两个位点结合，从而使 CaMKⅡ从胞浆转移到突触部位，这种 CaMKⅡ与 NMDA 受体的相互作用将可能通过以下几条途径增强相应的突触传递活动：①易化 CaMKⅡ对突触 Ca^{2+} 的反应；②通过与磷酸化无关的机制直接使 CaMKⅡ维持在不依赖于 Ca^{2+}-CaM 的活性状态；③防止已被磷酸化 CaMKⅡ受到抑制；④降低 NMDA 受体活动的下调。

另一种 Ca^{2+}-依赖性蛋白激酶——PKC 也被证明能对 GluR1 的 Ser831 进行磷酸化，而诱导 LTP 导致 PKC 的长时间被激活（Mammen，et al，1997；Soderling 和 Derkach，2000），但 PKC 介导的 GluR1 的磷酸化在 LTP 中的作用有待进一步的研究。此外，PKA（cAMP-dependent protein kinase）通过对 GluR1 的 Ser845 进行磷酸化而增强 AMPA 受体介导的电流（Banke，et，al，2000）。但是，GluR1 的 Ser845 似乎在基础状态下已被磷酸

化，因为诱导 LTD 时有 GluR1 的 Ser845 脱磷酸化出现（Kameyama，et al，1998）。

二、 E-LTP 中蛋白磷酸酶的调节

神经细胞不仅含有大量的蛋白激酶，同时也有丰富的蛋白磷酸酶，包括 PP1（protein-phosphatase1）、PP2A（protein phosphatase 2A）以及 PP2B（protein phosphatase 2B）。PP2B 又称 CaN（calcineurin）（Price 和 Mumby，1999）。PP1 和 PP2A 能非常有效地对 CaMK II 的 Thr286 位点进行脱磷酸化，从而使处于活化状态的 CaMK II 返回到基础非活化状态（Soderling 和 Derkach，2000）。此外，这两个蛋白磷酸酶也能催化 GluR1 的 Ser831 位点脱磷酸化。有证据表明，大量的 PP1 和 PP2A 存在于 PSD 中，而 PP1 主要负责对与 PSD 结合的 CaMK II 进行脱磷酸化（Strack，et al，1997）。但在表达 LTP 时，一旦树突棘内的 Ca^{2+} 浓度回到基础水平，PP1 的活动是怎样受到抑制从而防止 CaMK II 和 GluR1 被脱磷酸化的呢？事实上，PP1 的催化亚基能和多种蛋白质发生作用，其中有的便能使 PP1 局限在特定的亚细胞结构内而其他的蛋白质则发挥着抑制性亚基的作用。I-1（inhibitor1）便是这种抑制性蛋白质之一（Huang 和 Paudel，2000）。但 I-1 只有被 PKA 磷酸化后，它才能抑制 PP1（Westphal，et al，1999）。支持这一观点的研究显示，提高海马脑片外环境的 Ca^{2+} 或 K^+ 浓度能引起突触传递的短时增强。如果向突触后细胞内注入 CaMK II 的抑制剂能阻止这个现象，而提前用 PKA 激动剂 forskolin 或 PP1 和 PP2A 的抑制剂 calyculin A 处理脑片能将这种短时突触传递增强转变为长时程（＞60min）的 NMDA 受体依赖性增强。如果在处理脑片后 1h 对其中 CaMK II 的 Thr286 自身磷酸化水平进行测定，结果发现，如果单是提高细胞外 Ca^{2+} 或 K^+ 浓度（短时增强），这种磷酸化水平并无改变，如果与 forskolin 或 calyculin A 合用（长时增强），则有这种磷酸化水平的显著增加并且这种现象可被 NMDA 受体拮抗剂所阻断（Makhinson，et al，1999）。所有这些研究结果均支持这样一个假说：稳定的突触传递增强需要长时间的 CaMK II 被激活，而这种 CaMK II 长时间活性状态的维持需要 PKA 对 I-1 的磷酸化，进而抑制蛋白磷酸酶 PP-1（图 8-4）。

三、蛋白激酶对基因表达的调节是 L-LTP 的机制之一

从海马、果蝇到哺乳动物的长时间突触可塑性活动都似乎需要基因转录的参与，而这过程部分是通过转录因子 CREB（cAMP response element-binding protein）完成的。人们对确定哪条信息转导通路及哪种 CREB 激酶参与这一转录过程表现出极大的兴趣。最新的研究提出了 3 条信号转导通路（Soderling，2000）：cAMP/PKA、MAP kinase/RSK（ribosomal S6 kinse）和 Ca^{2+}-CaMK IV（图 8-5）。来自培养海马细胞和 PC12 细胞的研究结果显示，Ca^{2+} 触发 CREB 的磷酸化以及 CRE 介导的转录活动需要 PKA 和 MAPK 活动的参与。PKA 通过作用于 MAPK 而激活 Rsk2，而由 Rsk2 这种 CREB 激酶对 CREB 进行磷酸化。cAMP/PKA 途径在 L-LTP 中参与 CREB 调节也已得到证实。缺乏一种 PKA 的小鼠虽有正常的 E-LTP，但缺乏 L-LTP，而且有趣的是，这时 LTP 的诱导使得一些编码蛋白激酶的 mRNA 的表达发生了时间和空间性的改变。CaMK IV 这种大量存在细胞核内的蛋白激酶对基因转录的调节受多种研究结果的支持。激活 NMDA 受体或 L 型 Ca^{2+} 通道能导致大量的 Ca^{2+}-CaM 转移到细胞核中。当 Ca^{2+}-CaM 流入胞核后，核中的 CaMK IV 便介导 CREB 依赖性的基因转录活动。Ca^{2+}-CaMK IV 通过对 CREB 的磷酸化实现调节 Ca^{2+}-CREB-依赖性的基因表达

在 L-LTP 中的作用也已获得证实。一种缺失 CaMK Ⅳ/Gr 的变异鼠其 E-LTP 正常，但 L-LTP 和 L-LTD 缺失，同时表现为 CREB 磷酸化和依赖 Ca^{2+}-CREB 的基因表达受损。

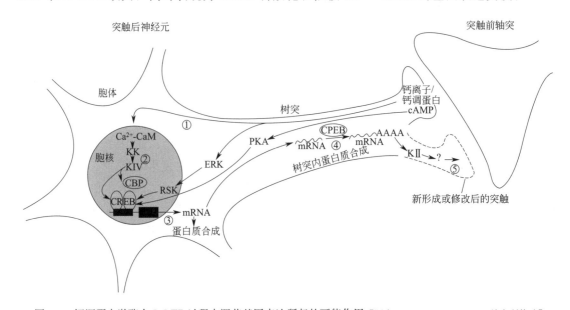

图 8-5　钙调蛋白激酶在 L-LTP 过程中调节基因表达所起的可能作用［源自 Sodering TR（2000）并有所修改］
　　突触增强活动将增强的突触棘内的钙离子-钙调蛋白转移到细胞核内（①）从而激活胞核内的 CaMK Ⅳ（②）及环腺苷效应元件结合蛋白（CREB）所介导的基因转录（③）。合成 CaMK Ⅱ（K Ⅱ）所需的信息核糖核酸（mRNA）和其他 L-LTP 选择性所需的蛋白质，然后被运输至树突内。信息核糖核酸所激活的细胞质聚腺苷酸化元件结合蛋白（CPEB, cytoplasmic polyadenylation element-binding protein）刺激后在树突内合成蛋白质（包括 CaMK Ⅱ）（④）。最后增加的 CaMK Ⅱ 和其他蛋白质一起完成对增强的突触的可塑过程或形成新的突触（⑤）

四、 PKC 在小脑 LTD 中的作用

　　小脑 LTD 是指当传入到一个浦肯野细胞的平行纤维（parallel fiber）和攀缘纤维（climbing fiber）都受到中等频率刺激时，相应平行纤维-浦肯野细胞突触传递呈长时程减弱。这一通路的 LTD 已被证明是在突触后表达的，并且需要 AMPA 受体、mGluR 和 L 型 VDCC 的共同参与（Hansel，et al，2001）。攀缘纤维通过去极化浦肯野细胞而升高树突棘内 Ca^{2+} 来参与诱导 LTD。而刺激平行纤维则是起着激活 AMPA 受体和 mGluR 的作用。如果用直接注射电流去极化代替攀缘纤维的刺激并以谷氨酸替代平行纤维的活动，这种现象可以在培养的浦肯野细胞上产生（Xia，et al，2000）。PKC 参与小脑 LTD 已在培养浦肯野细胞模型上得到证实。当用 PKC 抑制剂处理培养细胞，LTD 被阻断；而用 PKC 激动剂则能模拟 LTD 并排除随后用谷氨酸和直接去极所诱导的 LTD。提示它们具有通过相同的表达机制。应用遗传学手段的研究发现（De Zeeuw，et al，1998），用一种特异性针对浦肯野细胞的启动子（promoter）使 PKC 抑制肽（19—31）长期过表达，则能特异性地抑制浦肯野细胞内各种异构形式的 PKC 并阻止 LTD 的表达。这些都有力地说明，PKC 的活动是诱导小脑 LTD 所必需的。最近，Linden 实验组在培养浦肯野细胞上的研究提示（Xia，et al，2000），小脑 LTD 的表达可能是通过 PKC 调节 GluR2/3 的羧基残端与 PDZ 的相互作用而导致 AMPA 受体胞吞来实现的。

五、海马 LTD 中的蛋白磷酸酶

如前所述，诱导 LTD 的刺激导致突触后树突棘内 Ca^{2+} 呈长时间、低水平的升高。但在 Ca^{2+} 内流这一触发性环节后是什么机制导致 LTD 的表达呢？目前比较普遍的观点是：与诱导 LTP 所致的树突棘内 Ca^{2+} 浓度瞬间高幅度上升从而激活一系列蛋白激酶（主要是 CaMK Ⅱ）不同，诱导 LTD 时树突棘内 Ca^{2+} 浓度长时间低水平地升高所启动的是蛋白磷酸酶这一信号传递通路。研究表明，CaN 存在于 PSD，并且对 Ca^{2+}-CaM（$K_D = 0.1nmol/L$）的亲和力比 CaMK Ⅱ（$K = 45nmol/L$）高。因此，低水平的 Ca^{2+} 浓度升高可能选择性激活 CaN，而后者又对 PP-1 的抑制剂 I-1 进行脱磷酸化进而解除对 PP-1 的抑制，而 PP-1 能对 CaMK Ⅱ 和 AMPA 受体进行脱磷酸化，结果导致 LTD 的出现（图 8-4）（Tokuda and Hatase，1998）。

第五节 突触可塑性的神经营养因子学说

神经营养因子家族至少包括 4 个结构相关的蛋白——NGF（nerve growth factor）、BDNF（brain-derived neurotrophic factor）、NT-3（neurotrophin-3）和 NT-4/5（neurotrophin-4/neurotrophin-5）。它们主要通过两类受体发挥作用——高亲和力的 TrK 受体（tyrosine kinase receptor）和低亲和力的受体 p75。原位杂交研究结果显示，BDNF、NT-3 和 NT-4/5 及其受体 TrKB 和 TrKC 广泛且特异性地分布于中枢神经系统，而 NGF 只局限分布于中枢的一些特定区域，如纹状体和基底前脑胆碱能神经元。其中 BDNF 和 NT-3 及其相应的受体 TrKB 和 TrKC，尤其在小脑、海马和大脑皮层呈高度表达（McAllister, et al, 1999），而这三者正是 LTP 与 LTD 研究所集中的区域。这自然让人联想到 BDNF 和 NT-3 可能在 LTP 和 LTD 中发挥着作用。

一、 BDNF 在海马 LTP 和 LTD 中的作用

BDNF 参与海马 LTP 与 LTD 已获得不少实验证据的支持（Schinder 和 Poo，2000）。比如，BDNF 基因敲除鼠就表现出其海马 Schaffer CA1 LTP 的缺失，并且用病毒转染脑片使 BDNF 重新表达或用重组的 BDNF 灌流脑片数小时这种 LTP 又能重新产生。此外，在正常海马脑片，如果用 TrKB-IgG 或 BDNF 抗体结合内源性 BDNF，一种由 TBS（theta burst stimultion）诱导的 LTP 受损，而用强直刺激诱导的 LTP 却不受影响。但 BDNF 已被证明参与了这种强直刺激所诱导的 LTP 的维持期。所有这些都强有力地支持 BDNF 参与 LTP 的观点。然而，BDNF 是以什么样角色参与 LTP，直接介导（instructive）还是间接允许（permissive）？因为 BDNF 本身就能增强基础突触传递活动，所以不能排除在 LTP 中 BDNF 直接作用于相应的突触的可能（直接介导作用）。然而，有证据显示，至少在海马 CA1-LTP 中，BDNF 是扮演着间接允许的角色。因为如果在记录前先将脑片浸在 BDNF 中，而记录时不再加 BDNF，这样就不会对基础突触传递产生影响，但这种处理却能促使高频率刺激时突触前递质持续性释放，因而易化 LTP 的产生。这和最近有关报道是一致的——BDNF 能调节 BDNF 基因敲除鼠海马 CA1 区突触前的递质囊泡数目。

高浓度的 BDNF 能使基础突触传递活动迅速增强，而低浓度 BDNF 能易化高频刺激诱

导 LTP，但阻止低频刺激诱导 LTD。此外，用 TrKB-IgG 结合 BDNF 却易化低频刺激诱导 LTD，提示 BDNF 的内源性释放能阻断低频刺激活动对突触传递活动的抑制作用。

二、 BDNF 和 NGF 在视皮层 LTP 中的作用

视皮层分为 6 层。正常情况下除第Ⅳ层以外，其他各层的神经细胞均接受来自双眼的刺激。如果在动物出生后特定的时间段内（比如大鼠出生后约 2～6 周）将其一只眼睛的眼睑缝合起来不让其接受光刺激，数天后，本来接受来自双眼刺激的那些视皮层神经元只对来自未被缝合的那只眼睛的刺激有反应。这种发生在视皮层接受双眼刺激区域的变化称为视优势转移。而那特定的时间段则被称为关键期。视优势转移不仅伴有视皮层第Ⅵ层的特定神经纤维的增加和萎缩，同时还有皮层内突触间连接的改变，这也是研究中枢神经可塑性的一个典型模型。事实上，视皮层由第Ⅵ层-白质边缘到第Ⅱ/Ⅲ层传递通路的 LTP 也只能在关键期产生。最近有报道（Pesavento，et al，2000），视皮层关键期内的 LTP 可被 NGF 和毒蕈碱型乙酰胆碱受体拮抗剂所阻断。在关键期后，用 TrKA-IgG 去阻止内源性的 NGF 与其受体 TrKA 结合或者激动毒蕈碱型乙酰胆碱受体能使本来不产生的 LTP 出现。提示 NGF 可能通过调节胆碱能突触传递而结束视皮层的这种突触可塑性现象的关键期。另外，BDNF 已被证明促进 GABA 介导的突触传递的成熟，从而阻止视皮层 LTP 的形成（Huang，et al，1999）。这与另一研究结果是一致的，即向培养的中枢神经细胞反复应用 BDNF 能增强流向 GABA 能细胞的兴奋性突触传递，从而使兴奋-抑制平衡向抑制倾斜（Rutherford，et al，1998）。而且，在关键期后阻断 $GABA_A$ 受体也能恢复 LTP 的产生。看来，是 BDNF 和 NGF 的共同作用终止关键期的。同时这些研究结果也说明这两个神经营养因子在视皮层突触可塑性过程中起着间接允许作用。

第六节 树突内蛋白质合成

Steward 和 Levy 于 1982 年发现多聚核糖体（polyribosome）存在于中枢神经系统颗粒细胞树突内非常接近突触后膜的区域，提示蛋白质合成可能在树突内发生。后来这种多聚核糖体及其相关膜性结构组成的突触相关多聚核糖体复合物（syanpse-associated polyribo-somtic complex，SAPRC）获得了许多研究的证实。随着原位杂交技术的应用，一系列的 mRNA 被证明存在于树突内（图 8-5）（Steward 和 Schuman，2001）。另外，应用光镜和电镜技术的免疫组化研究发现，参与蛋白质翻译过程的成分，象启动（Initiation）和延长（Elongation factors）因子，以及参与合成膜蛋白的细胞器都存在于树突内（Martin，et al，2000）。总之，合成新蛋白质所需的分子都存在于树突内。

尽管上述发现说明，蛋白质合成完全可能发生在树突内，但突触活动调节树突内蛋白质合成的现象直到 1993 年才首次被 Feig 和 Lipton 观察到。他们应用 ^{3}H-Leucine 标记和放射自显影技术发现，同时用胆碱能激动剂和电刺激海马 Schaffer 侧支 CA1 通路能引起相应树突内翻译活动的增强，却对胞体内的蛋白质翻译活动没有影响。最近的研究又显示，在海马 Schaffer CA1 通路，外源性 BDNF 能诱导出一种迅速依赖于蛋白质合成的 LTP，而 mGluR 激动剂能诱导出一种迅速依赖于蛋白合成的 LTD，更有意义的是将相应的树突层和其胞体层切断并不影响这两种突触可塑性活动的维持（Aakalu，et al，2001）。这有力地说明是树

突内的蛋白质合成活动参与了这两种突触可塑性过程。另外还有实验表明，高频电刺激海马脑片能引起相应树突内 α-CaMKⅡ的翻译活动呈 NMDA 受体依赖性增加（图 8-5）（Steward和 Schuman，2001）。提示 LTP 可能需要树突内 CaMKⅡ的合成。由于研究树突内蛋白质合成在 LTP 和 LTD 等突触可塑性活动中的作用是最近几年才兴起的课题，电刺激诱导的 LTP 或 LTD 是否有树突内蛋白质合成活动的参与；LTP 和 LTD 需要树突内合成哪些蛋白质；相应的 mRNA 是怎样被局限在树突内的以及怎样受调节的等，众多的问题都还有待广大神经科学工作者去进行积极的探索。

第七节 神经精神障碍与突触可塑性

一、精神发育迟缓和智力障碍

树突棘（dendritic spine）指的是从突触前神经纤维（即树突）表面发出的细小突起。大脑中的多数兴奋性突触局限在这种直径约 $0.5\mu m$，长度约 $0.5\sim2.0\mu m$ 的高度分化的亚细胞结构。树突棘的形态取决于构成它的细胞骨架（cytoskeleton）的肌动蛋白（actin）并且能在数秒内产生变化。多种精神发育迟缓（mental retardation）与智力障碍（cognitive disability）早已被证实伴有树突棘的形态异常（Fiala，et al，2002；Kaufmann 和 Moser，2000；Purpura，1974）。应用分子生物学技术的研究表明，某些精神发育迟缓是由于特定基因的变异所致，而这些基因所编码的蛋白质正是肌动蛋白的关键性调节因子。比如，一种被称为无症状性 X 染色体相关的精神发育迟缓（nonsyndromic X-linked mental retardation，nsXLMR）可能主要是由于编码以列 4 种肌动蛋白的关键性调节因子的基因所引起（Chelly和 Mandel，2001；Ramakers，2002）：oligophrenin-1，α-Pix（也称为 Cool-2），p21-acti-vatedkinase 3（PAK3）以及 TALLA-1。这种精神发育迟缓者，除智力低下外，很少或根本不伴有其他症状，而且其大脑的大体发育与正常人也相差无二。因此，这些调节肌动蛋白以及树突棘形态的基因变异似乎选择性地导致智力障碍。

那么为什么树突棘的形状和大小对突触处理信息有如此关键的作用呢？发育过程中树突棘的形成包括众多从树突上发出的丝状假足（filopodia），其中的一些丝状假足将与生长锥（growth cone）形成接触，并最终形成树突棘突触（Harris，1999）。有趣的是，某些诱导LTP 的刺激也能导致接受该刺激的树突上快速产生类似的丝状假足。而且这种现象需要NMDA 受体的参与（Engert 和 Bonhoeffer，1999；Maletic-Savatic，et al，1999）。这些研究提示，这种需要广泛肌动蛋白细胞骨架重塑的新树突棘的产生，可能是某些 LTP 形成的形态学机制。

持续的树突棘形态改变也伴有突触传递活动的增强。Yasunori Hayashi 等应用一种基于荧光共振能量转移的影像技术来显示不同形式的突触刺激对肌动蛋白多聚化的影响。他们发现，诱导 LTP 的强直刺激能引起树突棘内肌动蛋白微丝（actin filaments）的形成；而诱导LTD 的低频刺激却导致树突棘内肌动蛋白的解聚化（depolymerization）（Okamoto，et al，2004）。

总之，这些研究表明，LTP 或 LTD 的形成伴有树突棘形态的改变。而伴有树突棘形态改变的某些精神发育迟缓应该也伴有突触传递功能的改变，甚至病理性的突触可塑性现象。

因此，研究调节树突棘形态和功能改变机制，将可能为阐明某些精神发育迟缓的发病机制带来曙光。

二、帕金森病和亨廷顿病

基底神经节指的是一组相互间密切联系，且与感觉、运动、认知及动机形成功能相关联的脑核团。帕金森病（Parkinson's disease，PD）和亨廷顿病（Huntington's disease，HD）是人类中影响基底神经节功能最具代表性的两类神经疾病。所以，基底神经节似乎在随意运动（voluntary movement）和目的性运动（purposive movement）的微妙调节中起着至关重要的作用。而在基底神经节中，纹状体代表着来自其他脑结构（尤其是大脑皮质和下丘脑）的主要信息接收站。从大脑皮质到纹状体的神经通路是基底神经节中主要的兴奋性谷氨酸能传递通路；而下丘脑核则代表着这些脑结构中主要的谷氨酸能结构。投射到纹状体的另一类神经纤维则是来自黑质的多巴胺能神经元。纹状体主要（＞95％）由 γ-氨基丁酸能的一种称为 medium spiny neurons（胞体直径 $10\sim18\mu m$）构成。而这些 γ-氨基丁酸能神经元投射到基底节的另外两个结构——苍白球（globus pallidus，GP）和黑质网状部（reticulate part of substantia nigra）。简化的基底节神经回路如图 8-6 所示。

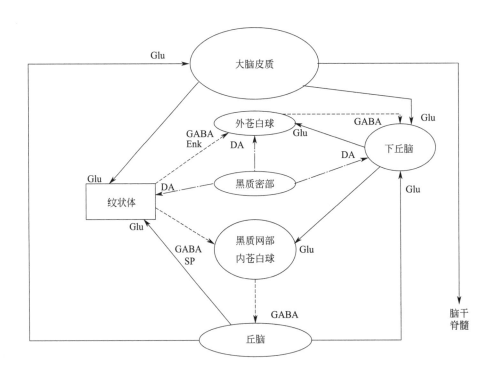

图 8-6　基底节神经回路简单示意

（引自 Levy, et al. Neuroscience，1997，76；335-343 和 Rouse, et al. Pharmacol Ther，2000，88；427-435。有修改）

箭头表示不同神经结构和核团间的突触连接。DA—多巴胺；

Enk—脑啡肽；GABA—γ-氨基丁酸；Glu—谷氨酸；SP—P 物质

如图 8-6 所示，来自其他多个脑区的信息在纹状体内发生整合。因此，纹状体在基底神经节调节运动功能及和运动相关性学习，以及某些联合型学习中起着中心作用。因此，纹状体的突触传递功能的改变（如纹状体突触可塑性）被认为是这些复杂的神经信息整合功能的细胞基础。而且，来自临床和实验方面的证据都表明，从大脑皮质到纹状体的突触传递功能的短时程或长时程变化在某些病理生理性条件（如帕金森病、亨廷顿病以及脑缺血）下发挥着重要的作用（Albin，et al，1989；Calabresi，et al，1998；Calabresi，et al，2001a；Calabresi，et al，1993；Calabresi，et al，1996；Calabresi，et al，2002；Calabresi，et al，2001b；Gubellini，et al，2002）。

例如，近来就有人发现在离体条件下，应用 3-NP（3-nitropoinic acid）能够在大脑皮质-纹状体 medium spiny neurons 通路诱导出一种与代谢性应激有关的病理性 LTP。这种被称为 3-NP-LTP 的现象只选择性地伴有由 NMDA 受体介导的突触传递成分的增强，而 AMPA 受体介导的成分却不受影响（Picconi，et al，2003）。同时，这种病理性 LTP 还需要代谢性谷氨酸受体 mGluR1、PKC、IP3 受体，以及由 D_2 多巴胺受体激活的 MAP 激酶（mitogen-activated protein kinase，MAPK）的参与。3-NP 本身是一种线粒体毒素。它能不可逆地抑制线粒体内的琥珀酸脱氢酶。而 3-NP 在大鼠或猿类动物系统给药早已用于制作亨廷顿病的经典动物模型，因为它能模拟这种疾病的病理生理变化以及在这种神经性疾病中所观察到的由谷氨酸所介导的兴奋性毒性损害。而这种损害主要表现为选择性的纹状体投射神经元的缺失。有趣的是，亨廷顿病的病理特征之一就是琥珀酸脱氢酶的损害。这无疑进一步地增加了这种动物模型可靠性。

另外，还观察到在离体缺糖和缺氧的条件下，大脑-纹状体通路表现出 LTP 样的突触传递增强。由于缺糖和缺氧是用来模拟脑缺血常用的实验手段，因为这种突触传递增强被称为缺血性 LTP（Calabresi，et al，2003；Calabresi，et al，2002；Saulle，et al，2002）。

帕金森病的显著症状是静止性震颤、肌强直和运动迟缓。这种神经疾病主要是由于黑质内多巴胺能神经元减少所致。但帕金森病的另一特征性细胞水平的变化是大脑-纹状体谷氨酸能突触传递功能增强，而这又间接性地引起下丘核的过度兴奋。例如，利用 6-羟多巴胺破坏同侧的黑质密部就引起大脑-纹状体谷氨酸能突触传递功能的显著增强（Greenamyre，2001；Maletic-Savatic，et al，1999；Saulle，et al，2002；Suhwarting 和 Huston，1996）。多项在不同实验性帕金森病模型上的研究结果提示，纠正异常的谷氨酸能突触传递有利于运动性症状的改善。可见，这种突触传递功能的病理性改变代表着帕金森病运动症状的细胞基础。另外，离体电生理实验证实，长期应用左旋多巴治疗对异常的谷氨酸能突触传递有抑制作用。这进一步表明，特异性针对过度兴奋的谷氨酸能突触传递的治疗有益于这种神经疾病。

总之，针对发生在帕金森病和亨廷顿病的异常突触可塑性的形成机制的研究将可能为这些神经性疾病提供新的治疗靶点。例如，NMDA 和代谢性谷氨酸受体分别在帕金森病和亨廷顿病相关的病理性 LTP 中扮演着重要的角色。因此，针对这些靶点的特异性药物的开发，有可能为这两类疾病的患者带来新的希望。

三、阿尔茨海默病

尽管确定 β-淀粉样蛋白（amyloid β-protein，Aβ）在阿尔茨海默病（Alzheimer's disease，AD）发病中的作用这一方面已取得相当的进步，但关于 Aβ 的聚集如何导致痴呆这一方面至今却还知之甚少。脑病理学和计算神经科学的研究显示，Aβ 所致的神经细胞死亡本身并不能导致阿尔茨海默病患者所表现的那种特殊形式的逆行性遗忘，即首先是短时记忆受损，然后随着疾病的进展，长时记忆也逐渐受损。一种称为 Attractor 的神经网络模型的应用提示（Small，2004），这种形式的记忆受损可能是由于聚集的 Aβ 改变了突触可塑性所引起。前面已经提到，树突棘是产生 LTP 和 LTD 的关键部位。海马 LTP 和 LTD 的形成分别伴有树突棘表面积的变大和变小或树突棘数目的增加和减少。Aβ 不一定非得导致突触数目的减少从而损害记忆，只要引起树突棘的微妙变化就足以破坏记忆功能。大量的实验证明，Aβ 可以影响培养的细胞突起的生长。而计算神经科学研究显示，记忆的形成依赖于同一神经元上不同突触上的 LTP 和 LTD 的平衡。这些研究还表明，除非 LTP 和 LTD 之比在一个很小的范围内，否则这一神经网络能储存的记忆数量是有限的。而 LTP 和 LTD 之比取决于各个突触的突触前和突触后神经元的活动在时间上的差异。树突长度的变化可以改变这种时间差异，因而影响 LTP 和 LTD 之比。Knowles 等的研究证实了阿尔茨海默病患者脑中 Aβ 沉积区域内树突棘结构的破坏足以导致其智力的障碍（Knowles，et al，1999）。此外，Aβ 本身已被证明会阻碍海马 LTP 的产生（Nalbantoglu，et al，1997）。Chapman 等在研究一种过量表达 APP（amyloid precursor protein）的转基因小鼠时发现，这种动物在年轻时（2～8 月），其空间学习记忆能力以及其海马 CA1 和齿状回的 LTP 与正常动物没有区别；但当它们进入老年后（＞15 月），其空间学习记忆能力及海马 CA1 和齿状回的 LTP 明显受损（Chapman，et al，1999）。这提示，由 Aβ 导致的突触可塑性受损可能是这种动物，甚至 AD 患者学习记忆能力下降的机制之一。

四、精神分裂症

精神分裂症是一组以思维、情感、行为之间不协调，精神活动与现实脱离为特征的一类最常见的精神病。它影响世界人口的 1%。一般被分为两型。Ⅰ型在临床以阳性症状（positivesy mptom）为主（幻觉与妄想），无智力障碍，其病理过程是可逆的，对神经阻滞剂治疗反应良好；Ⅱ型以情感淡漠，主动性缺乏等阴性症状（negative symptom）为主，有时存在智力障碍，其病理过程相对不可逆，对神经阻滞剂反应不良。

通过对传统的抗精神病药物阻断多巴胺 D_2 受体的观察，多巴胺功能亢进成为精神分裂症发病机理的第一个假说。这主要受两大临床观察的支持：①多巴胺受体激动剂安非他命（amphetamine）能引起精神分裂症样症状。②多巴胺 D_2 受体的阻断剂能治疗精神分裂症。但后来人们发现，更强效的多巴胺 D_2 受体阻断剂依替必利（eticlopride）却不具有治疗精神分裂症的作用，同时，有些能治疗精神分裂症的药物却对多巴胺 D_2 受体只有很低的结合力。提示多巴胺功能异常可能只是精神分裂症发病机理中的一环。于是，人们开始寻找可能参与精神分裂症发病的新机制。而谷氨酸能系统无论在神经网络水平还是在细胞内水平都是与多巴胺系统有着密切相互作用。例如，传统的抗精神病药物在阻断多巴胺 D_2 受体的同时也影响谷氨酸能系统；在发现谷氨酸系统直接参与精神分裂症后，精神分裂症发病的谷氨酸假说应运而生。

谷氨酸能神经元是联系大脑皮质、边缘系统、丘脑，以及参与精神分裂症的其他脑区的主要的兴奋性传递通路。关于谷氨酸能突触传递异常在精神分裂症中作用的最引人注目的证据来自对应用 NMDA 受体非竞争性阻断剂 PCP 和氯胺酮后的临床观察。这两种药物能导致正常人出现类似精神分裂症患者的症状，且使精神分裂症患者的精神症状进一步恶化

（Jentsch 和 Roth，1999；Krystal，et al，1994）。NMDA 受体阻断剂在正常人和动物（包括大鼠和猿猴）所诱导的精神症状不仅包括精神分裂症所有的阳性症状，而且还包括阴性症状及智力障碍。因此它被认为能产生精神分裂症的最好的药理模型。此外，利用基因敲除手段的研究也发现，缺失 NMDA 的 NR1 或 NR2A 亚基的小鼠也表现出类似精神分裂症患者的症状（Miyamoto，et al，2001；Mohn，et al，1999）。

尽管如此，分子生物学的研究并未发现精神分裂症患者脑内 NMDA 受体的表达较正常人低。有人甚至发现这种受体在精神分裂症患者豆状核（putamen）内的数量比正常人要高（Aparicio-Legarza，et al，1998；Kornhuber，et al，1989）。其中一种可能是 NMDA 受体的亚基组成发生了改变从而使其功能变得低下。而这种 NMDA 受体数量的增加可能是机体对由于 NMDA 受体功能低下产生的代偿性反应的结果。然而，目前还缺乏从单离子通道水平的直接证据显示精神分裂症患者的 NMDA 受体功能较正常人低。另外，还有两种离子型谷氨酸受体 AMPA 和 Kainate 的表达在精神分裂症患者多个脑区比正常人的低（Gao，et al，2000；Meador-Woodruff 和 Healy，2000）。

由于 AMPA、Kainate 和 NMDA 受体是介导脑内谷氨酸能兴奋性快速突触传递的直接执行者。它们的功能和表达水平的异常势必引起谷氨酸能兴奋性突触传递的障碍。而 NMDA 受体的活动更是在许多脑区实现突触可塑性（包括 LTP 和 LTD）的关键环节。它的功能的变化定会破坏精神分裂症患者这些脑区正常的突触可塑性的产生以及导致某些学习记忆功能障碍。

五、药物成瘾

各类成瘾性药物具有非常不同的化学结构，因而作用于脑内不同的分子靶体。然而，确定这些不同药物的共同作用机制却是许多神经科学家的兴趣所在。因为这类研究将为治疗各种药物成瘾提供作用靶点。研究者发现，各种成瘾性药物具有两大共同特性：①它们能给药物滥用者带来自然的奖赏，像食物和性欣慰，这些活动都能增强其新皮质-边缘系统多巴胺能突触传递功能。②成瘾性药物能影响与动机和奖赏相关的神经通路的突触可塑性。因此，作为神经可塑性主要形式的 LTP 已经成为药物成瘾研究的焦点课题。

Saal 等的研究为 LTP 在药物成瘾中的作用提供了直接的实验证据（Saal，et al，2003）。他们发现，5 种具有不同化学结构和生物功能的成瘾性药物（安非他命，可卡因，吗啡，乙醇和尼古丁）或应激性刺激（在冷水中游泳）都能引起到 VTA（ventral tegmental area）多巴胺能神经元上的兴奋性突触产生 LTP。导致这项研究的直接动机来自有关药物成瘾动物模型的一项突破性行为学研究成果。该研究证实行为敏感化像多数 LTP 一样，需要谷氨酸能突触传递活动的参与，因而 NMDA 受体阻断剂能阻止行为敏感化形成。行为敏感化是用于药物成瘾研究的一个动物模型。它指的是对反复使用的成瘾性药物的行为学反应的一种强化现象。它使用药者产生对使用该药的强烈渴求，从而表现出觅药行为和用药行为。随后的研究又确定了 VTA 是这种谷氨酸能突触传递所必需的结构。这自然就让人联想到，传到 VTA 内多巴胺能神经元上的兴奋性突触的 LTP 可能参与了行为敏感化的形成。

然而，直到 2001 年 Malenka 等的研究才第一次将行为敏感化与 VTA 内多巴胺能神经元上的 LTP 直接联系起来（Ungless，et al，2001）。他们在比较来自正常小鼠和一天前曾接受一剂可卡因注射的小鼠的中脑内兴奋性突触传递时发现，接受过可卡因注射的小鼠的这种突触传递活动明显地较正常鼠强。他们称其为可卡因-LTP。而且，NMDA 受体阻断剂能抑制这种 LTP 和可卡因引起的行为敏感化。Saal 等的研究可看作是这一研究的延伸。

尽管这些研究带来了许多尚未回答的问题，但它们不仅为药物成瘾的神经适应性理论提供了直接的实验证据，而且也为药物成瘾研究开辟了新的方向。

第八节 突触可塑性与促智药物的研究

LTP 被广泛认为是学习记忆基础的神经可塑性模型是因为它体现了 Hebb 突触的关键属性。1949 年神经科学家 DonaldHebb 提出了一个著名的假说，认为信息可以储存于特定的被他称之为细胞群（cell assemblies）的神经网络中，这些神经网络所具有的突触的功能可以在其突触前和突触后细胞同时放电时得到增强（Cooke 和 Bliss，2005；Hebb，1949）。这一对突触前和突触后同时活动的要求能确保只是有意义的信息才会被储存在大脑中。LTP 作为学习记忆基础的最吸引人之处正是因为它满足了这一要求。

NMDA 受体是 20 世纪 80 年代被鉴别出的能完美检测突触前和突触后同时活动的一类谷氨酸受体。这种受体具有对阳离子的通透性。它的激活需要同时有来自突触前谷氨酸的结合和突触后细胞膜的去极化。因为在静息状态下，它对阳离子的通透性被镁离子阻断，当由于突触前神经元兴奋并释放出的谷氨酸结合并激活突触后细胞膜的 AMPA 或 Kainate 谷氨酸受体后，突触后膜发生去极化并释放出 NMDA 受体中的镁离子，此时早已结合谷氨酸的 NMDA 受体才得以开放，从而使细胞外的钠离子和钙离子内流。

正巧药理学实验发现，NMDA 受体在海马 CA1 区和很多其他脑区的 LTP/LTD 的诱导中起着至关重要的闸门作用。这里要讨论的正是这种海马中 NMDA 受体依赖性的谷氨酸兴奋性突触传递通路的 LTP 和 LTD，以及当今被药物开发者关注并用来增强 LTP 的主要的分子靶点。同时也将讨论以增强 LTP 促进学习记忆的药物的潜在使用价值。

一、 NMDA 受体

由于 NMDA 受体在 LTP 形成中的关键作用，它很自然地已经成为药理性增强 LTP 的主要靶点。NMDA 受体激动剂的直接应用不是易化 LTP 的有效手段，因为这将会引起由钙离子导致的兴奋性细胞毒性。但由于 NMDA 受体上存在多个调节位点（包括甘氨酸结合位点），所以这也为开发药物提高这种受体的功能，从而促进 LTP 的形成提供了可能。如甘氨酸结合位点的激动剂 D-环丝氨酸就被证明具有促智的作用（Stromme Johannesen 和 Myhrer，2002）。另外，甘氨酸摄取抑制剂 ALX-5407（Allelix Neurosciences Inc.）（Atkinson，et al，2001）和 Org-24598（Organon Laboratories Inc.）（Brow，et al，2001）也具有通过这一位点增强 NMDA 受体功能的可能性（图 8-7）。虽然这些化合物对 LTP 的影响尚未被检测，但它们很可能具有增强作用，因为甘氨酸的结合是影响 NMDA 通道开放的重要一环。

其他途径还包括改变影响组成 NMDA 受体的亚基。前面已经提到，有研究表明亚基 NR2A 介导 LTP 的形成，而亚基 NR2B 介导 LTD。这一研究结果为调节 LTP 与 LTD 之间

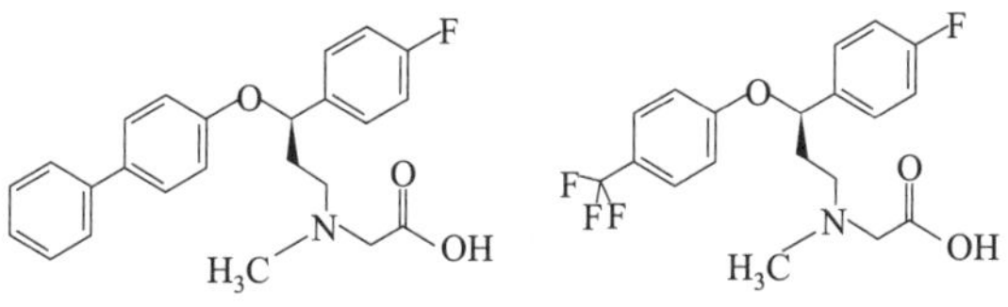

图 8-7　ALX-5407 和 Org-24598 的化学结构

的平衡，进而影响学习记忆提供了药物作用的靶点。

　　然而令人吃惊的是，目前通过调节 NMDA 受体功能从而成功地促进 LTP 形成的竟是这一受体的阻断剂。NMDA 受体阻断剂经典性地阻断 LTP 的形成并破坏海马依赖性的学习记忆。但是，阻断剂也可以改善某些条件下的 LTP 障碍。如低亲和力非竞争性的 NMDA 受体阻断剂美金刚（1-amino-3，5-dimethyladamantane）就能改善由 1 型艾滋病病毒诱导的脑炎（Anderson，et al，2004）、炎症或者注射 Aβ 所致的 LTP 形成障碍（Danysz 和 Parsons，2003）。美金刚还能改善有智力障碍的动物的学习记忆能力（Anderson，et al，2004；Danysz 和 Parsons，2003；Zajaczkowski，et al，1997）。它是被美国政府批准用于治疗阿尔茨海默病的药物。美金刚已被证明是人们苦苦寻找的增强 NMDA 受体功能的药物中少有的成功之例。

二、　AMPA 受体

　　虽然 NMDA 受体在多种 LTP 和 LTD 诱导过程中起着关键性的作用，但这种突触传递的增强均表现为 AMPA 受体的反应增强。目前已经很明确，AMPA 受体的电导或受体数目的增加是 LTP 的表达机制。同时，增强 AMPA 受体介导的突触后膜去极化有助于诱导 LTP。因此，很多具有潜在促智作用的化合物就是以 AMPA 受体为靶点的。这些化合物包括安帕金（ampakines）、benzothiadiazides 和 biarylpropylsulfonamides。它们是通过结合在 AMPA 受体的细胞外位点上来实现延迟这种受体的失活或脱敏，从而增强受体功能的（Arai 和 Lynch，1998a，b；Arai，et al，2000）。

　　茴拉西坦是第一个在脑片上被鉴定为具有增强兴奋性突触传递功能的化合物，可惜它不能有效地通过血脑屏障。随后出现了人工合成的具代谢稳定性的以 1-（1，3-benzodioxol-5-ylcarbonyl）-piperidine（1-BCP）为代表的安帕金类化合物。这些化合物能增加 AMPA 受体介导的兴奋性突触后电位（excitatory postsynaptic potential，EPSP）的幅值和时程。在体实验还表明，1-BCP 具有明显的易化 LTP 的作用。更新一代的安帕金类化合物像 CX-516 和 CX-546 具有更强的调节 AMPA 受体介导的突触电流的作用（图 8-8）。有趣的是，这两种化合物具有同时 LTP 和 LTD 的效果。进一步的研究提示，CX-516 和 CX-546 结合在 AMPA 受体的不同调节位点。因而结合一个化合物之后，并不影响另一化合物的量效关系。此外，这两种化合物的不同作用还表现在：CX-516 增加 EPSP 的幅值却对其时程影响不大，而 CX-546 的作用正好相反。更有趣的是，CX-516 能增强较弱诱导刺激对 LTP 的诱导作用，却对这种突触传递增强的上限没有作用；而 CX-546 除了更强地增强 LTP 的作用外，还能使 LTP 增强到超出其正常的饱和水平以上。CX-516 作为治疗阿尔茨海默病、轻度智力障碍，以及精神分裂症的研究最近已进入 II 期临床试验。

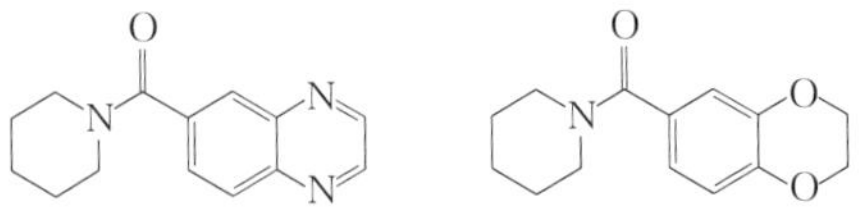

CX-516　　CX-546

图 8-8　CX-516 和 CX-546 的化学结构

其他 AMPA 受体调节剂还包括能抑制 AMPA 受体脱敏的 benzothiadiazide（BTD）类（Yamada 和 Tang，1993）。其中近来开发出来的 IDRA-21（Fidia-Georgetown Institute for the Neurosciences）就能增强兴奋性突触传递和 LTP，而对人体的其他生理功能没有明显的影响（Arai，et al，1996）。但是动物实验表明，这种化合物的效力不强，因为需要很大剂量才有促智效果。作用更强的类似物包括 5′-alkyl-benzothiadiazides 和 pyridothiadiazine dioxides，这两者在很低剂量就表现出明显增强兴奋性突触传递的作用（Arai，et al，2002；Phillips，et al，2002；Pirotte，et al，1998）。

最后一组 AMPA 受体调节物是包括 LY-404187、LY-392098 和 LY-503430 的 biarylpropylsulfonamide 类（图 8-9）（Eli Lilly&Co/NPS Allelix Corp.）（Baumbarger，et al，2001；Gates，et al，2001；Ornstein，et al，2000）。它们能有效地通过血脑屏障，而且对 AMPA 的调节作用也比安帕金类化合物强出很多。但是否能增强 LTP 尚有待实验。

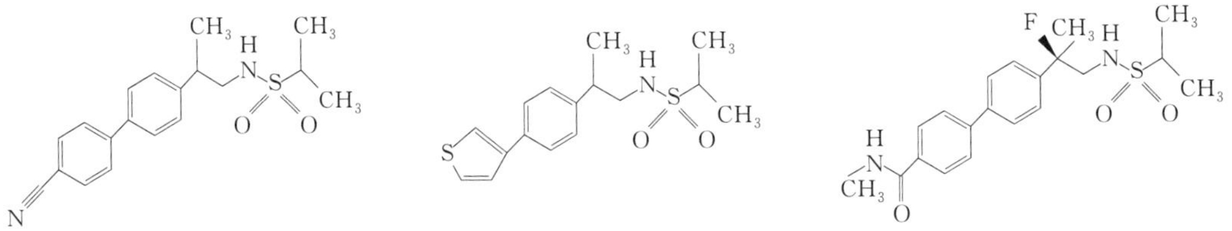

LY-404187　　LY-392098　　LY-503430

图 8-9　biarylpropylsulfonamide 类化合物的化学结构

以上三类化合物都只对 AMPA 受体具有调节作用并且结合与不同的位点。尽管还没有任何一个进入Ⅲ期临床试验，但这些化合物的单用或联合使用有可能成为临床有效的促智药物。

三、 cAMP 和 CREB

上面提到的增强 LTP 的策略都是针对其诱导机制，结果表现为对 LTP 诱导的易化或 LTP 幅值的增加。但要是能影响 LTP 的维持，理论上应可延长其维持的时间。这方面首要的目标就是那些在诱导 LTP 后参与改变基因表达的转录因子。如转录因子 CREB 和它的上游激活信号系统就是最近十年来学习记忆研究，特别是促智药物开发，的焦点所在。调节这一信号系统的任何环节都可能有利于 E-LTP 向 L-LTP 转化，或将短时记忆巩固为长时记忆。因为这些过程都需要基因的转录和蛋白质的翻译。实验已经证明，激活 CREB 的主要途径是通过一系列需要蛋白激酶 MAPK 参与的生化反应过程来实现的。而 MAPK 又被其他蛋白激酶如 PKA 所激活。正常情况下，NMDA 或电压依赖性钙离子通道的开放引起的细胞内钙离子增加；因而激活钙依赖性的腺苷酸环化酶导致细胞内 cAMP 的水平升高，最终使上述信号系统被激活。而细胞内 cAMP 是由磷酸二酯酶所降解的。因此，抑制磷酸二酯酶也能引起细胞内 cAMP 的浓度升高，从而启动上述基因转录和蛋白质翻译过程。咯利普兰就是这样一种磷酸二酯酶抑制剂，它能使正常情况下只能诱导 E-LTP 的刺激诱导出 L-LTP（Barad，et al，1998；Navakkode，et al，2004）。从治疗学的角度来看，咯利普兰的效果极有趣。因为它能改善阿尔茨海默病小鼠模型的 LTP 和记忆障碍（Vitolo，et al，2002）。

四、调节系统

由于 LTP 的诱导和维持机制包括一系列的生理生化反应。其中任何一个环节都可能成为影响其功能的靶点。最明显的例子是，多种神经递质系统都参与对其调解。如针对海马内特异表达的含 α5 亚基的 $GABA_A$ 受体拮抗剂 6，6-dimethyl-3-（2-hydroxyethyl）-thio-1-（thiazol-2-yl）6，7-dihydro-2-benzothiophen-4（5H）-one 就是同影响细胞膜电位，从而提高细胞兴奋性和 LTP 的。这种化合物还能提高啮齿类动物在水迷宫中的空间学习能力（Chambers，et al，2003）。幸运的是，不同于其他 $GABA_A$ 受体拮抗剂，这种化合物没有诱导癫痫和焦虑的作用。此外，如多巴胺 D_1 受体激动剂 6-bromo-3-allyl-7，8-dihydroxy-1-phenyl-2，3，4，5-tetrahydro-1H-3-benzazepine［（＋）-bromo-APB］，6-chloro-7，8-dihydroxy-1-phenyl-2，3，4，5-tetrahydro-1H-3-benzazepine（6-chloro-PB），dihydrexidine（Purdue Research Foundation/DarPharma Inc.）（Otmakhova 和 Lisman，1996）和 SKF-38393（Huang 和 Kandel，1995）；去甲肾上腺素 β 受体激动剂异丙肾上腺素（Huang 和 Kandel，1996；Watabe，et al，2000）；以及胆碱能受体激动剂卡巴胆碱，就是通过升高细胞内 cAMP 水平，从而激活 PKA-CREB 或直接通过 MAPK-CREB 来实现其增强 LTP 或促进 E-LTP 向 L-LTP 转化的。

总之，过去 40 年来全球众多神经科学家的心血，已经共同地为突触可塑性（包括 LTP 和 LTD）的细胞和分子机制描绘出了一个简单而比较清晰的画面。虽然无数的细节尚有待我们去丰富，但对这一极具魅力的生物现象的研究，不仅加深和拓展了我们对神经系统正常生理的认识和理解，同时也已经为许多神经精神性疾病的研究及针对性新药的开发带来了重要的进展。随着突触可塑性研究的不断深入，我们可以很乐观地预测它必将给神经系统的生理、病理和药理研究带来新的甚至革命性的变化。

（刘少林）

参 考 文 献

［1］ Aakalu G，Smith W. B，Nguyen N，et al. Dynamic visualization of local protein synthesis in hippocampal neurons［J］. Neuron，2001，30：489-502.

［2］ Albin R L，Young A B，Penney J B. The functional anatomy of basal ganglia disorders［J］. Trends Neurosci，1989，12：366-375.

［3］ Anderson E R，Gendelman H E，Xiong H. Memantine protects hippocampal neuronal function in murine human immunodeficiency virus type 1 encephalitis［J］. J Neurosci，2004，24：7194-7198.

［4］ Aparicio-Legarza M I，Davis B，Hutson P H，et al. Increased density of glutamate/N-methyl-D-aspartate receptors in putamen from schizophrenic patients［J］. Neurosci Lett，1998，241：143-146.

［5］ Arai A，Guidotti A，Costa E，et al. Effect of the AMPA receptor modulator IDRA 21 on LTP in hippocampal slices［J］. Neuroreport，1996，7，2211-2215.

［6］ Arai A，Lynch G. AMPA receptor desensitization modulates synaptic responses induced by repetitive afferent stimulation in hippocampal slices［J］. Brain Res，1998，799，235-242.

［7］ Arai A，Lynch G. The waveform of synaptic transmission at hippocampal synapses is not determined by AMPA receptor desensitization［J］. Brain Res，1998，799：230-234.

［8］ Arai A C，Kessler M，Rogers G，et al. Effects of the potent ampakine CX614 on hippocampal and recombinant AMPA receptors：interactions with cyclothiazide and GYKI 52466. Mol Pharmacol，2000，58：802-813.

[9] Arai A C, Xia Y F, Kessler M, et al. Effects of 5'-alkyl-benzothiadiazides on (R, S) -alpha-amino-3-hydroxy-5-methyl-4-isoxazolepropionic acid (AMPA) receptor biophysics and synaptic responses [J] . Mol Pharmacol, 2002, 62: 566-577.

[10] Atkinson B N, Bell S C, De Vivo M, et al. ALX 5407: a potent, selective inhibitor of the hGlyT1 glycine transporter [J] . Mol Pharmacol, 2001, 60: 1414-1420.

[11] Bailey C H, Bartsch D, Kandel E R. Toward a molecular definition of long-term memory storage [J] . Proc Natl Acad Sci USA, 1996, 93: 13445-13452.

[12] Bailey C H, Kandel E R, Harris K M. Structural Components of Synaptic Plasticity and Memory Consolidation [J] . Cold Spring Harb Perspect Biol, 2015, 7: a021758.

[13] Balschun D, Wolfer D P, Bertocchini F, et al. Deletion of the ryanodine receptor type 3 (RyR3) impairs forms of synaptic plasticity and spatial learning [J] . EMBO J, 1999, 18: 5264-5273.

[14] Banke T G, Bowie D, Lee H, et al. Control of GluR1 AMPA receptor function by cAMP-dependent protein kinase [J] . J Neurosci, 2000, 20: 89-102.

[15] Barad M, Bourtchouladze R, Winder, D G, et al. Rolipram, a type IV-specific phosphodiesterase inhibitor, facilitates the establishment of long-lasting long-term potentiation and improves memory [J] . Proc Natl Acad Sci USA, 1998, 95: 15020-15025.

[16] Barria A, Derkach V, Soderling T. Identification of the Ca^{2+}/calmodulin-dependent protein kinase II regulatory phosphorylation site in the alpha-amino-3-hydroxyl-5-methyl-4-isoxazole-propionate-type glutamate receptor [J] . J Biol Chem, 1997, 272. 32727-32730.

[17] Barria A, Muller D, Derkach V, et al. Regulatory phosphorylation of AMPA-type glutamate receptors by CaM-K II during long-term potentiation [J] . Science, 1997, 276: 2042-2045.

[18] Baumbarger P J, Muhlhauser M, Zhai J, et al. Positive modulation of alpha-amino-3-hydroxy-5-methyl-4-isoxazole propionic acid (AMPA) receptors in prefrontal cortical pyramidal neurons by a novel allosteric potentiator [J] . J Pharmacol Exp Ther, 2001, 298: 86-102.

[19] Bayer K U, De Koninck P, Leonard A S, et al. Interaction with the NMDA receptor locks CaMKII in an active conformation [J] . Nature, 2011, 411: 801-805.

[20] Bear M F. Progress in understanding NMDA-receptor-dependent synaptic plasticity in the visual cortex [J] . J Physiol Paris, 1996, 90: 223-227.

[21] Beattie E C, Carroll R C, Yu X, et al. Regulation of AMPA receptor endocytosis by a signaling mechanism shared with LTD [J] . Nat Neurosci, 2000, 3: 1291-1300.

[22] Benke T A, Luthi A, Isaac J T, et al. Modulation of AMPA receptor unitary conductance by synaptic activity [J] . Nature, 1998, 393: 793-797.

[23] Bigge C F. Ionotropic glutamate receptors [J] . Curr Opin Chem Biol, 1999, 3: 441-447.

[24] Bleakman D. Kainate receptor pharmacology and physiology [J] . Cell Mol Life Sci, 1991, 56: 558-566.

[25] Bleakman D, Ballyk B A, Schoepp D D, et al. Activity of 2, 3-benzodiazepines at native rat and recombinant human glutamate receptors in vitro: stereospecificity and selectivity profiles [J] . Neuropharmacology, 1996, 35: 1689-1702.

[26] Bliss T V, Gardner-Medwin A R. Long-lasting potentiation of synaptic transmission in the dentate area of the unanaestetized rabbit following stimulation of the perforant path [J] . J Physiol, 1973, 232, 357-374.

[27] Bliss T V, Lomo T. Long-lasting potentiation of synaptic transmission in the dentate area of the anaesthetized rabbit following stimulation of the perforant path [J] . J Physiol, 1973, 232: 331-356.

[28] Borges K, Dingledine R. AMPA receptors: molecular and functional diversity [J] . Prog Brain Res, 1998, 116: 153-170.

[29] Bortolotto Z A, Clarke V R, Delany C M, et al. Kainate receptors are involved in synaptic plasticity [J] . Nature, 1999, 402: 297-301.

[30] Bortolotto Z A, Collingridge G L. Involvement of calcium/calmodulin-dependent protein kinases in the setting of a molecular switch involved in hippocampal LTP [J] . Neuropharmacology , 1998, 37: 535-544.

[31] Bortolotto Z A., Collingridge G L. Evidence that a novel metabotropic glutamate receptor mediates the induction of long-term potentiation at CA1 synapses in the hippocampus. Biochem Soc Trans, 1999, 27: 170-174.

[32] Bortolotto Z A, Collingridge G L. A role for protein kinase C in a form of metaplasticity that regulates the induction of long-term potentiation at CA1 synapses of the adult rat hippocampus. Eur J Neurosci, 2000, 12: 4055-4062.

[33] Bortolotto Z A, Fitzjohn S M, Collingridge G L. Roles of metabotropic glutamate receptors in LTP and LTD in the hippocampus [J] . Curr Opin Neurobiol, 1999, 9: 299-304.

[34] Breakwell N A, Rowan M J, Anwyl R. (+) −MCPG blocks induction of LTP in CA1 of rat hippocampus via agonist action at an mGluR group II receptor [J] . J Neurophysiol, 1998, 79: 1270-1276.

[35] Brown A, Carlyle I, Clark J, et al. Discovery and SAR of org 24598-a selective glycine uptake inhibitor [J] . Bioorg Med Chem Lett, 2001, 11: 2007-2009.

[36] Brussaard A B, Herbison A E. Long-term plasticity of postsynaptic GABAA-receptor function in the adult brain: insights from the oxytocin neurone [J] . Trends Neurosci, 2000, 23: 190-195.

[37] Calabresi P，Centonze D，Pisani A，et al. Synaptic plasticity in the ischaemic brain [J]．Lancet Neurol，2003，2：622-629.

[38] Calabresi P，Centonze D，Pisani A，et al. Striatal spiny neurons and cholinergic interneurons express differential ionotropic glutamatergic responses and vulnerability：implications for ischemia and Huntington's disease. Ann Neurol，1998，43：586-597.

[39] Calabresi P，Gubellini P，Picconi B，et al. Inhibition of mitochondrial complex II induces a long-term potentiation of NMDA-mediated synaptic excitation in the striatum requiring endogenous dopamine. J Neurosci，2001，21：5110-5120.

[40] Calabresi P，Mercuri N B，Sancesario G，et al. Electrophysiology of dopamine-denervated striatal neurons [J]．Implications for Parkinson's disease. Brain，1993，116 (Pt2)：433-452.

[41] Calabresi P，Pisani A，Mercuri N B，et al. The corticostriatal projection：from synaptic plasticity to dysfunctions of the basal ganglia. Trends Neurosci，1996，19：19-24.

[42] Calabresi P，Saulle E，Centonze D，et al. Post-ischaemic long-term synaptic potentiation in the striatum：a putative mechanism for cell type-specific vulnerability [J]．Brain，2002，125：844-860.

[43] Calabresi P，Saulle E，Marfia G A，et al. Activation of metabotropic glutamate receptor subtype 1/protein kinase C/mitogen-activated protein kinase pathway is required for postischemic long-term potentiation in the striatum. Mol Pharmacol，2001，60：808-815.

[44] Chambers M S，Atack J R，Broughton H B，et al. Identification of a novel，selective GABA (A) alpha5 receptor inverse agonist which enhances cognition [J]．J Med Chem，2003，46：2227-2240.

[45] Chapman P F，White G L，Jones M W，et al. Impaired synaptic plasticity and learning in aged amyloid precursor protein transgenic mice [J]．Nat Neurosci，1999，2：271-276.

[46] Chelly J，Mandel J L Monogenic causes of X-linked mental retardation [J]．Nat Rev Genet，2001，2：669-680.

[47] Chittajallu R，Alford S，Collingridge，G. L. Ca^{2+} and synaptic plasticity [J]．Cell Calcium，1998，24，377-385.

[48] Chittajallu R，Braithwaite S P，Clarke V R，et al. Kainate receptors：subunits，synaptic localization and function [J]．Trends Pharmacol Sci，1999，20：26-35.

[49] Connors B W，Long M A. Electrical synapses in the mammalian brain. Annu Rev Neurosci，2004，27：393-418.

[50] Conquet F，Bashir Z I，Davies，C H，et al. Motor deficit and impairment of synaptic plasticity in mice lacking mGluR1 [J]．Nature，1994，372：237-243.

[51] Contractor A，Swanson G，Heinemann S F. Kainate receptors are involved in short- and long-term plasticity at mossy-fiber synapses in the hippocampus [J]．Neuron，2001，29：209-216.

[52] Cooke S F，Bliss T V. Long-term potentiation and cognitive drug discovery [J]．Curr Opin Investig Drugs，2005，6：25-34.

[53] Danysz W，Parsons C G. The NMDA receptor antagonist memantine as a symptomatological and neuroprotective treatment for Alzheimer's disease：preclinical evidence [J]．Int J Geriatr Psychiatry，2003，18：S23-32.

[54] De Zeeuw C I，Hansel C，Bian F，et al. Expression of a protein kinase C inhibitor in Purkinje cells blocks cerebellar LTD and adaptation of the vestibulo-ocular reflex [J]．Neuron，1998，20：495-508.

[55] Derkach V，Barria A，Soderling T R.．Ca^{2+}/calmodulin-kinase II enhances channel conductance of alpha-amino-3-hydroxy-5-methyl-4-isoxazolepropionate type glutamate receptors. Proc Natl Acad Sci USA，1999，96：3269-3274.

[56] Dingledine R，Borges K，Bowie D，et al. The glutamate receptor ion channels [J]．Pharmacol Rev，1999，51：7-61.

[57] Domenici M R，Berretta N，Cherubini E. Two distinct forms of long-term depression coexist at the mossy fiber-CA3 synapse in the hippocampus during development. Proc Natl Acad Sci USA，1998，95：8310-8315.

[58] Emptage N，Bliss T V，Fine A. Single synaptic events evoke NMDA receptor-mediated release of calcium from internal stores in hippocampal dendritic spines [J]．Neuron，1999，22：115-124.

[59] Engert F，Bonhoeffer T. Dendritic spine changes associated with hippocampal long-term synaptic plasticity [J]．Nature，1999，399：66-70.

[60] Fiala J C，Spacek J，Harris K M. Dendritic spine pathology：cause or consequence of neurological disorders？ [J] Brain Res Brain Res Rev，2002，39，29-54.

[61] Fitzjohn S M，Bortolotto Z A，Palmer M J，et al. The potent mGlu receptor antagonist LY341495 identifies roles for both cloned and novel mGlu receptors in hippocampal synaptic plasticity [J]．Neuropharmacology，1998，37：1445-1458.

[62] Fukunaga K，Stoppini L，Miyamoto E，et al. Long-term potentiation is associated with an increased activity of Ca^{2+}/calmodulin-dependent protein kinase II. J Biol Chem，1993，268：7863-7867.

[63] Gao X M，Sakai K，Roberts R C，et al. Ionotropic glutamate receptors and expression of N-methyl-D-aspartate receptor subunits in subregions of human hippocampus：effects of schizophrenia [J]．Am J Psychiatry，2000，157：1141-1149.

[64] Gates M，Ogden A，Bleakman D. Pharmacological effects of AMPA receptor potentiators LY392098 and LY404187 on rat neuronal AMPA receptors *in vitro* [J]．Neuropharmacology，2001，40：984-991.

[65] Giese K P，Fedoro N B，Filipkowski R K，et al. Autophosphorylation at Thr286 of the alpha calcium-calmodulin ki-

nase II in LTP and learning [J]. Science, 1998, 279: 870-873.

[66] Greenamyre J T. Glutamatergic influences on the basal ganglia [J]. Clin Neuropharmacol, 2001, 24: 65-70.

[67] Gubellini P, Picconi B, Bari M, et al. Experimental parkinsonism alters endocannabinoid degradation: implications for striatal glutamatergic transmission [J]. J Neurosci, 2002, 22: 6900-6907.

[68] Hansel C, Artola A, Singer W. Relation between dendritic Ca^{2+} levels and the polarity of synaptic long-term modifications in rat visual cortex neurons [J]. Eur J Neurosci, 1997, 9: 2309-2322.

[69] Hansel C, Linden D J, D'Angelo E. Beyond parallel fiber LTD: the diversity of synaptic and non-synaptic plasticity in the cerebellum [J]. Nat Neurosci, 2001, 4: 467-475.

[70] Harris K M. Structure, development, and plasticity of dendritic spines [J]. Curr Opin Neurobiol, 1999, 9: 343-348.

[71] Hayashi Y, Shi S H, Esteban J A, et al. Driving AMPA receptors into synapses by LTP and CaMKII: requirement for GluR1 and PDZ domain interaction [J]. Science, 2000, 287: 2262-2267.

[72] Hebb D O. Temperament in chimpanzees: method of analysis [J]. J Comp Physiol Psychol, 1949, 42: 192-206.

[73] Hess G, Donoghue J P. Long-term potentiation and long-term depression of horizontal connections in rat motor cortex [J]. Acta Neurobiol Exp (Wars), 1996, 56: 397-405.

[74] Huang K X, Paudel H K. Ser67-phosphorylated inhibitor 1 is a potent protein phosphatase 1 inhibitor [J]. Proc Natl Acad Sci USA, 2000, 97: 5824-5829.

[75] Huang L Q, Rowan M J, Anwyl R. mGluR II agonist inhibition of LTP induction, and mGluR II antagonist inhibition of LTD induction, in the dentate gyrus in vitro. Neuroreport, 1997, 8: 687-693.

[76] Huang Y Y, Kandel E R. D1/D5 receptor agonists induce a protein synthesis-dependent late potentiation in the CA1 region of the hippocampus [J]. Proc Natl Acad Sci USA, 1995, 92: 2446-2450.

[77] Huang Y Y, Kandel E R. Modulation of both the early and the late phase of mossy fiber LTP by the activation of beta-adrenergic receptors [J]. Neuron, 1996, 16: 611-617.

[78] Huang Z J, Kirkwood A, Pizzorusso T, et al. BDNF regulates the maturation of inhibition and the critical period of plasticity in mouse visual cortex [J]. Cell, 1999, 98: 739-755.

[79] Hubbard S R, Till J H. Protein tyrosine kinase structure and function [J]. Annu Rev Biochem, 2000, 69: 373-398.

[80] Ito M, Kano M. Long-lasting depression of parallel fiber-Purkinje cell transmission induced by conjunctive stimulation of parallel fibers and climbing fibers in the cerebellar cortex [J]. Neurosci Lett, 1982, 33: 253-258.

[81] Izumi Y, Zorumski C F. LTP in CA1 of the adult rat hippocampus and voltage-activated calcium channels [J]. Neuroreport, 1998, 9: 3689-3691.

[82] Jentsch J D, Roth R H. The neuropsychopharmacology of phencyclidine: from NMDA receptor hypofunction to the dopamine hypothesis of schizophrenia. Neuropsychopharmacology 20, 201-225.

[83] Jia Z, Lu Y, Henderson J, et al. Selective abolition of the NMDA component of long-term potentiation in mice lacking mGluR5 [J]. Learn Mem, 1998, 5: 331-343.

[84] Kameyama K, Lee H K, Bear M F, et al. Involvement of a postsynaptic protein kinase A substrate in the expression of homosynaptic long-term depression [J]. Neuron, 1998, 21: 1163-1175.

[85] Kapur A, Yeckel M F, Gray R, et al. L-Type calcium channels are required for one form of hippocampal mossy fiber LTP [J]. J Neurophysiol, 1998, 79: 2181-2190.

[86] Kaufmann W E, Moser H W. Dendritic anomalies in disorders associated with mental retardation [J]. Cereb Cortex, 2000, 10: 981-991.

[87] Knowles R B, Wyart C, Buldyrev S V, et al. Plaque-induced neurite abnormalities: implications for disruption of neural networks in Alzheimer's disease [J]. Proc Natl Acad Sci USA, 1999, 96: 5274-5279.

[88] Kornhuber J, Mack-Burkhardt F, Riederer P, et al. [^{3}H] MK-801 binding sites in postmortem brain regions of schizophrenic patients [J]. J Neural Transm, 1989, 77: 231-236.

[89] Krystal J H, Karper L P, Seibyl J P, et al. Subanesthetic effects of the noncompetitive NMDA antagonist, ketamine, in humans. Psychotomimetic, perceptual, cognitive, and neuroendocrine responses [J]. Arch Gen Psychiatry, 1994, 51: 199-214.

[90] Liu L, Wong T P, Pozza M F, et al. Role of NMDA receptor subtypes in governing the direction of hippocampal synaptic plasticity [J]. Science, 2004, 304: 1021-1024.

[91] Lu Y M, Jia Z, Janus C, et al. Mice lacking metabotropic glutamate receptor 5 show impaired learning and reduced CA1 long-term potentiation (LTP) but normal CA3 LTP [J]. J Neurosci, 1997, 17: 5196-5205.

[92] Lu Y M, Roder J C, Davidow J, et al. Src activation in the induction of long-term potentiation in CA1 hippocampal neurons [J]. Science, 1998, 279: 1363-1367.

[93] Makhinson M, Chotiner J K, Watson J B, et al. Adenylyl cyclase activation modulates activity-dependent changes in synaptic strength and Ca^{2+}/calmodulin-dependent kinase II autophosphorylation [J]. J Neurosci, 1999, 19: 2500-2510.

[94] Malenka R C, Nicoll R A. Long-term potentiation--a decade of progress [J]? Science, 1999, 285: 1870-1874.

[95] Maletic-Savatic M, Malinow R, Svoboda K. Rapid dendritic morphogenesis in CA1 hippocampal dendrites induced by

synaptic activity [J]. Science，1999，283，1923-1927.

[96] Malinow R，Mainen Z F，Hayashi Y. LTP mechanisms：from silence to four-lane traffic [J]. Curr Opin Neurobiol，2000，10：352-357.

[97] Mammen A L，Kameyama K，Roche K W，et al. Phosphorylation of the alpha-amino-3-hydroxy-5-methylisoxazole4-propionic acid receptor GluR1 subunit by calcium/calmodulin-dependent kinase II [J]. J Biol Chem，1997，272，32528-32533.

[98] Manahan-Vaughan D. Group 1 and 2 metabotropic glutamate receptors play differential roles in hippocampal long-term depression and long-term potentiation in freely moving rats [J]. J Neurosci，1997，17：3303-3311.

[99] Martin K C，Barad M，Kandel E R. Local protein synthesis and its role in synapse-specific plasticity [J]. Curr Opin Neurobiol，2000，10：587-592.

[100] McAllister A K，Katz L C，Lo D C. Neurotrophins and synaptic plasticity [J]. Annu Rev Neurosci，1999，22：295-318.

[101] McGlade-McCulloh E，Yamamoto H，Tan S E，et al. Phosphorylation and regulation of glutamate receptors by calcium/calmodulin-dependent protein kinase II [J]. Nature，1993，362：640-642.

[102] Meador-Woodruff J H，Healy D J. Glutamate receptor expression in schizophrenic brain [J]. Brain Res Brain Res Rev，2000，31：288-294.

[103] Mellor J，Nicoll R A. Hippocampal mossy fiber LTP is independent of postsynaptic calcium [J]. Nat Neurosci，2001，4：125-126.

[104] Miyamoto Y，Yamada K，Noda Y，et al. Hyperfunction of dopaminergic and serotonergic neuronal systems in mice lacking the NMDA receptor epsilon1 subunit. J Neurosci，2001，21：750-757.

[105] Mohn A R，Gainetdinov R R，Caron M G，et al. Mice with reduced NMDA receptor expression display behaviors related to schizophrenia [J]. Cell，1999，98：427-436.

[106] Mokrushin A A，Tokarev A V. Endogenous regulators of long-term potentiation and depression in rat olfactory cortex slices [J]. Neurosci Behav Physiol，1997，27：229-233.

[107] Nalbantoglu J，Tirado-Santiago G，Lahsaini A，et al. Impaired learning and LTP in mice expressing the carboxy terminus of the Alzheimer amyloid precursor protein [J]. Nature，1997，387：500-505.

[108] Navakkode S，Sajikumar S，Frey J U. The type IV-specific phosphodiesterase inhibitor rolipram and its effect on hippocampal long-term potentiation and synaptic tagging [J]. J Neurosci，2004，24：7740-7744.

[109] Neves G，Cooke S F，Bliss T V. Synaptic plasticity，memory and the hippocampus：a neural network approach to causality. Nat Rev Neurosci，2008，9：65-75.

[110] Neveu D，Zucker R S. Postsynaptic levels of $[Ca^{2+}]_i$ needed to trigger LTD and LTP [J]. Neuron，1996，16：619-629.

[111] Nicoll R A，Mellor J，Frerking M，et al. Kainate receptors and synaptic plasticity [J]. Nature，2000，406：957.

[112] Norris C M，Halpain S，Foster T C. Reversal of age-related alterations in synaptic plasticity by blockade of L-type Ca^{2+} channels [J]. J Neurosci，1998，18：3171-3179.

[113] Nusser Z. AMPA and NMDA receptors：similarities and differences in their synaptic distribution [J]. Curr Opin Neurobiol，2002，10：337-341.

[114] O'Brien J. The ever-changing electrical synapse [J]. Curr Opin Neurobiol，2014，29：64-72.

[115] Okamoto K，Nagai T，Miyawaki A，et al. Rapid and persistent modulation of actin dynamics regulates postsynaptic reorganization underlying bidirectional plasticity [J]. Nat Neurosci，2004，7：1104-1112.

[116] Ornstein P L，Zimmerman D M，Arnold M B，et al. Biarylpropylsulfonamides as novel，potent potentiators of 2-amino-3- (5-methyl-3-hydroxyisoxazol-4-yl) - propanoic acid（AMPA）receptors [J]. J Med Chem，2000，43：4354-4358.

[117] Otmakhova N A，Lisman J E. D1/D5 dopamine receptor activation increases the magnitude of early long-term potentiation at CA1 hippocampal synapses [J]. J Neurosci，1996，16：7478-7486.

[118] Palmer M J，Irving A J，Seabrook G R，et al. The group I mGlu receptor agonist DHPG induces a novel form of LTD in the CA1 region of the hippocampus [J]. Neuropharmacology，1997，36：1517-1532.

[119] Patneau D K，Stripling J S. Functional correlates of selective long-term potentiation in the olfactory cortex and olfactory bulb [J]. Brain Res，1992，585：219-228.

[120] Pearce J M. Marie-Jean-Pierre Flourens（1794—1867）and cortical localization [J]. Eur Neurol，2009，61：311-314.

[121] Pesavento E，Margotti E，Righi M，et al. Blocking the NGF-TrkA interaction rescues the developmental loss of LTP in the rat visual cortex：role of the cholinergic system [J]. Neuron，2000，25：165-175.

[122] Phillips D，Sonnenberg J，Arai A C，et al. 5′-alkyl-benzothiadiazides：a new subgroup of AMPA receptor modulators with improved affinity [J]. Bioorg Med Chem，2002，10：1229-1248.

[123] Picconi B，Centonze D，Hakansson K，et al. Loss of bidirectional striatal synaptic plasticity in L-DOPA-induced dyskinesia [J]. Nat Neurosci，2003，6：501-506.

[124] Pirotte B，Podona T，Diouf O，et al. 4H-1，2，4-Pyridothiadiazine 1，1-dioxides and 2，3-dihydro-4H-1，2，4-

pyridothiadiazine 1，1-dioxides chemically related to diazoxide and cyclothiazide as powerful positive allosteric modulators of (R/S) -2-amino-3- (3-hydroxy-5-methylisoxazol-4-yl) propionic acid receptors: design, synthesis, pharmacology, and structure-activity relationships [J]. J Med Chem, 1998, 41: 2946-2959.

[125] Price N E, Mumby M C. Brain protein serine/threonine phosphatases [J]. Curr Opin Neurobiol, 1999, 9: 336-342.

[126] Purpura D P. Dendritic spine "dysgenesis" and mental retardation [J]. Science, 1947, 186: 1126-1128.

[127] Ramakers G J. Rho proteins, mental retardation and the cellular basis of cognition [J]. Trends Neurosci, 2002, 25: 191-199.

[128] Randic M, Jiang M C, Cerne R. Long-term potentiation and long-term depression of primary afferent neurotransmission in the rat spinal cord. J Neurosci, 1993, 13: 5228-5241.

[129] Rosenblum K, Dudai Y, Richter-Levin G. Long-term potentiation increases tyrosine phosphorylation of the N-methyl-D-aspartate receptor subunit 2B in rat dentate gyrus in vivo [J]. Proc Natl Acad Sci USA, 1996, 93: 10457-10460.

[130] Rostas J A, Brent V A, Voss K, et al. Enhanced tyrosine phosphorylation of the 2B subunit of the N-methyl-D-aspartate receptor in long-term potentiation [J]. Proc Natl Acad Sci USA, 1996, 93: 10452-10456.

[131] Rutherford L C, Nelson S B, Turrigiano G G. BDNF has opposite effects on the quantal amplitude of pyramidal neuron and interneuron excitatory synapses [J]. Neuron, 1998, 21: 521-530.

[132] Saal D, Dong Y, Bonci A, et al. Drugs of abuse and stress trigger a common synaptic adaptation in dopamine neurons [J]. Neuron, 2003, 37: 577-582.

[133] Saulle E, Centonze D, Martin A B, et al. Endogenous dopamine amplifies ischemic long-term potentiation via D1 receptors [J]. Stroke, 2002, 33: 2978-2984.

[134] Schinder A F, Poo M. The neurotrophin hypothesis for synaptic plasticity [J]. Trends Neurosci, 2000, 23: 639-645.

[135] Schoepp D D, Jane D E, Monn J A. Pharmacological agents acting at subtypes of metabotropic glutamate receptors [J]. Neuropharmacology, 1999, 38: 1431-1476.

[136] Schwarting R K, Huston J P. The unilateral 6-hydroxydopamine lesion model in behavioral brain research. Analysis of functional deficits, recovery and treatments [J]. Prog Neurobiol, 1996, 50: 275-331.

[137] Shi S H, Hayashi Y, Petralia R S, et al. Rapid spine delivery and redistribution of AMPA receptors after synaptic NMDA receptor activation [J]. Science, 1999, 284: 1811-1816.

[138] Shigemoto R, Kinoshita A, Wada E, et al. Differential presynaptic localization of metabotropic glutamate receptor subtypes in the rat hippocampus [J]. J Neurosci, 1997, 17: 7503-7522.

[139] Small D H. Mechanisms of synaptic homeostasis in Alzheimer's disease [J]. Curr Alzheimer Res, 2004, 1: 27-32.

[140] Soderling T R. CaM-kinases: modulators of synaptic plasticity [J]. Curr Opin Neurobiol, 2000, 10: 375-380.

[141] Soderling T R, Derkach V A. Postsynaptic protein phosphorylation and LTP [J]. Trends Neurosci, 2000, 23: 75-80.

[142] Steward O, Schuman E M. Protein synthesis at synaptic sites on dendrites [J]. Annu Rev Neurosci, 2001, 24: 299-325.

[143] Strack S, Barban M A, Wadzinski B E, et al. Differential inactivation of postsynaptic density-associated and soluble Ca^{2+}/calmodulin-dependent protein kinase II by protein phosphatases 1 and 2A [J]. J Neurochem, 1997, 68: 2119-2128.

[144] Stromme Johannesen T, Myhrer T. Impaired visual memory in rats reared in isolation is reversed by D-cycloserine in the adult rat [J]. Eur J Pharmacol, 2002, 437: 73-77.

[145] Takechi H, Eilers J, Konnerth A. A new class of synaptic response involving calcium release in dendritic spines [J]. Nature, 1998, 396: 757-760.

[146] Tansey E M. Not committing barbarisms: Sherrington and the synapse, 1897 [J]. Brain Res Bull, 1987, 44: 211-212.

[147] Tezuka T, Umemori H, Akiyama T, et al. PSD-95 promotes Fyn-mediated tyrosine phosphorylation of the N-methyl-D-aspartate receptor subunit NR2A [J]. Proc Natl Acad Sci USA, 1999, 96: 435-440.

[148] Tokuda M, Hatase O. Regulation of neuronal plasticity in the central nervous system by phosphorylation and dephosphorylation [J]. Mol Neurobiol, 1998, 17: 137-156.

[149] Tzounopoulos T, Janz R, Sudhof T C, et al. A role for cAMP in long-term depression at hippocampal mossy fiber synapses [J]. Neuron, 1998, 21: 837-845.

[150] Ungless M A, Whistler J L, Malenka R C, et al. Single cocaine exposure in vivo induces long-term potentiation in dopamine neurons [J]. Nature, 2001, 411: 583-587.

[151] Vitolo O V, Sant'Angelo A, Costanzo V, et al. Amyloid beta -peptide inhibition of the PKA/CREB pathway and long-term potentiation: reversibility by drugs that enhance cAMP signaling [J]. Proc Natl Acad Sci USA, 2002, 99: 13217-13221.

[152] Volianskis A, France G, Jensen M S, et al. Long-term potentiation and the role of N-methyl-D-aspartate receptors

[J]. Brain Res, 2015, 1621: 5-16.

[153] Wang S J, Gean P W. Long-term depression of excitatory synaptic transmission in the rat amygdala [J]. J Neurosci, 1999, 19: 10656-10663.

[154] Watabe A M, Zaki P A, O'Dell T J. Coactivation of beta-adrenergic and cholinergic receptors enhances the induction of long-term potentiation and synergistically activates mitogen-activated protein kinase in the hippocampal CA1 region [J]. J Neurosci, 2000, 20: 5924-5931.

[155] Weinreich D, Undem B J, Taylor G, et al. Antigen-induced long-term potentiation of nicotinic synaptic transmission in the superior cervical ganglion of the guinea pig [J]. J Neurophysiol, 1995, 73: 2004-2016.

[156] Westbrook G L, Mayer M L. The membrane action of excitatory amino acids on cultured mouse spinal cord neurons [J]. Adv Exp Med Biol, 1986, 203: 497-506.

[157] Westphal R S, Tavalin S J, Lin J W, et al. Regulation of NMDA receptors by an associated phosphatase-kinase signaling complex [J]. Science, 1999, 285: 93-96.

[158] Wu J, Wang Y, Rowan M J, et al. Evidence for involvement of the cGMP-protein kinase G signaling system in the induction of long-term depression, but not long-term potentiation, in the dentate gyrus *in vitro* [J]. J Neurosci, 1998, 18: 3589-3596.

[159] Xia J, Chung H J, Wihler C, et al. Cerebellar long-term depression requires PKC-regulated interactions between GluR2/3 and PDZ domain-containing proteins [J]. Neuron, 2000, 28: 499-510.

[160] Yamada K A, Tang C M. Benzothiadiazides inhibit rapid glutamate receptor desensitization and enhance glutamatergic synaptic currents [J]. J Neurosci, 1993, 13: 3904-3915.

[161] Yang S N, Tang Y G, Zucker R S. Selective induction of LTP and LTD by postsynaptic $[Ca^{2+}]_i$ elevation [J]. J Neurophysiol, 1999, 81: 781-787.

[162] Yokoi M, Kobayashi K, Manabe T, et al. Impairment of hippocampal mossy fiber LTD in mice lacking mGluR2 [J]. Science, 1996, 273: 645-647.

[163] Yu X M, Askalan R, Keil G J, et al. NMDA channel regulation by channel-associated protein tyrosine kinase Src [J]. Science, 1997, 275: 674-678.

[164] Zajaczkowski W, Frankiewicz T, Parsons C G, et al. Uncompetitive NMDA receptor antagonists attenuate NMDA-induced impairment of passive avoidance learning and LTP [J]. Neuropharmacology, 1997, 36: 961-971.

[165] Zamanillo D, Sprengel R, Hvalby O, et al. Importance of AMPA receptors for hippocampal synaptic plasticity but not for spatial learning [J]. Science, 1999, 284: 1805-1811.

[166] Zhang D, Sucher NJ, Lipton S A. Co-expression of AMPA/kainate receptor-operated channels with high and low Ca^{2+} permeability in single rat retinal ganglion cells [J]. Neuroscience, 1998, 67: 177-188.

[167] Zheng F, Gingrich M B, Traynelis S F, et al. Tyrosine kinase potentiates NMDA receptor currents by reducing tonic zinc inhibition [J]. Nat Neurosci, 1998, 1: 185-191.

[168] Zucker R S. Calcium and activity-dependent synaptic plasticity [J]. Curr Opin Neurobiol, 1999, 9: 305-313.

第九章 认知评价与研究的技术方法

认知科学是一跨门类的学科或者说由多学科交叉形成。所涉及的学科包括哲学（philosophy）、心理学（psychology）、神经科学（neuroscience）、人工智能（artificial intelligence）、语言学（linguistic）、人类学（anthropology）、社会学（sociology）及生物学（biology）。认知科学家们从科学的角度去研究人的心灵或心智（Mind），主要涵盖智力与行为活动，包括感知及行动、语言、学习记忆、注意力、意识、推理和情绪活动。其中最重要的一环是认识神经系统如何去表述、处理和转换外界的信息。

认知科学研究的是复杂的大脑结构及其高级功能，这决定了其研究和评价方法也是多层次、多水平和多学科性的。从哲学的角度，认知科学可以追溯到公元前四百年前后的古希腊哲学家柏拉图（Plato）和他的学生亚里士多德（Aristotle），甚至更早到他的老师苏格拉底（Socrates）。从心理学的角度，理解认知大概始于 17 世纪后期和 18 世纪初期的德国解剖和生理学家 Franz Joseph Gall 和医生 Johann Gaspar Spurzheim。他们主要致力于将不同的心理/智力活动或行为与大脑的不同区域/部位联系起来。由于他们认为人的颅骨不同部位的外部形态与其相对应部位的大脑结构密切相关，所以通过观察人的颅骨不同部位的外部形态就能判断出其相应心理或智力的强弱，甚至预测人的行为或性格。他俩也因此成了颅相学（Phrenology）领域的先驱和创始人（Gall 和 Lewis，1835）。虽然颅相学的大部分内容都被后来者证明是错误的，但他们这种将大脑不同部位结构与不同功能联系的观点为后来认知科学的实验研究和评价方法学及现代认知神经科学的发展奠定了理论基础（Heiningen，1997）。本章简要介绍应用于认知心理学和认知神经科学研究领域的一些技术方法，主要包括大脑局域损伤（lesion）、神经心理学（neuropsychology）测试和动物行为学（behavior）方法、影像学（imaging）技术、电生理学（electrophysiology）技术及其他新技术等。其中多数都直接或间接地建立在 F J Gall 和 J C Spurzheim 的大脑结构与功能相关的观点上。

第一节 大脑局域损伤

1825 年，法国的生理学家 Jean Pierre Flourens 用实验资料直接证实了心智源于大脑，而非先前人们所认为的心脏。他通过人为手术摘除或破坏兔子和鸽子大脑的不同部位结构，来观察它们行为的变化，发现大脑皮质负责高级功能包括感知、运动和判断，小脑是动物的姿势平衡和运动协调所必需，而脑干则是维持动物基本生命活动如呼吸、血液循环及其他功能稳定的核心结构（Pearce，2009）。这些发现为 Franz Joseph Gall 的大脑不同部位具有不同功能的假说提供了有力的实验证据，因此也为现代认知神经科学奠定了实验基础。

这一实验方法后来被应用到将患者的某项或某些神经功能与其特定的脑区损伤或创伤联系起来。其中最著名的例子之一是法国医生、解剖学家和人类学家 Pierre Paul Broca 于 1861 年报道了两例患者的后脑额下回（posterior inferior frontal gyrus）的损伤导致其说话能力的丧失（Broca，1861a，b，c）。后来人们为了纪念 Broca 医生的这一重要发现而将这一脑区命名为 Broca 区。脑创伤患者通常只能用于确定起某脑功能是由其所受损脑区所致，它的缺点包括：①很难找到研究者感兴趣的脑区被创伤的患者；②试验周期长。在现代影像技术出现之前，通常要等到患者死后进行开颅尸检才能确定受损的脑区。所以这一方法曾被广泛应用于动物实验。除了手术切除外，创伤也可通过向特定的脑区注入强电流或化学物质等方法而实现（Liu，et al，1996；Rowland，et al，1960）。

此外，还有功能性脑损伤的技术，如跨颅磁刺激（transcranial magnetic stimulation，TMS）通过手持线圈产生的磁场从人的颅骨外给以磁场刺激（图 9-1），从而实现对该部位颅骨下脑区神经细胞活动产生影响，同时观察认知行为学测试结果的改变（Hallett，2001）。

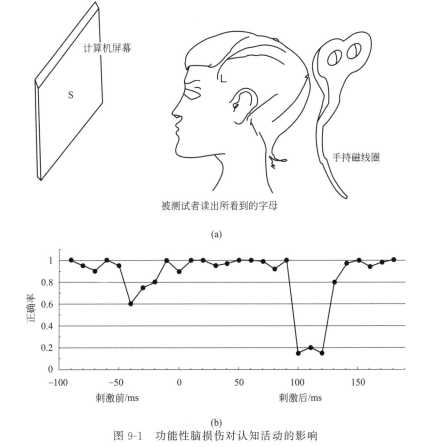

图 9-1　功能性脑损伤对认知活动的影响

（a）试验设计示意图；（b）测试结果显示当磁线圈放置在颅外特定的位置可显著破坏测试者正确读出屏幕上的字母

磁场的强度可由手持线圈上的开关精确控制,速度可达 50Hz。磁场导致目标脑区产生很小的电流从而影响该范围内的神经元活动。

第二节 行为学方法

认知科学研究的行为学测试包括两部分:用于人的神经心理学测试和用于动物的行为测试。

一、神经心理学测试

限于篇幅,这里只简单介绍 2 类广泛应用的智商测试、一个测试选择性注意力的双耳分听测试(dichotic listening test,DLT)和一个测试大脑额叶功能的 WCST(Wisconsin card sorting task)。

1. 智商测试

这里只介绍两类智商测试:用于年长的青少年及成人(16—90 岁)的 WAIS(Wechsler adult intelligence scale)和用于儿童(6—16 岁)的 WISC(Wechsler intelligence scale for children)。

(1)WAIS 测试 WAIS 测试美国心理学家 David Wechsler 首创于 1939 年(Wechsler,1939)并公开发布于 1955 年(Doppelt and Wallace,1955)。此后于 1981 年发布修改版(revised WAIS,WAIS-R),1997 年发布第 3 版(WAIS-Ⅲ)和 2008 年发布第 4 修行版(WAIS-Ⅳ)(Crawford et al.,2008)。它是当今世界上最被广泛应用的智商测试。这里简要介绍 WAIS-Ⅳ。

最新版本的 WAIS-Ⅳ智商测试包括 10 个打分的核心部分(core subtests)和 5 个补充测试(supplemental subtests),由 10 个核心部分测试得出最后的智商总分(full Scale IQ)。其中的一般能力指数(general ability index,GAI)包括口头理解指数(verbal Comprehension Index,VCI)和概念推理指数(perceptual reasoning index,PRI)。前者测试相同性(similarities)鉴别能力,词汇(vocabulary)和信息(information)的理解表达,后者包括模块设计(block design)、矩阵推理(matrix reasoning)和视觉谜题(visual puzzles)3 个方面的测试。GAI 在临床上可以用来测试患者不大容易受信息处理和工作记忆(processing and working memory)影响的其他方面的认知能力。

智商的主要成分通过下面 4 个指数来评判:包括前面提到的口头理解指数(VCI)、概念推理指数(PRI)、工作记忆指数(working memory index,WMI)和处理速度指数(processing speed index,PSI)。最后认知能力的评判体现在两个总分:①由 VCI、PRI、WMI 和 PSI 测试获得的智商总分(full scale IQ,FSIQ);②由组成 VCI 和 PRI 的六个测试而获得一般能力指数(general ability index,GAI)。表 9-1~表 9-4 简单概括了上述 4 个主要指数的检测内容和评判标准。

表 9-1　口头理解指数检测内容和评判标准

口头理解	是否核心测试	测试内容	所测试的能力
相同性	√	要求参与者说出所给的两个词汇或概念是否相同	抽象口头推理语义知识

口头理解	是否核心测试	测试内容	所测试的能力
词汇	√	测试者要求对图片中某个或某些物体的名字并对它或它们进行定义	语义知识;利用已经学习到的去理解和口头表述词汇的程度
信息	√	参与者将会被问到他们的一般性知识	从文化中获取到的一般信息
理解			表达抽象的社会惯例,规则和表达的能力

表 9-2　概念推理指数检测内容和评判标准

概念推理	是否核心测试	所测试的能力
模块设计	√	视觉空间处理和问题解决能力;视觉电机结构(visual motor construction)
矩阵推理	√	非语言的抽象的问题解决能力;归纳性推理
视觉谜题	√	视觉空间推理
完成缺图		快速发觉所看到图片里细节的能力
图形权重		量化推理的能力

表 9-3　工作记忆指数检测内容和评判标准

工作记忆	是否核心测试	测试内容	所测试的能力
数字跨度	√	参与者要求回忆一系列有序的数字	工作记忆、注意力、编码和听觉信息处理
算术	√		量化推理、注意力、精神控制
字母-数字顺序		参与者要求回忆一系列从小到大排列的数字和一系列按拼音顺序排列的字母	工作记忆、注意力、精神控制

表 9-4　处理速度指数检测内容与评判标准

处理速度	是否核心测试	所测试的能力
符号搜索	√	信息处理速度
编码	√	信息处理速度、联想记忆、书写运动的速度
取消		信息处理速度

　　智商测试可以用于精神疾病或脑创伤患者的认知功能的评判。其中特定项目的测试可以为相关特定认知功能提供评判信息。比如,数字跨度测试就可以用来评判患者是否有注意力集中障碍。

　　(2) WISC 测试　WISC 测试也是由 David Wechsler 开发设计的。测试者可以不参加阅读或写作测试。第一版本发布于 1949 年,主要包括 1939 年版的 WAIS 测试中的部分测试加上专门为儿童设计的另外几项测试。2014 年这个测试已经发布了第 5 版(WISC-V)(Wechsler,2014)。WISC-V 测试用时 45~65min,最后产生一个智商总分(full scale IQ),代表着测试儿童的一般认知能力。它也提供 5 个主要的指数分数(primary index scores),涵盖前面 WAIS 测试中提到的口头理解指数(VCI)、工作记忆指数(WMI)、处理速度指数(PSI),以及专为儿童设计的视觉空间指数(visual spatial Index,VSI)和流体推理指数

（fluid reasoning index，FRI）。这些指数代表着儿童在各个相关方面的认知能力。另外结合不同的主要或主要和次要测试可以获得 5 个综合配套分数（ancillary composite score）。

此外，由 5 项补充测试产生 3 个补充配套分数（complementary composite score）可以用来检测跟特定的学习能力障碍相关的认知能力，特别是诵读困难（dyslexia）和计算障碍（dyscalculia）。为测试单一主要指数（primary index），根据测试程序和目标可以将时间缩短到 15～20min，或者为了同时获得所有的主要（primary）、辅助（ancillary）和补充（complementary）指数测试时间也可以延长到 3h 或 3h 以上。

WISC-Ⅴ总共有 21 项测试共产生 15 个综合分数（composite scores）。其中包括 5 个主要指数分（primary index scores），即上面提到 VCI、VSI、FRI、WMI 和 PSI。为获得某一主要指数分需要完成其中的两项测试，因此为获得 5 个主要指数分需完成 10 个主要测试。智商总分由 10 项主要测试中的 7 项得分来确定：2 个来自 VCI、1 个来自 VSI、2 个来自 FRI、1 个来自 WMI 和 1 个来自 PSI。其中 VCI 和 FRI 在智商总分中所占权重更大是为了反映现代智商模型中的晶化（crystallized）和液化（fluid）能力的重要性。有关 5 个主要指数分的测试内容简要地总结在表 9-5～表 9-9 里以便比较和理解。

表 9-5　口头理解指数的主要测试内容

口头理解指数（VCI）	主要	次要	计入智商总分	测试内容
相同性	√		√	被问两个词汇有什么相同或相似
词汇	√		√	要求定义一个所提供的词汇
信息		√		回答有关一般知识的问题
理解		√		回答有关社会处境和常见概念的问题

注：VCI 是综合测试口头概念的形成（也即用口头表达推理能力），因此受到所掌握语义知识的影响。

表 9-6　视觉空间指数的主要测试内容

视觉空间指数（VSI）	主要	计入智商总分	测试内容
模块设计	√	√	根据展示的模型将红色和白色的模块拼成一个模式，计时的，有的更难的题可以给于更多时间
视觉谜题	√		观察一本刺激的书中的谜题然后选择其中的哪三片可能组成该谜题

注：VSI 测试的是孩子对空间信息的处理理解能力。

表 9-7　流体推理指数的主要测试内容

流体推理指数（FRI）	主要	次要	计入智商总分	测试内容
矩阵推理	√		√	观察排列在一起的一组图片，其中缺少一个方块，然后从 5 张图片中选出一张适合去填补那组图中的缺失方块
图像权重	√		√	看一刺激的书，其中天平的一侧放着图形而另一侧是空的，要求从所给的选项中选一个放到天平空着一侧使它维持平衡
图像概念		√		提供给小孩一系列的排成 2～3 排的图案，然后要求他/她从每一排中取出一个放在一起
计算		√		口头提问算术题，要求在规定时间内回答

注：FRI 测试的是孩子的归纳和量化推理能力。

表 9-8　工作记忆指数的主要测试内容

工作记忆指数（WMI）	主要	次要	计入智商总分	测试内容
数字跨度	√		√	口头说给小孩一组按顺序排列的数字，然后要求他/她按所听到顺序或相反的顺序将这一组数字重复或背出来
图形跨度	√			让小孩看刺激书中的多个图案然后从所给的选项中（尽量按所看到的顺序）挑出一个或多个他们前面已经看到过的
字母数字顺序		√		提供给小孩一系列的数字和字母，然后要求他们将这些数字和字母按原先的顺序交回给测试者

注：WMI 测试的是工作记忆能力。

表 9-9　处理速度指数的主要测试内容

处理速度指数（PSI）	主要	次要	计入智商总分	测试内容
编码	√		√	8 岁以下的孩子要求根据编码规则用不同的线条标记几排形状；8 岁以上的孩子要求录制一个数字-符号编码
符号搜索	√			给予孩子几排符号和目标符号（target symbols），然后他/她出现在每一排里的目标符号
取消		√		让孩子浏览随机和结构化安排图案，然后要求在有限的时间内标出特定的目标图案

注：PSI 测试的是对信息的处理速度。

针对特殊临床目的和情况，2014 年发布的 WISC-V 设计 5 个辅助指数分（ancillary index scores）：量化推理指数（quantitative reasoning index，QRI）、听觉工作记忆指数（auditory working memory index，AWMI）、非口头指数（nonverbal index，NVI）、一般能力指数（general ability index，GAI）和认知熟练指数（cognitive proficiency index，CPI）。其中三个（NVI、GAI、CPI）可从 10 项主要测试中获得到。而 QRI 和 AWMI 中任何一个都通过完成 5 个主要衡量指标（VCI、VSI、FRI、WMI、PSI）中任何一个的次要测试而获得。

在 2014 年 WISC-V 发布后推出的另外 2 个辅助指数没被这个最新的版本收录。它们分别是口头扩展晶化指数（verbal expanded crystallized index，VECI）和扩展流体指数（expanded liquid index，ELI）。

此外还有 3 个补充指数打分可用来评价对于取得成就重要而且对特定学习能力障碍敏感的认知过程。它们分别是测试快速自动命名能力的命名速度指数（naming speed index，NSI），测试视觉-口头相联记忆的符号翻译指数（symbol translation index，STI）和测试快速量命名（rapid quantity naming，又称为 subitizing）的命名速度读写能力（naming speed literacy）。命名速度的量化是唯一对数学成就和特定数学学习能力障碍敏感的一种测试。

WISC 不仅被用于智商测试，而且被用作临床工具。比如，有些临床研究者这把 WISC 用作诊断注意力缺失多动障碍（attention-deficit hyperactivity disorder，ADHD）的评价手段之一。这种用途常常通过一种将各种测试分数进行相互比较，来找出相关联的一簇非常低的得分的被称作模式分析（pattern analysis）的过程而实现。然而有研究发现，这不是一种有效的诊断 ADHD 和学习障碍的方法。绝大多数患有 ADHD 的儿童并没有获得比其他孩子低很多的测试分数，而很多显示这种低测试分数模式的孩子却又不患有 ADHD。有学习障碍其他模式的孩子也显示 WISC 不能被用来当作诊断工具。

当诊断儿童时，最好采用多因素评价（multi-factored evaluation）手段，因为学习困难、注意力和情绪障碍可能表现出相似的症状并发，或者是相互影响。比如，有学习困难的孩子可能变得情绪难以控制因而注意力难以集中，从而表现出行为上的问题。患有注意力集中障碍（attention-deficit disorder，ADD）或 ADHD 儿童可能同时因为他们的注意力集中的问题或有学习障碍或精神发育滞后等问题表现出学习困难。总之，诊断儿童或成人认知障碍不能单纯依赖智商测试。但是认知能力的测试如果被适当地分析并结合其他的测试、各种信息、对问题的其他解释，发现并发问题以及丰富的其他方面信息，可以用来排除这些诊断。

WISC 可与用于测试学术成就的第 3 版的 Kaufman 教育成就测试（Kaufman test of educational achievement-third edition，KTEA-3）和第 3 版的 Wechsler 个人成就测试（Wechsler individual achievement test-Ⅲ，WIAT-Ⅲ）联合使用。这种合用为儿童的认知能力和在学校的学习成绩提供信息。认知功能的测试在学校被广泛用于评价可能导致学习成绩差的特定认知障碍和预测儿童将来的学习成绩。WISC-Ⅴ 的这种应用为比如解决学习困难和认知障碍的有目的的教育介入提供有益的信息。正是由于这种联系，WISC 可以用来揭示儿童的智商和他/她在学校的表现。这也正是学校的心理学家应用这种测试的目的。在临床上，学习障碍可以通过比较智商测试结果和成就测试结果而获得诊断。如果儿童的成就低于基于他/她的智能水平的预期，就有可能存在学习障碍。其他心理学家和科学研究者相信通过每一项测试，WISC 可用来理解人的心智的复杂性和帮助诊断学习障碍。

另外，WISC 也可以用作评价手段之一来发掘智力天赋、学习困难及认知强项和弱点。当结合其他测试手段像适应行为评价系统-Ⅱ（adaptive behavior assessment system-Ⅱ，ABA-Ⅱ）和儿童记忆力衡量（children's memory scale，CMS）时，它的临床利用价值还可能提高。结合这些测试可以为认知和适应功能提供信息。而这两项功能也正是适当诊断学习困难和学习记忆功能所必需的。

此外，WISC-Ⅴ 也可用来评价相对生理年龄儿童的认知发育水平。当将它和其他资料相比较，WISC 可提供有关儿童的发育和心理健康的信息。比如，很高或很低的得分可能提示存在某些因素导致社交有关方面的调节困难。这种困难的存在常常是因为不能接受发育上的多样性或者不能适应高于某一水平的高级认知功能。

2. 语言能力的行为学测试

虽然存在争议，但语言能力一般被认为是认知能力的一部分。对语言的学习和掌握有助于其他方面认知能力的发育和发展。另外，绝大多数不同的认知测试都不同程度地以语言或文字表达的方式呈现给被测试者。像前面的智商测试中包括语言能力的部分。有关语言学专业方面的测试像音韵、语义、句法和语法等测试不在本章讨论之列。这里简要介绍一个经典的检测语言与大脑结构关系的行为学测试方法——双耳分听测试（dichotic listening test，DLT）（Caner-Cukiert 和 Cukiert，1994；Harris，et al，1983；McCoy，et al，1977；Pizzamiglio，et al，1974；Whitake，1983）。

双耳分听测试作为一种心理学测试，通常被用来研究听觉系统的选择性注意力及用于认知心理学和认知神经科学研究。这一行为学测试也被用来研究语音感觉在两侧大脑半球的偏侧化（hemispheric lateralization）现象。在一个标准的双耳分听测试中，被测者会同时受到两个通常以语言形式呈现的听觉刺激。不同的刺激通过耳机传送到不同的耳朵。然后被测者被要求大声重复其一侧耳朵听到的单词，同时另一侧耳朵听到的是一个不同的信息。因为集中注意力重复一侧耳朵听到的单词，被测者注意不到另一侧耳朵所听到的信息，甚至那侧的信息从一种语言换到另一种语言（比如从英语换到德语）。

根据测试目的，实际执行时可对这一测试做一定的修改。比如，可将每个单词和带着不同情绪的音调结合，然后要求被测者在大声重复所听到的单词的同时，用手按钮表示所听到说该单词的人当时是带着哪种情绪（喜、怒、哀、乐还是中性）。

双耳分听测试在分析左右脑半球负责语言能力上的差别、揭示选择性注意力障碍、性别差异以及帮助诊断精神分裂症等方面的大有帮助。

3. 前脑功能的行为学测试

大脑的额叶（frontal lobe）被广泛认为在认知过程，特别是工作记忆（working memory）、策略规划、抽象推理等功能活动中发挥重要作用。这里简单介绍一种被认为可以测试大脑额叶功能的行为学方法叫威斯康星卡片归类测试（Wisconsin card sorting task，WCST）。

WCST 是一个非常简单智力游戏测试。它是 1948 年由 David A Grant 博士和 Esta A Berg 博士首创，用来测试人的抽象推理、概念形成和对变化情景的应对策略（Berg，1948）。1963 年英籍加拿大神经心理学家 Brenda Milner 首次将它用来评价脑创伤患者的前脑功能异常。目前这个测试存在两个版本：1948 年的 Grant 和 Berg 版本加上 Milner 的矫正标准和先后由 Robert K Heaton 博士等修改的简短版（Robinson，et al，1980）。这个 Heaton 简短版包括 4 张关键或称刺激卡（Key or stimulus cards）和 128 张反应卡（response cards）。每张卡片上有图案及其三层信息（图 9-2）——形状（十字形、星形、圆形或三角形）、颜色（红、绿、黄、或蓝）、数量（1、2、3 或 4 个）。

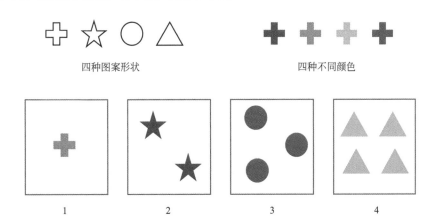

图 9-2　威斯康星卡片归类的卡片上的不同图案形状和颜色
（上）以及示范卡片所代表的第三层（维）数目信息（见文后彩图）

测试者给被测试者展出 4 张关键卡，每张的图案形状、颜色和数目都不同（图 9-2）。然后测试者设立不让被测试者知道的归类规则。被测试者从 128 张反应卡中连续一张接一张地抽出卡片，并根据自己猜测的归类规则将卡片归类到四张关键卡中的相应那张下面。每次测试者都会根据预先设定的规则告诉被测试者是否归类正确并记录下来。被测试者在每次错误后，都需思考错误原因并及时改变策略尝试不同的归类规则。因此这一测试要求被测试者在尝试和错误的过程中发现正确的归类规则，一旦发现正确的归类规则，就应该坚持此规则进行归类直到下一个错误。测试者在每隔 10 张卡后改变一次归类规则，但不会告诉被测试者。测试一直进行到 128 张卡全部归类完或满足六个归类规则。

尽管 Heaton 简短版的测试可以得出 6 个不同的得分。但人们常常根据测试的内部结构采用其中的 2～3 个得分来评判被测试者的表现：正确完成归类的总数（number of categories completed）、重复性错误的总数（number of perseverative errors）和非重复性错误的总数（number of nonperseverative errors）。

二、 动物行为学方法

用于测试动物学习记忆能力的行为学方法比较多。但主要分为这样几类：①条件反射型，如巴甫洛夫条件反射（Pavlovian conditioning）（Damianopoulos 和 Carey，1994）和操作性条件反射（operant conditioning）（Rashotte 和 Smith，1984）；②空间记忆型，如 Morris 水迷宫（Morris water maze）（Paul，et al，2007）和旋臂迷宫（（Maki，et al，1984））；③恐惧焦虑型，如暗箱回避（Ambrogi Lorenzini，et al，1984）、高架迷宫（Andreatini 和 Bacellar，2000）等。因为这类行为学的已被普遍运用和相关书籍的详细介绍（张均田，2012；徐叔云，2002），所以这里不再重复。

第三节 影像学技术

目前被广泛应用于认知神经科学研究的影像技术主要包括 X 射线计算机断层成像（X-ray computed tomography，X-CT）、正电子发射断层显像（positron emission tomography，PET）和磁共振成像（magnetic resonance imaging，MRI）。

一、 X 射线计算机断层成像

这一技术是 20 世纪 70 年代，由英国电气工程师 Godfrey Newbold Hounsfiled 和美籍南非物理学家 Allan McLeod Cormack 研究发明的（Beckmann，2006）。因此他们共获 1979 年的诺贝尔生理学或医学奖。它原本是设计来用作医学检查和诊断的，后来也被应用于医学和生物学的研究。它的基本原理是基于 X 射线对不同物质的穿透力不同。这种穿透的难易度取决于物质的密度。比如铅的密度很高，一定厚度的铅板可以完全阻断 X 射线。因此我们常用它来保护 X 射线相关的从业者。X 射线由 X 射线管（X-ray tube）产生，穿过有不同密度物质构成的受检体后，就会有不同程度的衰减，这种衰减后的 X 射线被位于对侧的检测器吸收并测量，再被转换成电信号且加以放大，最后这种放大后电信号被传送到计算机（图9-3）。环绕受检体的某一切面进行 360°的扫描后，计算机便能计算出受检体在此切面上任何一点的 X 射线衰减值，计算机根据标准化的灰阶（grayscale）转换将各点的相应 X 射线衰减值变为灰度，最后由各个不同灰度的点组合起来便成了该切面的影像。通过计算机三维重叠技术将连续不同切面的影像叠加起来就能得到受检体的立体结构影像。X-CT 常被用来检测器官结构的异常，比如肿瘤、卒中或创伤导致的脑萎缩等。结合前面介绍的创伤和行为学技术，X-CT 可用来揭示受损大脑结构与其特定功能的联系。主要优点是空间分辨率高（大概0.5mm）。主要缺点是仪器设备昂贵。现在很多公司生产和销售 CT 扫描仪，图9-3（b）所示就是西门子公司的一款 CT 扫描仪。

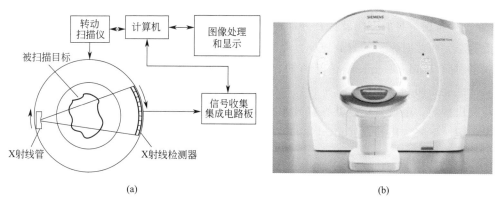

(a)	(b)

图 9-3　CT 仪的简单结构示意（a）和西门子公司生产的 CT 扫描仪（b）

二、正电子发射断层显像

正电子发射和传递断层扫描的概念首先是由美国科学家 David Edmund Kuhl 等在 20 世纪 50 年代后期提出来的。1961 年，James Robertson 等组建了第一台平面的 PET 扫描仪。

正电子发射断层显像是一种核成像技术（Ter-Pogossian，et al，1975），不同于 CT 只能用来显示器官形态结构，PET 常被用来观察人或动物体内代谢活动的变化，因此它是揭示脏器功能的一种影像手段。它检测的是体内 γ-射线。当给患者或动物注射一种被放射性同位素标记的且与能量代谢相关的生物活性分子，比如同位素氟-18（^{18}F）标记的葡萄糖类似物 Flurodeoxyglucose（^{18}F-FDG）后，其中的同位素氟-18（^{18}F）在体内经历正电子衰变（也称正电子的 β 衰变）时，就会释放出一个正电子。当正电子碰撞上体内的一电子而湮灭时，会产生一对湮灭光子（γ-射线），射向完全相反的两个方向。当 γ-射线遇到检测器中的闪烁晶体物质时，会造成一点光亮而被光敏感的光电倍增管或雪崩光电二极管所探测到。因此该被注射的同位素在体内不同部位的浓度被转换成不同灰度的点。最后由计算机将所有的点组合成该同位素在体内或器官内的分布图。它被用于检测代谢水平的前提假设条件是，代谢水平越高的组织或细胞所需的能量代谢相关物质越多，因而会吸收聚集越多的被同位素标记的生物活性分子。PET 常与 CT 结合使用，就能测出该同位素在体内不同器官或组织中的分布图从而揭示不同结构的代谢水平或变化。脑内神经元活跃时，需要更多的能量因而代谢活动增强，因此 PET 可被用来揭示在人或动物从事某智能相关行为时相应脑结构的参与程度，进而有助于描绘认知活动在脑内的分布图。这也是目前唯一用解剖形态方式进行功能、代谢和受体显像的技术。它的特点之一是无创伤性。根据所用同位素的半衰期，它还可以在一定程度上用来揭示功能活动水平的动态变化。它的时间分辨率可达到 30s 以下。

三、磁共振成像

磁共振成像技术是一种利用磁场和电磁波来产生高质量二维或三维脑或其他器官结构图像的，被广泛用于医疗诊断和科学研究的技术。迄今已有 5 位科学家先后因在阐述核磁共振原理及应用方面的杰出贡献，而被授予诺贝尔物理学、生理学或医学奖。

核磁共振（nuclear magnetic resonance，NMR）是基于原子核具有量子磁的物理特性。当一核子所含质子或中子数为奇数时，它便具有一个内在的性质：核自旋（或称自旋角动量）。而核自旋会产生磁矩。当将原子置于强大的外加磁场下（常采用低温超导线圈来实现），原子核自旋本身的磁场就会在外加强大磁场下重新排列，从而使大多数原子的核自旋处于低能态。而此时原子的自旋速率（频率）与外加磁场的强度成正比。在受到外加电磁场或无线电射频（radio frequency）干涉时，如果该射频的频率和原子核自旋的频率一致，核自旋又从低能态回到高能态（图9-4），当核自旋在持续的强大外加磁场下，再回到低能态时便会释放出射频，也就是核磁共振（NMR）信号。而这种核磁共振的信号可以被射频记录仪捕捉和记录下来（Rabi，et al，1939）。

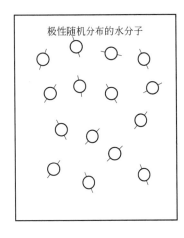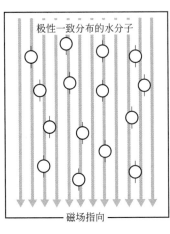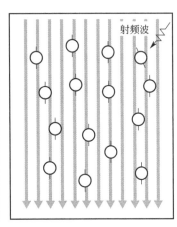

图 9-4　核磁共振原理示意

　　核磁共振的理论很快被推广和应用。其中最重要的应用就是生物结构的成像（nuclear magnetic resonance imaging，NMRI）方面。因担心人们对"核"的误解和顾虑，这一技术现在常常被称为磁共振成像（magnetic resonance imaging，MRI）。MRI 在医学诊断和生物研究领域的应用是基于生物体内含有非常丰富的水（约70%），而不同的组织器官结构中水的含量又各不相同。MRI 是根据核磁共振原理识别水分子中氢原子信号的分布，来推测水分子在生物组织结构内的分布，进而绘制出一幅比较完整的生物组织内部结构图像。不同于鉴定分子结构的核磁共振谱技术，磁共振成像技术改变的不是射频场的频率，而是外加磁场的强度。磁共振成像仪提供两个相互垂直且垂直于主磁场方向的梯度磁场（gradient magnetic），从而使受测体内磁场的分布随着三维空间位置的变化而变化。每一个位置的磁场强度及方向各异，这样位于各个位置上的氢原子核自旋频率及高低能态间的转换都会出现差异。通过探测和记录人或生物体内不同部位的氢原子对不同的射频场信号产生的反应，并借助计算强大信息处理能力，便可以获得水分子在生物器官结构中的立体空间分布信息，最后获得相应内部结构的图像（图9-5）。

　　磁共振成像技术是一种非介入探测技术，它也可以用来揭示脏器结构和功能变化。相对于 CT 和 PET，它既不需要 X 射线，也不需要受检体接受同位素标记物注射。因此它是结合了 CT 描绘结构和 PET 揭示动能的应用且没有这两项技术的缺点的，一个广受欢迎的技术方法。由于工作原理的不同，相较于 CT 对软组织成像的低对比度，MRI 对软组织成像的对比度大大提高，因而特别适用于脑组织的成像。另外，MRI 不仅揭示形态结构和有形的实体病变，而且还能够对脑、心、肝等功能性反应进行精确的判定。在帕金森症、阿尔茨海默病、癌症等疾病的诊断方面，MRI 技术都发挥了非常重要的作用。

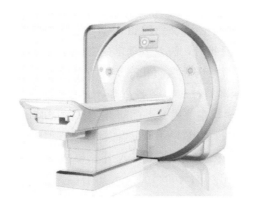

图 9-5　西门子公司生产的核磁共振仪

被用于揭示生物体器官组织功能的磁共振成像技术称为功能性磁共振成像（functional magnetic resonance imaging，fMRI）（Huettel，et al，2009）。它的基本工作原理也是基于核磁共振理论。另外一个理论基础是，生物体内功能活跃的器官组织结构内的细胞需要更多的氧气（oxygen）供应。绝大多数哺乳动物体内的氧是由结合到血液里红细胞内的血红蛋白，从呼吸系统通过血液循环传送到相应的器官组织里细胞的。血红蛋白里含有铁离子，铁离子可以干涉磁场，因此血红蛋白的存在或流动可通过干涉磁场而产生核磁共振信号，而且氧化和去氧的血红蛋白对磁场的影响不一样。基于血红蛋白的这些生物物理特性，磁共振仪便可以揭示出器官结构内血流信息，间接反映其功能变化。这种功能成像技术是依赖血氧水平（blood-oxygen level-dependent，BOLD）的变化，因此这种功能性磁共振成像技术也被称为 BOLD fMRI。当被用来检测脑组织内细胞的功能活动时，由于神经元的电活动常发生在极短的时间里（< 1s），而相应区域血流的变化通常滞后 2~5s。因此决定了 fMRI 的时间分辨率大约为 3~4s。另外，神经元活动导致的相应微小血管的扩张引起的血流变化影响在 2~3mm 的范围内，因此 fMRI 的空间分辨率只能达到 2~3mm。

fMRI 在认知科学领域可以用来检测人或动物脑内不同区域，在从事不同认知行为时的功能变化，从而帮助科学家们将认知活动和相应脑区联系起来。

第四节　电生理学技术

这里简要介绍用于人或动物体的电生理技术脑电图（electroencephalography，EEG）及用于动物的局部场电位记录（local field potential，LFP）、细胞外单细胞记录（single-unit recording）以及膜片钳（patch clamp）技术。

一、脑电图

脑电活动的发现最早大概可以追溯到 1875 年，当时英国医生 Richard Caton 在《英国医学杂志》（《British Medical Journal》）报道了他在暴露的兔和猴大脑半球上记录到的电现象（Caton，1875）。1890 年波兰生理学家 Adolf Beck 发表了他在兔和狗大脑记录到的自发电活动（包括由能被光刺激所改变的节律性震荡）。Adolf Beck 是将电极直接放在大脑表面来检测感觉刺激所引起的反应。正是由于他观察到的脑电活动的起伏波动性变化导致了脑波（brain wave）概念的出现（Coenen，et al，2014）。1912 年，乌克兰生理学家 Vladimir Vladimirovich Pravdich-Neminsky 发表了在狗脑上记录到的首份动物脑电图和诱发电位（evoked potential）（Pravdich-Neminsky，1913）。两年后，波兰生理学家 Napoleon Cybulski 和 Sabina Jelenska-Macieszyna 用照相机记录了在实验性诱导癫痫状态情况下的脑电图（Pawlik，et al，2006）。人的脑电图首先是由德国生理学家和精神病学家 Han Berger 在 1924 年记录到的（Haas，2003）。在扩展 Richard Caton 和其他科学家在动物身上的研究工作的同时，Han Berger 还发明了脑电记录仪（electroencephalogram），这一发明被列为临床神经病学历史上最意外、卓越和重大的发展。他的发现后来被英国科学家 Edgar Douglas Adrian 和 Bryan Harold Cabot Matthews 在 1934 年证实和发展（Adrian 和 Matthews，1934）。1935 年后临床脑电图记录开始逐渐蓬勃发展起来。正是由于这一技术的发展和应用，美国生理学家 Nathaniel Kleitman 和他的研究生 Eugene Aserinsky 在 1953 年发现了快速动眼（rapid-eye movement）睡眠（Aserinsky 和 Kleitman，1953）。至今，脑电图依旧是研究睡眠活动必不可少的技术之一。

由上述简短的历史背景中我们可以看到，早期脑电活动的发现是在开颅的情况下实现的。后来 Han Berger 发明的脑电记录仪，才实现了从开颅到头皮外记录的革命性技术改进。脑电图是一种用于记录人或动物脑电活动的传统且非损伤性的电生理技术。头皮外之所以能记录到电活动是因为脑组织中，特别是靠近颅骨的大脑皮质内的细胞群〔尤其是锥体神经元（pyramid neurons）〕协同性放电，从而导致皮质表面电位变化，通过颅骨及头皮传递到相应电极。因此它实际上反映的是一种场电位变化。尽管在某些特殊情况下，创伤性的电极也会被使用，但大多数情况下是将非创伤性的多个电极贴在人或动物的头皮上来进行记录的〔图 9-6(a)〕。如今，人用的脑电图帽及用于动物研究的脑电图电极板都在很多地方可以购买的到。图 9-6(b)、(c) 就是由荷兰的 BioSemi 公司研发的装备有 128 个电极的 EEG 帽和日本科学家研发并由美国公司 Cortech Solutions 生产销售的带 32 个电极的用于大鼠的电极板称微型 EEG 帽。

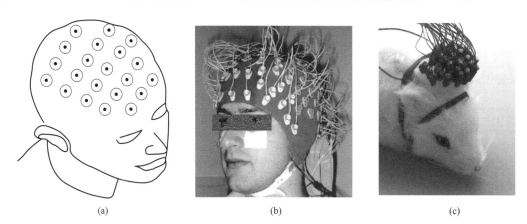

(a)　　　　　　　　　(b)　　　　　　　　　(c)

图 9-6　EEG 是将置放在人或大鼠头皮上的多个电极记录到的微弱电信号通过放大器放大转换后记录下来

临床上的诊断性应用一般集中在神经细胞的震荡性（oscillation）放电（又称脑波）的变化。最多见的是用于诊断癫痫，因为这种疾病导致非常明显的脑电图异常。它也被用于睡眠障碍、昏迷及其他脑病和脑死亡。结合前面介绍过的脑成像技术，如 MRI 和 CT，对筛选脑肿瘤、卒中和其他局部性的脑功能异常非常有帮助。尽管 EEG 的空间分辨率较差（毫米至厘米级），但它的时间分辨率可达数毫秒。这种反映脑电快速活动的优点正好弥补成像技术的不足。

由于现代技术设备发展进步，EEG 的记录变得非常方便简单。现在很多公司都生产和销售脑电图记录设备。图 9-7 是由 MITSAR 生产的一套设备。它主要由 3 部分组成：信号放大器和刺激器（右下）、LED 光刺激器（右中）和计算机（左），当然还包括电源装置——隔离变压器（右上）。

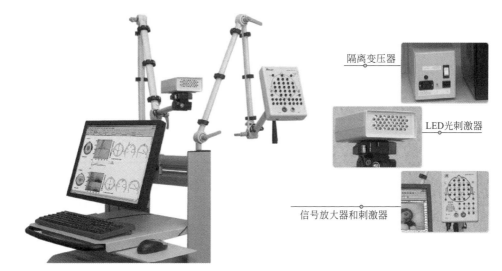

图 9-7　临床用脑电图记录装置

用多个独立电极的话，通常需用导电胶将电极粘在头皮上［图 9-6（a）］。用 EEG 头帽的话，只需按要求将帽子戴好。电极的另一端插到上面所示的放大器的插线板上就可以在连接的计算机上用相应软件记录到脑电图。另外，根据目的和需要，常常会给被记录的人或动物以不同形式的刺激——光刺激或听觉刺激。

在头皮外记录到的脑电活动通常在 $10\sim100\mu V$ 左右。但电位变化图谱可以由不同的方式展现：由相邻电极间或所有单个电极分别和一共同参考电极间的电位变化是不一样的。另外，根据目的和需要，也可将同一脑电信号进行高频（$35\sim70Hz$）或低频（$0.5\sim1Hz$）过滤，其所显示的图谱又完全会不同。如前面所谈到的，被记录者处清醒还是睡眠或不同睡眠阶段，所记录到的脑电图也是显著不同的。

表 9-10 简要归纳了不同频率区间的脑电波的区分标准及生理或病理意义。

表 9-10　不同频率区间脑电波的区分标准及生理或病理意义

频率段	频率/Hz	记录部位	正常情况	病态
δ	<4	前脑（成人）或后脑（儿童），高幅 脑波	● 成人慢波睡眠 ● 幼童清醒状态 ● 从事某些需注意力持续集中的活动时	● 皮质下损伤 ● 扩散性损伤 ● 代谢性脑积水 ● 深部脑中线处损伤
θ	$4\sim7$	出现在与手部活动无关的脑区	● 常见于幼童 ● 成人或青少年瞌睡时 ● 清闲时 ● 刻意抑制某些触发反应时	● 皮质下局部损伤 ● 代谢性脑病 ● 深部脑中线处损伤 ● 某些脑积水

频率段	频率/Hz	记录部位	正常情况	病态
α	8～15	后脑区、两侧、脑优势侧的幅度更高	● 放松状态 ● 闭眼时 ● 清闲时 ● 刻意抑制某些触发反应时	● 昏迷
β	16～31	双侧对称性分布、前脑最明显、低幅波	● 出现情况：安静＞紧张＞应激＞轻度强迫 ● 积极思考、注意力集中、高度警戒、焦虑	● 服用苯二氮䓬类药物后
γ	＞32	躯体感觉皮质	● 处理来自不同感觉系统的信息时（比如听、视觉） ● 短时记忆将所识物体与听或触觉信号相对应时	● 这频段活动的降低可能与智能下降有关(特别是同时有 θ 频段的变化时)，但这还没被最后证明可用于临床诊断
μ	8～12	感觉运动皮质	● 出现在休息状态下的运动神经元	受抑制时可能意味着运动镜像神经元(motor mirror neurons)在活动。这频段脑波抑制受损以及运动镜像神经元受损可能与自闭症有一定关系

除了前面谈到的相对于 fMRI、PET 和 CT 技术的优越性和高时间分辨率外，脑电图还具以下优点：

① 仪器设备相对很便宜。

② 受检试者活动的影响相对较小。

③ 无噪音，因而便于观察由听觉刺激所引起的反应。

④ 毫无创伤。

⑤ 容易用来研究事件相关电位（event-related potential，ERP）。

当然和其他技术手段一样，EEG 也有它的局限性。除前面提到的空间分辨率差外，与后面要提到的其他记录动作电位的电生理技术（单细胞胞外记录和膜片钳）相比，它记录的是微弱的场电位变化，因而信噪比（signal-to-noise ratio）低。另外，在不同情况下 EEG 图谱中可能出现各种不同的记录伪迹（artifacts）。

① 生物性伪迹。包括来自非脑结构的电信号，如与眼有关的（眨眼、眼球运动及眼外肌肉的活动）、心肌活动、肌肉活动等的电信号都可能带来伪迹。对这些来源的伪迹，通常处理办法是通过软件或硬件进行过滤，因为这类伪迹很多时候是无法避免的。

② 环境相关的伪迹。如交流电信号的干扰、电极安置的不稳定、甚至有时候静脉点滴都有可能产生记录伪迹。对这类伪迹的处理办法是重新安置电极，因为交流电信号干扰常常是由于接地的电极没接好。

事件相关电位（ERP） 前面提到的 Hans Berger 在 1924 年发现脑电图后，也观察到脑电位在外部事件刺激感觉系统后会产生变化。这种现象随后在 1935～1936 年间，由美国生理学家 Hallowell Davis 和他夫人 Pauline Allen 首次在清醒人体上记录到（Luck，2014）。后来由于第二次世界大战的影响，直到 1964 年才由英籍美国神经生理学家和机器人学家 William Grey Walter 开启了现代 ERP 研究的新时代，并首次报道了认知活动诱导的 ERP（Walter，1964；Walter，et al，1964）。1980 年后计算机的普及又一次助推了 ERP 在认知科学领域的研究。当今，ERP 已成为在认知神经科学里最广泛用来研究感觉和认知活动中信息处理生理相关性的技术。ERP 是由一定感觉刺激、智能或肢体活动所诱发的特定脑皮质电位的变化。由于脑电图的信噪比低，单次的诱发电位很难在脑电图上显示出来。然而由于这种电信号的变化能被反复诱发，只要将很多 EEG 进行平均就可显著降低图谱的背景噪音，而平均后的 ERP 由于出现在同一时间点不受平均处理的影响，因而得以呈现出来（图 9-8）。

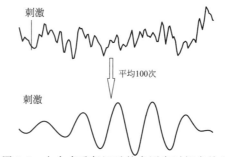

图 9-8　由众多重复记录的在固定时间点给予
感觉刺激时的脑电图数据进行平均就可获得 ERP

相较于行为学测试，ERP 能连续测试刺激和反应间的处理过程。这就有利于确定这一信息处理过程的哪个阶段受到特定实验操作的影响。优于行为学测试的另一点是，它能测量那些不引起行为变化的刺激的信息处理过程。另外，它是由平均 EEG 得来，这种方法具有 EEG 的优点。但是，为计算 ERP 需要大量 EEG 的记录采样。

二、　局部场电位记录

相对于前面介绍的 EEG 单个电极，有较大接触面积（平方毫米级）记录到的是特定颅骨下脑皮层传来的电位变化，LFP 是将尖端直径只有数微米的玻璃或金属微型电极插到目标脑组织内细胞间去记录周围细胞群传来的电位变化。根据电极尖端与周围细胞的间距，LFP 可反映局部神经元间的突触电位总和或单个神经元的放电（动作电位）。但通常是用来反映突触传递（电位）的变化。因为电极尖端不在细胞内，所以它可以长时间地记录到稳定的电位，而被广泛地用于整体动物在麻醉状态下或清醒自由活动条件下。当然它也常被用在离体脑片上，来记录突触传递活动。在某些特定实验要求作长时间记录的情况下，比如记录长时程突触可塑性活动包括 LTP 和 LTD，LFP 记录往往成为首选，因为它既可提供长时间的稳定记录，也不需要担心如像膜片钳技术所导致的细胞内关键成分的稀释甚至失活。另外，由于它记录的是细胞群而不是单个细胞的综合突触活动，所以它反应的是神经回路水平的生理现象，进而更容易用来为系统水平的行为活动提供有力解释。

因为 LFP 通常用来记录慢的电位变化，300Hz 以上的电活动例行性地被过滤掉。为记录很多细胞的电位变化，记录电极的电阻要求很低，一般只几十到几百欧姆。研究显示，这种情况下电极尖端能记录到周围大约 $50\sim350\mu m$ 内的动作电位的变化和 $0.5\sim3mm$ 内慢电流的变化（Gray，et al，1995；Legatt，et al，1980）。因此它常反映成百上千细胞的综合电活动。这种电位通常幅度很小（毫伏级以下），要求控制噪音质量较高的放大器对信号进行放大。

三、　细胞外单细胞记录

前面谈到的 EEG 和 LFP 都是记录来自细胞群的场电位变化，而细胞外单细胞记录是用来反映单个细胞的电位变化（通常是动作电位）。

细胞外单细胞记录起源于两百多年前的神经系统电活动的发现。18 世纪 90 年代，意大利的内科医生和生物学家 Luigi Galvani 发现电刺激死青蛙的腿，能引起其伸缩活动（Picco-lino，1997）。大概一百年后的 1888 年，西班牙神经科学家 Santiago Ramony Cajal 以他的神经元理论为神经科学带来了革命性的变化。他不但详细描述了神经系统的结构，而且指出了神经元是神经系统的基本功能单位（Lopez-Munoz, et al，2006）。由于这些奠基性工作，他获得了 1906 年的诺贝尔生理学或医学奖。第一个能成功记录到神经电活动的是英国的电生理学家 Edgar Douglas Adrian。他在发表于 1928 年的《感觉的基础（The basis of sensation）》书里描述了怎样用 Lippmann 电表记录单根神经纤维的放电活动（Adrian，1928）。他因揭示神经元的功能活动而获得 1932 年的诺贝尔生理学或医学奖。第一次记录到单个神经元放电的是美国神经科学家 Birdsey Renshaw、Alexander Forbes 和 Beningna R. Morison。他们 1940 年发表了用玻璃微电极记录到猫的海马锥形神经元的放电（Renshaw 和 Forbes，1940）。1957 年澳大利亚神经生理学家 John Carew Eccles 用细胞内记录研究了运动神经元的突触机制（Eccles，1957；Eccles, et al，1957a，b，c）。因此他和英国生理学家 Andrew Fielding Huxley 及 Alan Lloyd Hodgkin 共享 1963 年的诺贝尔生理学或医学奖。Andrew Fielding Huxley 和 Alan Lloyd Hodgkin 利用细胞内记录在乌贼巨大的神经轴突上揭示了细胞内外电位和动作电位的形成和传导机制（Hodgkin and Huxley，1939）。这一里程碑式的贡献为后来神经电生理学的迅猛发展奠定了理论基础。1959 年美籍加拿大神经生理学家 David H Hubel 和瑞典神经生理学家 Torsten W Wiesel 用钨丝微电极在清醒自由活动的猫的视觉皮质作单细胞记录，并揭示了其功能结构（Hubel，1959；Hubel 和 Wiesel，1959）。为此他们获得了 1981 年诺贝尔生理学或医学奖。最后要提到的是，1967 年 Marg E 和 Adam JE 首次用多电极阵列（multi-electrode arrays）在一个接受诊断和治疗神经外科手术患者脑内同步记录到了多个单细胞放电活动（Marg 和 Adams，1967）。这项研究带动了此后多种多电极阵列模板的研究和开发应用。

（1）单细胞微电极记录原理　当一个微电极插入到液态离子溶液里时，溶液里的阴阳离子就会和电极发生反应，而形成一个电极-电解质界面。这个界面因为首先由德国医生和物理学家 Hermann von Helmholtz 于 1853 年发现（Helmholtz，1853），所以也被称为 Helmholtz layer。和参考电极相比，记录电极表面这种电荷的分布会形成一种电位差而被记录到。神经元电位的记录方法依赖于所用电极的种类。非极化性电极（常为玻璃微电极内含离子溶液或金属电极）是可逆的，也就是说可通过溶液中的离子充电和放电。这一过程就会产生一种随时间变化的电流，并由该电极记录下来。另一种情况就是理想的极化电极（常常是金属电极）。这种电极不导致溶液中离子的转换，而是金属表面的离子和电子相对于溶液的电位呈极化排列。这种极化排列在电极表面的电性双层结构就起到一个电容的作用。因而，相对于时间而变化的电容就会被该电极记录，并经过桥式电路（bridge circuit）被转换成电压的变化。利用这种技术，神经元产生动作电位时所带来的电位场的变化，就可以被微电极记录下来。如果是细胞内记录的话，那电极就可以直接记录到动作电位、静息膜电位和突触后电位。当神经元产生动作电位时，电流会流入或流出胞体或轴突上相关可兴奋的膜区域。这种电流活动会使该神经元周围产生一个电位场。这种电位场就可被接近该神经元的细胞外微电极检测到，并产生一个电压波峰（spike）。

（2）单细胞记录种类　根据需要，单细胞记录分为细胞内记录和细胞外记录。①细胞内记录需要将微电极插穿细胞膜进入细胞内液。常用玻璃微电极，因为其高阻抗有利于更精确记录细胞的静息电位。另外玻璃电极的尖端可以拉制得很细以便成功刺穿细胞膜。细胞内记录可以提供更多的有关细胞放电的信息，如静息电位、动作电位和突触电位。这种记录方法的缺陷是只能从胞体记录，而且常是较大的细胞，因此所获信息和远端的树突或轴突内的电活动关系不大。另外，要记录小细胞非常困难。②细胞外单细胞记录，只适合记录动作电位及其变化。玻璃或金属电极都可以。优点是可以进行长时间记录，而不用担心所记录细胞受损或细胞内液的流失，因此特适合在清醒自由活动的动物作慢性记录。缺点是它不能反映细胞的静息电位和突触电位。

（3）实验装置　单细胞记录的设备主要包括高电阻的微电极（数兆欧姆）、微电极放大器、微操控器和记录系统（通常为模-数转换板、计算机和相应记录分析软件）。电极种类的选择要根据应用的需要。因为电极阻抗很高，如果用传统的低阻抗放大器的话，电极两端会形成一个巨大的电位差，以致放大器只能记录到这种电位其中的一小部分。为了应对这种情况，常常需要用到另一种被称为前置放大器的装置。前置放大器是一种阻抗和记录电极相匹配的阴极跟随放大器。它被用来记录电压变化信号，再传输到传统的低电阻放大器。如果是细胞内记录的话，电极的微操控器必须是高精密的。因为多数细胞的直径大概就 $10\sim50\mu m$，可想而知要准确让电极尖端扎进细胞内，没有精密准确的操控电极是不可能实现的。另外，只有高精密的操控器才可能长时间让电极尖端稳定地处在细胞内不发生漂移，从而获得稳定、可靠的记录结果。

最后，信号经过放大器放大后，要经过各种不同手段进行过滤处理再显示出来或记录下来。以前常用示波器或相机进行显示或记录。现在基本都经过模-数转换板处理后，记录和储存在计算机里。

（4）微电极的选择和应用　用于单细胞记录的微电极主要有两类：玻璃电极和金属电极。玻璃电极常是高阻抗的，而金属电极阻抗却受所记录电位变化的频率的影响。因此玻璃电极适合于记录静息和动作电位，而金属电极只适合记录动作电位。

玻璃电极内需要加入离子溶液（胞内记录常为高浓度氯化钾溶液；胞外记录常为高浓度氯化钠溶液）而使之导电，将银-氯化银电极插入 溶液里就构成了电路的一端。理想的情况下，溶液里的离子应该和电极周围的离子相似；而且电极内的离子浓度也应该与电极尖端周围的离子浓度一样。另外，电极内各种不同离子的扩散特性应该相似。这些离子应该能携带足够的电流，以满足实验的需要。更重要的是，不要引起所记录的细胞内生物环境的改变。银-氯化银电极会与电极内氯化钾（或氯化钠）发生反应，而形成电极表面的电压降。而且这种电压降会随时间而变化。玻璃电极尖端直径大约为 $0.5\sim1.5\mu m$，而阻抗约为 $10\sim50 m\Omega$。另外，使用玻璃电极需要考虑一些的其他因素。如下面要谈到的，为了补偿玻璃电极的高阻抗，需要用一个阴极跟随器放大装置，作为前置放大器。玻璃和电极内溶液间形成的高电容可能减弱所记录到的高频率的反应，还有来自电极和放大器的内在的干扰。

金属电极可以是各种金属构成的，如不锈钢、硅、铂和钨都可以。它们就像泄漏的电解电容，具有很高的低频阻抗和很低的高频阻抗。因此，记录高频率的放电时，它们能提供较高的信噪比。它们有较好的机械刚性，因而更适合插入脑组织。另外，它们也更容易被成批制造成不同的尖端形状和大小。铂丝电极是由镀黑铂丝外裹玻璃以绝缘，铂丝电极常能提供稳定的记录、较高的信-噪比，因而可以很好地分离单细胞反应以及通常大小的粗糙尖端表面。唯一的缺点是，其尖端很细很脆弱。硅电极是一种合金电极，掺杂着硅和绝缘性的玻璃表面层。硅电极技术提供较好的机械刚性，因而适合多细胞记录的矩阵电极。钨丝电极和铂丝电极一样，能提供稳定的记录以及通常大小的粗糙尖端表面。因而它们能被做得尖端很细，以便来分离高频率的单细胞反应。但是钨丝电极在记录低频反应时噪音大，因而不适合于记录这类的信号。

（5）单细胞记录在认知神经科学的应用　前面介绍的无创技术可以提供神经系统的结构和功能信息，但它们的时间分辨率低。而单细胞记录却是一种具有高空间分辨率和时间分辨率的实验技术，它可被用来研究脑结构和功能及与行为的联系。通过记录单个神经元的电活动，研究者可以将脑活动和行为联系起来，并分析神经信号在脑内的传递过程。比如，以色列科学家 Thomas Boraud 报道了用单细胞记录确定帕金森病患者基底核的结构组织（Boraud，et al，2002）。另外，诱发电位也为将行为和脑功能联系起来，提供了一个新的途径。通过观察刺激诱导的不同脑细胞的电活动反应，我们可以确定被激活的相应部分大脑的结构。这一方法被用来探索认知功能，包括感知、记忆、语言、情绪和运动控制。

此外，单细胞记录获得的数据也可用在脑-机器界面（brain-machine interface，BMI）这个近 20 年发展起来高科技领域。借助单细胞记录数据，可让这些脑-机器界面通过计算机解码信号，并输出信号来控制外部设备，如计算机鼠标或人造假肢。BMI 还可能被用来恢复患有神经麻痹和其他神经疾病患者的某些功能。（Nicolelis，2001；Simeralm，et al，2011）。

四、膜片钳技术

膜片钳是由德国生物物理学家 Erwin Neher 和细胞生理学家 Bert Sakmann 在 20 世纪 70 年代后期至 80 年代初期发明的（Hamill，et al，1981；Sakmann 和 Neher，1984；Sigworth 和 Neher，1980）。这项技术的发明被称为电生理领域又一场革命性的技术进步。他们因此获得 1991 年的诺贝尔生理学或医学奖。该技术使得人们可以研究细胞膜上的单个或许多离子通道的活动。它可用于各种各样的细胞，特别是可兴奋性细胞像神经元、心肌细胞、肌纤维、胰腺 B 细胞等。

1. 膜片钳技术的应用

根据实验目的和需要，膜片钳技术可以以下几种不同的形式得以应用（图 9-9）——细胞贴附式膜片（cell-attached patch）、膜内向外（inside-out）、膜外向外（outside-out）、全细胞膜片钳（whole cell patch clamp）和穿孔性全细胞膜片（perforated patch）。

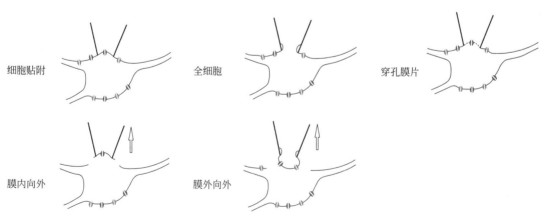

细胞贴附　全细胞　穿孔膜片

膜内向外　膜外向外

图 9-9　多种不同形式的膜片钳记录方法示意

（1）细胞贴附式膜片　是其他膜片钳形式的第一步，是让电极尖端和细胞膜之间形成超高阻抗（千兆欧姆级），但保持细胞膜完整。这种方法记录到的是电极尖端所覆盖的细胞膜上的一个或数个离子通道的电流活动。在这种记录模式下，因为电极内液只接触细胞膜的外面，所以电极内液常用离子成分、浓度、pH值和渗透压都接近于正常细胞外液的高钠/低钾溶液。因细胞膜完整，所以细胞内环境不受影响。另外，这种记录容易成功且记录稳定。但在这种情况下，如果要观察药物对所记录的离子通道的作用，只能预先将药物加到电极内液，且记录过程中不可能换药或改变药物浓度。因此不能在一个膜片上获得药物的量效关系曲线。量效关系曲线只能通过记录多个不同的细胞或膜片来实现。但记录电压依赖性的离子通道时，可以通过改变膜内外电位在同一个膜片上来获得通道的电流-电压关系曲线。

（2）膜内向外　是在电极尖端和细胞膜之间形成超高阻抗（千兆欧姆级）封接后将电极拉离细胞，从而使电极尖端覆盖的细胞膜机械性地与周围胞膜撕离，但不破坏超高阻抗封接。这样电极下细胞膜片原来朝向细胞内胞浆的那一面现在朝外了，因而叫做膜内向外（inside-out）。但在实际操作时，附着于电极尖端的胞膜常常会自行趋拢，并相互连接，从而形成一个囊胞。为形成膜内向外，此时需用物理或化学手段使囊胞重新打开。比如，迅速短暂地将囊胞在液气界面间转换移动，或暴露于低 Ca^{2+} 溶液，或短暂地接触一滴石蜡等。和细胞贴附式记录模式一样，因为电极内液只接触细胞膜的外面，所以电极内液常用离子成分、浓度、pH值和渗透压都接近于正常细胞外液的高钠/低钾溶液。这种方法的一个优点是可以观察药物或其他因素怎样从细胞内的那一面影响或调节所记录离子通道的活动。

（3）全细胞（whole cell）　是在电极尖端和细胞膜之间形成超高阻抗（千兆欧姆级）封接后，保持电极不动但将电极尖端覆盖的胞膜向电极内打开而形成的。通常有两种方法将胞膜打开：一种是通过向电极内施加负压而实现；另一种方法是向电极内加一个大幅度的电流脉冲。所需负压或电流的大小、时间长短都跟所记录的细胞类别和电极尖端粗细等因素有密切关系。有的细胞甚至需要两种方法并用。一旦胞膜被打开，这时电极内液和细胞内液就相通了，也就进入全细胞记录模式了。因此这种情况下记录到的，将是整个细胞膜上离子通道的活动。与前面两种记录模式不同，全细胞记录时电极内液接触的是所记录的细胞内胞浆，所以电极内液常用离子成分、浓度、pH值和渗透压都接近于正常细胞内液的高钾/低钠溶液。和前面讨论过的细胞内玻璃电极记录相比，这种全细胞记录由于电极尖端开口大，因而和细胞内液间的电阻大大降低。因此所记录的电信号的信-噪比大大地提高了，而且记录稳定。但这种方法的缺点是因为电极的内液容量常常远大于细胞内液的容量，所以细胞内的很多活性成分会慢慢地被电极内液稀释。结果是在形成全细胞记录一定时间后，所记录的细胞原来依赖胞浆内某些有效活性成分的电活动特性就会逐渐减弱或消失。这种因稀释而引起的变化的速率也与电极尖端的粗细密切相关。但全细胞记录在神经科学领域常被用来记录突触传递活动。在这种情况下，连通胞体的电极内液对远处神经突触末梢内环境的稀释影响较慢且小。另外，从神经元突触传导到胞体的电位变化受胞浆稀释作用的影响也相对较小。所以，全细胞记录可用来长时间稳定地观察突触传递活动，因而是研究认知行为的神经网络机制的一种重要手段。

（4）膜外向外　是在形成全细胞记录模式后，再缓慢移动电极将封接在电极尖端及周围的一圈胞膜从细胞体上撕下来。撕下来的一圈胞膜会向中间靠拢最后形成一个向电极内张开的囊泡。胞膜原来向着细胞外的那面现在变成囊泡的外面，因而称膜外向外（outside-out）记录模式。由于电极内液接触的是胞膜原来朝着胞浆的那一面，所以电极内液常为高钾/低钠的细胞外液。这种记录方法使得研究者可观察不同的溶液或药物怎样从胞外作用及影响单个或多个离子通道的活动。因为可以迅速地将膜片在含有不同浓度药物的溶液间交换移动，所以适合制作药物量效曲线。但这种技术相对较难，因而成功率较低。

（5）穿孔性全细胞膜片　记录方法和细胞贴附式记录一样。但电极内液增加低浓度的抗真菌药或抗生素，如两性霉素 B、制霉菌素、短杆菌肽（Akaike 和 Harata，1994；Ebihara，et al，1995；Falke，et al，1989；Fan 和 Palade，1998；Kyrozis 和 Reichling，1995；Linley，2013；Rae，et al.，1991；Sarantopoulos，et al，2004；Szulczyk，2016）。这些药物分子可以融入电极尖端所覆盖的胞膜，并在上面形成很多小孔。这些小孔可以让细胞内液和电极内液里的单价离子自由通过，但阻止二价以上离子自由交换，同时也阻止其他大分子如 cAMP 及蛋白质分子从胞浆流入电极内液。这样一方面可以让电极内液和胞浆间导电而形成全细胞记录，另一方面也可以防止全细胞记录所带来的稀释或破坏细胞内环境的副作用。该方法的缺点是因为电极和细胞内液间电阻较全细胞记录高，所以所记录到的电流较小而且噪音高（信噪比低）。通常所用药物在胞膜形成小孔的所需时间较长，像两性霉素-B 需要 15min 左右，而制霉菌素和短杆菌肽需要更长。此外，由于小孔的存在，使得胞膜容易破裂，从而变成全细胞记录。一旦变成全细胞记录，细胞内的抗真菌药或抗生素又会污染细胞内环境。

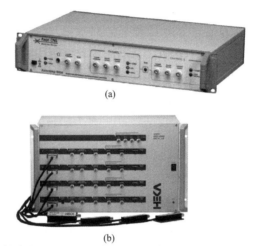

(a)

(b)

图 9-10　两种常用的膜片钳放大器：Molecular Devices 公司的 900A（a）和 Heka 公司的 EPC-10（b）

2. 仪器设备

（1）电极　像前面讨论的单细胞记录一样，膜片钳技术也用玻璃电极。但这种玻璃电极不需要插入细胞内，而是和细胞膜形成一个极高阻抗（$10\sim100G\Omega$）的封接。因此电极尖端的直径通常比细胞内记录的电极粗（数微米）。

（2）膜片钳放大器　图 9-10 为目前最常用的由美国公司 Molecular Devices 生产的 900A 和德国公司 Heka 生产的 EPC-10（图 9-10）。二者都是完全通过计算机控制的。其中 900A 有两个记录通道，可同时记录两个细胞或单离子通道；EPC-10 有 4 个通道，可用来同时进行 4 个记录。放大器是带着起前置放大作用的探头的。来自电极的电信号通过探头初步放大后，传送到膜片钳再进一步放大处理。

（3）模数转换器（analog-digit converter，AD converter）　模数转换器是在放大器和计算机之间，起模拟信号和数字信号转换作用的。具体一点，就是将来自放大器的模拟信号转换成数字信号，交由计算机里的软件记录显示，同时又将来自计算机的数字命令信号转换成模拟信号来控制放大器。市场可供选择的模数转换器要相对多一些，购买之前一定要了解它们是否与放大器相匹配。如德国 Heka 的 EPC-10 的放大器常用同公司生产的 ITC-18 模数转换器［图 9-11（a）］，而美国 Molecular Devices 公司的放大器常选用同公司的对应产品，其最新款为 1550B［图 9-11（b）］。

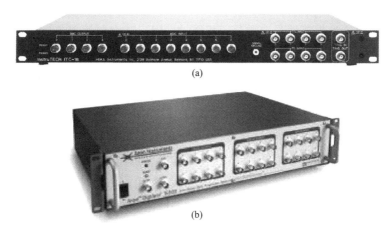

图 9-11　常用的模数转换器：Heka 公司的 ITC-18（a）和 Molecular Devices 公司的 1550B（b）

（4）计算机及相应的记录和分析软件　模数转换器通常需要通过相匹配的内置 PCI 卡才能和计算机相连接。软件也是需要和放大器以及计算机所用的操作系统相匹配的。比如，Molecular Devices 公司的放大器常用同公司的记录分析软件 pClamp，其最新版为 pCLamp-10；而 Heka 公司的 EPC-10 则用的是同一公司的 Patchmaster。

（5）其他设备　因为要看见细胞，显微镜是必不可少的。当然如记录蟾蜍卵细胞，因为其个体大，可能不需要显微镜。

第五节　光遗传学技术

前面谈到的研究认知神经系统功能活动的技术方法时，都提到了它们的在空间分辨率和时间分辨率方面的优缺点。有的技术空间分辨高，但时间分辨率不理想，如功能性磁共振成像；有的技术时间分辨率高，但空间分辨率差，像脑电图记录。似乎没有一种技术能同时提供理想的空间分辨率和时间分辨率。然而，近年来发展并已被广泛应用到神经科学的一种被称为光遗传学（optogenetics）的技术就可以弥补这一缺憾（Deisseroth，2015；Fenno，et al，2011；Tye 和 Deisseroth，2012；Yizhar，et al，2011；Zhang，et al，2010）。这是一项将遗传学和光学方法结合起来，实现控制生物活体内特定细胞的功能活动的新技术。它使得科学家们可以用光来激活或抑制特定细胞群，从而控制动物行为。

一、历史背景

利用光来控制细胞活动本身并不是一个什么新鲜主意。早在 1979 年，因为揭示 DNA 分子结构而获 1962 年诺贝尔生理学或医学奖的美籍英国科学家 Francis Harry Compton Crick 就提到神经科学面临的挑战之一就是控制单一种类的神经元，而不会同时影响到其他的神经元。但因为脑内不同类别的神经元通常都交织分布。电刺激不能达到这一目的，是因为电极尖端周围的各种类神经元都会不同程度地被激活。化学性药物的选择性也不够，且它们的作用比神经元的钙电活动缓慢多了。当时，他就建议用光刺激来达到这一目的。1971年，德国生物化学家 Dieter Oesterhelt 和美籍德国医学家 Walther Stoeckenius 发现了细菌视紫红质（Bacteriorhodopsin），这一可被光激活的离子泵（Oesterhelt 和 Stoeckenius，1971）。随后一系列这类光控性蛋白质分子相继被发现，其中包括 1977 年发现的嗜盐菌视紫红质（halorhodopsin）（Matsuno-Yagi 和 Mukohata，1977）和 2002 年发现的光敏感通道蛋白（channelrhodopsin，ChR）（Nagel，et al，2002）。2005 年美国斯坦福大学的神经科学家 Karl Deisseroth 的实验室首次证实了单组分光遗传（optogenetic）系统的存在（Boyden，et al，2005；Li，et al，2005）。次年他们将之命名为光遗传学（optogenetics）。此后至今的 15 年间，这一技术已被广泛应用到生物科学的很多领域（Deisseroth，2015）。同时这一技术本身也取得迅猛的进展和改进。而且光遗传学的概念也扩展到用遗传手段将反映细胞活动水平的荧光蛋白（如胞内 Ca^{2+} 浓度敏感的绿色荧光蛋白 GCamp）表达到特定的细胞上，然后通过测量记录这种荧光的变化，来反映相应细胞的功能的技术。但本节以下内容不包括上述方面的内容。

二、光遗传学的工作原理

这有两个主要问题：①光控离子通道或离子泵是怎么被选择性表达到特定的细胞上去的？②光控离子通道或离子泵是怎样激活或抑制细胞的？

现代分子生物学和基因工程的发展和应用大大地推动了神经元分类的进展。随着越来越多的神经元特定标记蛋白质分子的发现，可用来将光控离子通道或离子泵选择性表达到特定的细胞上的途径也与日俱增（Deisseroth，2015）

这里简单介绍一种叫 Cre-依赖性基因表达的分子生物学手段。这是一种位点特定性的重组技术，可将研究者选定的基因安插到特定类别细胞 DNA 序列上，从而表达研究者需要表达的蛋白质。这项技术需要一个称为"Cre（cyclic recombination）"的 DNA 重组酶（recombinase）和一对称为"lox"的短的目标序列。当 Cre 和 lox 同时存在一个细胞核内时，Cre 选择性地剪辑 lox，从而实现基因重组和表达。比如，我们想将前面提到的 ChR 选择性地表达到多巴胺神经元上。广泛应用的方法是通过病毒介导来实现。因为要观察最后表达的情况，所以理想的情况是让荧光蛋白和 ChR 呈正比地在多巴胺神经元上表达。为实现这一目的，科学家们在 AAV（adeno-associated virus）病毒的 DNA 序列上插入这样一个基因序列：ChR 和荧光蛋白的基因序列融合在一起，以致转录表达出来的是一个既具有光敏离子通道功能又产生荧光的蛋白质分子——ChR 荧光蛋白。ChR 荧光蛋白基因序列的两端被加上一对 lox 序列 [图 9-12（a）]。为防止 ChR 荧光蛋白基因在正常情况下的转录和表达，一个终止密码子（stop codon）伴随 Lox 序列同时被加在 ChR 荧光蛋白基因序列的上游，从而形成 lox-stop-lox（LSL）-荧光蛋白基因序列。当有 Cre 存在时，Cre 选择性剪辑掉上游 LSL 中的终止密码子，从而使 ChR 荧光蛋白基因序列得以顺利转录和表达。当然，除了用病毒，这个基因序列也可以被安插到小鼠的基因组而制成携带有 lox-stop-lox（LSL）-荧光蛋白基因序列的转基因小鼠（比如美国 Jackson 实验室的 Ai32 小鼠）。然后通过和携带有 Cre 的小鼠进行杂交繁殖，也能获得选择性地在多巴胺神经元表达 ChR 荧光蛋白的小鼠。但这种表达是系统性（全身性），而不是只局限在研究者感兴趣的脑区。所以这种动物，特别是用于在体实验时，光刺激激活或抑制的特定神经不一定只局限在研究者所想要的脑区，这会使光遗传学的选择性大打折扣。

那怎样才能使这一过程选择性地在多巴胺神经元内发生呢？多巴胺神经元含有一种合成多巴胺所需的内源性关键酶（限速酶）叫酪氨酸羟化酶（tyrosine hydroxylase，TH）（Daubner，et al，2011）。因为其他神经元不含有这种酶，所以 TH 是多巴胺神经元的选择性标记物。运用基因工程技术，科学家们制作一种称为 TH-Cre 的转基因小鼠（Savitt，et al，2005）。Cre 在 TH-Cre 小鼠体内的表达是受 TH 基因启动子（promoter）控制的，所以 Cre 只存在于多巴胺神经元内。当把上面提到的那种带有 LSL-ChR-荧光蛋白 DNA 序列的病毒注入存在多巴胺神经元的特定脑区后，ChR 荧光蛋白就会选择性地表达到该脑区内的多巴胺神经元上了 [图 9-12（b）]。

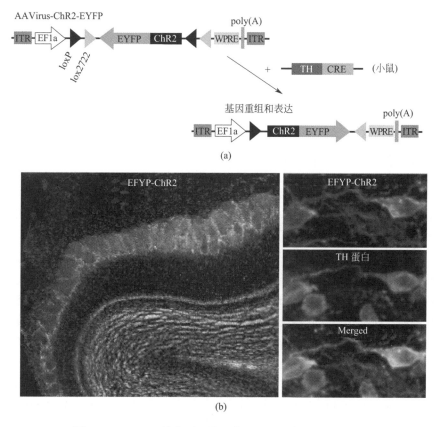

图 9-12　Cre-lox 技术原理的示意（a）和选择性表达 ChR
在嗅球的嗅小球层内多巴胺神经元上（b）（见文后彩图）

下一个问题是光控蛋白怎样调控细胞活动？现在市场可供选择使用光控蛋白有数十种之多。从它们作用结果来看可以分为两大类：兴奋性和抑制性。兴奋性的多为光敏的非选择性阳离子通道（Deisseroth，2015；Fenno，et al，2011；Yizhar，et al，2011）。如 ChR 受到特定范围波长（约 470nm）的光照射后，通道打开使细胞外的阳离子 Ca^{2+}、Na^+ 等流入而细胞 K⁺ 外流。但因为正常神经细胞内的电位比胞外低，加上胞外钠离子和钙离子浓度比胞内高出 100 多倍，所以流入细胞内的钠离子和钙离子远多于流出的钾离子。结果导致神经元因内向正电流而去极化（图 9-13）。抑制性光敏蛋白可以是氯离子通道、氯离子泵或质子泵。如常用的嗜盐菌视紫红质就是一种光敏的氯离子泵（Matsuno-Yagi 和 Mukohata，1977）。当受到特定范围波长（约 530nm）的光照射时，嗜盐菌视紫红质将细胞外的氯离子泵入细胞内，从而使神经元超极化。

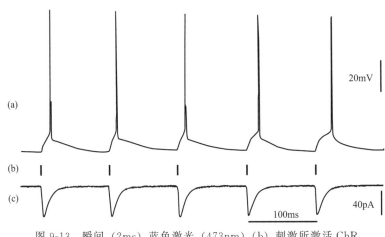

图 9-13　瞬间（2ms）蓝色激光（473nm）（b）刺激所激活 ChR
而产生的内向正电流（c）和去极化及动作电位（a）

三、在神经科学领域的应用

传统的神经科学研究集中在细胞分子水平或系统水平。但通常人们发现，用细胞分子水平的发现去解释和理解系统甚至行为水平的现象和生理意义存在困难。反之亦然，用认知或情绪活动去推测细胞或分子水平的过程更似乎是不可能。光遗传学的发展为这二者之间建起了一座桥梁。其生物分子的选择性使得这一技术可用来控制种类繁多而又错综联系的神经元中的特定群体，从而解释由这些特定神经元群体组成的神经网络的功能运作（Zhang，et al，2010）。这种跨脑区，却又具分子水平的空间分辨率加上毫秒级的时间分辨率，为我们研究神经网络功能，并最终阐明认知及其他脑的高级功能提供了一种有力技术手段。从另一个角度来看，光遗传学又可将形态结构和功能的研究结合在一起。与光敏蛋白同时表达的荧光蛋白不仅可以显示特定神经元胞体在脑结构里的分布，而且还可形象地揭示其轴突及树突投射图谱，因而特别有助于研究不同脑区间结构性网络联系。而光敏蛋白的表达又让我们同时观察不同脑区间的功能联系。光遗传学已经被广泛地应用到研究很多行为及一系列与情绪和认知等相关的高级脑功能，包括感知、疼痛、偏爱和回避、社交活动以及进食。此外、光遗传学也被用于神经精神疾病动物的研究。其中最显著的一个例子就是光遗传学的应用发现，处理焦虑有关信息的神经回路广泛分布于大脑。除了远距离的反馈回路外，局部的回路也是相互联系的。比如，光遗传学研究发现了与焦虑活动密切相关的杏仁核各亚结构间的相互联系和影响。

另外，光遗传学的应用也为原有的一些有关脑功能的理论提供了实验证据，并可能导致改善对某些相关疾病的治疗。比如，长时记忆、5-羟色胺神经元在自我控制中的作用、面临行为挑战时的动机反应及睡眠-清醒转换的控制等（Tye 和 Deisseroth，2012）。这些研究发现给我们最重要的启示是，某些脑的高级功能并不仅仅是跟某单一的神经递质系统或某单一的脑区有关。认知和情绪活动是不同脑区的回路的相互合作的结果。同样的，特定的神经脑结构（脑核团）往往参与多种认知和情绪活动。因此，最可靠的脑高级功能的神经基础是由不同的突触输入、轴突投射和神经递质所决定的神经元之间的功能互动。光遗传学结合电生理学方法，正适合用来探索这种由特定分子标记和分类的神经元与其突触后神经元的功能互动。这两种技术的结合还大大革新了神经递质共释放（neurotransmitter co-release）现象的认识。

自从英国药理和生理学家 Henry Hallett Dale 在 20 世纪 30 年代提出和证实他的神经递质介导化学性突触传递的理论观点以来（Dale，1934，1939；Dale 和 Feldberg，1934a，b；Dale，et al，1936），很多科学家将他的理论解释为一个神经元只释放一种神经递质。但这种解释陆续地被后来的免疫组化和分子生物学的研究结果所推翻，因为许多非经典的神经递质（特别是神经肽）被发现广泛和经典神经递质（如谷氨酸、乙酰胆碱和 γ-氨基丁酸等）共同存在于神经系统（Burnstock，2013；Campbell，1987；Lapish，et al，2006；O'Brien 和 Berger，1999）。但由于技术性的原因，许多这类多种神经递质共同存在于单个神经元内的现象，在脑的基本和高级功能活动中的生理意义却一直不清楚。这是主要由于许多传统的研究方法根本不适合用于揭示神经递质共释放的生理功能。除非突触前刺激是施加于单个神经元，比方双膜片钳（dual patch clamp）（Van Rijen，et al，2001）。但是这种情况下，从一个神经元释放出来的神经递质是否足够在突触后神经元胞体上产生可检测到的电信号也是一个疑问。特别是像神经肽类递质，它们释放的量非常少（浓度常约每升数纳摩尔），因而产生非常小的突触后反应。光遗传学的应用大大地改变了这种技术困境。它能选择性同时激活分散在同一脑区内同一类的许多突触前神经元并使它们释放神经递质，而突触后神经元常常和多个或许多突触前神经元形成突触。所以，此时突触后神经元记录到电信号是由来自多个或许多突触前神经元释放的神经递质共同产生的，因而被放大。可见，光遗传学的应用可明显提高检测神经递质共释放的灵敏度。近年来在这方面的长足进展，充分证实了这一点。

（刘少林）

参 考 文 献

［1］ Adrian E D. The basis of sensation：the action of the sense organs［M］. New York：W W Noton&Co. 1928.

［2］ Adrian E D，Matthews B H. The interpretation of potential waves in the cortex［J］. J Physiol，1934，81：440-471.

［3］ Akaike N，Harata N Nystatin perforated patch recording and its applications to analyses of intracellular mechanisms［J］. Jpn J Physiol，1994，44：433-473.

［4］ Ambrogi Lorenzini C，Bucherelli C，Giachetti A. Passive and active avoidance behavior in the light-dark box test［J］. Physiol Behav，1984，32：1984：687-689.

［5］ Andreatini R，Bacellar L F. Animal models：trait or state measure? The test-retest reliability of the elevated plus-maze and behavioral despair［J］. Prog Neuropsychopharmacol Biol Psychiatry，2000，24：549-560.

［6］ Aserinsky E，Kleitman N. Regularly occurring periods of eye motility，and concomitant phenomena，during sleep［J］. Science，1953，118：273-274.

［7］ Beckmann E C. CT scanning the early days［J］. Br J Radiol，2006，79：5-8.

［8］ Berg E A. A simple objective technique for measuring flexibility in thinking［J］. J Gen Psychol，1948，39：15-22.

［9］ Boraud T，Bezard E，Bioulac B，et al. From single extracellular unit recording in experimental and human Parkinsonism to the development of a functional concept of the role played by the basal ganglia in motor control［J］. Prog Neurobiol，2002，66：265-283.

［10］ Boyden E S，Zhang F，Bamberg E，et al. Millisecond-timescale，genetically targeted optical control of neural activity［J］. Nat Neurosci，2005，8：1263-1268.

［11］ Burnstock G. Cotransmission in the autonomic nervous system［J］. Handb Clin Neurol，2013，117：23-35.

[12] Campbell G. Cotransmission [J]. Annu Rev Pharmacol Toxicol, 1987, 27: 51-70.

[13] Caner-Cukiert A R. Cukiert A. Dichotic words listening test. Technical aspects and results in normal right-handed individuals [J]. Arq Neuropsiquiatr, 1994, 52: 204-209.

[14] Coenen A, Fine E, Zayachkivska O. Adolf Beck: a forgotten pioneer in electroencephalography [J]. J Hist Neurosci, 2014, 23: 276-286.

[15] Crawford J R, Allum S, Kinion J E. An index-based short form of the WAIS-III with accompanying analysis of reliability and abnormality of differences [J]. Br J Clin Psychol, 2008, 47: 215-237.

[16] Dale H H. The Chemical Transmission of Nerve Impulses [J]. Science, 1934, 80: 450.

[17] Dale H H. Physiology of the Nervous System [J]. Science, 1939, 90: 393-394.

[18] Dale H H, Feldberg W. The chemical transmission of secretory impulses to the sweat glands of the cat [J]. J Physiol, 1934, 82: 121-128.

[19] Dale H H, Feldberg W. The chemical transmitter of vagus effects to the stomach [J]. J Physiol, 1934, 81: 320-334.

[20] Dale H H, Feldberg W, Vogt M. Release of acetylcholine at voluntary motor nerve endings [J]. J Physiol, 1936, 86: 353-380.

[21] Damianopoulos E N, Carey R J. A new method to assess Pavlovian conditioning of psychostimulant drug effects [J] J Neurosci Methods, 1994, 53: 7-17.

[22] Daubner S C, Le T, Wang S. Tyrosine hydroxylase and regulation of dopamine synthesis [J]. Arch Biochem Biophys, 2011, 508: 1-12.

[23] Deisseroth K. Optogenetics: 10 years of microbial opsins in neuroscience [J]. Nat Neurosci, 2015, 18: 1213-1225.

[24] Doppelt J E, Wallace W L. Standardization of the Wechsler adult intelligence scale for older persons [J]. J Abnorm Psychol, 1955, 51: 312-330.

[25] Ebihara S, Shirato K, Harata N, et al. Gramicidin-perforated patch recording: GABA response in mammalian neurones with intact intracellular chloride [J]. J Physiol, 1995, 484 (Pt 1): 77-86.

[26] Eccles J C. The clinical significance of research work on the chemical transmitter substances of the nervous system. Med J Aust, 1957, 44: 745-753.

[27] Eccles J C, Eccles R M, Lundberg A. The convergence of monosynaptic excitatory afferents on to many different species of alpha motoneurones [J]. J Physiol, 1957, 137: 22-50.

[28] Eccles J C, Eccles R M, Lundberg. A. Synaptic actions on motoneurones caused by impulses in Golgi tendon organ afferents [J]. J Physiol, 1957, 138: 227-252.

[29] Eccles J C, Eccles R M, Lundberg A. Synaptic actions on motoneurones in relation to the two components of the group I muscle afferent volley [J]. J Physiol, 1957, 136: 527-546.

[30] Falke L C, Gillis K D, Pressel D M, et al. 'Perforated patch recording' allows long-term monitoring of metabolite-induced electrical activity and voltage-dependent Ca^{2+} currents in pancreatic islet B cells [J]. FEBS Lett, 1989, 251: 167-172.

[31] Fan J S, Palade P. Perforated patch recording with beta-escin [J]. Pflugers Arch, 1998, 436: 1021-1023.

[32] Fenno L, Yizhar O, Deisseroth K. The development and application of optogenetics [J]. Annu Rev Neurosci, 2011, 34: 389-412.

[33] Gray C M, Maldonado P E, Wilson M, et al. Tetrodes markedly improve the reliability and yield of multiple single-unit isolation from multi-unit recordings in cat striate cortex [J]. J Neurosci Methods, 1995, 63: 43-54.

[34] Haas L F. Hans Berger (1873—1941), Richard Caton (1842—1926), and electroencephalography [J]. J Neurol Neurosurg Psychiatry, 2003, 74: 9.

[35] Hallett M. Functional reorganization after lesions of the human brain: studies with transcranial magnetic stimulation [J]. Rev Neurol (Paris), 2001, 157: 822-826.

[36] Hamill O P, Marty A, Neher E, et al. Improved patch-clamp techniques for high-resolution current recording from cells and cell-fee membrane patches [J]. Pflugers Arch, 1981, 391: 85-100.

[37] Harris V L, Keith R W, Novak K K. Relationship between two dichotic listening tests and the Token test for children [J]. Ear Hear, 1983, 4: 278-282.

[38] Heiningen T. The reception of Franz Joseph Gall's doctrine on phrenology in Holland shortly after 1800 [J]. Gewina, 1997, 20: 113-128.

[39] Hodgkin A L, Huxley A F. Action potentials recorded from Inside a nerve fibre [J]. Nature, 1939, 144: 710-711.

[40] Hubel D H. Single unit activity in striate cortex of unrestrained cats [J]. Physiol, 1959, 147: 226-238.

[41] Hubel D H, Wiesel T N. Receptive fields of single neurones in the cat's striate cortex [J]. J Physiol, 1959, 148: 574-591.

[42] Huettel S A, Song A W, McCarthy G. Functional Magnetic Resonance Imaging, 2 ed [M] Massachusetts: Sinauer. 2009.

[43] Kyrozis A, Reichling D B. Perforated-patch recording with gramicidin avoids artifactual changes in intracellular chloride concentration. J Neurosci Methods, 1995, 57: 27-35.

［44］ Lapish C C，Seamans J K，Chandler L J. Glutamate-dopamine cotransmission and reward processing in addiction ［J］. Alcohol Clin Exp Res，2006，30：1451-1465.

［45］ Legatt A D，Arezzo J，Vaughan H G. Averaged multiple unit activity as an estimate of phasic changes in local neuronal activity：effects of volume-conducted potentials. J Neurosci Methods，1980，2：203-217.

［46］ Li X，Gutierrez D V，Hanson M G，et al. Fast noninvasive activation and inhibition of neural and network activity by vertebrate rhodopsin and green algae channelrhodopsin ［J］. Proc Natl Acad Sci U S A，2005，102：17816-17821.

［47］ Linley J E. Perforated whole-cell patch-clamp recording ［J］. Methods Mol Biol，2013，998：149-157.

［48］ Liu H M，Lei D L，Yang D L. Kainate-induced brainlesion：similar local and remote histopathological and molecular changes as in ischemic brain infarct ［J］. J Neuropathol Exp Neurol，1996，55：787-794.

［49］ Lopez-Munoz F，Boya J，Alamo C. Neuron theory，the cornerstone of neuroscience，on the centenary of the Nobel Prize award to Santiago Ramon y Cajal ［J］. Brain Res Bull，2006，70：391-405.

［50］ Luck S J. An Introduction to the Event-Related Potential Technique，2 ed ［M］. Cambridge，Mass.：The MIT Press. 2014.

［51］ Maki W S，Beatty W W，Hoffman N，et al. Spatial memory over long retention intervals：nonmemorial factors are not necessary for accurate performance on the radial-arm maze by rats ［J］. Behav Neural Biol，1984，41：1-6.

［52］ Marg E，Adams J E. Indwelling multiple micro-electrodes in the brain ［J］. Electroencephalogr Clin Neurophysiol，1967，23：277-280.

［53］ Matsuno-Yagi A，Mukohata Y. Two possible roles of bacteriorhodopsin：a comparative study of strains of Halobacterium halobium differing in pigmentation ［J］. Biochem Biophys Res Commun，1977，78：237-243.

［54］ McCoy C，Butler M，Broekhoff J. Effects of age and sex on dichotic listening：the SSW test ［J］. J Aud Res，1977，17：263-268.

［55］ Nagel G，Ollig D，Fuhrmann M，et al. Channelrhodopsin-1：a light-gated proton channel in green algae ［J］. Science，2002，296：2395-2398.

［56］ Nicolelis M A. Actions from thoughts. Nature ［J］，2001，409：403-407. O'Brien J A，Berger A J. Cotransmission of GABA and glycine to brain stem motoneurons ［J］. J Neurophysiol，1999，82：1638-1641.

［57］ Oesterhelt D，Stoeckenius W. Rhodopsin-like protein from the purple membrane of Halobacterium halobium. Nat New Biol，1971，233：149-152.

［58］ Paul C A，Beltz B，Berger-Sweeney J. T esting spatial and nonspatial learning using a morris water maze ［J］. CSH Protoc，2007，pdb prot4801.

［59］ Pawlik W W，Konturek S J，Bilski R. Napoleon Cybulski--Polish pioneer in developing of the device for measuring blood flow velocity ［J］. J Physiol Pharmacol，2006，57 Suppl 1：107-118.

［60］ Pearce J M. Marie-Jean-Pierre Flourens（1794—1867）and cortical localization ［J］. Eur Neurol，2009，61：311-314.

［61］ Piccolino M. Luigi Galvani and animal electricity：two centuries after the foundation of electrophysiology ［J］. Trends Neurosci，1997，20：443-448.

［62］ Pizzamiglio L，De Pascalis C，Vignati A. Stability of dichotic listening test. Cortex，1974，10：203-205.

［63］ Pravdich-Neminsky V. Ein Versuch der Registrierung der elektrischen Gehirnerscheinungen ［J］. Zbl Physiol，1913，27：951-960.

［64］ Rabi I I，Millman S，Kusch P et al. The Molecular Beam Resonance Method for Measuring Nuclear Magnetic Moments. The Magnetic Moments of 3Li6，3Li7 and 9F19 ［J］. Physical Review，1939，55：526-535.

［65］ Rae J，Cooper K，Gates P，et al. Low access resistance perforated patch recordings using amphotericin B ［J］. J Neurosci Methods，1991，37：15-26.

［66］ Rashotte M E，Smith J C. Operant conditioning methodology in the assessment of food preferences：introductory comments ［J］. Neurosci Biobehav Rev，1984，8：211-215.

［67］ Renshaw B，Forbes A. Activity of Isocortex and Hippocampus：Electrical Studies with Micro-Electrodes ［J］. Journal of Neurophysiology，1940，3：74-105.

［68］ Robinson A L，Heaton R K，Lehman R A，et al. The utility of the Wisconsin Card Sorting Test in detecting and localizing frontal lobe lesions ［J］. J Consult Clin Psychol，1980，48：605-614.

［69］ Rowland V，Macintyre W J，Bidder T G. The production of brain lesions with electric currents. II. Bidirectional currents ［J］. J Neurosurg，1960，17：55-69.

［70］ Sakmann B，Neher E. Patch clamp techniques for studying ionic channels in excitable membranes ［J］. Annu Rev Physiol，1984，46：455-472.

［71］ Sarantopoulos C，McCallum J B，Kwok W M，et al. Beta-escin diminishes voltage-gated calcium current rundown in perforated patch-clamp recordings from rat primary afferent neurons ［J］. J Neurosci Methods，2004，139：61-68.

［72］ Savitt J M，Jang S S，Mu W，et al. Bcl-x is required for proper development of the mouse substantia nigra. J Neurosci，2005，25：6721-6728.

［73］ Sigworth F J，Neher E. Single Na^+ channel currents observed in cultured rat muscle cells ［J］. Nature，1980，287：447-449.

［74］ Simeral J D，Kim S P，Black M J，et al. Neural control of cursor trajectory and click by a human with tetraplegia 1000 days after implant of an intracortical microelectrode array ［J］. J Neural Eng，2011，8：025027.

［75］ Szulczyk B. Somatic and dendritic perforated-patch recordings reveal b-adrenergic receptor-induced depolarization in medial prefrontal cortex pyramidal neurons ［J］. Acta Neurobiol Exp（Wars），2016，76：158-164.

［76］ Ter-Pogossian M M，Phelps M E，Hoffman E J，et al. A positron-emission transaxial tomograph for nuclear imaging（PETT）［J］. Radiology，1975，114：89-98.

［77］ Tye K M，Deisseroth K. Optogenetic investigation of neural circuits underlying brain disease in animal models ［J］. Nat Rev Neurosci，2012，13：251-266.

［78］ Van Rijen H V，Wilders R，Rook M B，et al. Dual patch clamp ［J］. Methods Mol Biol，2001，154：269-292.

［79］ Walter W G. Slow Potential Waves in the Human Brain Associated with Expectancy，Attention and Decision ［J］. Arch Psychiatr Nervenkr，1964，206：309-322.

［80］ Walter W G，Cooper R，Aldridge V J，et al. Contingent Negative Variation：An Electric Sign of Sensorimotor Association and Expectancy in the Human Brain. Nature，1964，203：380-384.

［81］ Wechsler D. The measurement of adult intelligence ［M］. Baltimore,：The Williams ℰ Wilkins Company. 1939.

［82］ Wechsler D. Wechsler intelligence scale for children，fifth edition ［M］ Bloomington，MN：Pearson. 2014.

［83］ Whitaker L A. Item analysis of a single response dichotic listening tes ［J］. Cortex，1983，19：243-257.

［84］ Yizhar O，Fenno L E，Davidson T J，et al. Optogenetics in neural systems ［J］. Neuron，2011，71：9-34.

［85］ Zhang F，Gradinaru V，Adamantidis，A R，et al. Optogenetic interrogation of neural circuits：technology for probing mammalian brain structures ［J］. Nat Protoc，2010，5：439-456.

［86］ 徐叔云. 药理实验方法学，第 3 版 ［M］. 北京：人民卫生出版社. 2002.

［87］ 张均田. 现代药理实验方法，第 2 版 ［M］. 北京：中国协和医科大学出版社. 2012.

第十章 认知药物的临床评价

认知功能是指人脑加工、储存和提取信息的能力，它是人们完成活动最重要的心理条件，涉及学习、记忆、语言、思维、精神、情感等一系列随意、心理和社会行为。提高正常人认知能力，改善多种神经系统疾病中的认知障碍，改善痴呆症状、延缓痴呆进展甚或治愈痴呆是认知药物开发的初衷与理想。认知药物的临床评价是其研发过程的最后阶段，也是最关键的一个阶段，该阶段研究可获悉认知药物在人体内的处置过程、确证疗效与安全性，用于指导临床安全合理用药。本章将主要探讨认知药物的临床药动学评价、药效学评价和安全性评价，以及用于评价的技术、方法及手段。

第一节 概述

一、认知药物概述

旨在影响认知功能的药物可依据用药人群划分为两类，即对健康人有认知促进作用的促智药物以及针对认知功能障碍患者的改善认知功能障碍的药物。

1. 认知促进药物

认知促进（cognitive enhancement，CE），包括一切能够提高认知功能的药物、技术、训练等。而目前对 CE 的关注主要集中于促智药物，俗称"聪明药"，它们作用于中枢神经系统，通过增强记忆、注意力、洞察力、判断力、动机和/或定向力等来提高认知能力。尽管成分与机制迥异，促智药物均具有影响更高的综合大脑功能的效应，通过改变大脑神经递质、酶和激素的水平，增加脑的供氧或刺激神经生长等发挥作用。虽然这些药物最初为治疗痴呆或其他疾病的认知功能障碍而开发，如注意力缺陷多动障碍（attention-deficit hyperactivity disorder，ADHD）、阿尔茨海默病（Alzheimer's disease，AD）、亨廷顿病（Huntington's disease，HD）、帕金森病（Parkinson's disease，PD）等，但如今已越来越被推崇用于提高健康人的认知能力。

促智药在正常人群的应用呈现日趋增强的趋势，使学术界对其安全性、伦理性产生深入的思考和争论，2007 年《Nature》杂志的一篇社论引发了关于促智药的激烈讨论。文章认为促智药的应用不是反对者所认为的欺骗，而代表着人类追求其自身最大潜力的自由。此后，科学家、伦理学家们开始倾向于健康人有权利使用促智药，社会应该鼓励促进脑功能的新方法的应用。

1964 年，Corneliu Giurgea 倡导了第一个现代促智药吡拉西坦，虽未获 FDA 批准、作用机制不清、也未获得健康人的获益数据，但并未阻止其在美国市场上的畅销。直至 2008 年英国医学科学院指出吡拉西坦的大部分临床研究设计存在纰漏，同期一篇综述归纳所有相关研究发现，所有证据并不支持吡拉西坦对痴呆患者的认知改善作用。

哌甲酯（利他林，Methylphenidate），是多巴胺重摄取抑制剂，该制剂在临床上主要用于治疗 ADHD，但也广泛用于帮助学生、职员集中注意力、对抗睡眠不足或时差。

安非他命是一类提高脑内多巴胺和去甲肾上腺素相关活性的药物，可提高警觉、觉醒和意识，并显示出具有促进多数健康正常人的执行力，增强注意力、操纵工作记忆中信息的能力、控制反应能力等。尽管安非他命存在显著的心血管风险，但仍成为最普遍应用的促智药物。

1999 年美国 FDA 批准莫达非尼（Modafinil）上市用于治疗发作性睡眠病，并在多项临床试验中显示出对于觉醒、心境、注意力、记忆等各方面的影响。

另一类有促智作用的药物——β受体阻滞剂，如普萘洛尔，当机体处于焦虑状态时，它们可与交感神经系统产生的类肾上腺素的化学物质竞争结合β受体，阻断这些生理反应，减轻焦虑症状。β受体阻滞剂还通过缩短扰乱记忆来减轻创伤后症状。除给予焦虑患者外，该类药物还被报道广泛用于音乐家及竞技射击手（通过抑制生理性震颤提高成绩）。虽然无成瘾性，但可能显著恶化某些状况，因此一些心理学家认为β受体阻滞剂应该仅作为心理治疗中一个临时措施。

治疗痴呆的药物，如胆碱酯酶抑制药（ChEI）和美金刚也被鼓吹用作使健康人才思敏捷的药物。ChEI，包括多奈哌齐、加兰他敏和卡巴拉汀，目前推荐用于治疗轻至中度 AD 和 PD 的痴呆。其中，只有多奈哌齐用作促智药，但并无一致证据支持其促进认知的作用。

此外，还有一些认知促进药物处于临床前或临床研究的不同阶段，如 AMPA 因子、蛋白激酶 C（PKC）抑制剂、磷酸二酯酶（PDE）抑制剂以及组蛋白去乙酰化酶抑制剂等。

综上所述，在现代社会，健康人对认知促进药物的需求日益增加，在学术界对其安全性、伦理性产生更深入的思考和争论的同时，研发高效、安全的促智药也是认知神经科学工作者面临的新任务和新挑战。

2. 改善认知障碍/痴呆治疗药物

痴呆描述的是一组以记忆障碍、智力衰退、人格改变和行为异常为特征的综合征。痴呆约影响到世界 6.1% 的 65 岁以上人群，并且预计痴呆人群将从 2000 年的 2500 万增至 2030 年 6300 万。

阿尔茨海默病（AD）是最常见的痴呆原因，其次为血管性痴呆（VaD）或者阿尔茨海默病和血管性痴呆的混合型（MIXD）。痴呆患者中还包括一些其他类型的神经退行性病变，帕金森病（PD）、路易体病（LBD）、亨廷顿病、额颞叶痴呆等其他病变。

目前获得美国食品药品管理局（FDA）批准的痴呆治疗药物主要有：多奈哌齐、卡巴拉汀、加兰他敏及美金刚等，但已确立的疗效仍是有限的。已有的随机临床试验并未在其他痴呆亚型（如血管性痴呆）中证实具有临床意义的症状改善，也未能在痴呆综合征或其痴呆亚型中确立疾病修饰效果。

一些系统回顾性研究及荟萃分析将胆碱酯酶抑制药（ChEI）对各类痴呆的有效性数据进行了归纳总结，详见表10-1。

表 10-1　胆碱酯酶抑制药治疗不同类型痴呆的获益评价

疾病	证据	评价
轻度认知功能损害（MCI）MCI	认知功能获益小，一些小型研究提示可能延缓进展为痴呆	无显著推迟痴呆进展或在认知和整体情况的获益方面有显著作用
痴呆 轻至中度 AD	MMSE 改善 1.5 分；ADAS-cog 2.5 分；整体评价 0.5 分；NPI 2 分；ADL 0.1 标准差	绝大多数据来自于此类型痴呆中的相对年轻和健康的个体，虽有统计学意义的改善，但大部分无临床意义，且大部分试验评价不超过 1 年
轻至中度路易体病痴呆	与轻至中度 AD 的认知、神经心理及整体评价等结果相似	对路易体病痴呆的证据略少于 AD，但 ChEI 对两类痴呆的短期获益相似
轻至中度血管性病痴呆	一些小型研究显示比对 AD 和路易体病痴呆获益更加有限。0.8 MMSE，1.5 ADAS-cog，其他方面无改善	对于血管性痴呆的大型长期研究很少，荟萃分析的证据提示获益很少或不存在
进展及终末期的任何类型痴呆	只有 AD 研究有有限的证据，显示只有较小的认知获益；SIB 量表改善 4～7 分，其他方面几无获益	对于任何类型的严重痴呆及高龄痴呆患者的证据严重匮乏使数据评价困难。有限的数据提示随痴呆程度加重、年龄升高和治疗期延长，ChEI 的有效性降低

美金刚已在世界上大多数国家获得上市批准用于治疗中至重度 AD。然而，美金刚单药治疗或与 ChEI 联合治疗 AD 的研究有限，多为申办者发起的 3～6 个月的短期研究。一项荟萃分析数据显示，美金刚单药治疗中至重度 AD 研究中，3 个月的治疗获得较小的获益（133 分的 SIB 量表改善 4 分），6 个月治疗获益不显著。在一项 24～28 周的美金刚单药治疗 AD 的研究中，获得临床整体评价的提高 0.3 分（总分 7 分），而对日常生活能力和行为症状无显著改善。美金刚和 ChEI 联合治疗与 ChEI 单药治疗对比，对认知、功能、行为及整体评价等无显著的获益增加。

美金刚轻至中度 AD 的药效数据很少。荟萃分析发现，治疗至 6 个月时对认知功能和整体评价产生获益（70 分 ADAS-cog 量表改善 1 分，7 分整体评价量表改善 0.1 分），但对情绪和行为无作用。

美金刚对血管性痴呆和路易体病痴呆的疗效数据更为稀缺。治疗 6 个月对血管性痴呆的认知水平改善有限，同时对整体评价和神经心理评分无显著作用。对路易体病痴呆的治疗未发现对认知、整体情况或行为症状有统计意义的效应。

我国神经科学专家参考国际最新痴呆研究成果，结合多年临床诊疗实践，以循证医学为基础，制定的第一部《中国痴呆与认知障碍诊治指南》中推荐了以下药物治疗策略。

● 明确诊断为轻、中度 AD 患者可以选用 ChEI（多奈哌齐、卡巴拉汀、加兰他敏）治疗［A 级］❶。

● ChEI（多奈哌齐）可用于治疗轻、中度 VaD 患者［B 级］。

---

❶ 《中国痴呆与认知障碍诊治指南》推荐强度分 A、B、C 级及专家共识。A 级（结果确定）：至少 1 个有说服力的 Ⅰ 级证据，或者至少 2 个结论一致的、有说服力的 Ⅱ 级证据。B 级（结果很可能）：至少 1 个有说服力的 Ⅱ 级证据，或大量的 Ⅲ 级证据。C 级（结果可能）：至少 2 个有说服力的 Ⅲ 级证据。专家共识：不符合上述推荐标准，但与临床治疗紧密相关的研究结论。

- ChEI 可用于路易体病痴呆和帕金森病痴呆的治疗［A 级］。明确诊断为中至重度 AD、VaD 患者可以选用美金刚或美金刚与多奈哌齐、卡巴拉汀联合治疗［A 级］。

- 应用某一 ChEI 治疗无效或因不良反应不能耐受时，可根据患者病情及出现不良反应程度，选择停药或调换其他 ChEI 进行治疗，治疗过程中严密观察患者可能出现的不良反应［B 级］。

二、药物的临床评价

药物临床评价是指所有在人体进行的有关药物的任何系统性研究，是证实或揭示药物作用、不良反应及药物在人体内的吸收、分布、代谢和排泄的过程，目的是确定药物的经济性、有效性与安全性及合理用药方案。

药物临床评价的主要内容为药物体内过程评价、药物临床有效安全性评价、药物临床给药方案评价、药物上市后再评价、药物利用评价、药物经济性评价。药物临床评价的主要任务包括：研究药物与人体的相互作用、为起草临床使用说明书提供人体试验依据、为政府医疗决策提供依据。

药物上市后再评价是药物临床评价的一部分，作为上市前临床评价的进一步补充，从药理学、药剂学、临床药学、药物流行病学、药物经济学、药物决策等方面，对已批准上市的药物在社会人群中的疗效、不良反应、用药方案稳定性及费用是否符合安全、有效、经济合理用药的原则作出科学评价。

可见，药物的临床评价是药物从开发、探索性研究、确证性研究到上市应用于临床的生命链条中十分关键的环节，是患者安全用药、有效治疗疾病的基础。本章中我们将对认知药物的临床评价中的关键问题一一进行阐述。

第二节 认知药物的临床药动学评价

一、早期临床研究中的药动学评价

新药的临床药动学研究旨在阐明药物在人体内的吸收、分布、代谢和排泄的动态变化规律。对药物上述处置过程的研究，是全面认识人体与药物间相互作用不可或缺的重要组成部分，也是临床制定合理用药方案的依据。

在药物临床试验阶段，新药的临床药动学研究主要涉及如下内容。

1. 健康志愿者药动学研究

此部分研究一般在Ⅰ期临床试验中完成，包括单次给药的药动学研究、多次给药的药动学研究、进食对口服药物药动学影响的研究、药物代谢产物的药动学研究以及药物-药物的药动学相互作用研究。

2008 年 7 月欧洲医药管理局（European Medicines Agency，EMEA）发布的《阿尔茨海默病及其他痴呆症的治疗药物临床评价指南》中指出，应该研究试验药物与在临床上可能会合并使用的其他痴呆治疗药物及其他药物之间的药动学相互作用，除非已有明确的理论机制证明预期没有相互作用。此外，对试验药物与预期在临床上合并使用的其他精神活性药物之间的药效学相互作用也应进行研究。

2. 目标适应证患者的药动学研究

目标适应证患者与健康受试者对药物的处置过程可能有显著不同，在健康受试者中获得药物的代谢规律数据后，应尽可能在目标适应证患者中再次进行药动学评价。该研究一般属于Ⅰb期或Ⅱa期的研究内容，在患者中进行小规模的药效探索性研究的同时，采集患者的生物样品进行药动学评价，并可在其基础上开展 PK/PD 相关性研究，进一步了解药物在机体的分布代谢，客观且定量说明时间-浓度-效应之间的关系。

3. 特殊人群药动学研究

特殊人群一般指肝功能损害、肾功能损害患者、老年患者和儿童患者。EMEA 指南指出应研究痴呆治疗药物在肝功能肾功能损害患者的药动学。

众所周知，认知功能障碍及痴呆患者绝大部分为老年人群，而老年人体由于生理病理学的改变而具有其特殊性，如胃酸分泌减少，消化道运动机能减退，内脏血流减少，体内水分减少，脂肪比例增加，血浆蛋白含量降低，肾单位、肾血流量、肝血流量均下降等，而导致药物在老年人体内吸收、分布、代谢、排泄发生相应改变。人用药品注册技术要求国际协调会（International Council for Harmonisation，ICH）于 1993 年发布 E7 指南，指南建议在老年人群大量使用的新化学实体，例如阿尔茨海默病、高血压治疗药物的临床研究中应纳入老年人群，并要求 75 岁及以上的受试者应参与研究。2010 年，ICH 再次发布了 E7 的补充问答，在药动学研究方面，指出应评价老年患者的药动学以考察年龄相关的差异，且此差异不可被其他因素如肾功能降低和体重差异解释。我国 2005 年发布的《化学药物临床药代动力学研究技术指导原则》也进行了相关的要求。因此在认知药物的临床药动学评价中对老年患者的药动学研究是必不可少的。

上述研究内容反映了新药临床药动学研究的基本要求。在认知药物的研发实践中，可结合新药临床试验分期、分阶段逐步实施，以期阐明临床实践所关注的该药药动学的基本特征，为临床合理用药奠定基础。

二、脑内药动学研究

1. 临床前脑内药动学研究

（1）**认知药物脑内药动学评价的意义**　药物除了要有良好的生物活性和靶点选择性外，还必须在靶器官存在有效的药物浓度和驻留时间。因此，对于作用于脑内活性靶位的认知药物，其在中枢神经系统的药动学过程是至关重要的。药物在中枢神经系统的暴露量取决于血脑屏障（BBB）和血脑脊液屏障（BCB）的转运过程，并决定分布与消除的生物相动力学过程。探究药物在脑内的分布，可为药物药理活性提供有价值的信息。因此，研究认知药物的脑内药动学过程，对了解其发挥作用的靶位、模式、强度等均具有重要意义，也为其临床应用补充更多依据。

近年来，美国 FDA 指南强调获取组织及作用靶点处药物浓度的重要性，推荐药物在开发阶段使用微透析技术获得该部位药物浓度。药物药效学参数评价中直接检测组织中药物浓度比检测血药浓度更有意义。

（2）**脑内 PK/PD 模型研究**　PK/PD 模型是将药动学和药效学结合起来，增加作用部位的效应室，组成药动学和药效学结合的模型。它通过测定浓度-时间-效应三者数据，经模型分析后，拟合血药浓度及其效应经时过程的曲线，推导出产生效应部位的药物浓度，定量地反映其与效应的关系。

脑内 PK/PD 模型是将药物在脑内的药动学参数变化与药理效应变化相结合，探讨脑内靶区药物浓度和药理效应的关系。微透析是一种可在特定脑区内对内源性神经递质、透过血脑屏障的药物及其代谢物进行实时取样的新型采样技术，它自 20 世纪 80 年代在国外神经科学研究领域迅速发展。微透析取样技术在脑内 PK/PD 研究中具有独特优点，将微透析探针植入脑内的研究靶组织实体，可同时获得同一个体从给药至药物消除全过程的 PK 及 PD 数据，既减少了所需的动物数量，降低了个体间差异，且得到了药物透过 BBB 能力的信息，更重要的是准确、实时地获得了药物在脑内的浓度-时间-效应关系，为真正揭示药物对整体动物神经系统的调控机理及临床有效治疗提供数据支持。

在临床前研究中应用上述模型和技术，可获得认知药物在动物脑内的代谢数据，实现对药物在靶部位浓度-效应关系及作用机制的进一步了解，为认知药物在临床评价阶段的脑内药动学评价及在人体的应用奠定了基础。

2. 临床脑内药动学研究

在临床评价中，获取人脑内生物样品的可操作性差，需要利用临床前动物脑内的药代学数据及人体血浆药代学数据预测人体脑内的药代学过程。

生理药动学模型（physiologically based pharmacokinetic model，PBPK model）是建立在机体的生理、生化、解剖和药物的理化和生物学性质基础上的一种整体模型，它将每个相应的组织器官单独作为一个房室看待，每个房室的建立依赖于生理学、解剖学参数，房室间借助于血液循环连接。理论上，用生理药动学模型可以将在动物中获得的结果外推至人体，从而预测药物在人体血液及组织中的浓度，因此 PBPK 模型可用于认知药物的人体脑内药动学评价之中。

目前，适用于药物在脑内代谢研究的复杂 PBPK 模型仍在不断探索和完善中。研究脑组织的分布特性，需要有完整的血脑屏障、各脑室的详细生理参数。此外，药物渗透性及主动运输与药物分布密切相关，转运体详细信息逐渐添加至 PBPK 模型之中。认知药物的人体脑内药动学研究仍面临着未知和巨大挑战。

第三节 认知药物的临床药效学评价

随着近年来在痴呆领域的基础科学和分子生物学的迅猛发展，寻找更有效的治疗药物的研究兴趣也不断被激发。基于标准化的和精确的诊断标准选择试验对象，根据疾病不同阶段（早期晚期，轻度至中度直至重度损害）以及疾病本质，使用针对认知、功能及临床整体等研究终点的评估工具或开发新的评估工具，是获得精准、可靠的药效学评价结果的有效途径。由于促智药对健康人认知促进作用的评价在各国药政当局均没有指南进行规范，而促智药对痴呆的治疗评价可参照痴呆治疗药物评价进行，因此本节主要以认知药物中的痴呆治疗药物作为探讨对象。

一、痴呆治疗药物开发的总体策略和疗效目标

应依据临床需求和所开发药物的作用机制，综合不同疾病阶段（以 AD 为例，AD、MCI、临床前 AD）、预计治疗效果和研发目标来评价疗效。

临床研发策略还需考虑到新产品是否欲与当前标准治疗（如胆碱酯酶抑制剂美金刚）联合应用，还是研发目标为单药治疗，抑或是新化合物的联合应用作用于相似或不同的痴呆病理生理机制为靶点。

EMEA 2011 年发布的《阿尔茨海默病及其他痴呆症的治疗药物临床评价指南》（以下简称"AD 指南"）及其 2016 年发布的《阿尔茨海默病及其他痴呆症的新药临床研发指南草案》中归纳指出，痴呆治疗的主要目标如下：

① 在亚临床阶段，基于可疑的病理机制进行干预，来预防发展至有症状的疾病阶段。

② 显示延缓或控制症状的进展的疾病修饰作用，同时显示延缓神经病理学进展的证据。

③ 症状改善，可能包括认知功能提高和功能性改善。痴呆的行为、精神症状的治疗。

二、疗效评价的标准

与痴呆治疗的主要目标相对应，痴呆治疗药物的疗效评价标准即为以下 3 个方面：症状改善、疾病修饰作用以及初级预防。

1. 症状改善的评价

药物是否具有改善痴呆症状的作用，从以下 3 方面进行评价。

① 认知是否改善，采用客观试验进行测试（认知终点）。

② 日常生活能力是否改善（功能终点）。

③ 总体临床疗效，由总体评价所反映的（总体终点）。

2. 疾病修饰作用的评价

从注册审批角度看，如果药物治疗能够延缓基本的病理学和病理生理学疾病进程，并伴随有痴呆临床体征和症状的改善，则认为治疗具有疾病修饰作用，这是药物疗效的另一体现。然而到目前为止，还没有任何临床试验成功地证明药物有延缓痴呆进展的作用。

AD 指南指出，满足以下两个条件即支持药物具有疾病修饰作用。

① 具备临床结局数据，即在痴呆状态的临床体征和症状方面体现出延缓了疾病的自然进程（如延缓了残疾）。

② 同时具备生物标记物的证据，即同时获得有说服力的生物学和/或神经影像学数据的支持（例如，数据显示延缓了脑萎缩的进程）。

3. 初级预防的评价

初级预防方面，目前亦缺乏经验。痴呆的预防性研究需要大规模研究且持续多年，高脱落率是不可避免的。AD 指南指出今后的预防试验中必须考虑以下指标的合理性并加以证实：基线人群、随访期限、可能的痴呆发病时间、采用经验验证对症状改变敏感的评估指标等。强化的研究策略以及针对极早期的无临床症状或极轻痴呆者开发更敏感的筛选和检测工具，结合使用生物标记物，可能有助于在将来获得更多的数据。

三、药效学评价的试验设计

试验药物的药效学评价主要在探索性研究（Ⅰ期、Ⅱ期临床试验）及确证性研究（Ⅲ期临床试验）阶段完成。随着研究领域的快速发展，新靶点和新化合物在不断研发。但在以 AD 治疗为核心的痴呆治疗领域却不断见证着研发失败，很多案例中探索性研究并未给Ⅲ期临床试验提供概念验证，因此大型Ⅲ期临床试验常常未能完成疗效确证。

什么是影响临床试验成败的关键因素呢？众所周知，临床试验的设计、执行、分析、结果解释等任一方面的系统性趋势造成的治疗效应评估偏离其真实值，即偏倚，是影响药效学评价试验的关键因素之一。怎样最大限度降低试验的偏倚？双盲、随机、对照、多中心临床试验是临床疗效研究的"金标准"，这样的设计易于使偏倚最小化。我们将从随机和盲法、对照、剂量、终点指标和时机的选择等方面进行逐一讨论。

1. 随机和盲法

随机和盲法是常用的使上述偏倚最小化的两个技术，保证了治疗组与对照组在研究开始时的一致性和研究过程中接受相似的处置。在痴呆治疗药物疗效评价试验中一般均采用随机和双盲的设计。

2. 对照

（1）对照的类型　临床试验中的对照设置一般有 5 种类型，即安慰剂对照、空白对照、剂量反应对照、阳性药物对照及外部对照。

一个临床试验不一定只有一个对照组，可根据试验目的设置多个对照组。如：

● 同时设置阳性药药与安慰剂对照的三臂试验。能够更有效地评价出试验药物的疗效。

● add-on 研究。当一种治疗已成为疾病的标准疗法，因而受试者不能中断该治疗，则设计采用在标准治疗基础上的安慰剂对照研究。

（2）痴呆治疗药物疗效评价试验中对照的选择　不同痴呆试验的患者人群存在较大差异，安慰剂对照研究是非常必要的。痴呆治疗药物疗效评价试验一般选择安慰剂对照或阳性药物对照试验，基于标准治疗或 add-on 研究的设计加强了伦理性，更加适合参加试验的痴呆患者。空白对照与外部对照（历史对照）一般不选用。

在以症状改善为治疗目标的试验中，对于轻至中度及重度 AD 患者，长期安慰剂对照单药治疗研究的可行性十分有限，优先选择的试验设计是采用安慰剂、试验药物以及阳性对照药物的三臂试验，出于伦理角度的考虑，安慰剂对照试验中的受试者允许接受标准治疗。此外，应根据基线背景治疗进行分层，这将有利于纳入足够的无基线背景治疗的患者，以便可以将新药作为单药治疗来评价。对于前驱期 AD/由 AD 所致的 MCI，至今无批准药物及标准治疗，因此只能选择安慰剂对照。若新治疗用作标准治疗（如 AchEI）的唯一添加治疗，则可采用安慰剂对照 add-on 研究设计。长期维持 add-on 研究可应用随机撤退设计。阳性药物对照的优效性试验亦可采纳。但是，出于评价敏感性的考虑，仅与阳性药物对照进行非劣效性比较的设计不能作为有效性的证据。

在以疾病修饰作用为目标的试验中，只要没有疾病修饰作用的产品上市，即可采用安慰剂对照试验。应根据曾进行的治疗进行分层。

3. 剂量

（1）起始剂量与最大剂量的探索　最大安全初始剂量及最大耐受剂量的考察是Ⅰ期临床试验耐受性试验的研究范畴，一般来说在健康受试者中进行考察，旨在为Ⅱ期和Ⅲ期临床试验提供临床用药剂量的安全性范围，在此范围内进行有效剂量的探索，在此我们对上述剂量探索的方法略做阐述。

① 最大安全起始剂量的估算。国家药品监督管理局（NMPA）于 2012 年 5 月颁布了新药首次人体试验的最大推荐起始剂量的指导原则，介绍了估算新化合物在健康成年志愿者中开展首次人体临床试验的最大推荐起始剂量（MRSD）的几种方法，并推荐一个选择 MRSD

的标准化程序。该指导原则旨在指导估算健康受试者的起始剂量，但原理和方法也适用于在患者中进行的试验。

a. 以毒理试验剂量为基础估算 MRSD。评价临床前研究数据中每项研究的 NOAEL 是确定 MRSD 的第一步，NOAEL 的定义为与对照组相比未使不良反应显著增加的最高剂量水平。急性毒性试验、长期毒性试验、生殖毒性试验等都可能得出相应的 NOAEL 剂量，此外不同种属的动物实验也会得出不同的 NOAEL，应选择最敏感的动物种属及最低的 NOAEL 剂量来估算 MRSD。

MRSD 的计算公式如式(10-1)

$$MRSD = 人体等效剂量（HED）/ 安全系数 \tag{10-1}$$

$$人等效剂量（HED）= 动物未见不良反应的剂量水平（NOAEL）\div \left[K_{m人} / K_{m动物} \right] \tag{10-2}$$

式中，K_m 为体表面积换算系数。

一般而言，考虑使用的安全系数应至少为 10。MRSD 是通过 HED 除以安全系数而得出的。动物研究中观察到安全性问题或试验设计有缺陷时，应该增大安全系数，由此进一步降低 MRSD。另外，药理学类别方面的信息（有广泛深入的人体临床经验和临床前经验且性质非常明确）可以降低安全性担忧并作为降低默认安全系数的级别和增加 MRSD 的基础。

b. 以生物暴露量为基础估算 MRSD。由于动物种属间药物吸收、分布、代谢和排泄的差异，给药剂量常常与药物产生的效应不直接相关，而与暴露量更相关。在了解了动物暴露量/毒性反应关系、药动学、药理学数据以及它们与人体的相关性后，可以生物暴露量为基础，用 PK/PD 的方法推算人体起始剂量。

EMEA 在 2007 年颁布的《甄别和降低研究用药物首次人体临床试验风险的策略指导原则》着重指出，对于作用机制新颖的创新药物，特别是可能引起生物学级联反应或细胞因子释放的药物，包括免疫系统或凝血系统等可能无法被生理学反馈机制有效控制的作用，需特别注意建立慎重的剂量选择方案。可选择以最低预期生物效应剂量（MABEL）为人体初始剂量。

此外，对于有临床相近药品的试验药物，可将相近药品的使用剂量作为确定起始剂量的参考信息之一。

② 最大耐受剂量的估算。方案设计阶段，将动物毒性研究资料中获得的最大耐受剂量折算为人的剂量，综合考虑药物的药效、机制及毒理资料及临床用药情况确定人体最大耐受剂量，并设计剂量递增方案。剂量递增试验完成后，安全耐受的最大剂量即为试验药物在Ⅰ期临床试验中得出的最大耐受剂量。

（2）治疗剂量的选择　在疗效确证试验中，选择适合的剂量是十分重要的，应考虑到剂量太低可能导致有效性差，而剂量太高可能导致耐受性差，在一些案例中，为显示卓越的药效和安全性需要研究对照药物和试验药物的一系列剂量。

因此，在早期临床试验阶段进行新药的有效剂量范围探索是确证性试验中剂量选择的依据和基础。探索性研究阶段有必要完成对药效机制（如对受体/神经递质通路的作用，对淀粉样蛋白级联反应及 tau 蛋白降解的作用）、受试者的副作用、可能的药效替代标记物的研究、PK/PD 相关性研究、剂量－反应研究及初步的药效评价，为确证性研究确定合适的治疗剂量。

4. 基于研究目的和治疗人群的终点指标的选择

终点指标的选择直接与研究目标及疗效评价标准相关联。

（1）研究目的不同，终点指标选择不同　典型的显示症状改善的设计需选择两个主要终点：一是反映认知损害；二是主要反映功能的损害。而总体评价应该作为一项次要终点进行评估。

（2）疾病不同阶段疗效终点的选择不尽相同　以 AD 为例进行说明。

① AD 痴呆的疗效终点。对于已确诊患 AD 痴呆的患者，疗效应从证明症状改善的 3 个方面进行评价。对每个方面的疗效改变进行规定，应选择反映认知和功能方面的两个主要终点，并可将总体评价作为一个关键的次要终点。在轻至中度 AD 中，为保证治疗的临床意义，有必要证明治疗同时对认知和功能发挥的作用，因此需要两个主要终点；在重度 AD 中，功能和总体终点更适创作为主要终点。次要终点可包括行为与神经症状，如在 AD 晚期，躁动的和进攻性的行为问题确实为患者和看护人带来很大影响。

② AD 前驱症状期/AD 引起的 MCI 的疗效终点。评价工具需要更加敏感，评价认知和日常生活功能作为两个共同主要终点虽然较为困难，但仍是必要的。

③ 临床前 AD 的疗效终点。目前对于评价临床前 AD 患者的疗效并无"金标准"可遵循。用于初级及二级预防试验的认知终点已作为痴呆、显著的认知减退和认知改变的诊断。已开发对细微神经心理改变敏感的新型结果工具用于该人群，然而并未验证，也不能作为主要终点。

5. 试验终止时机的选择

在以症状改善为目标的试验中，研究周期取决于所研究的患者人群。轻至中度 AD 患者的试验传统上采用 6 个月的试验期，但推荐在治疗后随访至少 12 个月，根据试验药物预期的起效时间和试验时长，定期评价药效和安全性。VaD 患者的流行病学研究和临床试验显示，其认知下降和功能下降较 AD 患者缓慢，必须进行持续至少 12 个月的研究。

治疗目标为疾病修饰作用的试验中，根据治疗目标确定试验期，确证性试验最短的期限取决于预期的疾病进展速率以及假设的试验化合物的作用活性。例如，对于轻至中度的 AD 患者，一些试验中选择的治疗持续时间为 18 个月，而在疾病前驱期，则有必要进行更长期的研究。

四、评估工具

1. 对评估工具的要求

（1）工具的验证　评估工具（认知的、功能的或总体的）应经过客观验证，能恰当真实地反映症状的严重程度，并经互相验证、重复测试证明是可靠的。

（2）工具的敏感性　评估工具对与治疗有关的细微改变必须有足够的敏感性，尤其针对不同痴呆亚群的早期阶段，需要更敏感的工具以捕捉认知、功能或临床总体方面的变化。

（3）应用性强　使用时应易于掌握，耗时短，便于与其他测试联合应用。

2. 工具使用时要求

① 工具的校正。在涉及不同痴呆综合征的人群和具有不同社会、教育及文化背景的亚人群时，应对工具进行校正，以尽可能得到确定的标准。

② 标准化和多版本。评估工具在不同的语言和文化下使用时应进行标准化处理。考虑

到重复使用时训练对结果的影响，有些工具（如，记忆测试）应该备有几种对照版本。

③ 申请人可能需要使用数种工具来评价治疗痴呆的新药疗效，因为没有一种单一的理想的测试能够涵盖如此宽泛的痴呆及其亚型的不同临床表现。

④ 针对每一领域，试验方案中都应指定一个测试工具用以主要指标评估。申请人需要证明所选择的检测工具与神经心理测验的性质和所研究人群的合理性。

⑤ 试验中症状改善的每一个方面应由不同的研究者进行评价，这些研究者应该是独立的，且对其他评价结果处于盲态。评价者应接受培训，使不同评价者之间的差异降至最小，最大限度地保证所使用评价工具的可靠性。

3. 评估工具介绍

（1）测试与量表　EMEA 指南主要推荐了以下 5 个方面的测试工具，每类测试的常用量表举例详见表 10-2。

① 客观认知功能测试。评估包括学习新知识的能力、远期记忆和近期记忆、各种形式的唤起、识别记忆（包括语言的和视空间的）等记忆受损的评价，以及语言功能、构造能力、注意力/专注力、执行能力和心理活动速度等其他认知功能的评价。

② 生活自理和日常生活能力测试。日常生活能力（ADL）评估（定期复查，一般 6 个月）可用于评价药物对日常生活能力改善的影响（专家共识）。这些评估通常依赖于与患者密切和定期接触的亲属或护理者的报告，其中的某些项目因性别和文化不同而有所差异。

③ 改变的总体评价。总体评价是指由具有痴呆患者管理经验的临床医师对患者状况作出的总体主观独立等级评定。

④ 健康相关的生活质量。尽管生活质量是衡量疾病预后的一个重要尺度，但由于缺乏对其在痴呆评价中的充分验证，尚没有能够为注册审批机构所接受的特别推荐内容。

⑤ 行为体征和症状。行为体征和症状是痴呆患者临床恶化的重要原因，行为异常的总体频率和严重程度在痴呆后期或更严重阶段时有所增加。评估精神行为症状有利于痴呆的鉴别诊断和疗效评价，推荐对所有患者进行（B 级推荐）。

表 10-2　5 类测试评估量表

分类	量表名称	量表特征及评价
客观认知功能测试	简易智力状况检查量表（MMSE）	已被广泛应用与验证、简单易行，对诊断、跟踪轻至中度痴呆较为准确，推荐 MMSE 用于痴呆的筛查（B 级推荐）。对于认知功能损害轻微及受教育程度低的人群有局限性
	阿尔茨海默病评价量表的认知子量表（ADAS－cog）	用于轻到中度阿尔茨海默病及其他痴呆的疗效评估，是 FDA 认可的主要评估工具之一。我国痴呆诊治指南中推荐其用于 AD 和 VaD 药物的疗效评价（B 级推荐）。由于上限效应和下限效应，其灵敏度在疾病早期和晚期受到限制
	阿尔茨海默病的神经心理测验（NTB）	经过验证并可用来替代 ADAS 量表。然而针对痴呆的不同亚型必须对每一种量表进行修订并验证，且在亚型中最初验证过的量表不应再进行修订。如果使用非 ADAS-cog 的其他量表作为主要结局指标检测工具，则应该以作为次要终点的 ADAS-cog 量表对结果的一致性进行补充
	蒙特利尔认知评估（MoCA）	覆盖注意力、执行功能、记忆、语言、视觉空间结构技能、抽象思维、计算力和定向力等，旨在筛查轻度认知功能损害（MCI）患者。在国内尚缺乏公认的年龄和文化程度校正的常模
	严重障碍量表（SIB）	针对已无法完成标准神经心理学量表的认知障碍患者而设计，以严重痴呆患者为主要测试对象

分类	量表名称	量表特征及评价
生活自理和日常生活能力测试	日常生活活动能力量表（ADL）	由躯体生活自理量表（PADL）和工具性日常生活活动量表（IADL）组成。现代生活中使用技术的能力更为适用,在痴呆早期更为敏感,因此需要在现有量表中加入新的指标
	阿尔茨海默病协作学习——日常生活能力问卷（ADCS－ADL）	适用于对 AD 患者全面的日常生活能力进行评价
改变的总体评价	临床医师访视的印象变化量表（CIBIC－plus）	依据对患者的直接检查及相关知情者的调查,对患者的总体临床状况进行评价。对微小变化的检出能力有限
	阿尔茨海默病协同研究组织的医生临床变化总体印象量表（ADCS-CGIC）	是另一种根据患者及其护理者的总体信息的半结构化访视。与 CIBIC-plus 相比较,该量表更详细,关注于包括认知、行为和社会以及每日功能在内的 15 个方面。尽管患者获益的总体评价不如对受试者疗效的检测可靠,并且在证实自身改善时不是十分有效,但仍然需要将其作为痴呆临床试验的一部分,因为它提供了一种从综合量表或客观测试中获得结果验证方法,尤其是对独立评估者做出的评价
	临床痴呆量表（CDR）	在描述总体临床状况时采用。医生通过从与患者和其家属交谈中获得提炼信息,评估患者病情的严重程度
健康相关的生活质量	阿尔茨海默病相关的生活质量量表（AD-RQL）以及生活质量量表-阿尔茨海默病（QOL-AD）	这两个表格均具有充分的心理测试性质,并且正在进行相关研究以明确其对临床变化的敏感性
行为体征和症状	阿尔茨海默病行为病理评定量表（BE-HAVE-AD）	已被国际上广泛采用,可有效地评定痴呆患者的精神和行为症状,优点在于对精神变化反应敏感,适合于药物疗效的评价
	痴呆行为评定量表（BRSD）	已作为终点评估应用于临床试验之中
	神经精神症状问卷（NPI）	用于脑功能异常患者精神心理学评定的工具,用于评定痴呆患者出现的广泛的行为问题

（2） **生物标记物**　生物标记物是评价药物效应的重要工具，也是评价药物的疾病修饰效应的必备条件之一。EMEA 的痴呆治疗药物评价指南指出，"疾病修饰"的确立可以从恰当的试验设计、可接受的创新分析、充分合格且有效的生物标记物中获得支持证据，这些生物标记物应能显示出对痴呆综合征基本病理生理学的作用，并且应该能够根据合理的疾病模型反映疾病基本进程的关键方面。

目前最有希望用于 AD 治疗药物评价的生物标记物有：结构核磁共振检测的海马萎缩、氟代脱氧葡萄糖 PET（FDG-PET）检测的脑局部葡萄糖代谢率降低、PET 检测 β-淀粉样蛋白（Aβ）负荷脑脊液中低 $Aβ_{1-42}$ 浓度、总 tau 和磷酸化 tau 浓度、总 tau 蛋白与 $Aβ_{1-42}$ 比值及磷酸化 tau 蛋白与 $Aβ_{1-42}$ 比值。这些生物标记物在延缓 AD 的治疗评价中的作用和地位越来越受到关注和认可。

① 体液生物标记物。

a. 血液与尿液生物标记物。血浆生物标记物一直是痴呆与认知障碍的研究热点（Aβ 蛋白、Aβ 自身抗体、血小板淀粉样前体蛋白亚型），AD 理想的血浆生物标记物应具有反映

AD 中枢神经系统病理生理的基本方面，具有高灵敏性和特异性（80％以上），可监测疾病的严重程度和进展程度，能够提示干预治疗的效果等特点。但迄今为止，尚没有一项血浆生物标记物以及尿液生物标记物能够用于 AD 以及其他痴呆与认知障碍疾病的临床诊断。但因血尿生物标记物在临床日常应用中更为方便，未来还应坚持其研发。

b. 脑脊液（CSF）生物标记物。

• CSF $A\beta_{1-42}$。CSF $A\beta_{1-42}$ 水平降低通常认为反映了 $A\beta_{1-42}$ 进入不溶性斑块中以及聚集为寡聚体，是诊断 AD 与 MCI 的敏感特异的生物标记物。

• CSF T-tau。AD 患者平均 CSF 中总 tau 蛋白（T-tau）水平是对照组的 3 倍，CSF 中 T-tau 反映神经元变性与损伤，但鉴别 AD 与其他神经退行性疾病的特异性不强，在卒中、脑外伤后也有一过性的升高。

• CSF P-tau 。CSF 中磷酸化 tau 蛋白（P-tau）水平在 AD 患者升高至正常的 2 倍，尸检研究显示 CSF 中 P-tau 水平与 AD 患者 NFT 负荷相关，对 AD 及其鉴别诊断有很好的特异性。高 T-tau 水平与正常 P-tau 水平见于一些其他痴呆性疾病的报道，包括克-雅病、额颞叶痴呆和血管性痴呆。

当上述 3 个标记物联合应用时，诊断 AD 的准确性显著升高，敏感性和特异性可达 80％～95％，并可准确预测解剖学上 AD 病理特征的出现，还可判断 MCI 患者的预后，但不能鉴别 AD 与其他类型痴呆。将这些 CSF 标记物加入临床试验的入选标准中，有助于升高统计把握度，确保试验药物的受试人群是发生 AD 病理变化的真正患者。应用 CSF 标记物能准确、并在病程中尽可能早地识别出发生 AD 病理改变的受试者，以便评价候选化合物在病程中更早期也是对药物干预更易产生反应时期的治疗作用。

但 CSF 标记物也有其内在的局限性。如缺乏解剖学精确性，无法提供脑中病理改变的分布情况，除 T-tau 之外 CSF 标记物的水平在痴呆的各疾病阶段均保持稳定，因此对疾病分期和预后的判断并无价值。此外，据报道 CSF 标记物与临床表现之间的关联性很弱，药物治疗后标记物的变化是否会导致有意义的临床效应则是未知，这提示 CSF 标记物在治疗药物评价中的作用仍未确定。

我国痴呆诊疗指南中指出，当怀疑痴呆的病因为中枢神经系统炎症、血管炎或脱髓鞘疾病等所致时，推荐进行脑脊液常规检查，包括脑脊液压力、细胞计数、糖定量、蛋白质定量和（或）蛋白质电泳检查等 [专家共识]。对拟诊 AD 患者推荐进行 CSF T-tau、P-tau 和 $A\beta_{1-42}$ 检测 [B 级推荐]。未对 CSF 标记物在痴呆治疗药物评价中的应用进行推荐。

② 影像学生物标记物。

a. 头颅磁共振成像（MRI）。头颅 MRI 包括结构影像学及功能影像学检查，可对脑萎缩做定量分析，对痴呆诊断的敏感性及特异性远高于 CT。MRI 内颞叶结构测量可有效区分轻度 AD 与认知正常的老年人；灵敏诊断以内侧颞叶的萎缩为特征的路易体痴呆；并可鉴别 AD 及 VaD。

MRI 检查内嗅皮质或海马旁皮质的萎缩被认为是 AD 患者早期特异性标志，已被推荐为痴呆治疗药物Ⅱ期试验中的生物标记物。我国痴呆诊疗指南也指出，应用 MRI（T1、T2 和 FLAIR 像）检查能增加诊断及鉴别诊断的特异性，对痴呆疾病进行 MRI 随访检查，有助于判断疾病预后及药物疗效 [A 级推荐]。

b. 正电子发射断层显像（PET）。PET 可用于检测痴呆患者脑血流、葡萄糖代谢的改变，以及多巴胺转运蛋白、5-HT 受体、乙酰胆碱酯酶、Aβ 等在脑内的活性。

·FDG PET。是已建立的检测和跟踪 AD 的最佳功能性脑成像技术。AD 患者在症状开始出现之前，即在楔前叶、后扣带回及顶颞叶皮质出现葡萄糖代谢率（CMRg1）降低，并在随后症状性的各个疾病阶段逐渐扩展至前额叶皮质乃至全脑（少部分研究报道 CMRg1 降低率先出现在内嗅皮质、海马和内侧颞区）。CMRg1 降低被认为反映了神经元末梢或突触旁神经胶质细胞活动减少或密度的降低、线粒体或其他代谢障碍，或者这些因素的联合存在。可见，FDG PET 检测提供了 AD 相关的突触丢失信息，这是 AD 发病机制中与认知损害最紧密相关的一个下游事件，补充了其他下游生物标记物（如 MRI 检测的脑萎缩、CSF T-tau 和 P-tau 升高、Aβ 负荷）所提供的信息。CMRg1 降低与临床严重程度相关，可预测随后的临床下降，并对 AD 的神经病理学诊断率的敏感性达 84%～93%，特异性达 73%。在 AD 患者中，FDG PET 可用作临床试验中的一个治疗终点，减少试验中 AD、MCI 及认知正常的受试者的例数并缩短延缓 AD 病程的治疗效应的评价时间。此外，FDG PET 还可用于在试验招募中帮助选择受试者或在可能的 AD 修饰治疗的临床试验中进行亚组分析。

·匹兹堡化合物 B-PET（Pittsburgh compound B PET，PIB-PET）。Aβ 的 PET 显像是近年来迅速发展起来的特异性诊断 AD 的成像技术，该技术利用 ^{11}C-PIB 作为放射性示踪剂，与 Aβ 特异性结合，来评价脑内 Aβ 水平。Aβ 成像技术对于痴呆的鉴别诊断、早期诊断以及治疗评价均有帮助。在一些Ⅲ期临床试验中 ^{11}C-PIB-PET 已作为生物标记物来评价痴呆治疗药物的疗效。有研究表明，AD 患者的神经心理量表测定、^{11}C-PIB-PET 和 FDG PET 检查显示 ^{11}C-PIB-PET 显像与脑代谢率及认知功能评分具有良好的相关性，该结果也进一步证明了 ^{11}C-PIB-PET 和 FDG PET 作为痴呆治疗药物疗效评价的可靠性。

此外，氟比他班是一个 ^{18}F 标记的对称二苯代乙烯衍生物，是用于检测 AD 患者脑内 Aβ 的 PET 示踪剂，已被美国 FDA 与 EMEA 批准上市，成为支持 AD 临床诊断的生物标记物，可能成为 FDG 的替代物。目前，氟比他班定量工具在治疗后评价的应用正在开发中。

（3）基因检测　很多基因被认为是 AD 的易感因子，然而目前只有 ApoE 基因得到很好的验证，约 80% 的晚发性 AD 与其密切相关。ApoE 基因位于 19 号染色体上，其基因呈现多态性，主要有 3 个等位基因 ε2、ε3、ε4。研究发现，人 ApoE 基因位点的遗传存在不平衡现象，AD 患者中的 ApoE 的 ε4 等位基因频率明显增高。ApoEε4 基因型检测可用于 MCL/CIND 患者的危险分层，预测其向 AD 转化的风险，并可应用于临床研究中的疗效分析［B 级推荐］。

第四节　认知药物的临床风险-获益/安全性评价

在新药的研究与开发的整个过程中，贯穿着对于风险与效益的评估与权衡。这其中既包括产品开发者对于开发成本与将来市场可能带来的效益之间的评估、产品开发过程中的风险与成功的可能性的权衡，也包括产品对目标适应证的疗效与受用人群安全性之间的评估。疗效与安全性之间的平衡是患者临床用药的基础和保障，需要通过对药物的疗效与疾病的自然进程、药物的安全性与疾病本身的风险进行比较，才能够真正明确药物治疗是否真的使患者受益而同时又承担了比疾病进程更小的风险。因此，在认知药物的临床评价中把握风险—获益平衡也是不可或缺的重要一环，通过临床研究中反复的疗效评价与安全性评价，为患者寻找安全有效的治疗药物。

一、认知药物临床安全性评价的一般原则

1. 不良事件的报告

① 在临床试验过程中发生的所有不良事件必须进行仔细记录，并对药物导致的严重不良事件、导致患者退出试验的不良事件以及对出现致命性结局的患者进行单独分析。

② 不良事件应该描述治疗持续时间、药物使用剂量、恢复时间，尤其是不同年龄组（如老年组和超老年组患者）以及其他相关变量间的特征。应该将适当的实验室检查和电生理学记录（例如心电图）作为临床观察的补充。

③ 应考虑到在痴呆早期和轻度损害患者中的不良事件与痴呆晚期和严重损害患者相比较具有不同的获益风险评价。

④ 应该特别注意根据作用于不同受体位点来评价在研药物所属种类特征性的潜在副作用，例如胆碱酯酶抑制剂的拟胆碱作用。

2. 不良事件的分类分析

由于认知药物常作用于神经系统的不同受体位点，可能对神经、精神、心血管等器官系统产生一系列的影响，而痴呆患者多为高龄、有基础疾病和合并用药、身体机能下降抵抗力差，上述不良事件对于该人群的影响更不容忽视，应在临床评价中重点评价。

（1）神经学不良事件　根据痴呆亚型的不同，需要特别关注神经性的不良事件的发生或恶化，尤其是脑血管事件、锥体外系症状、定向障碍、进一步的步态损害、惊厥发作等。试验药物撤药阶段的影响也需要进行系统监测。

（2）精神病学不良事件　根据痴呆亚型的不同，需要特别关注幻觉的发生以及情感或精神疾患的其他体征和症状。应该根据试验药物的药效学来记录其他神经－行为异常，尤其是定向障碍、激越和攻击性行为。需要根据试验的不同而关注不同的方面，例如神经－行为异常的改善。

（3）心血管不良事件　根据痴呆亚型以及药物的药效，需要监测药物对心血管系统的影响，例如直立性低血压的发生、诱发心律失常的可能性或增加心肌梗死的风险等。

（4）长期安全性　总的临床经验一般需要包括关于大规模的和有代表性的患者人群的数据，并且在不同痴呆亚型（例如 AD 与 VaD 和 PD，以及不同年龄组）中的长期安全性可能是不同的。

目前，在获得上市许可之前尚不需要进行关于发病率和死亡率的研究，但必须长期监测对于死亡率的影响。可以通过实现风险最小化或风险管理计划在上市后进行监测。

二、已获批的痴呆治疗药物的安全性评价

1. 乙酰胆碱抑制剂（ChEI）

来自痴呆临床试验汇总的数据显示，ChEI 治疗组比安慰剂组因不良事件脱落的人数多两倍。在 3~6 个月的治疗中 10 人中即有 1 人发生显著的药物反应。对于高龄、体弱，有合并症、接受合并用药的患者，应更加关注 ChEI 的临床相关不良反应。药物警戒研究显示，85 岁以上的痴呆人群的 ChEI 相关不良反应风险比相对年轻人群的高 2 倍。然而这些患者一般很少被纳入临床试验，因此痴呆患者所面对的药物风险不仅是发表的临床试验数据可以衡

量的。

临床研究中报道了 ChEI 以下方面的风险。

① 胃肠道不良反应。包括腹痛、恶心、呕吐、腹泻、厌食等，在起始的剂量递增阶段反应可能尤其明显，并在长期治疗中一直存在，常导致药物中断使用。该类不良反应的严重程度呈现剂量相关性。

② 神经系统不良反应。ChEI 治疗使头痛、头晕、失眠、异常梦境、眩晕等发生率升高 2～5 倍，激动、烦躁也有所增加。肌肉抽搐的发生率是安慰剂的 13 倍，可能导致肌无力或摔倒。震颤和帕金森样症状发生率显著升高，应用 ChEI 的 AD 患者的震颤发生率增加 7 倍，帕金森病患者的震颤和帕金森样症状增加 2～3 倍。

③ 心血管不良反应。ChEI 通过刺激心脏迷走神经导致心动过缓，且剂量越高风险越高。一些大型的评价心动过缓风险的观察性研究中，发现 ChEI 的使用与症状性心动过缓导致到医院就诊呈显著相关。症状性心动过缓很可能发生摔倒、晕厥或需要植入起搏器。痴呆随机研究的汇总数据显示，ChEI 治疗中晕厥风险增加 2 倍。

④ 一般不良反应。疲乏无力、体重减轻、摔倒。一项 ChEI 治疗 AD 的荟萃分析结果显示，治疗组体重显著减轻的发生率为安慰剂的 3 倍，可能与其胃肠道副作用或虚弱无力有关。一项随机研究显示，85 岁以上比 85 岁以下人群的体重减轻风险高近两倍。体重减轻对于虚弱的高龄老年人群危害很大，可能导致生活质量下降、身体机能减弱以及死亡率升高。当结束 ChEI 治疗后，体重可随后恢复。

⑤ 药物-药物相互作用。高龄痴呆患者常常在痴呆治疗的同时联合应用其他药物，因此 ChEI 与其他药物的相互作用风险随之产生。

a. 与抗胆碱机制的药物同服，如抗抑郁药、抗精神病药、抗组胺药、支气管扩张药等（老年人非常常用的药物），ChEI 与抗胆碱药物的药效均减弱。

b. 服用抗胆碱药物可能导致痴呆患者的认知障碍加重或谵妄。具有胆碱酯酶抑制活性的药物如雷尼替丁，理论上会加重不良反应。

c. ChEI 与抗帕金森药物同服将抑制两药的药效。

d. 与具有减慢心率作用的药物同服，如 β 受体阻滞剂、地高辛、胺碘酮及钙离子通道阻断剂，可能增加晕厥或心肌梗死的风险。

2. 美金刚

美金刚的研究数据表明，最常见的副作用为便秘、头晕、头痛、高血压和嗜睡，但研究中美金刚与安慰剂组因不良事件而退出的人数并无统计学差异。美金刚对于摔倒、体重减轻等无显著作用，一个研究报道其导致高血压发生率升高 3 倍，但无其他研究支持该结果。在美金刚的临床应用中，药物-药物相互作用很少见，但与其他 NMDA 拮抗剂如金刚烷胺、氯胺酮及右美沙芬合用的后果还知之甚少，因此应加以警戒。

综上所述，风险-获益评价不止贯穿于认知药物的开发始终，也贯穿于临床实践中每个患者的用药选择与考量中。上文提供了痴呆治疗药物的风险及获益评价的临床证据，但对于在临床实践中怎样应用这些药物仍存在很多不确定性。怎样评价每个患者的有效性，保证治疗可使患者一直获益？何时风险大于获益需要终止该药物的使用？这些决策均需综合每个患者的年龄、身体状况、合并疾病、合并用药等情况而得出结论。

第五节 促智药物在健康人群中提升记忆功能的评价方法

如前所述，促智药物的评价方法目前世界各国目前尚无统一的评价方法，因此，本节以我国保健食品中"改善记忆功能人体试验"评价方法作为范例，介绍促智药在健康人群中功效的评价方法。

一、入组标准

记忆检测是一种心理测试，易受多方面因素干扰，如受试者年龄、情绪、文化程度等。因此，在评价药物对健康人群记忆功能的影响时，需参照严格的入组标准进行排查，主要因素包括：①受试者应本着自觉自愿的原则；②应以保障受试者的健康为前提；③从比较集中、各方面影响因素大致相同的群体中挑选受试者，比如学校、部队或其他群体；④文化程度基本一致；⑤属同一年龄组，如不在同一年龄组，则应对量表分进行校正；⑥未接受过类似测试；⑦排除短期内服用与受试功能有关的物品。

二、分组原则

除严格的入组筛查外，试验设计还应遵循对照，随机双盲的原则进行开展。其中对照不仅包括自身前后对照，还必须设置平行对照。在双盲原则的指导下，对照组必须服用安慰剂（不含有效成分，但其剂型、色泽、外观、口感、包装等均与受试样品相同），以消除心理暗示的影响；主试者在施测时不知道谁服样品，谁服安慰剂，以消除主试者主观偏向的影响，保证测试结果客观可靠。并且，同一受试者前后两次测试由同一主试者进行。

三、检测指标

对于健康人群而言，促智药物不能给服用者带来健康的危险，因此，在促智药物的功能评价中，安全性指标被列为第一位。其中包括：①一般状况检测，包括精神、睡眠、饮食、大小便、心率等（儿童只要求进行心肺听诊、肝脾触诊等一般体格检查）；②血、尿常规检查；③肝、肾功能检查（儿童受试者不测定此项）；④胸透、心电图、腹部 B 超检查（成人受试者测定此项且仅试验前检查一次）。

记忆功能的检测一般采用临床记忆量表执行，一般用测试后的各分测验原始分查量表分，各分测验量表分相加得总量表分，用总量表分查记忆商。量表共包括：①指向记忆量表分；②联想学习量表分；③图像自由回忆量表分；④无意义图形再认量表分；⑤人像特点联系回忆量表分；⑥记忆商。现分述如下：

1. 指向记忆

包括两组内容，每组 24 个词，每词由 2～3 个字组成，以 1s 的速度读出，两个词之间间隔 2s，其中有 12 个词属于同一类别，即为指向词；另外 12 个同混在其中相类似的词，为非指向词（例如，甲套第 1 组词中有 12 个词属于水果类，混杂的词有粽子、年糕、冰糖等 12 个食品类词；第 2 组词中有 12 个词属于动物类，混杂的词有皮肤、尾巴、眼睛、耳朵等 12 个身体器官类词。）要求受试者记忆指定的同类别词（如水果）。24 个词随机排列，用录音机放送，每组词全部放送完毕后，要求受试者立即回忆，说出要求记忆的一类词（不一定要按放送的顺序回忆）。主试者按受试者回忆的顺序，将其所说出的内容在记录纸上，按顺序用数字记在相应词下面的方格内，并记录总的反应时间。如果受试者说出的不是放送的词内容（称为"添加性错误"），则写在记录纸上该组词后面空格内。如果说的是混杂进去的不需记忆的词，则记在下面非指向栏内相应词下，亦算错误。反应时间从主试者说："现在请您回答"算起，直到回忆结束。允许回忆时间不超过2min。

当第一组词受试者回忆结束后，间隔5s，再重复一遍指导语，然后放送第二组词，方法同前。在第二组词回忆完毕后，询问受试者"除了要求您记的动物（或穿戴）这类词以外，您还记得别的词吗？"这就是"非指向记忆"结果，可记录在表内混杂词下面的方格内。这里要注意在第一组词回忆完毕时，不要做这样的询问，否则将引起受试者在识记第二组词时把注意力指向识记包括指向和非指向在内的所有词，那就不符合这项测验的原意了。最后询问受试者"用什么方法记忆"。

指导语："我念一些词，您要注意听，里面有的是水果名字（或动物名字、蔬菜名字、穿戴的东西），有的不是，要求您记住水果名字（或动物名字——天上飞的、地下跑的、爬的、大的、小的都算；蔬菜名字、穿戴的东西）。我念完以后，您要把听过的水果（或动物、蔬菜、穿戴）的名字说出来，不一定按照我念的顺序说，记得什么就先说什么，听明白了吗？现在注意听。"如果指导语没听明白，可以重复口述一遍。口头重复时，指导语不得任意更改，例如，"要求记住水果（或其他）名字"不得改成"只要记住水果名字或光记（或就记）水果名字"，或者甚至加上"不记其他的东西"就更不对了，这会导致不同的结果，是不允许的。

计分：以两组指向记忆刺激词的正确回忆数之和来计分，并记录添加性错误的词或其他错误各分析研究用。满分24分。

甲套指向记忆词呈现顺序为：

① 橘子 香蕉 粽子 石榴 桃子 粉条 年糕 西瓜 葡萄 冰糖 鸭蛋 柿子 茶叶 豆腐 苹果 白酒 牛奶 李子 饼干 杏 花椒 香瓜 木耳 鸭梨

② 乌鸦 公鸡 耳朵 蜜蜂 兔子 指甲 皮肤 狐狸 麻雀 眼睛 肩膀 青蛙 牙齿 肝脏 苍蝇 翅膀 心脏 老虎 头发 猴子 尾巴 蜻蜓 鼻子 蚂蚁

乙套指向记忆词呈现顺序为：

① 萝卜 茄子 大麦 韭菜 黄瓜 玉米 松树 扁豆 冬瓜 梅花 稻子 辣椒 荷花 杨树 白菜 桃花 棉花 菠菜 芝麻 西红柿 菊花 芹菜 柳树 豆芽菜

② 围巾 球鞋 牙膏 裙子 手套 筷子 板凳 短裤 雨衣 铁锅 剪刀 大衣 闹钟 电灯 袜子 火柴 缝纫机 皮袄 刷子 衬衫 扁担 毛裤 扫帚 草帽

2. 联想学习

每套有12对由两个词组成成对的词，其中容易的（成对联想词间有逻辑联系）与困难的（成对联想词间无逻辑联系）成对词各6对，容易联想包括反义词（如困难—容易）、同类词（如太阳—月亮）和从属词（如牲口—牛马）各两对；困难联想包括具体—具体（如西瓜—衣服）、抽象—具体（如勇敢—电灯）和抽象—抽象（如光明—服从）成对词各两对。用以检查对不同成对词的记忆情况。以每对词3s的速度读出，两对词之间间隔2s，12对词随机排列，用录音机放送，共放送3遍，即受试者有3次学习机会，但每遍词放送的顺序不同。每放送一遍后，主试者念每对词的前面一个词（即刺激词），要求受试者答出后面一个词来（即反应词），主试者将结果记录在相应格内。如果回答正确，打"√"号，如果错误，则记录错答之词，没答出来，则以"0"表示。每对词允许回忆时间5s。最后询问受试者"用什么方法记忆"。

指导语："我给您念12对词，您要注意听，要求您记住哪两个词是连在一起的一对，比如我念'桌子—马车'，表示'桌子'和'马车'是连在一起的一对词。我念完12对词以后，就念每对词中的前面一个词，要求您答出和它一对的后面一个词来，比如我念'桌子'，您就回答（停顿一下，让受试者回忆）'马车'，听明白了吗?"如果没听明白，可以重复口述一遍。

计分：分为容易、困难以及两者之和三种分数。每遍放送后，对容易的词每答对一个计0.5分，6对共3分；困难的词每答对一个计1分，6对共6分，6对容易和6对困难词之和为9分，三遍的满分为27分。

3. 图像自由回忆

包括2组画有物体的图片材料，每组15张，所画的物体都是人们常见的、熟悉的和易于辨认的东西，如日用品、交通工具等。每张图片呈现4s，图片间间隔2s，图片顺序随机排列。15张图片呈现完毕后，要求受试者立即回忆说出所记得的图片内容（不一定要按刺激呈现的顺序回忆）。主试者按受试者回忆的顺序，将所记得的图片在记录纸上按顺序用数字记在相应图片名称下的方格内，并记录总的反应时间。如果受试者说出的是图片中没有的内容（称为添加性错误），则写在记录纸上该图片系列后面的空格内。反应时从主试者说"现在请您回答"算起，直到回忆结束。允许回忆时间不超过2min。当第一组图片受试者回忆结束后，间隔5s，再重复一遍指导语，然后呈现第二组图片，方法同前。最后询问受试者"用什么方法记忆"。

指导语："我给您看一些图片，您要仔细看，并记住它们是什么，有看不清的可以问，等全部看完后，立即说出您看到的是些什么东西，不一定按照我念的顺序说，记得什么就先说什么，听明白了吗? 现在注意看"如果没听明白，可以重复口述一遍，直到受试者理解为止。

计分：以两组图片的正确回忆数之和计分，并记录添加性错误。满分30分。

4. 无意义图形再认

包括20张目标刺激图片，40张再认刺激图片（其中与呈现图片相同目标刺激图片20张，相似混同刺激图片20张）。目标刺激为5种形式的无意义图形，即曲线封闭、直线封闭、曲线直线、曲线不封闭、直线不封闭。每种各4张，共20张。

测验时，先给受试者分别呈现20张目标刺激图片，每张呈现3s，相隔3s，要求受试者记住这些目标刺激。然后，随机呈现40张再认刺激图片（包括目标刺激图片和混同刺激图片），图片随机排列，要求受试者将与目标刺激图片完全相同的图片辨认出来，即每张图片呈现时，回答"看过"或"没看过"，每张允许回忆时间为5s。如果对目标刺激回答"看过"，则按图片中央Z号（1—20）在记录纸目标刺激一项相应格内打"√"号，如答"没看过"，则打"×"号。如果对混入刺激回答"没看过"，则按图片中央Z号（21—40）在记录纸混入刺激一项相应格内打"√"号，如答"没看过"，则打"×"号。最后询问受试者"用什么方法记忆"。

指导语："我给您看一些由简单的曲线和直线构成的图形，看的时间比较短，您要仔细看，并记住它们的特点，有看不清的可以问，等看完后，我再给您看另一些图片，其中有您看过的，也有您没看过的，它们都很相似，要求您认出哪些是看过的，哪些是没看过的，听明白了吗？现在注意看。"如果没听明白，可以重复口述一遍，直到受试者理解为止。

无意义图形背面的数字表示：

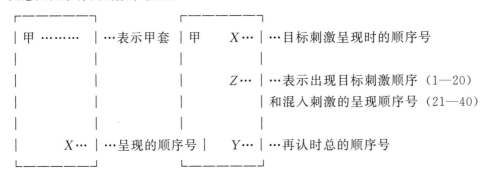

20 张目标刺激呈现时　　　　　　　　40 张图片再认时

计分：再认分＝（正确再认目标刺激－错误混入刺激数）×2（满分 40 分），即再认分＝（击中－虚报）×2

对目标刺激回答"看过"，称为"击中"，对没看过的混入刺激也回答"看过"，称为"虚报"。

5. 人像特点联系回忆

包括 6 张黑白人面像图片。按随机顺序排列每张人像分别呈现 9s，间隔 3s，在呈现的同时，告诉被测验者每张图片上的人像的姓名、职业和爱好等特点，重复 2 遍，并要求被测验者记住人像及特点之间的联系。然后再以另一顺序呈现这些图片，让被测验者立即说出人像的姓名、职业和爱好等特点。如果回答正确，主试者在记录纸相应格内打"√"号，回答错误，则记下说错的内容，每张人像允许回忆时间 30s。

指导语："我给您看一些画的人像，在给您看每张人像的同时，向您介绍他叫什么、职业和爱好特点，请您一边注意看人像，一边注意听介绍，且要把人像和他的三个特点联系起来记忆。看完全部人像后，当我再给您看每一张人像时，要求您立即说出他的三个特点，不一定按我说的顺序回答，记得什么先说什么，听明白了吗？"如果没听明白，可以重复口述一遍，直到受试者理解为止。

计分：分别记录回忆出的姓名、职业和爱好的数目，每个姓名记 2 分，每项职业和爱好各记 1 分，然后以三项总和计分。满分 24 分。

临床记忆量表的 5 个分量表都有各自的记分方法，各分量表得出的分数均为原始分。根据这些原始分，换算量表分的等价值表，查出各分量表的量表分，计算出总量表分；然后按照不同的年龄组的总量表分的等值记忆商数换算表，即可查得记忆商数（MQ）。这就作为衡量人的记忆水平的指标。

四、数据处理及结果判定

此试验数据为计量资料，对两组各分测验量表分和记忆商可用 t 检验进行分析。自身对照可以采用配对 t 检验，组间平行比较采用两样本均数的 t 检验，后者需进行方差齐性检验，对非正态分布或方差不齐的数据进行适当的变量转换，待满足正态或方差齐后，用转换

的数据进行 t 检验；若转换数据仍不能满足正态方差齐要求，改用 t' 检验或秩和检验；但变异系数太大（如 CV＞50％）的资料应用秩和检验。

结果判定：在试验前两组记忆商均衡的前提下，试食后试食组的记忆商高于对照组，且差异有显著性，同时试食组试验后的记忆商高于其试验前的记忆商，且差异有显著性，可以判定该受试样品具有辅助改善记忆功能的作用。

五、注意事项

① 心理测验必须由受过训练的人员进行，否则影响试验结果。

② 测试应当在一个安静的房间内进行。除受试者和主试者外，尽量避免有其他人在场。

③ 本量表内有 3 项和视觉有关的分测验，室内光线必须保证能看得清楚刺激图片。尽量排除因听力或视力不佳而影响记忆成绩。

④ 必须注意受试者受测时的精神状态，测验需在受试者情绪正常、不反对接受测试、注意力比较集中的情况下进行。受试者是否疲倦，注意力是否集中，是否配合、对测试是否紧张，是否有信心等均需记录在记录纸的首页上。

⑤ 同一受试者的测试要求一次做完。在用年龄量表分比较分测验成绩时，必须注意不同分测验是否在相同的精神状态下进行的。

⑥ 填写记录必须认真，字迹清楚。填写时注意以下几点。

a. 首页必须逐项填写，即受试者的姓名、性别和年龄，以及检查日期和时间。

b. 填写文化程度和职业作为了解受试者接受测验的背景材料。

c. 填写健康状况或诊断，前一夜睡眠情况或当时疲倦与否。

d. 对表明当时精神状况的各项，如配合程度、注意力、紧张状态、信心等也要填写清楚。

e. 除记录受试者记忆回答的正误外，应当记下错误回答的具体内容，以备分析研究用。

f. 是否应用记忆方法以及使用什么方法对记忆研究是有益的。在用此量表进行研究时应当记录此项。

g. 各项分测验成绩的原始分记入首页总结表中，要先经复查，复查无误方可填入原始分项内。

上述试验标准为我国保健食品对健康人群记忆功能评价的指导原则，参照上述方法，已发现一批具有提升健康人群记忆能力的产品，如人参提取物、三七提取物、黄精提取物等，为进一步提高人类大脑潜能，做出了积极的尝试。但是，目前尚缺乏促智药对健康人群脑部功能活动的研究，如促智药对人脑不同脑区的激活作用，对不同脑区代谢的影响等，尚需深入研究。

（薛　薇）

参 考 文 献

［1］ Arevalo—Rodriguez I，Smailagic N，Roqué I Figuls M，et al. Mini-Mental State Examination（MMSE）for the detection of Alzheimer's disease and other dementias in people with mild cognitive impairment（MCI）［J］. Cochrane Database Syst Rev. 2015，5（3）：1—74.

［2］ Azeredo FJ，Dalla Costa T，Derendorf H. Role of microdialysis in pharmacokinetics and pharmacodynamics：current status and future directions［J］. Clin Pharmacokinet，2014，53（3）：205-212.

［3］ Cavedo E，Lista S，Khachaturian Z，et al，The Road Ahead to Cure Alzheimer's Disease：Development of BiologicalMarkers and NeuroimagingMethods for PreventionTrialsAcross all Stages and TargetPopulations [J]. J Prev Alzheimers Dis, 2014, 1 (3): 181-202.

[4] Chen K, Ayutyanont N, Langbaum JBS, et al. the Alzheimer's Disease Neuroimaging Initiative (ADNI). Characterizing Alzheimer's disease using a hypo Metabolic convergence index [J]. Neuroimage, 2011, 56: 52-60.

[5] Coon KD, Myers AJ, Craig DW, et al. A high-densitywhole—genome association studyreveals that APOE is the major susceptibility gene for sporadic late—onset Alzheimer's disease [J]. J Clin Psychiatry, 2007, 68 (4): 613-8.

[6] Daniel Ferreira1, Lilisbeth Perestelo-Pérez, EricWestman, et al. Meta-review of CSF core biomarkers in Alzheimer's disease: the state-of-the-art after the new revised diagnostic criteria [J]. Front Aging Neurosci, 2014, 24 (6): 1-24.

[7] Edison P, Archer HA, Hinz R, et al. Amyloid, hypoMetabolism, and cognition in Alzheimer disease: an [^{11}C] PIB and [^{18}F] FDG PET study [J]. Neurology, 2007, 68 (7), 501-508.

[8] Eric M Reiman. Fluorodeoxyglucose Positron Emission Tomography: Emerging Roles in the Evaluation of Putative Alzheimer's Disease-Modifying Treatments [J]. Neurobiol Aging, 2011, 32 (Suppl 1): S44-S47.

[9] European Medicines Agency (EMEA), Guideline on Medicinal Products for the Treatment of Alzheimer's Disease and other Dementias. [EB/OL] [2013-07-21]. http://www.ema.europa.eu/docs/en_GB/document_library/Scientific_guideline/2009/09/WC500003562.pdf.

[10] European Medicines Agency (EMEA). Guideline on strategies to identify and mitigate risks for first-in-human clinical trials with investigational medicinal products [EB/OL]. [2007-07-19]. https://firstclinical.com/regdocs/doc/? db＝INT_EMEA_First.

[11] European Medicines Agency (EMEA). Draft guideline on the clinical investigation of medicines for the treatment of Alzheimer's disease and other dementias [EB/OL]. [2016-07-31]. http://119.90.25.49/www.ema.europa.eu/docs/en_GB/document_library/Scientific_guideline/2016/02/WC500200830.pdf

[12] Greely H, Sahakian B, Harris J, et al. Towards responsible use of cognitive-enhancing drugs by the healthy [J]. Nature, 2008, 456 (7223): 702-5.

[13] Jacob S Buckley, Shelley R Salpeter. A Risk-Benefit Assessment of Dementia Medications: Systematic Review of the Evidence [J]. Drugs Aging, 2015, 32: 453-467.

[14] Pitcher MR, Quevedo J. Tools for studying drug transport and Metabolism in the brain [J]. Expert Opin Drug Metab Toxicol, 2016, 12 (2): 161-168.

[15] Qaseem A, Snow V, Cross JT Jr, et al. Current pharmacologic treatment of dementia: a clinical practice guideline from the American College of Physicians and the American Academy of Family Physicians [J]. Ann Intern Med, 2008, 148 (5): 370-378.

[16] International Conference on Harmonization/ICH-E7. Studies in Support of Special Populations: Geriatrics, current Step4 version [EB/OL] [2013-09-16]. http://www.ich.org/fileadmin/Public_Web_Site/ICH_Products/Guidelines/Efficacy/E7/Step4/E7_Guideline.pdf.

[17] Jiménez Bonilla JF, Carril Carril JM. Molecular neuroimaging in degenerative dementias [J]. Rev Esp Med Nucl Imagen Mol, 2013, 32 (5): 301-309.

[18] Landau SM, Harvey D, Madison CM, et al. Alzheimer's Disease Neuroimaging Initiative (ADNI). Comparing predictors of conversion and decline in mild cognitive impairment [J]. Neurology, 2010, 75: 230-238.

[19] Malcolm Rowland, Carl Peck, Geoffrey Tucker. Physiologically-Based Pharmacokinetics in Drug Development and Regulatory Science [J]. Annu Rev Pharmacol Toxicol, 2011, 51: 45-73.

[20] Osama Sabri, John Seibyl, Christopher Rowe, et al. Beta-amyloid imaging with florbetaben [J]. ClinTransl Imaging. 2015, 3: 13-26.

[21] Petrella JR. Neuroimaging and the search for a cure for Alzheimer disease [J]. Radiology. 2013, 269 (3): 671-691.

[22] Quinn JF. Biomarkers for Alzheimer's disease: showing the way or leading us astray [J]. J Alzheimers Dis. 2013, 33 Suppl 1: S371-6.

[23] Ritter A, Cummings J. Fluid Biomarkers in Clinical Trials of Alzheimer's DiseaseTherapeutics [J]. Front Neurol. 2015, 6: 186.

[24] Robert H Blank. Cognitive Enhancement: Social and Public Policy Issues [M]. UK, Palgrave Macmillan, 2016: 1-41.

[25] Repantis D, Schlattmann P, Laisney O, et al. Modafinil and methylphenidate for neuroenhancement in healthy individuals: a systematic review [J]. Pharmacol Res. 2010, 62 (3): 187-206.

[26] Sager JE, Yu J, Ragueneau-Majlessi I, et al. Physiologically Based Pharmacokinetic (PBPK) Modeling and Simulation Approaches: A Systematic Review of Published Models, Applications, and Model Verification [J]. Drug Metab Dispos. 2015, 43 (11): 1823-37.

[27] FDA. Guidance for Industry Analytical Procedures and Methods Validation for Drugs and Biologics [EB/OL] [2015-07-24]. www.fda.gov/downloads/drugs/guidancecomplianceregulatoryinformation/guidances/ucm386366.pdf.

[28] FDA. Guidance for Industry: Estimating the Maximum Safe Starting Dose in Initial Clinical Trials for Therapeutics in Adult Healthy Volunteers [EB/OL]. [2005-07-05]. http://www.fda.gov/downloads/Drugs/Guidances/UCM078932.pdf.

[29] FDA. Guidance for Industry E 10 Choice of Control Group and Related Issues in Clinical Trials [EB/OL]. [2001-05]. http://119.90.25.46/www.fda.gov/downloads/drugs/guidancecomplianceregulatoryinformation/guidances/ucm073139.pdf

[30] 国家食品药品监管局药品审评中心. 化学药物临床药代动力学研究技术指导原则 [EB/OL]. [2007-08-23]. http://

www. cde. org. cn/zdyz. do？ method＝largePage&-id＝2070.

[31] 贾建平，王荫华，张振馨，等．中国痴呆与认知障碍诊治指南（三）：神经心理评估的量表选择［J］．中华医学杂志．2011，91（11）：735-741.

[32] 贾建平，王荫华，蔡晓杰，等．中国痴呆与认知障碍诊治指南（五）：痴呆治疗［J］．中华医学杂志，2011，91（14）：940-945.

[33] 刘艺平，李焕德．中枢神经系统的药代动力学参数及其意义［J］．中国临床药理学杂志，2010，26（2）：152-154.

[34] 薛薇，董凡，李可欣．我国新药临床试验的风险管理模式探讨［J］．中国药物警戒．2014，8：488-491.

[35] 于晓妩．认知促进药物的研发现状及思考［J］．军事医学，2011，35（9）：649-653.

第十一章 | 认知药物研究有关的 主要方法与模型

认知药物的寻找与发现需要采用有关的技术方法和模型，为提高药物筛选速度和提高筛选命中率，技术方法还在不断的改进创新中，本章重点介绍国际上常用的技术方法与模型。

第一节 行为药理实验方法与技术

一、概述

学习和记忆是脑的重要功能之一。学习是指新行为（经验）的获得和发展。通过学习获得的经验的保持和再现，这就是记忆。记忆包括识记、保存、再认和回忆4个过程——识记是事物或经验在脑子里留下痕迹的过程；保存是使这些痕迹趋于巩固和保持的过程；再认是现实刺激与以往痕迹的联系过程；回忆则是痕迹的重新活跃或再现。根据信息论的观点，把人类记忆区分为3种存储系统，即感觉记录系统、短时存储系统和长时存储系统。关于学习记忆的机制，许多科学家认为，"感觉记忆"即感知事物后在极短时间内的记忆，与脑的电活动有关；"短时记忆"和"长时记忆"可能与脑的神经细胞的突触效能或脑的化学变化有关。现有资料证明，边缘系统特别是颞叶、额叶和海马对某些类型的学习和记忆来说，都是不可少的结构，但这绝不是说脑的其他部位与学习、记忆无关。当前更趋向于认为，学习、记忆有赖于全脑的整合功能，也即完成记忆过程离不开知觉、情绪、注意、意图等心理功能，也离不开早已贮存的知识和经验。

人和动物的内部心理过程是无法直接观察到的，科学家只能根据可观察到的刺激反应来推测脑内发生的过程，对脑内记忆过程的研究只能从人类或动物学习或执行某项任务后间隔一定时间，测量他们的操作成绩或反应时间来衡量这些过程的编码形式、贮存量、保持时间和它们所依赖的条件等。学习、记忆实验方法的基础是条件反射，各种各样的方法均由此衍化出来。

二、常用的动物学习、记忆实验方法

1. 跳台法（step down test）

大白鼠和小白鼠跳台法均较常用。在此仅介绍小鼠跳台的装置、操作过程和观察指标。

实验装置为一个长方形反射箱。大小为 10cm×10cm×60cm，用黑色塑料板分隔成 5 间。底面铺以铜栅，间距为 0.5cm，可以通电，电压强度由一个变压器控制。每间左后角置一个高和直径均为 4.5cm 的平台。

将动物放入反射箱内适应环境 3min，然后立即通以 36V 交流电。动物受到电击，其正常反应是跳回平台以躲避伤害性刺激。多数动物可能再次或多次跳至铜栅上，受到电击后又迅速跳回平台，如此训练 5min，并记录每只小鼠受到电击的次数或叫错误次数（number of error），以此作为学习成绩。24h 后重作测验，此即记忆保持测验。记录受电击的动物数、第一次跳下平台的潜伏期和 3min 内的错误总数。

本法简便易行，一次可同时实验 5 只动物。既可观察药物对记忆过程的影响，也可观察对学习的影响。有较高的敏感性，尤适合于初筛药物。缺点是动物的回避性反应差异较大，如需减少差异或少用动物，可对动物进行预选或按学习成绩好坏分档次进行实验。另外，跳台法在电击前施以条件刺激，则可同时观察被动和主动回避性反应。

2. 避暗法（step through test）

实验装置分明、暗两室。明室大小为 11cm×3.2cm。其上方约 20cm 处悬一个 40W 钨丝灯。暗室较大，大小为 17cm×3.2cm。两室之间有一个直径为 3cm 大小的圆洞。两室底部均铺以铜栅。暗室底部中间位置的铜栅可以通电，电压强度可任意选择，一般采用 40V 电压。暗室与计时器相连，计时器可自动记录潜伏期的时间。

此法系利用鼠类的嗜暗习性而设计，将小鼠面部背向洞口放入明室，同时启动计时器。动物穿过洞口进入暗室受到电击，计时自动停止。取出小鼠，记录每只小鼠从放入明室至进入暗室遇到电击所需的时间，此即潜伏期。24h 后重作测验，记录进入暗室的动物数、潜伏期和 5min 内的电击次数。

根据大量研究，小鼠平均潜伏期约十几秒。训练期接受一次电击后，记忆的保持可持续一周之久。另有作者在动物进入暗室后，即将洞口关闭，使动物在暗室接受规定时间和规定电流强度的电击，然后取出动物。经此电击的动物，记忆的保持更为牢固。

本法简便易行，反射箱越多，同时训练的动物数也越多。以潜伏期作为指标，动物间的差异小于跳台法。对记忆过程特别是对记忆再现有较高的敏感性。

3. 穿梭箱（shuttle box）

穿梭箱在学习、记忆实验中较为常用。这里介绍日本小原医科产业制造的一种大白鼠穿梭箱。该装置由实验箱和自动记录打印装置组成。实验箱大小为 50cm×16cm×18cm。箱底部格栅为可以通电的不锈钢棒，箱底中央部有一高 1.2cm 的挡板，将箱底部分隔成左右两侧。实验箱顶部有光源、蜂鸣音控制器。自动记录打印装置可连续自动记录动物对电刺激或条件刺激（灯光或/和蜂鸣音）的反应和潜伏期，并将结果打印出来。训练时，将大白鼠放入箱内任何一侧，20s 后开始呈现灯光或/和蜂鸣音，持续 15s，后 10s 内同时给以电刺激（100V，0.2mA，60Hz，AC）。最初，动物只对电击有反应，即逃至对侧以回避电击。20s 后再次出现条件刺激并继之在动物所在侧施以电刺激，迫使动物跳至另一侧，如此来往穿梭。当蜂鸣音或/和灯光信号呈现时，大白鼠立即逃至对侧安全区以躲避电击，即认为出现了条件反应（或称主动回避反应）。每隔天训练一回，每回100次。训练4~5回后，动物的主动回避反应率可达80%~90%。此法可同时观察被动和主动回避反应，并可自动记录和打印出结果。此外，从动物的反应次数也可以了解动物系处于兴奋或抑制状态。

4. 爬杆法 (pole-jump test)

该装置由一根竖着的木杆和电栅底板组成。电击为非条件刺激，某种信号为条件刺激，动物在电栅底板受到电击一定时间内爬杆为逃避反应，给予条件刺激未受到电击前即行爬杆为主动回避反应，此法适用于大鼠或小鼠。

5. 迷宫 (maze)

迷宫用于学习、记忆实验已有几十年之久，至今仍经常采用。迷宫种类和装置繁多，但不外乎以下3个基本组成部分：起步区——放置动物；目标区——放置食物或系安全区；跑道——有长有短，或直或弯，至少有一个或几个交叉口供动物选择到达目标区的方向或径路。

下面介绍几种迷宫。

（1）Y型迷宫　该装置一般分成三等分，分别称之为Ⅰ臂、Ⅱ臂、Ⅲ臂。如以Ⅰ臂为起步区，则Ⅱ臂（右侧）为电击区，Ⅲ臂（左侧）为安全区。训练时将小鼠放入起步区，操纵电击控制器训练小鼠获得遭遇电击时直接逃避至左侧安全区为正确反应，反之则为错误反应。

训练方法有以下几种：①固定训练次数，10~15次，记录正确和错误反应次数；②动物连续获得二次正确反应前所需的电击次数；③动物学习成绩以达到9/10次正确反应前所需的电击次数表示。24h后测定记忆成绩。

这是一种最简单的、属一次性训练的空间辨别反应的实验。稍为复杂一点的训练，系按上述方法训练完成后，改用Ⅱ臂为起步区，动物在遭遇电击后直接逃至Ⅰ臂（左侧）为正确反应，逃至Ⅲ臂（右侧）为错误反应。训练达到要求后，再以Ⅲ臂为起步区，小鼠于电击后逃至左侧（Ⅱ臂）为正确反应，逃至右侧（Ⅰ臂）为错误反应。以动物在三臂训练均达到规定标准所需电击次数的总和作为学习成绩。记忆成绩的测定仍在24h或48h后进行。

更为复杂的训练系先以Ⅰ臂为起步区，小白鼠于电击后到达Ⅲ臂（左侧）安全区，即以Ⅲ臂为起步区，电击后，小鼠必须从Ⅲ臂继续逃向左侧，即Ⅱ臂，在此臂施以电刺激，小鼠仍逃往左侧，即Ⅰ臂，即达到训练要求。不过，要完成这一训练要求，每天训练1次，至少要训练1周时间。

迷宫实验中要注意的几个问题：①如在目标区放置食物，则动物需于实验前禁食，使其体重减至原体重的85%，此时动物才具有摄取食物的驱动力或动机；②在目标区停留的时间不能太短暂，否则失去强化效果；③每天训练结束后要对实验箱进行清洗，以消除动物留下的气味；④每天训练次数以10~15次为宜。

（2）放射状八臂迷宫

① 原理。放射状八臂迷宫可以用于大鼠空间参照记忆和工作记忆的研究。参照记忆过程中，信息在许多天内都是有用的，并且在整个实验期间都是需要的，而工作记忆过程与参照记忆过程的区别是它只有一个主要但暂时的信息，仅对一个实验期间有用，而对后续实验无用。大鼠必须记住在延迟间隔期间（分钟到小时）内的信息，此实验属奖赏性学习。

② 操作过程。仪器为一个木制的八臂放射状迷宫，每条臂从直径26cm的中央平台伸出，每条臂长56cm、宽5cm，沿长臂方向有多个高为2cm的栏杆，食物放在臂的末端。在实验期间，大鼠每天喂食一次，使它们的体重保持在自由进食的85%，使大鼠获得食物奖

赏而跑动的驱动力，每天训练动物在迷宫内取食，从多臂放置食物，逐渐减少至只有一臂末端放置食物。这样，动物被迫以最少的实验次数获得最多的食物奖赏。正式实验时，只有一臂放置食物，每次试验后必须清洗迷宫，以免留下味道，让动物循味找到食物。

③ 结果评价。记录每一个实验，到达放置食物臂的平均时间和平均错误次数（进入到无诱饵的臂内）。

此外，本实验也可根据不同的目的，改变方法、程序，观察记忆恢复、记忆保持、记忆转移等情况。a. 已成功建立条件放射后，用手术或化学物质损伤某些脑区如海马，观察认知能力恢复速度。b. 经训练已经正确进入有食物的臂后，将食饵放置在另一臂，继续观察动物找到食饵的速度和错误率。

（3）Morris 水迷宫 20 世纪 80 年代初，英国的心理学家 Morris 他的同事利用大鼠在盛有水和牛奶混悬的不透明的水池中搜索目标物的方法，研究大鼠的海马等脑区受到损害后的学习、记忆和空间定向以及认知能力时，取得了令人瞩目的结果。由于这种装置不但构思新颖、实验设计合理、方法简便实用，而且便于观察并记录动物入水后搜索目标所需的时间、采用的策略和它们的游泳轨迹，从而可分析和推断动物的学习、记忆和空间认知等方面的能力。因此，这种研究方法很快就引起各国神经科学家的关注，并将此法称为 Morris 水迷宫法。随后，在英美和日本等国家的心理学和神经药理学的许多实验室纷纷推广和应用。20 世纪 80 年代末，中国科学院心理研究所建立了我国第一个 Morris 水迷宫实验室，并于20 世纪 90 年代初建立了 Morris 水迷宫图像自动采集和处理系统。

① 实验设备和实验装置。选择安静、明亮和清洁的房间进行 Morris 水迷宫实验。实验室内要陈设简单，物品、仪器和主试站立的位置均要相对固定。有条件的实验室可采用 Morris 水迷宫图像自动采集和处理系统来观察和分析动物的行为活动。该系统的主要部件为摄像机、计算机和图像监视器等。它能自动地采集动物的入水位置、游泳的速度、搜索目标的所需时间、运行轨迹和搜索策略等参数，并可将所采集的各种数据自动进行统计和分析。设备受限制的实验室，可沿用当今不少实验室所采用的人工记录方法。

Morris 水迷宫装置主要由一只乳白色圆形铁皮水桶和一个可调节高度和可移动位置的透明的有机玻璃站台所组成。圆桶的直径一般为 100cm，高为 60cm，水池的水深为 40cm，站台的顶端为圆形，直径为 6cm。在圆桶的上缘等距高地设东、南、西和北 4 个标记点，作为动物进水池的入水点，以这 4 个入水点在水面和水桶底部的投影点，将水面和水桶部分成均等的 4 个象限。按实验要求，可任意地将站台设置于某一象限的中间（图 11-1）。

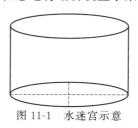

图 11-1 水迷宫示意

② 实验程序。实验前将水桶灌以清水至预定的水池高度，再加入适量的新鲜牛奶或奶粉，使水池成为不透明的乳白色。水温一般控制在 23～25℃。将站台放置在水池的预定部位，作为动物入水后搜索的目标。站台的顶端平面应低于水池液面 2cm。这样，动物凭视觉无法辨认水池中有无站台。此时，便可开始实验，其主要程序如下。

a. 每只动物每天训练 4 次。每天将动物按东、西、南和北 4 个入水点分别放入水池。实验时，将大鼠头朝池壁轻轻地放入水中。同时开始记录动物的入水时间，并记录动物自入水到找到站台后四肢爬上站台时所需的时间，作为潜伏期。同时在记录动物入水后的游泳轨迹，将此作为分析动物搜索目标时所采用何种策略的依据。

b. 动物爬上站台后，让动物在站台上站立 10s。若动物在入水后 60s 以内未能找到水池中的站台或未能爬上站台，实验者可将动物放置于站台上站立 10s。待动物站立 10s 以后，将动物从站台上拿下来，休息 30～60s 以后，再进行下一次训练。在一般情况下，正常动物或服用促智药物的动物在经过 5～6 个实验日训练后很快就学会以最佳的轨迹搜索到站台的确切位置。

c. 从第 7 个实验日开始，可将站台的位置转移到另一个象限中进行站台迁移实验。此时除继续描记动物的运行轨迹之外，应记录动物入水后找到迁移后的站台的潜伏期，以及动物在原来放置站台的象限所逗留的时间。正常动物在站台的原来位置搜索不到目标时，会很快离开那里，迅速转移方向，会在新的方位重新找到站台。

③ 对 Morris 水迷宫方法的评估。影响该实验结果的因素很多，其中实验环境是一个十分重要的因素。一般来说，实验室的设备、仪器、工作台、椅子、门窗和灯具等陈设的位置和实验者进行实验操作时所站立的位置都会影响实验结果。因为动物常常会利用实验室内固有的环境作为它搜索目标时的参照物。因此，实验室内的一切设备的位置和主试的位置应相对固定。

阿托品、樟柳碱和东莨菪碱等药物以及一些神经毒素所引起的记忆障碍，可使动物的潜伏期延长，并可引起定向障碍和运行轨迹混乱。而有效的促智药物可使潜伏期缩短，增强动物的定向能力，从而能提前达到学会的标准。因此，可利用 Morris 水迷宫法来检验神经药物对动物的学习、记忆和定向能力的影响，并可利用此法来筛选促智药物。

Morris 水迷宫的水容量大，所以动物在水池中作搜索目标物的作业时，如有排尿或排便现象，动物的排泄物和所分泌的外激素对其他动物的作业成绩，不会产生干扰或有不良影响。这就优于其他的动物行为实验方法。

Morris 水迷宫法的操作简便，方法可靠。如能利用计算机建立图像自动采集和分析系统，这就能根据所采集的数据，制成相应的直方图和运行轨迹图，便于研究者对实验结果做进一步分析和讨论。

6. 小鸡的一次性味觉回避学习行为的动物模型

小鸡的行为活动在行为药理学的研究中具有很重要的价值。早在 100 多年以前，Spalding 曾以年幼的小鸡和小鸭作为实验对象，观察了它们的行为活动，并于 1873 年出版了一本专著。这是国际上最早描述幼小动物的行为活动的重要文献。Morgan（1896）首先报道了小鸡的啄食行为。他注意到，刚刚孵化出来的小鸡一开始常常是毫无鉴别地啄许多细小的东西。但不久它们很快就能识别哪些是可吃的食物，哪些是不可吃的食物。Morgan 还观察到，小鸡只要经过一次痛苦地啄到有伤害的或有毒的食物后，它们就不愿意再去啄这类食物。1937 年澳大利亚动物学家 Lorenz 把幼小动物在生活早期所具有的这种先天性的本能的学习行为称为印记（imprinting）。20 世纪 30 年代，人们对小鸡和小鸭印记的研究比较普遍。但直到 20 世纪的 60 年代，特别是 70 年代和 80 年代，由于深入开展了以小鸡为实验对象的行为药理学的研究以及学习和记忆形成的脑机制的研究以后，才较详细地研究了小鸡的行为活动。

有关一日龄小鸡的学习和记忆问题以及神经药物对小鸡的一次性味觉回避反应的影响，报道颇多。英国剑桥大学动物系的动物学家 Horn（1985）还发表了专著《记忆、印记和脑》（《Memory，Imprinting and Brain》）。

（1）实验方法和程序　　选择雄性一日龄小鸡作为实验对象。实验当天早晨，小鸡从孵鸡房送来。每20只小鸡为一组，为减轻小鸡的紧张感，将小鸡成对地放置在20cm×20cm×25cm的木盒中。实验前，先在木盒底部撒上少量的麦麸或米糠。实验室的温度一般保持在25～30℃。将小鸡在木盒中适应半小时后，它们就很安静了。此时，便可开始实验。其实验程序如下。

① 预备实验（pre-pre-training）。训练小鸡啄蘸有水的直径为2.5mm由金属铬制成的小圆珠。这种训练的作用是为了使所有的小鸡在正式实验时能增加啄小圆珠的概率，并使它们减轻在正式实验时的紧张感。实验者在每次将小圆珠伸进木盒以前，用手指轻轻地敲弹木盒前壁，引起小鸡的注意。这时，在大多数情况下，当小圆珠伸进去以前，小鸡都走向木盒前壁。由于木盒前壁有两排直径为5cm×0.5cm的小孔，孔的高度为离木盒底部8～10cm。因此，轻轻地敲弹木盒前壁，就能对小鸡既有听觉刺激，又有视觉刺激。

预备实验共进行两次，其目的是使小鸡能习惯并能适应于这种实验情景，并且鼓励小鸡去啄从外面伸进来的物体。

② 训练前实验（pre-training）。分别将蘸有水的直径为4mm的红色和蓝色小圆珠在小鸡面前呈现10s，各呈现1次，目的是继续训练小鸡的啄食行为。与此同时，用微机控制并分别记录第1次啄红色和蓝色小圆珠的潜伏期和啄的次数。

③ 训练实验（training）。用直径为4mm的另一种红色玻璃小圆珠，蘸以闻有芳香味而尝则有苦味的化学物质——氨基苯甲酸甲酯（methyl anthranilate，MeA）在小鸡面前呈现10s。小鸡啄了这种小圆珠以后，便立即出现有特征性的厌恶反应——摇头、张嘴或在实验盒底部猛烈地做蹭嘴动作。如果在这10s之内小鸡不啄涂有MeA的红色小圆珠，那么，在以后分析实验结果时，便排除该小鸡的实验资料。

④ 记忆保持测定（testing）。用同样大小的看上去类似的但实际上没有蘸任何化学物质的干燥的红色小圆珠，进行记忆保持测定，同样呈现10s。此时，小鸡的正确反应是拒绝红色小圆珠。与此同时，小鸡伴有摇头、惊叫或在木盒的底板上做蹭嘴等动作。或者，小鸡见红色小圆珠后立即后退或躲开，甚至，它们试图逃跑。这些情景正好像在训练时小鸡啄了MeA后的反应一样。有时，小鸡见了红色小圆珠后毫无反应，甚至闭上眼睛。实验者则把小鸡拒绝啄红色小圆珠即回避红色小圆珠的行为作为记忆保持的指标。小鸡对红色小圆珠的回避率愈高，说明小鸡的记忆力愈强。

用同样的方法测定小鸡对未蘸任何化学物质的干燥的蓝色小圆珠的行为反应。在一般情况下，小鸡不但不拒绝而且会连续不断地去啄蓝色小圆珠。小鸡对蓝色小圆珠的回避率越低，说明小鸡对颜色的分辨能力越高。

（2）实验结果的分析

① 计算小鸡的回避率。

a. 计算对红色小圆珠的回避率。

回避率(%)＝在保持测验时回避红色小圆珠的小鸡数/在训练时啄红色小圆珠(MeA)的小鸡数×100%

② 计算对蓝色小圆珠的回避率。

回避率(%)＝在保持测验时回避蓝色小圆珠的小鸡数/在训练时啄红色小圆珠(MeA)的小鸡数×100%

③ 测定小鸡的分辨系数。

每只小鸡的分辨系数（d）＝啄蓝色小圆珠的次数／（啄蓝色小圆珠的次数＋啄红色小圆珠的次数）

每组小鸡的平均分辨系数（D）＝（$d_1+d_2+d_3+\cdots+d_n$）／n

式中，n 为小鸡数，如分辨系数为 1，这表示小鸡对红色和蓝色小圆珠的分辨能力最高。换句话说，小鸡对蓝色小圆珠的回避率越低，这说明小鸡对颜色的分辨能力越高。因此，分辨系数乃是评价小鸡记忆力的另一个重要指标。

（3）对一日龄小鸡作为学习记忆动物模型的评估　在神经药理学和生理心理学等领域中，关于学习和记忆形成的动物模型的制备，进行了许多探索。其中，有使用电休克的方法、有用电损毁或神经毒素破坏颅脑的特定部位和特殊通路的结构与功能的方法，也有使用影响 RNA 和蛋白质合成等方法来制备各种记忆障碍的动物模型。不过，以往的多数实验都是以啮齿类动物为实验对象。近年来，国外不少学者为了进一步探讨神经药物的作用机制或揭示学习记忆的神经生物学机制，常利用小鸡的学习记忆模型来观察神经药物或生化制剂对小鸡记忆保持的影响，并测定小鸡脑内的一些神经化学的变化。例如，Gibbs、Ng 和 Rosenweig 等曾先后证明，短时记忆能被氯化锂（LiCl）、氯化钾（KCl）和谷氨酸钠（GLUT）等去极化制剂所破坏。因而，他们认为，短时记忆的形成是钾离子通过神经细胞膜时其传导性增加的缘故。他们的结果还表明，长时记忆能被蛋白质合成抑制剂，如茴香霉素（anisomycin. ANI）和环己酰亚胺（cycloheximide，CXM）所破坏。而介于短时记忆和长时记忆之间的中时记忆（intermediate memory，ITM），他们也证明能被毒毛花苷（oua-bain，OUBA）和依他尼酸（ethacrynic acid）等钠-钾泵三磷酸腺苷酶抑制剂（Na^+-K^+ ATPase inhibitor）所破坏。因此，他们认为，这个阶段的记忆和钠-钾泵的活动有关。

利用一日龄小鸡来作为研究学习和记忆的动物模型，Rosenzweig 曾总结出具有如下优点。

① 建立模型快，一次性实验就能学会，且记忆保持良好。

② 容易做记忆保持的测定，可以精确地测定学习后几分钟、几小时和几天小鸡的记忆保持情况。

③ 小鸡的颅骨较薄，容易作脑内注射。

④ 在同一天孵化出来的小鸡中，可以同时直接比较 8～10 种不同的实验条件。

⑤ 每次实验的重复性较好。

⑥ 鸡源丰富，价格便宜。

⑦ 容易管理，一般可在实验当天或第 2 天即可将小鸡处置或送给他人饲养。这样，可减少实验人员在饲养和管理方面的开支。

⑧ 鸡的颅脑较为发达，便于做一些特定的研究，其实验价值和某些哺乳动物的实验结果相似。

7. 操作性条件反射

操作性条件反射（operant conditioning）又称工具性条件反射（instrumental conditioning）。这是由美国行为主义心理学家 Skinner 于 20 世纪 30 年代在巴甫洛夫的经典条件反射的基础上创立的一种实验方法。Skinner 为了研究动物的学习行为，他采用精确的测量习得反应的技术，设计了一种由大鼠进行操作活动的实验箱。用它来测定动物完成压杆或按键反应的特定活动。现在把这种实验箱通常称为斯金纳箱（Skinner box）。斯金纳箱除了可训练大鼠进行操作式条件反射活动外，还可以训练猫、家兔和猕猴等实验动物做操作条件反射活动。操作性条件反射可分为食物性和防御性两种形式。

现在，常用的大鼠的斯金纳箱是 20cm×20cm×30cm 的有机玻璃箱。在实验箱的一壁上方设一个白炽信号灯作为条件刺激，在信号指示灯的正下方离箱底 5cm 处设一个杠杆作为反应键。箱底为间隔 2cm 的铜栅。如作为防御性操作性条件反射装置，以白炽信号灯作为条件刺激，将箱底的铜栅和刺激电路连接，以电刺激作为无条件刺激。这就是防御性操作性条件反射装置（图 11-2）。若为食物性条件反射装置，只要在斯金纳箱的正前方设一个小食盘和传送食物的装置即可。

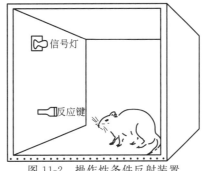

图 11-2　操作性条件反射装置

实验时，先训练动物在信号灯亮以后学会作压杆或按键反应。动物经多次随机反应后，便能学会作正确反应，以获得食物或回避来自箱体底部的电击。以后，随着这种机遇的增加，去压杆的次数便越来越多。这样，信号灯亮和作压杆反应便紧密地结合起来。在这里，操作是指压杆或按键活动。在操作性条件反射中起主要作用的是，动物的反应行为得到某种"奖励"（"reward"），即所谓强化。

操作性条件反射与经典条件反射的不同之处在于，在经典条件反射中，条件刺激和无条件刺激之间建立了某种联系。动物所作的行为反应是由条件刺激控制和强化物所规定的。而在操作性条件反射中，动物的行为反应是随机出现的，强化物的作用只不过是提高了能够得到强化的那种行为反应的出现率。

半个多世纪以来，传统的斯金纳箱在动物的简单联想学习或条件作用的研究中曾起过积极作用。并且，直到今天，它在神经科学的各个领域，特别是生理心理学、神经药理学和动物行为学等学科的研究中仍继续发挥其作用。但是，传统的斯金纳箱在每次实验中只能观察一只动物的行为反应。近年来，国内外有些实验室用微机控制斯金纳箱的实验装置和记录系统，可利用 Basic 语言进行人机对话。不但操作简便，而且提高了实验数据的精确性和可靠性。在实验程序的控制下，该系统能自动呈现信号和刺激，并且，同时能够监测和记录 5 只甚至更多动物的操作性行为活动。待实验结束后，该系统便能分别将每只动物的实验数据全部打印出来或贮存在计算机中，并且，还可对实验数据加以统计处理和绘图等。

目前，操作性条件反射方法已被神经科学界广泛应用于动机、情绪和觉醒等方面的研究，特别是用于研究神经药物对学习记忆等高级心理机能的影响。

（张均田　管林初）

第二节　学习记忆的电生理研究方法——突触传递长时程增强（LTP）现象

一、　LTP 研究概况

1. LTP 的发现和意义

1973 年，Bliss 和 Lomo 在麻醉家兔的海马首次发现用高频（15Hz）短串（15～20s）

电刺激穿质通路（perforant path，PP）后，再给予以前同样大小的单个测试刺激（0.1Hz），可在齿状回颗粒细胞层引起一个增强的电位，这种现象可长达十余小时，表明突触传递功效增强。随后又在未麻醉的家兔实验中观察到同样的现象，其增强效应可持续数日，这一现象被称为突触传递长时程增强（long-term potentiation，LTP）。

学习、记忆、思维等高级神经活动机制的阐明一直是神经科学者追求的目标。一个世纪前，Tanzi 就提出，学习也许涉及神经元之间联接强度的变化。50 年后，Hebb 发展了这一假说，认为记忆可能是由于突触传递效率的持续变化，在脑内形成新的神经回路所致。但一直未找到生理学证据。LTP 现象的发现给这种学习记忆过程的设想提供了新的启示。LTP 本质上是两种不同的，具有一定时间关系的刺激协同作用而产生的，而且这种突触的可塑性变化可以长时间保持，因而它与学习记忆的关系引起学者们极大的关注。许多学者从不同侧面对 LTP 与学习记忆的关系进行了大量的研究，其结果大致可概括为下列 4 个方面：①一些影响 LTP 的因素确实对学习记忆过程产生明显的影响，但也有某些学习过程不受影响；②一些影响学习过程的因素也影响 LTP 的形成；③诱导海马区的 LTP 形成可提高学习记忆活动；④学习过程中伴有海马区 LTP 的形成。上述研究结果明确显示出，海马区 LTP 的诱导与保持和学习记忆过程有密切的关系。

目前，LTP 的机制尚未完全阐明，LTP 与学习记忆的具体关系更不清楚。不过，LTP 反映了突触水平上的信息贮存过程，初步构成了整体的学习记忆行为与神经细胞可塑性变化之间的关系，成为学习记忆过程中神经元生理活动的客观指标，为探索学习记忆的细胞分子机制开辟了道路。LTP 作为神经元信息传递可塑性模型，对于神经生理学、神经药理学、细胞生物学以及心理学和计算机科学的研究都会有很大的意义。

2. LTP 在脑内的分布

自从发现 LTP 现象后，50 余年来的进展十分迅速。LTP 已不局限在海马区，包括新皮质在内的许多脑区均可产生 ITP。下面列出刺激部位和产生 LTP 的部位：附近白质→视皮质Ⅰ区；附近白质→躯体感觉皮质；杏仁核→内嗅皮质；嗅球→梨状皮质；胼胝体纤维→新皮质；屏状核→内嗅皮质。此外，海马下脚、隔区、内侧膝状体、小脑及其深部的核团以及植物性神经节均有诱导出 LTP 的报道。

在动物种属上，除了哺乳动物外，金鱼的视顶盖的中脑（medial cortex，相当于哺乳动物的海马）神经元的顶树突，牛蛙的交感神经节均可诱导出 LTP。甚至在海兔的感觉神经元，小龙虾（cray-fish）的神经肌肉接头处均可诱导产生 LTP。

3. LTP 的形成和维持机制

LTP 的形成与维持是突触前和突触后机制的联合作用，以突触后机制为主。当前，LTP 机制的研究主要集中于 NMDA 受体的特性及该受体被激活后所引起的一系列细胞反应。LTP 的维持还涉及蛋白质合成、突触数目及其形态学改变以及逆行信使（retrograde message）等因素。实际上，LTP 形成与维持机制之间很难截然分开，相互之间的关系错综复杂。

现将其主要过程综述如下：传入纤维的高频电刺激，使突触前末梢释放谷氨酸递质，同时使突触后膜去极化，去极化达到一定程度，NMDA 受体与谷氨酸结合而被激活，堵塞 NMDA 受体通道的 Mg^{2+} 移开，通道打开，Ca^{2+} 内流入胞，使胞内 Ca^{2+} 浓度升高。NMDA 受体激活后，通过 G 蛋白活化磷脂酶 C，后者使磷脂酰肌醇水解为三磷酸肌醇（IP3）和二乙酰甘油（DAG）两种细胞内第二信使。IP3 与内质网膜上的专一受体结合，膜上的 Ca^{2+}

通道开放，使贮存在内质网中 Ca^{2+} 释放出来，使胞内 Ca^{2+} 浓度进一步升高。DAG 在 Ca^{2+} 和磷脂的参与下活化蛋白激酶 C（PKC）。活化的 PKC 一方面可提高突触后膜对递质的敏感性，增强 Ca^{2+} 通过电压依赖性通道内流入胞；另一方面在细胞内可使底物蛋白质包括转录性蛋白磷酸化，促使即早期基因（c-fos，c-jun）的转录，该转录生成的 mRNA 逸出胞核到胞浆内，翻译成 Fos、Jun 蛋白，作为第三信使重新进入胞核内，组成不同的二聚体，作用于靶基因上的 AP-1 结合位点，加速靶基因的表达，从而把神经细胞膜上受体感受的信息与靶基因表型的改变联系起来，导致突触后神经元内有新的蛋白质（包括结构蛋白和功能蛋白）合成而产生长时程的生理效应。这也可能是 LTP 产生过程中，神经元的物质组成及微细结构发生某些变化的基础。

LTP 的维持可能还与突触后神经元释放一种或多种逆行信使至突触前神经元，使突触前神经末梢释放神经递质持续增加有关。近来的研究表明，NO 或 CO 可能充当这样的信使，因为用 NO 合成酶（nitric oxide synthase1 NOS）和 CO 合成酶．（carbon monoxide synthase，COS）的抑制剂均可阻断海马所产生的 LTP。

4. LTP 的特性和刺激参数

（1）LTP 的特性　如前所述，NMDA 受体在 LTP 产生过程中起着关键性作用，该受体是化学、电压双门控通道。要激活它，不但需要有适当的神经递质存在，还必须有一定的电压信号，使突触后膜的去极化达到一定程度，嵌在通道深部的 Mg^{2+} 才能被电场力移开。通道开放，胞内外离子流动及其后的一系列细胞生化反应才得以进行，因而形成 LTP 现象。所以诱导 LTP 时，一定要选定适宜的高频刺激的频率和强度。一定强度的刺激可提高单个刺激引起的兴奋性突触后电位的幅度，一定频率的刺激可增强多条传入纤维协同作用的效应，其结果使突触后膜的去极化达到一定程度，使 Mg^{2+} 移开，这时若有此通路传来的冲动引起末梢释放谷氨酸类递质，则 NMDA 受体可以被激活。由此可见，LTP 的产生既需要一定强度和频率的高频刺激增强多条传入纤维协同作用的效应，使突触后膜去极化达到一定程度，又需要膜的去极化与谷氨酸类递质联合作用于 NMDA 受体，所以 LTP 具有协同性（cooperativity）和联合性（associativity）两个特性。另外，LTP 只产生于突触后膜去极化与谷氨酸类递质联合作用于 NMDA 受体的脑部，因而 LTP 又具第三个特性即特异性（specilicity）。曾有学者将测试刺激电极分别置于穿通纤维的外侧束和内侧束，其中一个侧束预先给予条件性串刺激，另一侧支不给予条件刺激，只在接受条件性串刺激的侧束上出现 LTP。有人认为 LTP 特异性产生可能是由于树突棘（dendritic spine）与突触前末梢（构成突触）的特殊结构。树突棘是树突伸出的球状小棘，只有一个较细的"颈"与树突主干相连，具有较大的膜面积与体积比，因而离子内流时容易发生"肿胀"。曾有学者观察到，以 30Hz、作用时间为 30s 的串刺激加于眶皮质，可引起海马齿状回颗粒细胞树突棘长时间增大。树突棘的肿胀使膜输入阻抗减少，从而易化电流扩散，促使 LTP 形成。

（2）LTP 的刺激参数　LTP 的产生依赖于刺激的频率、强度和刺激模式。产生 LTP 的刺激频率可从 2Hz 到 400Hz（波宽为 0.1～0.25ms），通常用数串高频（100～400Hz）短串（数十毫秒至几秒）的刺激模式。刺激强度通常为引起最大幅度的群体峰电位（population spike，PS）所需强度的 $1/3\sim 1/2$。诱导各脑区内的 LTP 最有效的刺激模式不尽相同，如刺激白质诱导新皮质的 LTP 时，最有效的刺激模式为频率 100Hz 的短串（100ms），每 5 秒一串，作用 10min；或者用 2Hz 的低频刺激白质 60min，也可有效的引起该区的 LTP。

诱导海马结构内产生 LTP 的最适宜的刺激模式为高频（100～400Hz，波宽 0.1～0.15ms）短串（10～50/串）、串间间隔为 200ms。这可能是因为这一间隔与自然条件下海马活动的节律（4～5Hz）相似之故。测试刺激的波宽和强度可与高频短串的相同。测试刺激的强度也可采用高于 PS 阈刺激的 30%～50% 的强度，通常每隔 20s 或 30s 测试 1 次。

5. LTP 的调制因子

NMDA 受体是产生 LTP 现象的一个关键环节。它的活动受许多内源性因子和药物的调制。生理浓度的 Mg^{2+} 以电压依存的方式调制与 NMDA 受体偶联的阳离子通道。当神经元的膜电位接近静息电位时，该受体通道被 Mg^{2+} 所阻滞。只有在突触后膜的膜电位去极化到一定程度时，Mg^{2+} 的阻滞作用方可被排除，配基与 NMDA 受体结合才能激活 NMDA 受体。生理浓度的甘氨酸能增强 NMDA 受体介导的反应，但对由非 NMDA 受体介导的反应无作用。有学者认为甘氨酸在 NMDA 受体激活过程中作为"辅助激动剂（co-agonist）"在受体结合和离子通道门控之间的不同状态的转变中起调节作用。解离麻醉药 PCP、氯胺酮、MK801、δ 阿片剂等都能以非竞争方式抑制 NMDA 受体通道的活动，其中 MK801 是迄今发现的作用强度和选择性最高的化合物（体外实验中亲和常数为 1～10nmol/L）。这些药物的作用具有"应用依存性（use-dependence）"的特点，即只有在 NMDA 受体激活的条件下，这些药物才能表现出拮抗或者解除拮抗的作用。Mg^{2+} 的阻滞作用点位于靠近胞浆侧的内口，PCP 等药物作用部位在通道深部。TCP 是 PCP 类药的一种，许多实验证实 ^{3}H-TCP 结合到 PCP 部位比 PCP 和 PCP 类其他药物的亲和力更强，而且特异性也要高 50～100 倍。因此，实验中常选择 ^{3}H-TCP 作为 NMDA 受体的配基。此外，还有 Zn^{2+}、多胺类化合物都对 LTP 的发生发展有调制作用。例如，有人认为从苔藓纤维末梢释放的 Zn^{2+} 可能对海马 CA3 区的 LTP 形成起关键作用。多胺类化合物对 NMDA 受体的调制作用虽已被电生理研究证实，但其生理意义尚待阐明。

中枢神经系统的各种神经递质对 LTP 现象的调制已有一些研究。有学者报道 γ-氨基丁酸（GABA）能抑制 LTP 现象，使用 GABA 受体的拮抗剂印防己毒素则易化 LTP 的产生。随着 LTP 现象的出现，内源性 GABA 释放减少。有报道表明乙酰胆碱对 LTP 的易化作用是通过消除对突触前膜的抑制作用而实现的。大量注射毒扁豆碱可增加齿状回颗粒细胞层 PS 的幅度，且持续 4h 以上，这种作用不被东莨菪碱所阻断。

二、在整体脑内记录 LTP 的方法

1. 基本仪器

屏蔽室或屏蔽台罩；立体定位仪；前置放大器；生物学用记忆示波器；双导电子刺激器；隔离器；计算机；打印机。

2. 电极制备

记录电极采用玻璃或金属（不锈铜、钨、镍合金、银）为原料制作均可。玻璃电极尖端直径约 10～20μm，电极用 0.2mol/L 或 0.3mol/L NaCl 充满，电极电阻在 3～6mΩ 之间。金属电极采用 50～150μm 直径的金属丝，除尖端外用聚四氟乙烯或绝缘漆绝缘。刺激电极采用金属制作成单极刺激电极或双极刺激电极。单极刺激电极与制作金属记录电极相同。双极刺激电极则将两根长短不一的单极刺激电极的一段并在一起，用聚四氟乙烯或绝缘漆黏合牢固，或者将两电极紧密扭在一起，两电极尖端裸露，上下相距约 0.5mm。记录和刺激电

极未绝缘的另一端分别焊接在连接小柱或小型联接插座上，以备在实验时与外导线联接。同时，还需制备直径为 2mm 的金属小螺丝钉，以备实验时固定在动物头骨上作为记录电极的参考电极、地线以及当采用单极刺激电极时的回路端用。

3. 电极定位和埋藏

以记录大鼠海马齿状回颗粒细胞层群体峰电位（population spike，PS）为例说明之。雄性大鼠，体重 300g 左右，用乌拉坦（urethane）1.5g/kg 或者 10％水合氯醛 300mg/kg，麻醉下固定于立体定位仪上。剪毛，消毒皮肤，沿颅骨正中线剪开头皮约 2cm，推开皮下组织及骨膜，充分暴露颅骨。电极定位参照 pellegrino 大鼠脑图谱，记录齿状回颗粒细胞层 PS 时，记录电极坐标为 AP 3.7～4mm；L 2.4～2.7mm；H 3.0～3.5mm。刺激电极则定位于穿质通路（perforant path），其坐标为 AP 7.4～7.8mm；L 4.3～4.6mm；H 4.0～5.0mm。在上述坐标部位钻一个直径约为 2mm 的小孔，消除孔内骨屑后，剪开硬脑膜，用温热琼脂糖明胶滴封钻孔。然后，在前后颅骨分别植入小螺钉，作为参考电极和地线用。如采用的是单极刺激电极，则在颅骨上再植入一小螺钉作为刺激回路用。然后才将电极按上述坐标参数插入脑内。这时已打开仪器，只需接好各导线。上下调整记录和刺激电极的深度，用固定的刺激强度选出能重复记录到最大 PS 的部位。最后用牙托粉固定各电极。如作慢性实验，术后肌内注射青霉素 40 万单位共 3 天，以防感染。动物单独喂养在非网格状的容器内，以防动物相互咬伤或网格挂损电极。一般动物恢复 5～7d 后开始实验。

4. 群体峰电位的记录和测量

PS 的记录可采用细胞外记录法。测试刺激由刺激器产生，经隔离器给予，一般采用波宽为 0.1～0.15ms，刺激强度大于 PS 阈值的 30％～50％或为引起最大 PS 幅度所需强度的 1/3～1/2。刺激频率约 30s。整个实验过程测试刺激的参数恒定不变。记录到的 PS 经前置放大器放大，然后经记忆示波器显示，叠加 10 次以上，输入计算机进行储存和处理。PS 是邻近的细胞同步发放形成的复合电位。其时程较一般的诱发电位短，又较单位放电脉冲时程长。在海马齿状回颗粒细胞层记录到的典型波形为大而平顶的正相波上叠加一个陡峭的峰形负相波，后者即为 PS（图 11-3）。PS 的变化一般用 PS 幅度、PS 起始潜伏期（onset latency）和峰潜伏期（peak latency）以及兴奋性突触后群体峰电位斜率（population EPSP slope）的变化来表示。上述参数值可参照 Bliss（1973）以及 Abraham（1985）报道的方法测量，即从 PS 峰尖作垂直线与 PS 波底两边的连线相交，交点到峰尖的距离为 PS 幅度；刺激伪迹到 PS 波起点（图 11-3 中 P_1 点）之间的时间为 PS 起始潜伏期；刺激伪迹到 PS 峰尖之间的时间为 PS 峰潜伏期（大鼠的 PS 起始潜伏期一般为 1.8～2.3ms，峰潜伏期为 3.4～4.3ms）；从基线至第一正相波峰（图 11-3 中 P_1 点）之间的斜率为兴奋性突触后群体峰电位的斜率。

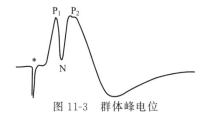

图 11-3　群体峰电位

5. 实验操作步骤和 LTP 现象的建立

打开仪器，预热 10～15min。按上述方法将各电极安置定位。移动记录电极和刺激电极找到用固定刺激强度而能重复记录到最大 PS 的部位。用牙托粉固定好各电极。确定测试刺激的刺激强度及 PS 的叠加次数后，整个实验过程中不再改变。取 2～3 个（间隔 10～15min）经叠加的 PS 各参数值的平均值作为自身对照值。然后选用较适合诱导该部位 LTP 的刺激参数来诱发 LTP。例如，诱导海马齿状回颗粒细胞层 LTP 的高频短串刺激可选用以下参数：波宽 0.15ms，频率 100Hz 的 5 个方波作为一簇，簇间隔 200ms，每 4 个簇的 0 节律为 1 个短串，共给予 2 个短串，短串间隔 30s。高频短串刺激的强度以引起最大 PS 的刺激强度的 1/3～1/2 为宜。给予高频短串刺激后 5min，用测试刺激观察 PS 各参数值的变化，如果持续 30min 以上 PS 幅度较自身对照值增加 30％以上，起始潜伏期和峰潜伏期较自身对照值缩短，则表明 LTP 现象已经形成。所形成的 LTP 现象至少可持续数小时。慢性实验在动物自由状态下，也按上述程序进行。如果次日 LTP 现象消退，可再次给予上述刺激模式的高频短串刺激，此后，LTP 现象一般可维持较长时间（数日至数周）。

（刘少林）

第三节　图像可视化技术在认知药理学研究中的应用

认知科学领域的研究进展迅速，为了阐明认知功能和药物对神经系统的作用机制，研究手段不断更新，如基因工程手段和分子生物学手段均是强有力的工具和方法。在认知药理学研究领域，因为神经细胞内信号转导还需要从“空间”和“时间”两个侧面来进行观察，仅有这些手段仍难以完全理解神经细胞内信号转导的全貌。神经细胞为了实现其功能，各相互作用单元之间是沿着时间为轴线进行信号的连续转导的；而从空间的层面来看，神经细胞内并非是均一的空间，大多数信号转导是细胞局部发生的，因而关键部位发生的现象，往往是神经细胞发挥重要功能的本质现象。若将这些部位和其他部位混在一起来解析的话，结果会降低本质现象的特异性。也就是说，时间和空间的解析是理解神经细胞动态生命活动及其机制所不可缺少的手段。

与常规的研究手段相比，图像可视化技术对神经细胞内信号转导的空间、时间解析有着非常优越的特长。随着近年软件解析技术和多功能高清晰度荧光显微成像技术的不断更新和成熟，利用图像可视化法来阐明神经细胞的功能，进而阐明药物对神经系统作用机制的图像可视化技术，已逐渐成为一项成熟的技术手段。本章就该技术的开发及其在神经药理学研究上的应用加以介绍。

一、低分子荧光探针在观察认知功能活动的可视化应用

近几年趋于成熟的图像可视化技术与以往光学显微镜、电子显微镜的主要不同之处在于巧妙地运用了荧光的光学原理，特别是 1992 年绿色荧光蛋白（green fluorescent protein，GFP）基因被克隆，1994 年 GFP 基因在大肠菌、线虫、酵母等其他生物体转染表达成功，为图像可视化技术的发展奠定了良好的基础。

神经药理学的主要内容是研究药物和内源性活性物质在神经系统的作用，而药物或内源物质在神经细胞上的作用靶点（受体、蛋白激酶等）是该领域的核心内容。近年来，分子生物学的发展使神经细胞内信号转导通路上重要蛋白激酶活性的研究越来越受重视。CaMKⅡ是 20 世纪 70 年代末被发现的一种蛋白激酶，该酶在脑中的含量高，尤其是在记忆相关的重要部位海马含量特别高。现已证明，CaMKⅡ是神经突触后致密区（PSD）的主要构成成分，该酶的自身磷酸化作用与长时程增强作用（LTP）有密切联系，用 KN62 抑制 CaMKⅡ

可阻碍 LTP 的过程，因此认为对学习记忆的细胞模型 LTP 来说，CaMKⅡ是必须的。Karl 等进一步用转基因小鼠研究证明，磷酸化位点 T^{268} 变异的鼠海马 CA1 区切片有 LTP 的产生障碍，且该小鼠的空间记忆能力缺损。近年来，笔者成功开发了神经细胞内主要蛋白激酶 CaMKⅡ、PKA 等的可视化系统，并进一步应用于神经系统合成药物和天然药物的药理作用机制研究。利用笔者自己研制的一种新型试剂，对活的海马原代培养细胞和杂交细胞瘤 NG_{108-15} 细胞进行荧光染色后，对 CaMKⅡ在细胞内磷酸化过程及变化比例进行分析。下面就活神经细胞内 CaMKⅡ活化可视化技术，及其在筛选神经节苷脂方面的应用加以介绍。

1. 试剂的结构设计及特性

如前所述，CaMKⅡ的活性化是伴随着该酶的磷酸化/自动磷酸化变化而发生的，所以设想是否可用该酶的特异性底物在不影响该酶活性的前提下，把其磷酸化产生的变化用荧光试剂检测出来。经过反复筛选之后，笔者确定了一种由 15 个氨基酸组成的肽链（Syntide 2）作为 CaMKⅡ基质，在其 N 末端介导半胱氨酸与荧光标示物（acryloda）结合，将其称之为 AS2。可观测到 AS2 在细胞内是一个很易成螺旋状结构的肽链，而在螺旋状态时，N 末端的荧光标示物和 AS2 的活性部位第 7 个氨基酸（丝氨酸，Ser7）的空间位置极为相近，所以荧光剂 acryloda 可以估计出这个活性部位的磷酸化变化。

为了证实 AS2 的荧光光学特性，用荧光分光光度计对含有 AS2 和 CaMKⅡ的反应液重加入钙和钙调素前后的荧光变化进行反复观察。结果表明，在激发光为 360nm 时，除了观察到 470nm 的钙依存性荧光外，还有一个 CaMKⅡ依存性 520nm 的荧光。对此反应液用高效液相色谱（HPLC）分离和解析表明，AS2 大部分被磷酸化而形成了 P-AS2。

在细胞液中含有各种各样的酶，为了了解 CaMKⅡ对 AS2 是否具有特异性，用克隆细胞 NG_{108-15} 的破碎上清液，加入含有 AS2、钙和钙调素的反应液后荧光强度明显上升。在上述反应液中加入 CaMKⅡ的抑制剂 KN62 时，上述反应被抑制；而在上述反应液中加入其他激酶的抑制剂，如蛋白激酶 A（PKA）的抑制剂（H89），则未见到对荧光强度的抑制影响。从而确信，把 AS2 的 520nm 的荧光作为 CaMKⅡ所致磷酸化的指示剂是有充分依据的。

2. 材料与方法

（1）材料

① 荧光指示剂。采用上述方法制备的 AS2。

② 细胞。Wistar 大鼠胎仔（18d）的海马原代培养细胞（7d）或杂交细胞瘤 NG_{108-15} 细胞。

③ 神经节苷脂。用天然牛脑制备的神经节苷脂或神经节苷脂多聚体 GT1b-polymer。

④ 图像解析。图像解析用与荧光观察装置（IX-FLA）/倒置显微镜（IX-71）相连 Imagepro 画像解析系统。

（2）方法　海马原代培养细胞（7d）或杂交细胞瘤 NG_{108-15}（3d）用 BSS 缓冲液洗涤，用含 AS2（50mg/L）的 BSS 在室温下染色 30min（尽管 AS2 是氨基酸组成的短肽，但由于用荧光标示物 acryloda 进行了融合，事实上进入了细胞膜）。用 BSS 洗涤 5 次后，置于一个可匀速加液/抽取的装置上，再用 BSS 灌流 20min（1.5mL/min）。在第 4～6 分钟加入神经节苷脂或神经节苷脂多聚体（5pmol/L）。整个灌流过程用上述自动荧光摄影/解析装置，每 20 秒进行一次摄影记录、分析。

3. 结果和验证

图 11-4（a）表示 BSS 灌流后 4min（投药 0min）时因荧光的自然淬灭特性，荧光强度与灌流

开始时比缓慢下降并无明显差异，第 4 分钟开始投与神经节苷脂或神经节苷脂多聚体后荧光强度迅速上升，1min 后荧光强度最强且在多数情况下停止给药后，细胞内荧光强度迅速回落至给药前水平。此外，笔者还对荧光强度升高较明显的几个细胞的处理前后在可视光显微镜下进行了观察，表明处理前后对照细胞无死亡、变形、位移等外观形态上的改变 ［图 11-4（b）］，即没有发现对荧光变化产生影响的其他意外因素。尽管 GT1b polymer 所诱导的 CaMKⅡ磷酸化程度不如笔者以往报道的 GT1b 那样明显，但在使用了较敏感的荧光检出系统已足以分辨其变化 ［图 11-4 (c)］。根据在洗去细胞外液中的药物（停药）后，其荧光强度是否持续的增强，可以提示药物作用是否是在细胞内持续发生，来推测药物是进入细胞内，还是与细胞膜表面的受体发生作用。另外，这种荧光强度的变化在同一细胞内也是不均一的 ［图 11-4（a）］，以细胞内和膜附近最为明显，提示 CaMKⅡ在近细胞膜处较多。在上述实验中加入 CaMKⅡ的抑制剂 KN62，上述反应被抑制；而在上述反应液中加入其他激酶的抑制剂（如 H89），则未见到对荧光强度上升的影响，表明神经节苷脂特异性地诱导了 CaMKⅡ的活化。

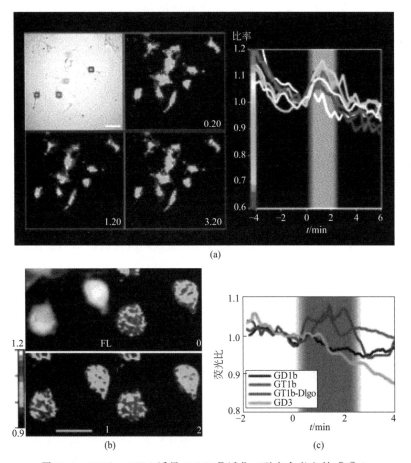

图 11-4　GD1b、GT1b 诱导 CaMKⅡ活化（引自参考文献 ［1］）

此外，笔者还用该方法对神经节苷脂及糖链等诱导 PKA 等其他激酶的活性进行了研究，成功的观察到了 PKA 活性的微小变化图（图 11-4）。在此基础上笔者用免疫印迹技术、负基因优位变异转染（dominant negative mutant）等分子生物学的其他方法，验证了与图像解析法的一致性（图 11-5）。

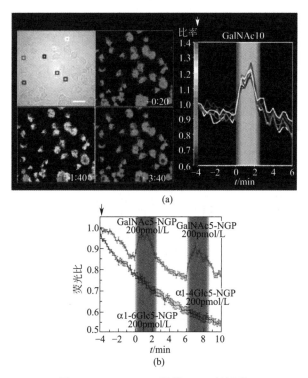

图 11-5　GalNAc10 诱导 PKA 的活化

　　笔者用这种荧光图像可视化方法，结合分子生物学的其他方法，揭示了多年来未能解明的一些神经节苷脂对神经细胞营养作用机制（图 11-6）。

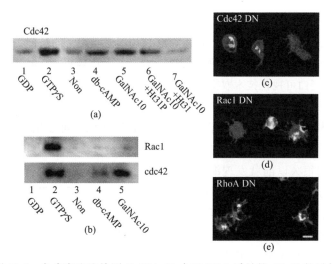

图 11-6　免疫印迹法检测 GalNAc10 介于 PKA 诱导的 Cdc42 的活化

　　近年来对蛋白激酶、磷酸化/脱磷酸化的观察已成为研究细胞内信息转导的重要方法之一。而图像可视化方法的应用，不仅可以佐证其他分子生物学研究的结果，而且也可以更直观地了解磷酸化的变化、部位的差异等，随着图像解析技术的进步，必将发挥更大的作用。

　　应用图 11-1 所示的同样方法，笔者考察了人参皂苷 Rg_1 对 CaMK II 的活性的影响。之前的研

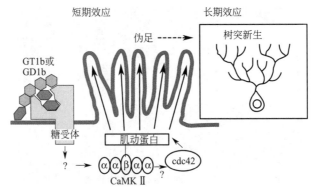

图 11-7　神经节苷脂 GD1b、GT1b 诱导 CaMKⅡ活化，及介导
肌动蛋白的聚合促进神经细胞突起形成的作用机制（引自参考文献［3］）

究发现，CaMKⅡ特异性抑制剂 KN93 能够阻断人参皂苷 Rg₁ 诱导的谷氨酸释放，推测人参皂苷
Rg₁ 可能通过调节 CaMKⅡ的活性发挥对谷氨酸释放的作用。因此，通过原代培养的海马细胞动
态的荧光成像技术考察了人参皂苷 Rg₁ 对细胞内 CaMKⅡ活性的影响，见图 11-8。在这个系统中，
荧光比值显示 CaMKⅡ的活性。在 0min 时荧光比值为冷色，代表了低的 CaMKⅡ活性，随着时间
推移到 5min 时，荧光比值达到了峰值，是最暖色调，代表了 CaMKⅡ活性达到最高，此后在 7～
13min 荧光比值逐渐回落到基线水平。可见光下的海马神经元的形状和位置没有变化（VL 0min
和 VL 15min）。为了验证方法学，在 15min 后给予 10μg/mL 的 L-谷氨酸，显示 CaMKⅡ活性再次
达到一个峰值，提示这种检测方法是有效的。

二、荧光蛋白可视化技术及其在认知药理学研究中的应用

（一）荧光蛋白的特性

荧光蛋白可视化技术的最大优势就是有效地利用了荧光蛋白的特长，其中绿色荧光蛋白
（GFP）基因的克隆及其基因在大肠杆菌的转染表达成功，是图像可视化技术发展的转折点。以此
为契机，十年来荧光蛋白可视化技术取得了惊人的发展，应用于生命科学研究的各领域。

1. 荧光蛋白的发现经过及其应用

为了解活细胞内功能蛋白的存在部位、活动状态等变化，可使用的荧光探针是前已提及
的"荧光蛋白"，现今最常用也是最早发现的是绿色荧光蛋白（GFP），它是从腔肠动物体内
得到荧光蛋白。人们很久以前就发现海洋中存在着一些可发光的生物。学者们研究了其发光
机制，将其发光部分收集起来，但是一旦把发光器部分抽出后，发光物质就像被损坏了一
样，无法发光。反复失败后，有人甚至认为是大自然为了保护自身的秘密而巧妙设计的一种
"防盗机制"。20 世纪 60 年代初日本学者 Shmamura 经反复研究，发现了发光物被抽出后失
活的原因，成功地从水母中分离了这种发光物质，并从一万只水母中提取其发光器部分，经
过精制分析后，证明该发光物质是一种蛋白质，并把其命名为 Aequorin（水母蛋白）。该蛋
白质可将高能量存在分子之中，类似于充电电池一样的蛋白质。当时人们几乎不相信有这种
奇妙的分子。进一步的研究发现，天然水母细胞中共存着 GFP 和水母蛋白两种蛋白，其中
GFP 发较强的荧光，因而活的水母受到刺激后放出峰波长为 508nm 的绿色荧光，而精制后
的水母蛋白与含钙的水溶液反应后发出波长为 465nm 的青色荧光。

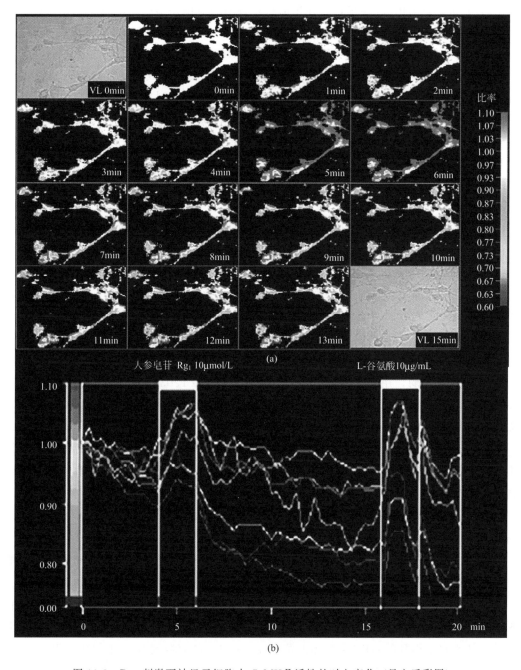

图 11-8 　Rg$_1$ 刺激下神经元细胞内 CaMKⅡ活性的时空变化（见文后彩图）

（a）30℃下用 10μmol/L 的 Rg$_1$ 刺激下神经元细胞内 CaMKⅡ活性荧光图像。

每 1 分钟拍照 1 次，测定刺激后荧光强度，转换为荧光比值，图中暖色调提示

CaMKⅡ活性较高。VL 0min 是没有加入人参皂苷 Rg$_1$ 刺激时原代培养的海马

神经元基线荧光水平和轮廓，VL 1-13min 为加入 10μmol/L 的人参皂苷 Rg$_1$

后不同时间点的荧光比值。VL 15min 是在第 15 分钟时显示海马细胞的可见光下的轮廓；

（b）代表人参皂苷 Rg$_1$ 刺激下 CaMKⅡ活性的荧光比值的时间变化图，其中在 15min

后又给予 10μg/mL 的 L-谷氨酸作为实验末端的阳性对照

在 GFP 被确认后的 30 年里,其在生命科学领域的应用并不广泛,而 20 世纪 90 年代初分子生物学技术的发展,特别是 1992 年 GFP 基因被克隆,1994 年 GFP 基因在大肠杆菌、线虫、酵母等转染表达成功,使 GFP 的应用急剧增多。特别是近年不同的研究小组将黄色荧光蛋白(YFP)、红色荧光蛋白(RFP)在细胞内的转染表达成功,使细胞内功能蛋白的可视化研究变成了一个多彩的世界。每年生命科学领域发表的科技论文中,应用荧光蛋白技术的论文数已达到 2000 篇以上,其中神经药理学领域应用荧光蛋白可视化技术的论文数也有急骤增多的趋势。荧光蛋白及其可视化技术的迅速推广,与该类蛋白质具有的特殊理化性质及利用 GFP 技术的优势有密切关系。

2. 荧光蛋白的特殊性质

从水母(*Aequorea.Victoria*)抽取到荧光蛋白,是对 *in vivo*、*in situ*、实时基因发现和蛋白质存在部位进行检测的划时代的手段。水母来源的 GFP 是由数种 238 个氨基酸构成的分子量类似(约为 27000)的混合物构成。该蛋白质有许多特征,最主要的有:该蛋白质可自己形成发光光团而发出荧光,在荧光观测时不需要其他的辅助因素,且在多种组织上可进行非伤害性的生理状态的细胞或组织的直接观察。另外,GFP 作为蛋白质,需要考虑多种条件下都的稳定性,如对温度、pH 值(7~12)、表面活性剂、多种离散剂(chaotropic agent)等,因而在应用之前应了解其特征,加以有效利用。

(1)GFP 的 pH 值应用范围 GFP 的荧光对 pH 值是有较大依赖性的。在酸性条件下,荧光会迅速衰弱,用双部位转基因的方法(Y66w/T203Y)开发的荧光探针 CGFP(cyan greenish fluorescent protein),该荧光探针在只要蛋白质不变性的前提下,即使在 pH 4 以下,对 GFP 的荧光强度也不发生影响。

(2)GFP 使用的温度范围 GFP 的荧光强度随着宿主的不同而有所变化,在大肠杆菌中 GFP 荧光强度在 22~30℃时最强。在酵母孵化时,15℃所得到的荧光最强。在哺乳类动物的细胞内,30~33℃荧光强度最强。

(3)GFP 的淬灭条件 一般来说 GFP 与其他荧光物质相比不易淬灭褪色,但 wtGFP 在激发光 340~440nm 光照射时可以见到明显的褪色。

(4)还原剂、离散剂对 GFP 稳定性的影响 从 GFP 发光的原理可以知道,较强的还原剂如浓度 5mmol/L 以上的 Na_2SO_4、2mmol/L 以上的 $FeSO_4$ 会使 GFP 的荧光消失。当然,使之处于氧化状态时又可恢复。不过 2%β-ME,10mmol/L DTT,10mmol/L 谷胱甘肽(GSH,glutathione),10mmol/L 半胱氨酸(Cys,cysteine)等还原剂对 GFP 的荧光无大的影响。从水母中得到的 GFP 突变体的荧光在 1% 以下的离散剂 SDS 中很快淬灭。

(5)GFP 蛋白的可溶性和表达 一般在哺乳类细胞中表达的多是用 EGFP、ECFP、EYFP 等的突变体,在细菌表达体系中可使用突变体 GFPuv 和 GFPmut3.1。

(6)自发荧光的干扰问题 许多报告称有些样本自发荧光会干扰 GFP 荧光的观察。现在已知几乎所有的哺乳类动物显示的自发荧光均是由黄素腺嘌呤二核苷酸(flavine adenine dinucleotide,FAD)和黄素单核苷酸(flavine monouncleotide,FMN)发出的。这种情况下为防止自发荧光的干扰可以使用 DAPI 滤光镜,或者用 DsRed 来代替 GFP。另外,在用 UV 激发时常常见到线粒体 NADH 来源的自发荧光,这种情况下用 488nm 的激发光,可以避免自发荧光干扰的发生。

3. GFP 嵌合蛋白（chimeric protein）的设计

了解 GFP 的特殊性质是有效利用 GFP 的前提条件，而为了充分利用 GFP 的性能，将 GFP 与某种功能蛋白质进行融合、转染细胞后来观察细胞内靶蛋白的功能，也是最常用的手法。尽管嵌合蛋白技术的应用越来越广泛，但适当的分子设计是实验成败的关键因素。在进行蛋白融合的分子设计时，有一些必须注意的要求，其中最重要也是最基本的要求有 3 点：①GFP 要很顺利地折叠成能够发光的发光团；②设计成的功能蛋白要有适当的立体结构使之能发挥正常功能；③GFP 和功能蛋白要保持完整性不被切断，通常简称为 FFI（fluorescence function integrity）。

（1）目的嵌合蛋白的诊断分析　目的嵌合蛋白应当用何种比率进行融合，是影响分子设计的重要因素。为了了解嵌合蛋白质的适当比率，可先通过大致的方法进行估计。如动物细胞或大肠杆菌来源的蛋白质用 Native PAGE 和 HPLC 两种方法检测。Native PAGE 即电泳之后用荧光解析装置对荧光的信号和蛋白质的泳动类型进行比较分析。而 HPLC 方法检测，是在吸光光度计以外再安装一个荧光分光光度计作为 HPLC 的检测器，使得用任意激发波长和荧光波长下的溶出物的荧光可以同步地在显示屏上反映出来。另外，若单纯对于蛋白质功能进行详细调查，不去追究荧光活性，可只用 SDS-PAGE 电泳法，进一步用抗功能蛋白抗体（或 GFP 抗体）的免疫印迹法进行分析。

（2）嵌合蛋白分子设计的要点及解决方法　为了达到实验的要求，应参考嵌合蛋白的诊断分析结果，再针对上述三点最基本的要求正确地进行嵌合蛋白分子设计。GFP 和功能蛋白的嵌合蛋白的适当比率确定后，GFP 和功能蛋白的可变因素较小，应主要针对 GFP 和功能蛋白的连接物（linker）进行调节设计，在对连接物进行设计时，则应考虑以下几方面的因素来解决以上各方面的要求。

① 应防止立体结构之间相互干扰。

② GFP 与目的蛋白的连接点应当不易被蛋白水解酶所切断。

③ GFP 与目的蛋白的连接物应是溶解度较高，易在水中溶解的肽链。

④ 注意 GFP 的 C 末端具有柔软性的特征，用全长 GFP 的 C 末端和功能蛋白嵌合时，无必要重新设计柔软的连接点。

⑤ GFP 插入到功能蛋白内的分子设计。如某一蛋白质的 N 端和 C 端均是该蛋白质功能发挥必不可少的部位，无法按常规将 GFP 在蛋白质的末端连接，解决的方法之一就是将 GFP 插入到该蛋白质的内部去。Baird G 等开发的 Ca^{2+} 标示剂（Camgaroo）就是在钙调素内插入所创制，他们发现，将第 145 个酪氨酸换成 6 个氨基酸（SGGTGG），GFP 蛋白质也照样发光，便创制置换 6 个氨基酸也可发光的 GFP。进一步改装将原来的 N 末端和 C 末端与柔软的连接点相连，开发了如图 11-9 所示的荧光蛋白。

总之，以上所述在最优化设计（氨基酸的组成和长度）连接物时，常常无法避免或多或少的失误。不过随着现代分子生物学的发展，特别是直接相关的 PCR 技术的迅速发展，高效率快速的荧光蛋白嵌合新方法将不断被发现，很快将有一种评价多个嵌合蛋白的荧光（GFP）和功能（功能蛋白）的分析系统，可以解决或减少这种设计上的失误，但现在还无法完全避免。另外，用单一的核苷酸使其连接物的长度进行各种变更的方法在现行的 DNA 合成中仍做不到。

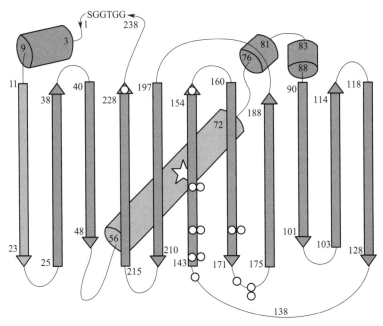

图 11-9 改装后的 GFP 二级结构全图

（二）荧光蛋白可视化技术在认知药理学研究中的应用

顺利地进行荧光蛋白嵌合的分子设计，研制出有效的融合荧光蛋白，是神经药理学领域应用荧光可视化技术的基本条件。本部分就荧光蛋白可视化技术在神经药理学研究领域的应用，从细胞内信号转导的解析、分子间相互作用的解析、细胞内功能蛋白的存在部位和动态的可视化等几个方面加以介绍。

1. 利用荧光蛋白可视化技术对神经细胞内信号转导通路的解析

神经细胞在受到外界的药物、激素等刺激后，会启动非常精密的细胞内功能调节机制来对应外界的刺激，从而完成神经细胞的重要生理功能。而承担这些调节机制的是细胞内信号转导系统，是由 Ca^{2+}、IP3、PKA、PKC、Camp 等许多低分子物质或高分子物质所组成。那么这些分子之间是如何进行信号传递，某些分子又是如何受到其他分子的影响，是如何与其他分子进行结合或受到磷酸化修饰等，是神经药理学也是生命科学的重要课题之一。而在了解神经细胞内信号转导具有的特征的基础上，利用荧光蛋白可视化技术对神经细胞内信号转导通路进行解析，是用可视化技术来研究神经药理学的特长所在。

（1）神经细胞内信号转导的特征 迄今为止，生化学、分子细胞生物学和基因工程学等均是研究神经科学的强有力的解析方法。但随着细胞分子生物学研究的进一步发展，仅有这些手段并不能完全理解神经细胞内信号转导的全貌。因为神经细胞内信号转导还需要从空间和时间两个侧面来进行观察。与以往的研究手段相比，荧光蛋白可视化技术对神经细胞内信号转导空间、时间的解析有着非常优越的特长。

（2）荧光蛋白可视化方法对神经细胞内空间、时间的解析及其特长 在以上背景下，学者们开发了许多细胞内信号转导相关分子的可视化方法，如 Ca^{2+}、IP3、PKA、PKC、CaMKⅡ活性或浓度可视化技术等检测法。比如，IP3 是调节细胞内 Ca^{2+} 浓度最重要的第二信使。一般认为，细胞受到神经递质和激素等刺激后产生 IP3 并与细胞内 Ca^{2+} 贮藏部位的通道（即 IP3 受体）结合，导致 Ca^{2+} 通道开放而 $[Ca^{2+}]_i$ 浓度上升。但事实上近年来的研究发现，IP3 相关的细胞内 Ca^{2+} 浓度的变化不仅仅是上升，而是形成许多不同的变化类型，最常见的是在细胞内或细胞间像水波一样传开的 Ca^{2+} 波及 Ca^{2+} 浓度时而上升时而下降并反复出现的 Ca^{2+} 振荡。一般认为，神经细胞内这些不同的 Ca^{2+} 升高类型通过调节各种酶来完成神经细胞的发生与分化、学习记忆、递质释放、激素分泌、免疫功能等多种生理功能。而 IP3 在细胞内的作用对探究 Ca^{2+} 的浓度变化类型和形成机制至关重要。以往的研究方法无法反映单一细胞内 IP3 浓度的变化，也无法观察活细胞内连续的变化。而荧光蛋白可视化方法对展示神经细胞内这种空间、时间的变化有着一定的优势，因此 Hirose 等开发了 IP3 的荧光探针，来进行细胞内信号转导的解析。下面以 IP3 为例介绍应用荧光蛋白可视化技术对神经细胞内 IP3 浓度变化的观察。

（3）应用荧光蛋白可视化技术对神经细胞内 IP3 浓度变化的观测　为了观察 IP3 必须进行荧光探针设计。而在设计荧光探针时，必须事先考虑两点：一是必须与 IP3 有特异地结合；二是该探针与 IP3 结合后仍可以发出荧光。对于第一点，研究者使用了具有 IP3 结合功能的蛋白质，因为现代有机化学的发展水平还没有达到能够全程设计出对 IP3 特异性识别并与之结合的低分子化合物的程度，除了像 Ca^{2+} 和质子这样的物质以外，其他的分子几乎均是同样状态。第二点是连接基因水平有结合能力的 GFP。但 GFP 仅能发光是不够的，因为了解结合之后的信息如何转换为荧光变化的信息并非简单的问题。解决的方法可根据一般有配位体的生物化学定量法所提示的实验方法。在培养皿的底面固定上配位体的相似化合物，给予配位体结合蛋白质时，结合蛋白便附着在底面上，如果和结合蛋白一起加入含游离配位体的样本时，因蛋白质与游离配位体结合，固定化配位体结合的部分减少，溶液洗去后，用附着在底部结合蛋白量减少的比例，可以求出样本中的游离配位体的量。结果按设想的方法进行实验，把细胞膜内面视为培养皿细胞质（培养基或缓冲液），可顺利地完成 IP3 的可视化，并观察到了细胞内前所未见的 IP3 和钙离子的复杂运动现象。在此基础上，细胞内 cAMP、PKA、PKC、钙离子等信号转导通路上重要分子的荧光蛋白可视化方法也相继开发成功。

2. 利用荧光蛋白可视化技术对神经细胞内重要蛋白的观察解析

了解细胞内相互作用对细胞生理功能至关重要。近年来利用荧光可视化技术来观测分子间相互作用已逐步走向实用化阶段。为实现对分子间相互作用的观察，必须将目的分子进行荧光标识。以往多采用有机荧光化合物进行化学修饰的方法，近年来 GFP 进行基因标识的方法逐渐被广泛应用，通常将其称之为荧光能量转移法（fluorescence resonance energy transfer，FRET）。

（1）荧光能量转移法的特点　使用 GFP 的荧光能量转移法对分子间相互作用及其机制进行解析，比之前用有机荧光化合物进行化学修饰法有明显的优势。可从以下几方面来体现。

① 采用化学修饰法进行荧光标识时，无法确定荧光分子附加到功能蛋白的确切位置，因此，常常发生蛋白质的功能部位被荧光分子结合后，蛋白质失活的情况。

② 化学修饰法虽然能够在某种程度大致计算每个目的蛋白质与几个荧光分子结合，但无法严格地控制每个目的蛋白与几个荧光分子进行结合，反应条件及荧光强度难以严格控制。而采用 GFP 融合蛋白的情况下，不仅 GFP 与蛋白质的结合位点可以明确设计，还可以

明确每个蛋白质分子与几个荧光蛋白结合，一旦顺利地设计完成，基因信息会对所有情报进行控制。

③ GFP 融合蛋白的优势表现在其立体构造发光基团与外界的溶剂几乎是完全隔离的，不容易引起荧光淬灭，在相同条件时可能长时间保持比较稳定的荧光强度。而化学修饰直接置于溶剂中，荧光较快的褪色，强度变化较难控制。

④ 与化学修饰相比，用 GFP 在 *in vivo* 的观测和发现均较容易，因而应用 GFP 进行分子间相互作用非常方便。

不过，采用荧光能量转移法也有一些不足之处，如前期准备工作较复杂，必须进行 GFP 融合蛋白的基因构建。而且具有 27kDa 的 GFP 与目的蛋白质进行结合时，结合位置必须进行精确的设计才能保证融合后的蛋白质发挥正常作用。近年来蛋白质立体构造的信息迅速增多，特别是基因工程学技术的明显提高，精确的融合蛋白设计构建并非是难以逾越的障碍。

（2）采用荧光能量转移法的原理及分子之间相互作用　在使用 GFP 进行蛋白质分子之间相互作用解析的时候，常常利用的方法是用 GFP 的变异体 BFP（蓝）-GFP（绿）作为一对，或者 CFP（青）-YFP（黄）作为一对的荧光能量转移（FRET）。这种情况下，能量的提供者（donor）是 BFP 和 CFP，而能量的接受者（acceptor）是 GFP 和 YFP。FRET 就是由能量提供者向能量接受者进行激发能量转移的现象。这样成对能量提供者的荧光光谱与能量接受者的吸收光谱有相互重叠的时候，在激发状态的能量提供者附近，若存在某个相对应的能量接受者，在能量提供者尚未发光、能量尚未释放时，其激发能量会向能量接受者转移；若能量接受者是荧光分子，能量接受者固有的荧光（波长）便会被检测出来。因此，如果发生光能量转移，就会出现能量提供者荧光强度逐渐减弱，而能量接受者荧光强度增强的现象。发生这种 FRET 的必要条件之一就是能量提供者和能量接受者之间的空间距离应在 10nm 以内。如果是在分子间相互作用的情况下，能量提供者和能量接受者间的距离渐渐拉开，到一定程度后，FRET 的效率可以视为几乎接近 0，由以上原理可以解析 FRET 所发生的相互作用。不过 GFP 变异体间的 FRET，发光光团常被固定在蛋白质内部，所以除距离外，2 个发光团发光和吸收力矩间的角度也是非常重要的。

（3）采用荧光能量转移法融合蛋白的分子设计策略　在进行 FRET 的分子设计时，大致原则与前文提到的分子设计策略基本相同，但也有许多应注意的具体内容。进行 FRET 实验之前，应当先制备用于解析分子间相互作用的两种融合蛋白，即将要观察的 A 蛋白和 B 蛋白分别与 GFP 的变异体进行融合，形成功能蛋白 A-BFP 和功能蛋白 B-GFP 一对，或者蛋白 A-CFP 和蛋白 B-YFP 一对。在进行设计和制作时，为了避免影响这些蛋白质正常功能，常常要根据蛋白质的结构和功能特征决定在蛋白质的 C 末端还是 N 末端进行融合。另外，对两个蛋白质结合处连接头的排列是否适当也要通过多次测试，因而往往先将这些融合蛋白在大肠杆菌、酵母等的表达载体中进行表达，对其样本进行调制后，用荧光光谱测定的方法来评价 FRET，进而再进行分子间相互作用的解析。

（4）FRET 融合蛋白的应用实例　在借鉴一系列 FRET 的分子设计预实验和 FRET 的理论的指导下，研究者们创制一些常用的分子之间相互作用解析模型。以 Ca^{2+} 浓度解析模型为例，较早的研究者有 Miyawaki 等，在反复失败之后，基于 CaM 和 Ca^{2+} 的相互关系开发了 Ca^{2+} 浓度测定试剂解析模型。其原理如图 11-10 所示，该方法以 BFP 为能量提供者，以 GFP 为能量接受者，在大肠杆菌表达载体中进行融合、表达、精制后，成功地构建了 FRET 模型。

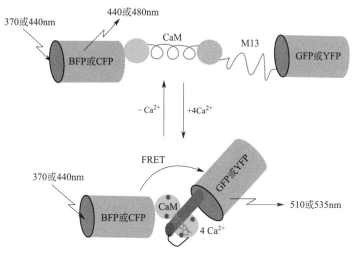

图 11-10　基于 CaM 和 Ca^{2+} 的相互关系构建的 FRET 模型

再以抗体可变区（V 区），免疫球蛋白分子的 H 链和 L 链（即 V_H 和 V_L）为例。在抗体分子中这两个区域是形成抗原结合部位的区域。在设计时，将抗体可变区的 V_H 和 V_L 分别让 GFP 的变异体 EBFP（青）和 EGFP（绿）进行融合。采用非竞争免疫测定法，其原理如图 11-9 所示。抗原不存在时，V_H 和 V_L 分别存在于距离较近的不同区域，不发生 FRET 现象。当加入抗原后 V_H-EBFP、V_L-EGFP 和抗原三者之间形成一个聚合体，EBFP 和 EGFP 进一步靠近达到 10nm 以内即发生 FRET 现象。因此用激发 EBFP 的波长（380nm）激发时，抗原波长依赖性的 EBFP 的荧光减弱，而 EGFP 的荧光增强。这种方法的优点在于，因为是非竞争性的，而且是同种的系列，无须清洗操作，与一般的"三明治"免疫测定法相比可以非常迅速完成测定，通常称之为开放"三明治"法。不同的目的蛋白采用的方法不尽相同，下面是一个成熟的操作例子供参考。

① 试剂、仪器、缓冲液。

a. 试剂。

ⅰ. 探针。GFP 常采用 PEGFP-N1 或 PEGFP 等 GFP 的突变体。

ⅱ. 功能目的蛋白。可根据研究目的需要选择适当的目的蛋白基因，本例以抗体 Hy-HEL10 的可变部位 V_H、V_L（即抗鸡蛋白）为目的蛋白。

ⅲ. 蛋白表达系。可选择采用 T7 启动子的大肠杆菌来源的蛋白质大量表达的试剂盒，比如 PETTRX Fusion System 32，其主要是通过促进目的蛋白在细胞质内的可溶性使之与 Trx（硫氧还蛋白）融合而表达。另外，也可用硫氧还蛋白还原酶（thioredoxin reductase），或缺损（trx^{B-}）大肠杆菌的 AD494（DE3）PlysS 系统。

b. 各种酶类。需要准备各种基因操作必需的内切酶、连接酶等，以便表达载体构建时使用。

c. LB 培养基（大肠菌培养用）抗生素。常用的有氨苄西林（50μg/mL）、氯霉素、卡那霉素。

d. 缓冲液。

ⅰ Tris 缓冲液。

Tris-HCl（pH 8.0）	1mol/L	50mL	50mmol/L
NaCl	5mol/L	10mL	50mmol/L
EDTA（pH 8.0）	0.5mol/L	4mL	2mmol/L
蒸馏水		936mL	

总量 1000mL

高压灭菌后保存备用。

ⅱ. 清洗缓冲液。　　　　　　　终浓度

Tris-HCl（pH 8.5）	1mol/L	50mL	100mmol/L
NaCl	5mol/L	50mL	500mmol/L
蒸馏水	400mL		

总量 500mL

高压灭菌后保存备用。

ⅲ. 溶解缓冲液。

$NaHPO_4$　　　　1.42g　　　最终浓度　100mmol/L

用 NaOH 水溶液调 pH12。

D. W 100ml

总量 100ml

保存备用。

ⅳ. PBS 缓冲液。

e. 其他。荧光分光光度计（F-2000）；超声波仪（Sonifer 250）；CNBr-activated Sepharose 4B。按所附的说明将鸡蛋清用溶酶菌 HEL 凝固化，制备成精制的 HEL-Sepharose。

② 操作步骤。

a. 构建 GFP 融合蛋白表达体系。选择适合于目的蛋白的表达体系，设计 GFP 的突变体，将其与目的蛋白 C 端或者 N 端进行融合；把目的蛋白基因与 GFP 突变基因用限制性内切酶和连接酶等基因操作方法整合表达型载体，通过前述方法构筑表达载体。

b. 融合蛋白的表达。分别将构建的表达载体转染人大肠杆菌 AD494（DE3）PlysS，并在 37℃含 LB 培养基的培养皿中培养一夜，取 6mL 的 LB 培养基各自用单克隆植菌在试管中 30℃振荡培养过夜。分别用 1L LB 培养基把上述的培养液 6mL 放入（植菌）。在 5L 的大三角烧瓶中 30℃培养 8h。各自培养液达到 $OD_{600}=0.5$ 时，将 IPTG（i-sopropyl 1-thio-β-D-galactoside）加入以上培养基中（使终浓度为 1mmol/L），诱导目的蛋白的表达，分别使培养温度下降至 16℃，继续培养 12h。

c. 融合蛋白的回收与精制。将培养液以 7000g 离心 4℃，回收菌体；在菌液中加入 Tris 缓冲液 20mL 摇匀，使之在 −80℃ 冻结，上述操作重复 2 次（冻融 2 次）后，将冻结的菌样用 20℃的水溶解，并在 4℃下用超声波仪处理使菌体破碎。进而用 20000g 在 4℃下离心 20min 后，回收上清液。分别将各自的上清液加以混合，加入 3mL 的 HEL-Sepharose 4℃

下 3h 培养，并使之缓慢反转混合，使 Trx-V$_H$-EBFP 和 Trx-V$_L$-EGFP 与抗原 HEL 充分结合，用 700g 离心 2min，使 HEL-Sepharose 沉淀，去除上清液，加入 50mL 清洗缓冲液，将清洗缓冲液和 HEL-Sepharose 充分混匀，700g 离心 2min。

上述步骤反复操作 3 次，清洗 HEL-Sepharose 至上清液完全澄清透明为止。

将 HEL-Sepharose 移入小滤柱，再用 20mL 清洗缓冲液过滤柱后，滤出 1mL 添加一次，并在滤出端每 1 毫升回收一次，分别放入不同的小容器进行分装，并且在每个小容器内预先加入 100μL 1mol/L Tris-HCl（pH 6.8），将小容器内回收液中发绿光（可用 UV 照射）的溶出液进行回收，放入透析膜内，用超液体 100 倍量的 PBS 进行透析，PBS 液 2h 换液一次，共换 4 次，回收上述样品后放人－80℃保存。

d. 加入抗原确认荧光光谱的变化。取上述制备的样本 100μL 用荧光解析系统或荧光分光光度计进行测定，先用 380nm 波长激发进行荧光光谱测定，然后再用同样的方法在加入抗原的情况下进一步进行荧光光谱测定，用电脑解析软件或用荧光光谱的峰值强度比进行计算，求出荧光强度变化值。

③ 实验应注意的要点。

a. 一般来说，如果已知目的蛋白的立体构造，参考其立体构造，在不损害其功能部位的前提下进行融合蛋白的分子设计，上述情况下用 GFP 的突变体与抗体结合部位的较远处的 C 端进行了融合是比较适当的，但有些设计有可能损伤蛋白功能，应在两个蛋白质之间加入甘氨酸和丝氨酸肽链进行连接，可以防止对目的蛋白功能的影响。

b. 大肠杆菌内的目的蛋白常常会难溶而沉淀，为了减少其沉淀的发生可以在表达诱导之后，在比较低的温度下培养，于超声波处理之前用反复冻融的方法使菌体破坏，可使表达的回收率提高。

c. GFP 在酸性条件时往往容易失活，因而进行 GFP 溶解分离时应在偏碱性环境中进行溶出操作（pH 12 以上即可）。被分离出的样本可在－80℃中保存一年左右。

④ 常出现的问题及应对方法。

a. 目的蛋白在大肠杆菌内以难溶的状态存在，其主要原因有两方面：ⅰ. 使用的蛋白质是在大肠杆菌表达系中不易溶解的蛋白质，是蛋白质固有性质所致，这时可试用离散剂（如 8mol/L 尿素等）使其溶解的方法来改善。或者使用硫氧还蛋白（thioredoxin）等有促进蛋白质溶解效果的试剂来让融合蛋白表达。以上方法仍不能明显改善时可选用其他的表达系如酵母、动物细胞、昆虫细胞等来进行表达。ⅱ. 蛋白质的合成速率过快所致，应控制培养温度，降低 IPIG 的浓度使合成速率降低。

b. 目的蛋白和 GFP 虽然顺利融合，并且是可溶蛋白质，但是蛋白质间生理状态相互作用异常。这多是目的蛋白质在与 GFP 结合时发生立体结构障碍所引起，应将与 GFP 结合位置和两蛋白质间的连接处氨基酸的排列和长度进行调整。

c. GFP 来源的荧光和相互作用均可表现，但在加入抗原后不发生 FRET。原因在于虽然形成了复合体，但 GFP 突变体之间的距离较远，超过 10 nm 以上，所以 FRET 难以形成。简单的解决方法与 b. 相同，将目的蛋白与 GFP 的结合位置或连接处氨基酸的长度进行调整。如果仍不能改善，可缩小相互作用蛋白质的距离，如有可能只将发生相互作用的最小必要部位取出，让 GFP 与这些小的部位进行融合，制备融合蛋白。

3. 细胞内功能蛋白的存在部位和动态的解析

在药理学研究中，对细胞内功能蛋白的部位进行动态观察和解析，对理解药效有着重要的意义。除以往适用的一些荧光探针、成品试剂盒以外，用 GFP 来解析蛋白质功能有许多优势。

首先，细胞无需用固定脱水等一些方法来处理，省去很多实验操作步骤。其次，近年来荧光显微镜和共聚焦显微镜及其相关软件和配套装置的完善，可对活细胞生理状态和受刺激后细胞内重要功能蛋白位移及存在部位进行直接观察，这对阐明药理机制、作用时间等起到了重要作用。而且若进一步对不同的重要功能蛋白用不同颜色的多种荧光蛋白（GFP 的突变株 YFP、CFP）等分别标记的话，可以将复杂功能蛋白的动态变化在同一细胞内、同一时间里的动态进行"实况观测"。

现介绍一例具体用 GFP 和 YFP 进行蛋白融合，并把其共转染到同一细胞内，对活细胞内两个特异功能蛋白的动态和运动轨迹进行观察的方法。

（1）原理及操作流程

① 首先根据药理作用机制确定所要观察的目的蛋白。

② 制作目的蛋白与 GFP 融合的表达载体（expression vector）。根据目的蛋白的 N 端或 C 端哪一侧适合于与荧光蛋白相连接来选择 GFP 表达载体，将目的蛋白的 cDNA 向多克隆位点（multiple cloning site）的内构架插入。

③ 将融合蛋白的表达载体转染到培养细胞，现在较为常用的是脂质体法。

④ 用倒置式荧光显微镜对融合蛋白在细胞内的存在部位、移动状态进行观察，同时用接在显微镜上的高清晰度冷 CCD 照相机将映像摄入计算机，根据药理学的观察目的，用各种软件进行图像数据分析（细胞可放在非 CO_2 依赖性培养液中）。

（2）所需器材

① 显微镜。多采用共聚焦显微镜，也可使用高清晰度荧光显微镜或倒置式荧光显微镜。

② 图像解析软件。应根据所选的 CCD 照相机的种类和研究的目的选用最适宜的软件。比如，对细胞内蛋白的动态进行可视化观察，最好要求软件在 Windows 和 Macintosh 两种系统均可应用，必须具有时滞（time lapse）功能，曝光时间、每一张周期、时间周期数、光源快门等设定、调节操作简单，并且对活细胞的变化能在很短时间内连续曝光，并迅速将数码数据存入计算机，且这些数据还能转化为 Quick Time Movie 等电脑常用软件的可读形式，很容易地制作成动画文件。

（3）实验所需试剂

① 融合蛋白的表达载体。前面所述的在融合蛋白表达载体设计的时候，最初应当考虑的是在目的蛋白 N 端还是 C 端进行 GFP 的融合，在无损目的蛋白原有功能和活性部位的条件下进行融合设计是最重要的，在无文献资料和经验证明哪一端更适合时，可以分别制作两种（即 N 端和 C 端）融合蛋白，用免疫印迹的方法监测融合蛋白的分子量与理论推测的分子量是否一致，再进行免疫细胞化学的方法确认融合蛋白在细胞内的存在部位，最后再对其是否保持原有的生理活性进行确认，在此一系列检测的基础上选择一个最佳的融合蛋白用于实验。

② 转染使用的试剂。一般常用的有 Lipofectamine Plus、Lipofectamine、Lipofectamine 2000、Transfection Reagent Selector Kit 等数种。可根据自己的实验系选择最适宜的来使

用，当然一些病毒载体等应选择特殊方法进行转染。

③ 观察用的培养基。因对活细胞内的蛋白质进行长时间的观察，而且是在 CO_2 培养箱以外进行的，所以应用含有 HEPES 的培养基为好。另外，血清和碳酸类物质在进行荧光观察时会使背景增高，因而观察时最好不要使用含有这类物质的培养基或缓冲液。对活细胞观察可以使用 Gibco-BRL 公司的 Opti MEM 培养基。

（4）具体操作方法

① 设计制作融合蛋白的表达载体。

② 培养细胞。根据实验目的选用不同的细胞株。神经药理领域主要采用具有神经细胞特征的一些细胞，如 NG105-18、PC12 和大脑皮质、海马原代培养细胞。根据各自细胞的生理特性在转染前的数天至 1 周内将细胞准备好。当细胞在培养皿长到培养皿的 75% 左右时进行转染。

③ 转染操作

a. Opti-MEM 培养基 $150\mu L$＋plus reagent $10\mu L$ 中加入 $2\mu g$ 质粒。

b. 在另外的小试管中准备 Opti MEM 培养基 $150\mu L$ ＋Lipofectamine $6\mu L$。

c. 将 a. 加入 b. 中轻轻混匀，在室温放置 15min。

d. 加入 Opti MEM 培养基 $700\mu L$，轻轻混匀。

e. NG105-18 或 PC12 细胞在培养 2d 后用 PBS 洗 3 次之后，将（d）所制备的液体加入。原代培养的海马或大脑皮质细胞要在培养后 5d 左右加入所制备的液体，加入量根据培养细胞容器的大小而定，底面直径是 $10\sim12mm$ 的培养皿加入（d）所制备的培养液 $100\sim150\mu L$ 即可。按细胞量计算大约是每 4×10^4 细胞内加入质粒约 $200\sim300ng$ 为佳。

f. 将上述准备的细胞放入 $5\%CO_2$、$37℃$ 的培养箱中静置 $3\sim6h$ 之后将上清液吸除，加入适量含有血清的培养基。

④ 荧光观察。对活细胞进行观察时，应在转染 $24\sim48h$ 后，将含有血清的培养基去除，加入 Opti MEM 培养基，使细胞环境（培养基）保持在 $36\sim37℃$ 时观察，并用各种待测药物或化合物加入进行刺激，观察待测物对融合蛋白（目的蛋白）位移及活性的影响。用连接在显微镜的电脑软件将其数据收集、分析。

（5）操作注意

① 上述操作转染时采用了脂质体法（liposome method），是使用 Lipofectamine Plus 的例子。其实脂质体法还常常使用 Lipofectamine 2000、Effectence、Super Fect 等方法。此外磷酸钙法、电穿孔法（electroporation）、病毒载体法等也是常用的方法。总之，根据细胞特性尽可能采用对细胞不良影响小、转染效率高的方法。比如，使用原代培养细胞时，若采用病毒载体的话，可以得到较高的转染效率，重要的实验时可以采用。其缺点是既费时间，操作技术又比较复杂。若从操作简便、转染效率等综合来看，尤其是单一质粒转染时，脂质体法常作为研究者的首选方法。但是在二种以上的质粒同时转染入同一细胞时，脂质体方法很难进行定量操作，对转染入细胞内的 DNA 量无法控制，各种质粒在细胞内的比例不当问题显得较为突出。在需定量时，采用反转录病毒载体（retrovirus vector）的方法比较适宜。但对后有丝分裂（postmitotic）的神经细胞进行转染时不太合适。

② 进行荧光观察应当用底面为玻璃的培养皿，在细胞培养之前应对培养皿进行涂布（coating）预处理。一般常用的有 poly-D-lysine、poly-L-lysine、polyethylenemine 等。

③ 无论何种转染方法，或多或少均对细胞有一些毒性，如原代培养的神经细胞对脂质体法较为脆弱，因而在转染时可采用比一般细胞培养的密度高 1.5 倍的方法准备细胞，这样可以缓解这一问题。

④ 由于脂质体转染（lipofection）对细胞有不良影响，即使是设计在无血清实验方法时，在最初细胞培养的几小时，也应当先用加入血清的培养基进行培养，来增强细胞对脂质体转染不良影响的抵抗。

⑤ 在对神经细胞进行长时间观察时，往往需要保持 37℃ 的细胞生理状态进行实验，特别是观察某些对温度有较强依赖性的分子时，应对显微镜的载物或培养皿周边，特别是培养皿内的温度环境进行控制。常用可调恒温载物台、恒温室等方法，可与销售显微镜的厂家协商解决。

⑥ 转染后到观察的时间，根据细胞的种属不完全一致，一般在转染后 24～48h。COS_7 细胞转染后 20h 即可，而原代培养神经细胞最佳时间应在 36～48h 以后。

（6）常遇到的问题及解决办法

① 产生大量细胞死亡是使实验难以进行下去的主要问题。在神经药理学中，对活神经细胞内功能蛋白观察常遇到的问题是用脂质体法将融合蛋白转染到细胞后神经细胞死亡现象，主要表现在原代培养神经细胞上。最常见的原因是，阳离子脂质体对细胞有一定的毒性，且与稳定的细胞株相比，原代培养神经细胞对阳离子脂质体更脆弱，解决的办法可以将细胞的浓度增加，在最初培养细胞时对一般的神经细胞浓度高出两倍左右，可以改善上述问题。

② 其次常遇到的问题是含 GFP 的融合蛋白发光不好，甚至完全不发光，在转染率很低的情况下，有时甚至无法得到有效的数据。产生这种情况的可能性有两方面原因：一是 GFP 与目的蛋白连接时内框架没有正确的接在一起，这种情况采用蛋白测序的方法可解决。二是两个融合蛋白在接合时发生立体障碍，GFP 无法正确被表达，或者蛋白质的自身稳定性有问题，融合蛋白的表达量过低所造成。其解决方法是以免疫蛋白印迹方法用目的蛋白的抗体或抗 GFP 的抗体进行确认。

总之，要对目的蛋白在时间、空间等的存在部位，位移进行观察，需要进行精心的实验设计、一系列复杂的准备工作和精巧的实验操作。并且该技术是了解功能蛋白在活细胞内的存在状况，并进行动态的连续观察的最好方法。即使一些精制非常困难的蛋白质，也可借用 GFP 的特性，用基因工程学的方法将其进行荧光标记后观察。另外，国外还有其他可视化技术在神经药理学研究中逐步开始应用，如 DNA tip 技术、PET 技术、单分子图像可视化技术等。我国可视化技术与国外还有一些差距，相信随着科学技术的进步，可视化技术在神经药理学乃至整个生命科学领域，细胞内蛋白质动态活动的观察中将会被越来越广泛地利用。

（陈乃宏）

第四节　认知科学探测与可视化技术

认知科学相关技术的有磁共振成像（MRI）、功能近红外光谱（fNIRS）和脑电图（EEG）等。MRI 是激发脑组织的氢核子 ^1H 的共振，并获取 ^1H 的自旋（spin）磁矩向量的弛豫信号；fNIRS 是测量脑组织的血氧动态相关的氧合血红蛋白（oxyhemoglobin，HbO_2）和脱氧血红蛋白（deoxyhemoglobin，Hb）对近红外光的吸收强度；EEG 是测量神经元（neuron）工作时离子流产生的电压信号。本节主要将主要介绍这三种技术的原理和应用，首先从信号处理的角度，讲解三种技术的信号格式，然后将结合国内外研究现状，介绍相关应用案例。为应用认知科学的测量与可视化技术的相关人员提供参考，同时也分析了该技术的研究与发展方向。

一、信号的格式

本节介绍信号感知或激发的技术原理，不仅讲解数学物理原理，而且对电子工程系统获取信号的格式也将详细作出说明。掌握了信号的格式，对于灵活应用该技术是很有意义的。另外，二次开发和改进测量与成像技术，通常是基于现有信号格式的。本部分将分别介绍 MRI、fNIRS 和 EEG 的信号格式。

（一）磁共振成像的信号格式

1. 傅里叶成像模型

磁共振成像的 k 空间其实就是傅里叶空间，其为图像域 r 空间映射到频域 k 空间的数学物理实验。傅里叶成像的含噪声数学模型可表示为

$$S(k) = \int I(r) e^{-i2\pi k \cdot r} \, dr + \xi_d(k) \tag{11-1}$$

式中，$S(k)$ 为 MRI 线圈接收的信号采样；$I(r)$ 为目标图像方程；$\xi_d(k)$ 为 MRI 成像过程中随信号采集的噪声，一般可视为成高斯随机过程均值为零，方差为 σ^2。傅里叶成像模型既不是数学意义上的巧合，也不是假设的模型，而是现代 MRI 实验设计广泛应用的二次检测法（quadrature detection）获取双通道的磁共振信号，其中一路信号调制于 $\cos\omega_0 t$ 基波上作为实部信号输出，另一路信号调制于 $\sin\omega_0 t$ 基波上作为虚部信号输出。同时，根据梯度磁场将时间参数 t 和空间位置信息 r 建立起联系，通过变量代换得到傅里叶成像模型（11-1）。

考虑一维情形，并不计噪声，傅里叶成像数学模型为

$$S(k_n) = \int_{-\infty}^{\infty} I(x) e^{-i2\pi k_n x} \, dx \tag{11-2}$$

若 k 空间数据采集过程是均匀采集样，即 $k_n = n\Delta k$，那么式(11-2) 可写为

$$S[n] = S(n\Delta k) = \int_{-\infty}^{\infty} I(x) e^{-i2\pi n\Delta k x} \, dx \tag{11-3}$$

为了求解图像方程 $I(x)$，一种可行的方法是直接对 $S[n]$ 数据作 DFT 变换，即

$$I[m] = \sum_{n=-N/2}^{N/2-1} S[n] e^{i2\pi nm/N} \quad -N/2 \leqslant m < N/2 \tag{11-4}$$

直接 DFT 变换求解图像是当前应用最广泛的图像重建方法，为了和本文方法比较分析，接下来讨论直接 DFT 变换重建法的导出和存在的问题。首先，引入泊松公式

$$\sum_{n=-\infty}^{\infty} e^{i2\pi n\Delta k x} = \frac{1}{\Delta k} \sum_{n=-\infty}^{\infty} \delta\left(x - \frac{n}{\Delta k}\right) \tag{11-5}$$

上式可以看成右边函数展开成傅里叶级数，该傅里叶级数系数都为 1。由泊松公式求解图像

函数 $I(x)$，可以引导出以下推导

$$\sum_{n=-\infty}^{\infty} S[n]e^{i2\pi n\Delta kx} = \sum_{n=-\infty}^{\infty}\left[\int_{-\infty}^{\infty} I(\hat{x})e^{-i2\pi n\Delta k\hat{x}}\mathrm{d}\hat{x}\right]e^{i2\pi n\Delta kx}$$

$$= \sum_{n=-\infty}^{\infty}\int_{-\infty}^{\infty} I(\hat{x})e^{i2\pi n\Delta k(x-\hat{x})}\mathrm{d}\hat{x}$$

$$= \int_{-\infty}^{\infty} I(\hat{x})\sum_{n=-\infty}^{\infty} e^{i2\pi n\Delta k(x-\hat{x})}\mathrm{d}\hat{x}$$

$$= \int_{-\infty}^{\infty} I(\hat{x})\frac{1}{\Delta k}\sum_{n=-\infty}^{\infty} \delta(x-\hat{x}-\frac{n}{\Delta k})\mathrm{d}\hat{x}$$

$$= \frac{1}{\Delta k}\sum_{n=-\infty}^{\infty}\int_{-\infty}^{\infty} I(x)\delta(x-\hat{x}-\frac{n}{\Delta k})\mathrm{d}\hat{x}$$

$$= \frac{1}{\Delta k}\sum_{n=-\infty}^{\infty} I(x-\frac{n}{\Delta k}) \tag{11-6}$$

上式结果即是图像函数 $I(x)$ 在 $n/\Delta k$ 为中心的周期延拓，周期为 $1/\Delta k$，上式也可以看成是周期延拓后的图像函数的傅里叶级数展开，其中 $S[n]$ 是傅里叶系数。然后，获取一个周期内的图像函数，只需限定定义域 FOV 得到

$$I(x) = \Delta k\sum_{n=-\infty}^{\infty} S[n]e^{i2\pi n\Delta kx} \quad |x| < \frac{1}{\Delta k} \tag{11-7}$$

最后，由于采样是有限的，上式求和只能有限项，即

$$I(x) = \Delta k\sum_{n=-N/2}^{N/2-1} S[n]e^{i2\pi n\Delta kx} \quad |x| < \frac{1}{\Delta k} \tag{11-8}$$

上式可以看作频域信号乘了一个矩形窗，即图像域卷积了 sinc 函数。数据截断误差带来的 Gibbs 环伪影即是 sinc 函数卷积造成的。

　　研究人员提出点扩散函数（point spread function，PSF）模型，来研究和分析图像重建的伪影问题。首先该模型基于一个假设：图像重建的输入输出模型是线性的。也就是说，若真实图像 $I_1(x)$ 的成像结果是 $I_{y1}(x)$，$I_2(x)$ 的成像结果是 $I_{y2}(x)$，那么真实图像为

$$I_3(x) = aI_1(x) + bI_2(x) \tag{11-9}$$

则输出图像为

$$I_{y3}(x) = aI_{y1}(x) + bI_{y2}(x) \tag{11-10}$$

　　基于线性系统的假设，若真实图像为 δ 函数，那么探测的信号 $S(n\Delta k)$ 应该为 1，代入式(11-8) 中，可得冲击响应

$$h(x) = \Delta k\sum_{n=-N/2}^{N/2-1} e^{i2\pi n\Delta kx} \tag{11-11}$$

上式利用欧拉公式可以进一步化简为

$$h(x) = \Delta k\frac{\sin(N\pi\Delta kx)}{\sin(\pi\Delta kx)}e^{-i\pi\Delta kx} \tag{11-12}$$

式中相位部分 $e^{-i\pi\Delta kx}$ 通常可以忽略不计。该冲激响应即是 PSF，在信号系统理论中其也是

卷积核的概念。

2. 插值和重新采样

上面介绍了标准傅里叶成像的数学模型和方法，本部分将开始讨论利用非笛卡尔坐标系统的数据重建图像的方法。网格化（gridding）操作主要包括两个的任务，首先是插值（interpolation），即将探测获得的离散数据插值为连续的函数；第二是重新采样，将插值得到的连续函数二次离散化，得到目标坐标系统下的数据格式。这种思路可以用 PSF 作为卷积核用来插值，得到连续函数。可以证明，DFT 成像模型中，卷积核 PSF 在频域和图像域都具有同样的形式

$$D(x) = \begin{cases} \dfrac{\sin Nx/2}{N\sin x/2}, & x \neq 2\pi k, \\ (-1)^{k(N-1)}, & x = 2\pi k \end{cases} \qquad k = 1, \pm 1, \pm 2, \pm 3, \cdots \tag{11-13}$$

该函数称狄利克雷函数（Dirichlet function），又称周期 sinc 函数或混叠 sinc 函数。当 N 为奇数时，该函数周期是 2π；当 N 为偶数时，该函数周期为 4π，如图 11-11 所示。

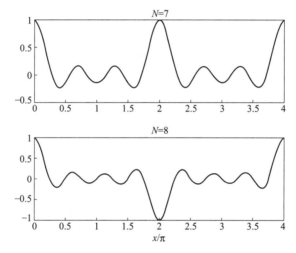

图 11-11　狄利克雷函数 N 取奇数和偶数举例

上述分析可知，sinc 插值是傅里叶成像的最优插值方法，具体公式为

$$k(t) = \sum_{n=0}^{N_s - 1} k(n\Delta t) \frac{\sin\left[\dfrac{\pi}{T}(2N+1)(t - n\Delta t)\right]}{N_s \sin\left[\dfrac{\pi}{T}(t - n\Delta t)\right]} \tag{11-14}$$

上式中，$N_s \geqslant 2N+1$，采样间隔 $\Delta t = T/N_s$。

网格化的另一种实现思路是直接求解目标坐标系的数据值，如线性拉格朗日插值或邻点最小距离插值。这种方法适合卷积核难以求出的情况，然而会打乱数据的一致性出现诸多伪影。

非笛卡尔成像方法具有信号获取快速、运动和流体敏感度低等优点也获得研究人员的重视。磁共振成像发展应用中有着很多新的问题和挑战，如婴幼儿成像实验时婴幼儿通常不会配合保持静止态和屏住呼吸等。再如动物生理、病理和药理实验时，传统的 MRI 检测方法都需要麻醉。这类运动伪影是传统的 SE 等序列很难抑止的。一些新的成像序列被研究人员

提出，如 PROPELLER（Periodically Rotated Overlapping Parallel Lines with Enhanced Reconstruction）和 RADON 变换的投影重建方法，这两种方法是非笛卡尔网格系 k 空间数据获取策略，具有很强的抗运动伪影的优点，那么非麻醉下检测实验成为可能，具有很好的应用前景。

（二）脑功能红外光谱信号格式

1. 神经元血管偶合（neurovascular coupling）模型

脑功能和神经元-血管偶合如图 11-12 所示，当神经元活动时，局部氧代谢和葡萄糖代谢增加，产生化学-生物电信号，作用于胶质细胞 glia、内皮细胞（endothelial cell）、周细胞（pericyte）和平滑肌细胞（smooth muscle cell），产生功能充血（functional hyperemia）。氧合血红蛋白将满足耗氧率。

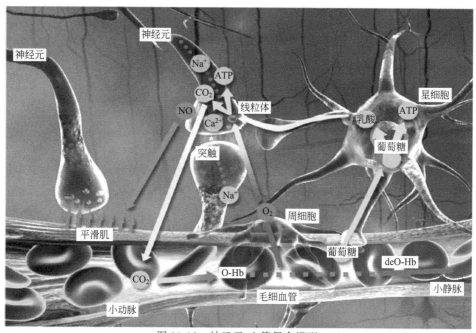

图 11-12　神经元-血管偶合模型

脑血流的生理模型可以进一步描述为：激活的神经元释放谷氨酸盐（glutamate）进入突触（synapse）间隙。周围的星细胞（astrocyte）糖酵解产生过多的乳酸（lactate），传输回神经元，神经元的乳酸氧化反应将产生 ATP、NO 和钾离子。局部毛细血管床脱氧血红蛋白增加，因为耗氧率增加了。从血液循环的角度，上游小动脉直径增大，脑血流（cerebral blood flow，CBF）增加，脱氧血红蛋白，由毛细血管床流入小动脉；下游小动脉和毛细血管中的 CBF 流入小静脉中，脑血体积（cerebral blood volume，CBV）增加，脱氧血红蛋白小静脉中浓度增加。

行为激励-血氧响应的开环控制模型如图 11-13 所示，输入为行为激励，也会释放血管神经递质（vasoactive neurotransmitter）：乙酰胆碱（acetylcholine）或去甲肾上腺素（norepinephrine），其和如前所述神经元代谢产生 NO 和钾离子，叠加作用于内皮细胞、周细胞和平滑肌细胞，使得脑血流、脑血体积和总血红蛋白（HbT）增加，最后根据耗氧率，分离输出氧合血红蛋白（HbO）和脱氧血红蛋白（Hb）。文献表明，行为激励和脱氧血红蛋白浓度变化通常为非线性关系。

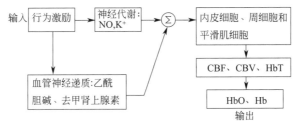

图 11-13　行为激励-血氧响应的开环控制模型

2. 光谱吸收信号格式

光学定量探测和估计血流中 HbO 和 Hb 是一种逆问题，在同一光学路径中求解两个未知量需要两个波长的激励光源。根据 Beer-Lambert 定律：

$$I(t) = I_0(t)\exp[-\chi(v)cl] \tag{11-15}$$

式中，χ 是摩尔消光系数（molar extinction coefficient）；c 是吸光物质的摩尔浓度（molar concentration）；l 是光路径的长度；I_0 是入射激光的光强；I 是探测接收光信号的光强。可以看出，$\ln(I/I_0)$ 与 HbO 、Hb 的摩尔浓度为线性关系。

假定吸收变量为 $\Delta\mu$，其和 $\Delta\ln(I/I_0)$ 线性相关，并且 $\Delta\mu$ 在波长 λ_1 和 λ_2 的吸收函数如下

$$\begin{bmatrix} \chi_{HbO}(\lambda_1) & \chi_{Hb}(\lambda_1) \\ \chi_{HbO}(\lambda_2) & \chi_{Hb}(\lambda_2) \end{bmatrix} \begin{bmatrix} \Delta[HbO] \\ \Delta[Hb] \end{bmatrix} = \begin{bmatrix} \Delta\mu(\lambda_1) \\ \Delta\mu(\lambda_2) \end{bmatrix} \tag{11-16}$$

式中，$\chi_{HbO}(\lambda_1)$ 为 HbO 在 λ_1 nm 的摩尔吸光系数，$\chi_{HbO}(\lambda_2)$ 为 HbO 在 λ_2 nm 的摩尔吸光系数，$\chi_{Hb}(\lambda_1)$ 是 Hb 在 λ_1 nm 的摩尔吸光系数，$\chi_{Hb}(\lambda_2)$ 是 Hb 在 λ_2 nm 的摩尔吸光系数。HbO 和 Hb 的摩尔吸光系数 χ 是已知的先验信息，$\Delta\mu$ 为实验测量数据的修正值，则可以求出 $\Delta[HbO]$ 和 $\Delta[Hb]$。

从信号处理的角度，得到的光强信号和探测目标浓度为指数函数关系。另外，式（11-15）也可以改写为

$$\ln\frac{I(t)}{I_0(t)} = -\chi(v)cl \tag{11-17}$$

由于入射光强是已知并稳定的，那么上式左边作为输出信号，该输出信号和浓度即为线性关系。

3. 微小浓度信号二阶谐波探测法

一些 *in vivo* 微量物质探测以及 *in vitro* 单细胞成分探测实验中，波长调制光谱法（wavelength modulation spectroscopy，WMS）中应用二阶谐波（second-harmonic）探测具有高谱分辨率、高敏感度和响应时间短的优点。WMS 是一种光谱吸收探测方法，其入射激光的波长调制为基频 ω_m 的正弦波，那么波长的倒数，即激光频率为

$$\nu(t) = \bar{\nu} + a\cos(\omega_m t) \tag{11-18}$$

式中，ν 为瞬时激光频率；$\bar{\nu}$ 为平均激光频率；a 为调制的幅值；ω_m 为调制的频率。入射光强 I_0 为

$$I_0(t) = \bar{I}_0 + i_0\cos(\omega_m t + \psi) \tag{11-19}$$

式中，$\overline{I}_0$ 为平均激光光强；i_0 是光强调制的幅值；ψ 是相位。

光强函数是周期函数，周期 $T = 2\pi/\omega_m$，那么可以傅里叶级数展开

$$I(v,t) = \sum_{k=-\infty}^{+\infty} c_k(v,a)\cos(k\omega_m t) \tag{11-20}$$

其谐波系数为

$$c_k(v,a) = \frac{2}{T}\int_0^T I(v,t)\cos(k\omega_m t)\mathrm{d}t \tag{11-21}$$

那么，探测二阶谐波分量只需信号 I 乘 $\cos 2\omega_m t$，那么根据调制解调的原理，二阶谐波项为

$$
\begin{aligned}
I(v,t)\cos(2\omega_m t) &= c_2(v,a)\cos^2(2\omega_m t) \\
&= \frac{c_2(v,a)}{2} + \frac{1}{2}c_2(v,a)\cos(4\omega_m t)
\end{aligned} \tag{11-22}
$$

上式右边傅里叶变换为

$$F\left\{\frac{c_2(v,a)}{2}\right\} + \frac{1}{2}F\{c_2(v,a)\} * [\delta(-4\omega_m t) + \delta(4\omega_m t)] \tag{11-23}$$

那么可以看到，信号 I 乘 $\cos 2\omega_m t$ 再通过低通滤波器，所有含有余弦的谐波项将被滤除而得到 $\dfrac{c_2(v,a)}{2}$。

接下来证明系数 $c_2(v,a)$ 和吸收函数成正比。将式（11-15）、式（11-19）代入二阶系数得

$$c_2(v,a) = \frac{2}{T}\int_0^T [\overline{I}_0 + i_0\cos(\omega_m t + \psi)]\exp\{-\chi(\overline{v} + a\cos\omega_m t)cl\}\cos(2\omega_m t)\mathrm{d}t \tag{11-24}$$

对于瞬时值 I_0，可以假设为常数，并且因为微量，即 $\chi cl \ll 1$，上式指数函数近似取泰勒级数前两项，得

$$c_2(v,a) = \frac{2}{T}\int_0^T [\overline{I}_0 + i_0\cos(\omega_m t + \psi)][1 - \chi(\overline{v} + a\cos\omega_m t)cl]\cos(2\omega_m t)\mathrm{d}t \tag{11-25}$$

上式中含有余弦 $\cos 2\omega_m t$ 的项积分均为零，因为周期 T 为该余弦项周期的整数倍。而剩下项

$$c_2(v,a) = \frac{2\overline{I}_0}{T}\int_0^T -\chi(\overline{v} + a\cos\omega_m t)cl\cos(2\omega_m t)\mathrm{d}t \tag{11-26}$$

上式 $\chi(a)$ 利用泰勒级数展开，可以知道仅含 $\cos^2\omega_m t$ 项乘以 $\cos 2\omega_m t$ 积分不为零，即

$$
\begin{aligned}
c_2(v,a) &= -\frac{2\overline{I}_0 cl}{T}\int_0^T \frac{1}{2!}a^2\frac{d^2\chi}{da^2}\bigg|_{a=0}\cos^2(\omega_m t)\cos(2\omega_m t)\mathrm{d}t \\
&= -\frac{\overline{I}_0 cla^2}{4T}\frac{d^2\chi}{da^2}\bigg|_{a=0}
\end{aligned} \tag{11-27}
$$

并且当 $a=0$ 时，由式（11-18）可以看到

$$\nu(t)=\bar{\nu} \tag{11-28}$$

于是推导得出当频率（波长的倒数）等于平均频率时，摩尔消光系数 χ 对调制载波幅值 a 的导数为定值，于是式（11-25）建立起浓度 c 和二阶谐波系数之间的关系为线性关系。

（三）EEG 的信号格式

大脑有数 10 亿计的神经元细胞，神经元被膜转运蛋白（membrane transport proteins）泵的离子穿过细胞膜而带电荷（polarized）。单个神经元细胞的电荷并不能形成有效的电压信号被探测到，当许多神经元细胞同时活动时，同时泵离子而带上相同的正电或负电，那么同极性电荷相互排斥将会推动空间相邻的电荷，相邻的电荷又会推动相邻的电荷，如此类推形成空间波信号，波振幅即是电压。EEG 技术利用空间分布的金属电极（Ag/AgCl）置于头皮，相邻电极的电势差可以推动金属电极的电子运动产生电压信号被记录，即是所谓的脑电波（brain wave）。

由原理可以，EEG 的信号格式为电压信号 $V(t)$，该信号不但反映了大脑区域的同步活动（synchronous activity），空间分布的电极对也能探测神经元的网络连接（network of neuron）。如电压波信号的特征频率和空间分布，对应着特定的脑功能状态。在认知科学研究和应用中，事件相关电位（event-related potential，ERP）是测量全脑对特定感知（sensory）、认知（cognitive）或运动（motor）事件的脑功能响应。

下面介绍几种脑电波的分类。

① δ 波频率小于 4Hz，典型波形如图 11-14 所示。一般具有最高的振幅和最慢的波速，主要探测于成人脑皮质前叶，然而对于儿童则是枕叶。

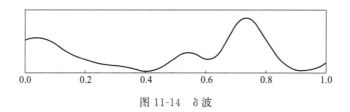

图 11-14 δ 波

② θ 波频率范围为 4～7Hz，典型波形如图 11-15 所示。该频段被认为和休息、冥想及创造性活动状态有关。

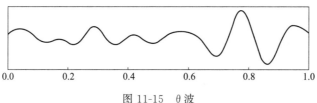

图 11-15 θ 波

③ α 波频率范围为 7～14Hz，典型波形如图 11-16 所示。最新研究认为该波段对于 ERP 信号敏感度高，尤其是对于创造性任务（creativity-related task）的响应。

④ γ 波频率范围为 30～100Hz，典型波形如图 11-17 所示。该波段被认为不同区域的神

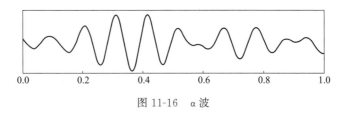

图 11-16　α 波

经元连接成网络，执行认知或运动机能而产生的电压波动。

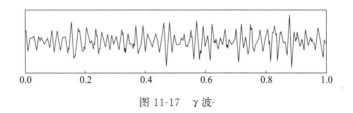

图 11-17　γ 波·

EEG 技术被认为是当前和将来认知科学应用的重要技术，EEG 技术和 MRI 技术相比，具有可穿戴、成本低的优点，可实现长时间监控和记录。EEG 尤其是脑机接口等新兴技术的关键技术之一，相比之下 MRI 无法应用于脑机接口领域。

二、可视化技术前沿动态及应用

（一）MRSI 探测 NAA 和流体智力

流体智力（fluid intelligence）定义为适应新问题、思辨（discriminate relation）和新形势下推理能力，其不过多依赖先验知识（prior knowledge）。流体智力对于学习新的技能和知识、解决陌生问题和分析复杂模式信息具有重要意义。磁共振波谱成像（magnetic resonance imaging，MRSI）是一种 MRI 和磁共振波谱结合的技术，其在认知科学研究中可以通过激发 N-乙酰天冬氨酸（N-acetyl aspartate，NAA）中的 ^{1}H 核子的共振波谱信号，同时利用 MRI 的空间位置定位技术，即可获得大脑组织空间任意位置的 NAA 谱信号，如图 11-18 所示。

NAA 是一种神经代谢物，是髓鞘形成（myelination）和氧化代谢（oxidative metabolism）的重要物质。由于 NAA 在灰质中神经元的线粒体中氧化代谢时合成，因此 NAA 反映了代谢效率（metabolic efficiency）。在合成后，NAA 被运送到少突胶质细胞（oligodendrocyte）中转化为髓磷脂（myelin）前驱体。那么，NAA 也是白质完整性的生物标记（biomarker）。因此，一些研究人员认为更高的 NAA 浓度意味着更高的神经密度（neuronal density）以及更高的线粒体功能。

美国伊利诺伊大学香槟分校开展了利用 MRSI 探测 NAA 在前叶和顶叶的分布，并研究了 NAA 和流体智力的关系。仪器为 3T Siemens 磁共振扫描系统，实验扫描规程和序列选择为

（1）结构像　0.9mm isotropic，TR/TI/TE＝1900/900/2.32ms，FOV 216×128。

（2）波谱像　单层 PRESS 序列，16 相位编码，TR/TE＝1800/135ms，翻转角 90°，厚度 13mm，水信号抑制（50Hz BW），汉明窗滤波（50% 带宽），向量大小 1024，脂肪饱和层厚 30mm，谱带宽为 2000Hz，椭圆采样。

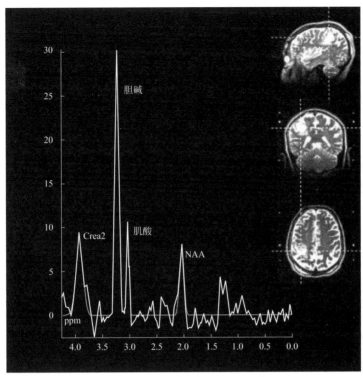

图 11-18　大脑任意位置的波谱信号

实验将脑分割为 22 个区域，如图 11-19 所示。对应区域的 NAA 浓度为变量，即 22 个变量。71 名实验志愿者参加实验。该数据结构特别适合利用主成分分析（principal component analysis，PCA）进行处理，表 11-1 为 22 个变量对应的 PCA 权重值。可以发现，PCA 高权重值对应的原 NAA 浓度变量在空间上是相邻的，对于原浓度分量值加权叠加后得到

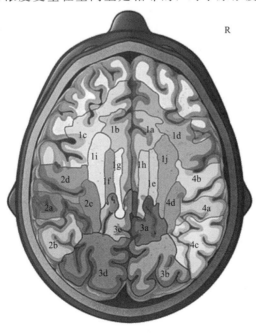

图 11-19　双侧皮质和白质的 22 个区域

PCA 的一个分量，具体如下。

PCA 第一分量高权值区域：

前扣带皮质（anterior cingulate cortex，ACC）

背外侧前额叶（dorsal lateral prefrontal cortex，DLPFC）

双侧胼胝体（bilateral corpus callosum）

扣带束（cingulum bundle）

放射冠（corona radiata）

PCA 第二分量高权值区域：

主运动皮质（primary motor cortex）

主体觉皮质（primary somatosensory cortex）

上纵束（superior longitudinalFasciculus）

缘上回（supramarginal gyrus）

PCA 第三分量高权值区域：

后扣带回皮质（posterior cingulate cortex，PCC）

体觉联合皮质（somatosensory association cortex）

右侧扣带束（right cingulum bundle）

PCA 第四分量高权值区域：

为 PCA 第二分量的各区域在右半球的镜像。

表 11-1 区域 NAA 主成分分析

区　　域	成　　分			
	1	2	3	4
右前扣带皮质（1a）	0.90	0.18	0.19	0.08
左前扣带皮质（1b）	0.86	0.28	0.21	0.22
左背外侧前额叶（1c）	0.84	0.28	0.08	0.19
右背外侧前额叶（1d）	0.78	0.15	0.02	0.38
右侧胼胝体（1e）	0.72	0.23	0.51	0.18
左侧胼胝体（1f）	0.71	0.41	0.32	0.29
左扣带束（1g）	0.69	0.39	0.48	0.22
右扣带束（1h）	0.66	0.22	0.63	0.11
左放射冠（1i）	0.61	0.54	0.21	0.33
右放射冠（1j）	0.60	0.26	0.41	0.47
左主体觉皮质（2a）	0.29	0.84	0.24	0.30
左缘上回（2b）	0.26	0.82	0.22	0.29
左上纵束（2c）	0.36	0.80	0.27	0.32
左主运动皮质（2d）	0.51	0.67	0.11	0.25
右后扣带回皮质（3a）	0.24	0.22	0.86	0.17
右体觉联合皮质（3b）	0.10	−0.03	0.80	0.33
左后扣带回皮质（3c）	0.26	0.53	0.70	0.16
左体觉联合皮质（3d）	0.15	0.41	0.66	0.21
右主体觉皮质（4a）	0.19	0.31	0.26	0.87
右主运动皮质（4b）	0.36	0.28	0.06	0.82
右缘上回（4c）	0.18	0.24	0.40	0.78
右上纵束（4d）	0.32	0.31	0.38	0.75
特征向量	6.53	4.29	4.17	3.89
方差	29.70	19.49	18.93	17.68

附录1 主成分分析

假设有 n 个志愿者，并且大脑区域分割为 p 个区域，那么区域 NAA 浓度记为变量 x_1，x_2，$\cdots$，x_p，共 p 个变量。引入向量表示改组变量，即

$$x = \begin{bmatrix} x_1 \\ x_2 \\ x_3 \\ \vdots \\ x_p \end{bmatrix} \tag{11-29}$$

主成分分析法目的是找到一个正交线性变换 A，将向量 x 变换为向量 y，使得向量 y 的分量方差按大小排序，其中方差由 n 个志愿者数据计。即第一个分量的方差最大，第二个分量方差第二，如此进行。

接着介绍计算方法，首先，第一分量（或称得分）

$$y_1 = a_{11}x_1 + a_{12}x_2 + \cdots + a_{1p}x_p = a_1x \tag{11-30}$$

式中，a_{mn} 为权重系数（loading），向量 a 为行向量，并满足约束

$$a_{11} + a_{12} + \cdots + a_{1p} = 1 \tag{11-31}$$

第二分量

$$y_2 = a_{21}x_1 + a_{22}x_2 + \cdots + a_{2p}x_p = a_2x \tag{11-32}$$

而且 a_2 和 a_1 是正交的，即

$$a_1 a_2{}^T = 0 \tag{11-33}$$

将向量 a 组合为矩阵 A

$$A = \begin{bmatrix} a_1 \\ a_2 \\ \vdots \\ a_p \end{bmatrix} \tag{11-34}$$

将 n 次实验向量 x 组合为矩阵 X

$$X = \begin{bmatrix} x_1 & x_2 & \cdots & x_n \end{bmatrix} \tag{11-35}$$

那么 n 次实验向量 y 组合为矩阵 Y

$$Y = \begin{bmatrix} Y_1 & Y_2 & \cdots & Y_n \end{bmatrix} = AX \tag{11-36}$$

为了表达方便，将坐标原点平移至样本均值，那么样本协方差矩阵为

$$\begin{aligned} S_Y &= \frac{1}{n-1}YY^T \\ &= \frac{1}{n-1}(AX)(AX)^T \\ &= \frac{1}{n-1}AXX^TA^T \end{aligned} \tag{11-37}$$

PCA 的目标就是使 S_Y 为对角矩阵，即协方差为 0。显然 XX^T 是对称矩阵，记为 Z，那么矩阵 Z 可以分解为

$$Z = B\Sigma B^T \qquad (11\text{-}38)$$

式中，Σ 为对角矩阵，B 为正交矩阵（列向量内积为 0），将式(11-38) 代入式(11-37)可以看出，当 $A = B^T$ 时，S_y 为对角矩阵 Σ，对角矩阵 Σ 的分量为特征值（eigenvalue），可实现大小排序，即满足主成分分析的目标。

附录2 PRESS 序列原理

PRESS（point resolved spectroscopy）序列是选择性激发空间任意一点位置 NMR 信号的脉冲序列，理解该序列原理首先看看"共振"的量子力学解释。塞曼分裂（zeeman splitting）是在磁场作用下能级分裂效应，图 11-20 所示为磁量子数 $m = 1/2$ 的氢核 ^{1}H 的能级分裂，其能级差 ΔE

$$\Delta E = \gamma h B \qquad (11\text{-}39)$$

式中，γ 为旋磁比（gyromagnetic ration）；$\hbar$ 为普朗克常数；B 为磁场强度。

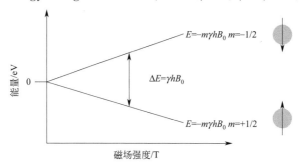

图 11-20　塞曼分裂

另外，根据普朗克能量定理，一个频率为 ω_{rf} 射频电磁波的能量为 $\hbar\omega_{rf}$，那么该能量等于能级分裂的核子能级差即是共振的条件

$$\omega_{rf} = \gamma B \qquad (11\text{-}40)$$

因此，核子"共振"条件和磁场 B 有关。那么，如果施加的外磁场为空间梯度磁场，即磁场强度随空间位置变化而变化，我们就可以实现选层激发。图 11-21 所示为成像目标施加 z 方向梯度磁场 G_z，易知 z_0 层的核子受到的总磁场为

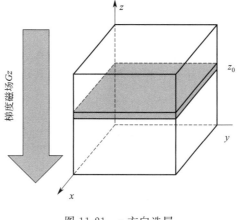

图 11-21　z 方向选层

$$B = B_0 + G_z z_0 \tag{11-41}$$

若射频电磁波频率为 $\omega_{rf} = \gamma (\boldsymbol{B}_0 + \boldsymbol{G}_z z_0)$，那么将只有 z_0 层的核子将吸收电磁波的能量而被激发。

同理，如果施加 x-y-z 3 个方向空间梯度磁场，那么 3 个 RF 脉冲选层的交点的自旋形成的回波（echo）信号就是该交点的 NMR 信号（3 层中的其他位置在该时间窗口均为 FID 信号），如图 11-22 所示。

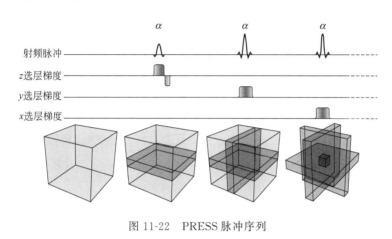

图 11-22　PRESS 脉冲序列

（二）神经网络在 MRI 图像后处理中的应用

磁共振成像系统获得图像后，一些医学和临床应用需要图像后处理技术，如生理和病理组织的体积估算等定量分析。本部分将介绍神经网络在功能磁共振成像图像后处理的应用。

Auburn 大学磁共振成像研究中心发表了利用全互联级联（fully connected cascade，FCC）神经网络对注意力缺陷多动障碍（attention deficit hyperactivity disorder，ADHD）分类的研究。目标为获得 fMRI 图像后，分类健康群体和 ADHD-C 型以及 ADHD-Ⅰ 型患者，尤其是针对发育正常的儿童（typically developing children，TDC）。其中 ADHD-C 型指的是混合型（combined type），ADHD-Ⅰ 型指的是注意缺陷为主型。fMRI 数据来源为 The Neurobureau 机构（http：//neurobureau. projects. nitrc. org/ADHD200/Data. html），其中 744 名发育正常的儿童，包括 260ADHD-C 型患儿，173 ADHD-Ⅰ型患儿。fMRI 时间序列数据包含 190 个脑区域。MRI 扫描规程为：3T 场强；T2* 加权 EPI 序列；TR＝2000ms；TE＝30ms；翻转角 90°；分辨率 64mm×64mm。

研究提出的神经网络结构如图 11-23 所示，输入变量的选择具有学术性。分析数据结构，首先，有 744 名对象，每个对象都有 190 个脑区域。这种数据结构适合利用上文介绍的 PCA 来降低数据的维数，即 190 个变量通过协方差分析，线性变换得到排序的（ranking）分量。其次，该数据结构也是时间序列数据，因而该研究者提出利用 Kernel 格兰杰因果关系（Kernel Granger causality，KGC）分析各变量的因果关系，用来认定各区域的连接（connectivity）。格兰杰因果关系（Granger causality）是诺贝尔经济学奖获得者 Clive Granger 提出的时间序列变量之间的因果分析，其认为：预测 Y 变量的下一时刻的值，如果同时利用变量 X 所有过去时刻的值和变量 Y 所有过去时刻的值，比仅仅利用变量 Y 所有过去时刻的值预测性能更好，那么称变量 X 和变量 Y 具有格兰杰因果关系。进一步，KGC 是拓展到非线性应用场合，即选择多项式函数或高斯函数等非线性函数，实现非线性映射。

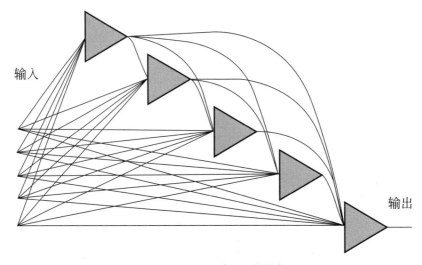

图 11-23　FCC 神经网络结构

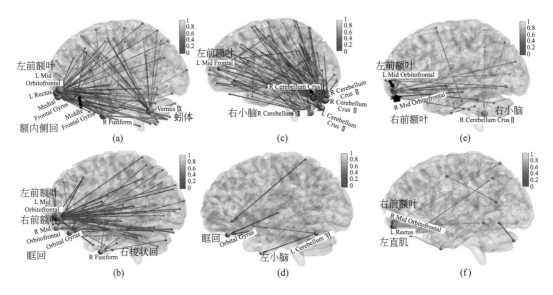

图 11-24　健康儿童、ADHD-C 型患儿和 ADHD-I 型患儿的脑连接

按照上述方法遴选输入变量，而且增加了年龄、IQ、左右手书写习惯，性别和对象地域作为输入变量，输入 FCC 神经网络准确率约 95%。

同时，研究者还发现健康儿童的脑连接和 ADHD-C 型患儿的脑连接如图 11-24（a）和图 11-24（b）所示，ADHD-I型患儿的脑连接和健康儿童的脑连接如图 11-24（c）和图 11-24（d）所示。ADHD-C 型患儿的脑连接和 ADHD-I 型患儿的脑连接如图 11-24（e）和图 11-24（f）所示。据此研究者得出病理学结论为：ADHD 患者的左前额叶皮质（left orbitofrontal cortex）和多个小脑区域（cerebellar regions）的脑连接减少或改变。

附录3 人工神经网络初级原理

　　人类大脑具有识别、学习、分类和决策等能力，那么当计算机遇上识别、学习、分类和决策等任务时，研究人员希望通过模拟人脑的结构和功能原理，制造人工神经网络来胜任这些任务。首先，人脑原理结构如图 11-25 所示，图中，神经元作为基本单元，其有突触终端（synaptic terminal），那么突触终端可以作为神经元的信号输入端口，也可以通过轴突（axon）传递电压脉冲信号至其他神经元，以及通过神经递质传递化学信号（neurotransmitters）至其他神经元。那么，多个神经元互联将组成一个网络，最终组成整个大脑。

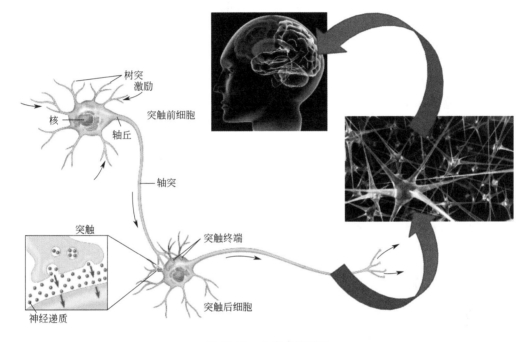

图 11-25　人类大脑原理

　　单个神经元模型如图 11-26 所示，突触完成变量 x 输入功能和权重 w 加权，神经元执行累加或非线性映射功能，数学模型为

$$y = \sum_i w_i x_i + b \tag{11-42}$$

$$z = \delta(y) \tag{11-43}$$

对于线性可分的分类问题，式(11-42) 可以单独应用，如

$$\sum_i w_i x_i + b > 0 \quad \text{输入向量 } x \text{ 属于模式 1}$$

$$\sum_i w_i x_i + b \leqslant 0 \quad \text{输入向量 } x \text{ 属于模式 2} \tag{11-44}$$

即输入变量 x_i 的线性组合张成的超平面，可以分开待分类的模式 1 和模式 2。图 11-27 为

二维输入变量情况示意图。

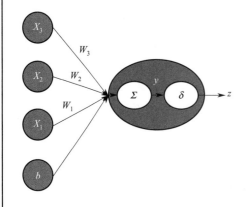

图 11-26　单个神经元模型

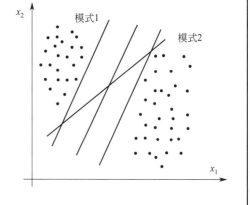

图 11-27　二维线性可分的模式

式(11-43) 的 δ 函数称为激活函数，由于许多问题的非线性问题，因此引入非线性函数 δ 可以将神经网络拓展，而能处理非线性的问题。常用的激活函数有 3 种，第一是 tanh 函数

$$f(x) = \frac{1 - e^{-2x}}{1 + e^{-2x}} \tag{11-45}$$

函数图如图 11-28(a) 所示。第二是 ReLU 函数

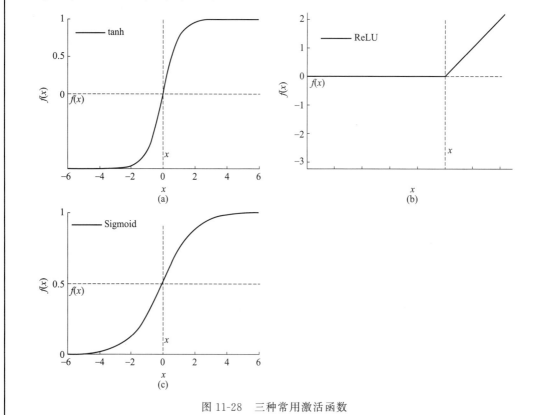

图 11-28　三种常用激活函数

$$f(x) = \begin{cases} x & \text{若 } x \geqslant 0 \\ 0 & \text{若 } x < 0 \end{cases} \tag{11-46}$$

函数图如图 11-28(b) 所示。第三是 Sigmoid 函数

$$f(x) = \frac{1}{1 + e^{-x}} \tag{11-47}$$

函数图如图 11-28(c) 所示。

　　神经网络的权值 w 求解方法最常用的是梯度下降法，因为存在训练集用于求解权值 w，所以权值 w 求解过程也称为神经网络学习过程。首先，训练集的结果 $\hat{z}$ 为真值，其和神经网络输出 z 的误差可以通过距离泛函来定义

$$L = \| z - \hat{z} \| \tag{11-48}$$

那么根据链式法则，对于 w_i 求偏导

$$\frac{\partial L}{\partial w_i} = \frac{\partial L}{\partial z} \frac{\partial z}{\partial y} \frac{\partial y}{\partial w_i} \tag{11-49}$$

目的为求解权值 w 使得目标误差函数 L 最小。迭代法求解过程如图 11-29 所示，算法步骤为：

　　① 选择初值 w；

　　② 计算 $\dfrac{\partial L}{\partial w}$，$w \leftarrow w - \eta \dfrac{\partial L}{\partial w}$

　　式中，η 为学习率（learning rate）。

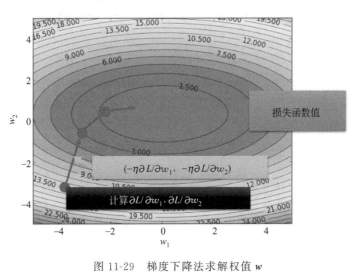

图 11-29　梯度下降法求解权值 w

（三）DTI 探测大脑白质

　　磁共振扩散张量成像（diffusion tensor imaging，DTI）是一种在传统 MRI 成像方法中，加入了一个新的梯度磁场，称为扩散梯度磁场，如果水分子的扩散运动沿着扩散梯度磁场方向，那么扩散区域的和水分子氢核将会序列脉冲施加过程中无法相位重聚一致（rephasing），结果为扩散区域的共振信号比非扩散区域的共振信号低。另外，大脑白质结构为大纤维束为主，水分子沿着纤维束方向扩散，因此利用 DTI 技术特别适合大脑白质

成像。图 11-30 为 DTI 探测大脑疾病的应用，可以发现常见脑疾病精神分裂（schizophrenia）、阿尔茨海默（Alzheimer's disease）、脑瘫（cerebral palsy）和健康大脑的白质连接不一样。

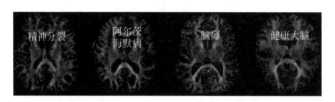

图 11-30　DTI 探测大脑疾病

　　灰质位于大脑的表层，厚度为 2～4mm，又称大脑皮质（cerebral cortex）。灰质主要含有神经元的胞体（soma）和树突（dendrite）、小胶质细胞（microglia）和星形胶质细胞（astrocyte）。灰质树突和胶质细胞（glial cell）组成的网络太复杂和精细，磁共振 DTI 技术达不到相应物理精度，因而无法对灰质的网络结构成像。另外，白质位于灰质内层，主要功能为连接灰质各个区域。白质主要含有髓磷脂（myelin）包绕的轴突（axon），并且数千或数百万轴突组成紧密的束。那么，细胞内（intracellular）的水分子易于在轴突束中扩散运动，而细胞间（extracellular）的水分子也在轴突束的限制和导流中扩散运动。DTI 技术非常适合成像白质结构，图 11-31 简单示意了灰质和白质的不同。

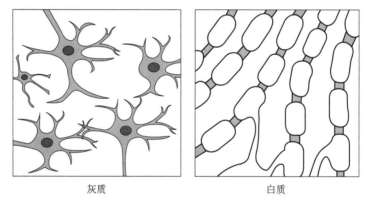

灰质　　　　　　　　　　　白质

图 11-31　灰质和白质示意

　　DTI 技术基本模块为梯度脉冲序列，其核心原理为，在自旋失相（dephasing）和重聚（refocusing）过程中，分别施加对称相同的梯度场，即所谓扩散梯度 G，如图 11-32 所示，那么在位置 r 的自旋旋转频率为

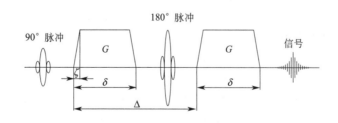

图 11-32　梯度脉冲序列

$$\omega(r)=\gamma[B_0+G(r)r] \tag{11-50}$$

由于在失相和重聚过程中，对称梯度作用下位置 r 的自旋的相位积累为零，对于 NMR 回波信号不会产生影响。然而，当自旋发生扩散作用后，位置 r 的部分自旋在失相和重聚过程中已经扩散至 r_1，那么扩散梯度就会使得 NMR 信号发生改变，而用来检测扩散系数。

接下来我们从磁共振 Bloch 方程来推导扩散系数的求解原理。核子自旋的磁矩 μ，那么宏量上磁向量 M 为

$$M=\sum_{n=1}^{N_s}\boldsymbol{\mu}_n \tag{11-51}$$

式中，N_s 为被激发的自旋的总数。那么磁向量 M 的物理数学模型为

$$\frac{\mathrm{d}M}{\mathrm{d}t}=\gamma M\times B-\frac{M_x i+M_y j}{T_2}-\frac{(M_z-M_z^0)k}{T_1} \tag{11-52}$$

式(11-52)第一项揭示了磁向量在旋转的特征，第二项为磁向量水平分量衰减过程（弛豫）特征（假设 B_0 为竖直方向），第三项为磁向量竖直分量的恢复过程（弛豫）特征。那么在扩散作用下的磁向量 M 函数模型可以修正为

$$\frac{\partial M(r,t)}{\partial t}=\gamma M\times B(r,t)-\frac{M_x i+M_y j}{T_2}-\frac{(M_z-M_z^0)k}{T_1}+D\ \nabla^2 M \tag{11-53}$$

式中，最后一项为扩散作用下的宏量自旋变化，D 为扩散系数（diffusion coefficient），其单位为 m^2/s。

在扩散梯度磁场 G 作用下，自旋受到的磁场为

$$B(r,t)=(B_0+G\cdot r)\vec{k} \tag{11-54}$$

并且假设 $B_{\vec{i}}$ 和 $B_{\vec{j}}$ 等于 0，式(11-53)第一项由向量积展开成分量形式

$$\frac{\partial M(r,t)}{\partial t}=\begin{cases}(-\omega_0\vec{k}M_y+\gamma M_y G\cdot r)\vec{i}\\-(-\omega_0\vec{k}M_x+\gamma M_x G\cdot r)\vec{j}\\0\end{cases} \tag{11-55}$$

式中，$\omega_0=-\gamma B_0$，这是因为自旋旋转方向为顺时针方向，角速度方向和 B_0 方向相反，引入虚数表达法，设 $S=M_x+iM_y$，并注意到

$$-M_y\vec{i}+M_x\vec{j}=Se^{i\frac{\pi}{2}}=iS \tag{11-56}$$

那么式(11-53)为

$$\frac{\partial S}{\partial t}=i\omega_0 S-\frac{S}{T_2}-i\gamma(G\cdot r)S+D\ \nabla^2 S \tag{11-57}$$

引入函数 $S_0(t)$

$$S=S_0(t)e^{i\omega_0 t-t/T_2}=S_0(t)e^{i\omega_0 t}e^{-t/T_2} \tag{11-58}$$

式中函数为磁向量 S 的 T_2 弛豫数学模型，当没有扩散作用时，$S_0(t)=S_0$。通过代换，可以得到

$$\frac{\partial S_0}{\partial t}=-i\gamma(G\cdot r)S_0+D\ \nabla^2 S_0 \tag{11-59}$$

上式忽略扩散项，那么该微分方程的解为

$$S_0 = E e^{-i\gamma(G \cdot r)t} \tag{11-60}$$

上式 E 可以看成幅值函数，引入 k 空间函数 $k(t)$

$$\vec{k}(t) = \gamma \int_0^t \vec{G}(t') \mathrm{d}t' \tag{11-61}$$

那么 S_0 可表示为空间位置 r 的函数

$$S_0 = E e^{-ik \cdot r} \tag{11-62}$$

那么再考虑扩散项

$$\frac{\partial S_0}{\partial t} = -i\gamma(G \cdot r)S_0 + D \nabla^2 S_0 \tag{11-63}$$

上式右端第二项为对空间位置的二阶导数，这恰巧是菲克定律，那么这里给出一个假设，E 仅是时间的函数，那么梯度算子对空间位置变量 r 求二阶导数得

$$\frac{\mathrm{d}E}{\mathrm{d}t} = -E(t)Dk^2 \tag{11-64}$$

上式微分方程的解为

$$E(t) = E(0)e^{-Dk^2} \tag{11-65}$$

定义 b 值

$$b = k^2 = \int_0^{\mathrm{TE}} \vec{k}(t) \cdot \vec{k}(t) \mathrm{d}t \tag{11-66}$$

b 值与序列设计和梯度磁场波形均有关系，如图 11-32 所示的序列和梯度，其 b 值为

$$b = \gamma G\delta\left(\Delta - \frac{\delta}{3}\right) \tag{11-67}$$

以上即是 DTI 技术的基本模块，可以求解扩散梯度磁场方向上的扩散系数 D，接下来可以时序施加其他方向的梯度磁场，而求解多个方向的扩散系数。若共施加 6 个磁场方向，可得张量

$$\boldsymbol{D} = \begin{bmatrix} D_{xx} & D_{xy} & D_{xz} \\ D_{xy} & D_{yy} & D_{yz} \\ D_{xz} & D_{yz} & D_{zz} \end{bmatrix} \tag{11-68}$$

该张量不能直观反映方向信息，我们进一步特征值分解

$$\boldsymbol{D} = \boldsymbol{E}\boldsymbol{\Lambda}\boldsymbol{E}^{-1}$$

$$\boldsymbol{\Lambda} = \begin{bmatrix} \lambda_1 & & \\ & \lambda_2 & \\ & & \lambda_3 \end{bmatrix} \tag{11-69}$$

$$\boldsymbol{E} = \begin{bmatrix} \boldsymbol{e}_1 & \boldsymbol{e}_2 & \boldsymbol{e}_3 \end{bmatrix}$$

上式可以理解为特征向量 $\boldsymbol{e}_1$、$\boldsymbol{e}_2$ 和 $\boldsymbol{e}_3$ 为新的正交坐标系，特征向量 λ_1、λ_2 和 λ_3 为新正交坐标系的坐标轴交点 $(\lambda_1, 0, 0)$，$(0, \lambda_2, 0)$，$(0, 0, \lambda_3)$，正好满足新坐标系下椭球方程

$$\frac{x^2}{\lambda_1^2} + \frac{y^2}{\lambda_2^2} + \frac{z^2}{\lambda_3^2} = 1 \tag{11-70}$$

求得张量的主轴方向后，可按照方向编码颜色（directionally encoded color，DEC），即得到典型的 DTI 图像，如图 11-33 所示。

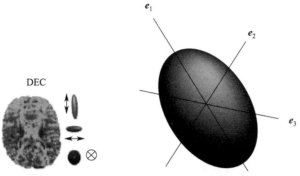

图 11-33　张量方向与方向编码颜色图像

（四）运动状态下 PROPELLER 磁共振成像

运动状态下的 MRI 成像方法具有重要意义，首先可以降低运动伪影；其次，在儿童和婴幼儿检查应用中，儿童不会像成年人一样配合保持静止状态；其三，在药理实验成像中，动物通常需要麻醉来保持静止状态。因此，前文所述的 PROPELLER 是一种非笛卡尔成像方法，能有效实现运动状态下的 MRI 成像。本部分将介绍德国一个研究组利用 PROPEL-LER 成像法实现高分辨率 T_2^* 加权 fMRI 成像。

MRI 最基本的原理是采集频域数据，即 k 空间数据。为了重建所需分辨率的图像，必须充分采集 k 空间数据，其中包括高频数据和采样间隔需满足奈奎斯特采样定理。PRORELLER 方法 k 空间采样模式如图 11-34 所示，首先利用 EPI 序列采集中心笛卡尔网格数据，采样轨迹如图中箭头所示，并称之为子块（blade）。接下来通过同时打开 $\boldsymbol{G}_x$ 梯度和 $\boldsymbol{G}_y$ 梯度依次实现旋转子块，各个子块可以单独成像，那么成像目标在子块间发生的运动可以在图像域配准。最后图像域配准后傅里叶变换回 k 空间，各子块 k 空间数据叠加即得到完整频域数据。

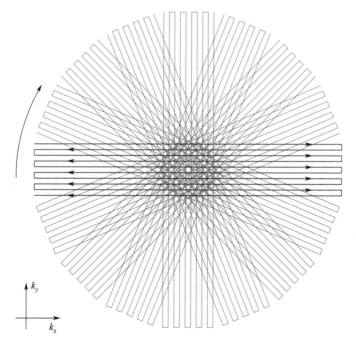

图 11-34　8 子块覆盖 k 空间示意图

图 11-35 为 PROPELLER-EPI 重建 T2 * 加权成像结果，其中图 11-35(a) 为运动伪影校正后的成像结果，而图 11-35(b) 为未经过运动伪影校正的成像结果。MRI 扫描规程为

子块：TE 36ms，TR 1160ms，翻转角 66°，320×50 采样，采样带宽为 140kHz，共 10 个子块。

FOV：220mm×220mm。

平面分辨率：0.7mm×0.7mm。

GRAPPA 加速：25lines。

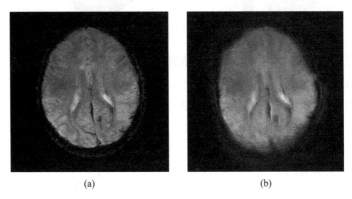

(a)   (b)

图 11-35　PROPELLER-EPI 成像结果

(五) fNIRS 探测认知负荷

斯坦福大学和英特尔公司开展了利用 fNIRS 监测机动车驾驶员脑认知负荷（cognitive load）的研究。该研究实验采用驾驶仿真器如图 11-36 所示。实验目标是测量手动驾驶和自动驾驶的认知负荷差别，以及自动驾驶时从事阅读、看视频和监视 3 种任务的认知负荷的差别。fNIRS 光电探测位置空间分布如图 11-37 所示，分布于前额皮质（prefrontal cortex）。为了屏蔽背景光，测试者头戴黑布遮挡光传感器面板。实验使用了 16 个光探测器，时分复用记录两个波长的数据。记录的原始光强数据首先通过有限冲激响应（finite impulse response，FIR）滤波器进行低通滤波，FIR 滤波器具有线性相位，阶数为 20，截止频率为 0.1Hz，降低高频噪声以及心率和呼吸带来的周期干扰。并且，为了检验光电信号是否超过模-数转换模块的电压上限，引入了变化阈值分析，同时也对运动伪影数据有一定的检验作用。

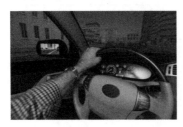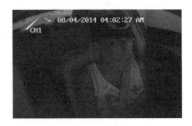

图 11-36　驾驶仿真器

实验结果表明，手动驾驶模式的各探测位血氧动态变化强度均大于自动驾驶，如图 11-38 所示。另外，除了 10 号探测位，阅读的血氧动态变化均大于看视频和监视，如图 11-39 所示。可以看到，fNIRS 对于测量认知载荷具有很好的定性和定量的能力。

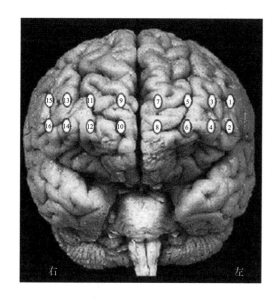

图 11-37　前额皮质成像光电探测器探测位置

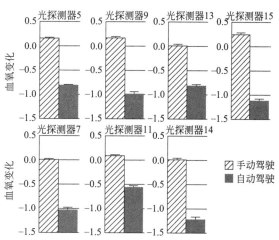

图 11-38　手动驾驶和自动驾驶的左右脑半球各探测位的血氧浓度变化强度比较（误差线为标准均值误差）

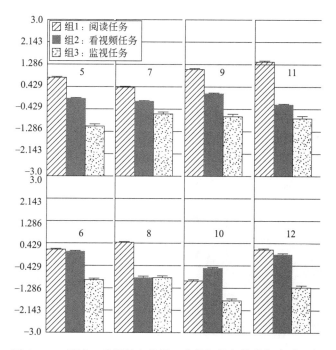

图 11-39　阅读、看视频和监视 3 种认知任务的前额皮质血氧浓度变化强度比较（误差线为标准均值误差）

（六）fNIRS 探测脑区域连接

获得脑皮质各个子区域的时间序列信号后，如何评估脑皮质各个子区域的血氧浓度变化和脑功能网络连接（functional connectivity）的关系，以及这两者和认知任务强度/难度（cognitive load）的关系。该问题解决方案主要有两个数学模型，其一是假设脑皮质为确定非线性系统（deterministic and nonlinear system），建立动态因果模型（dynamic causal model）。其二是假设脑皮质为线性随机系统（linear and stochastic system），建立信息转移矩阵度量模型。

土耳其一个研究组提出高斯-马尔可夫（Gauss-Markov）模型评估 fNIRS 信号和前额皮质（prefrontal cortex，PFC）脑连接的相关性。其假设脑皮质为线性随机系统，那么时刻 $j+1$ 的信号可以表示为概率转移矩阵模型

$$y_{j+1}^k = A_j y_j^k + n_j^k \tag{11-71}$$

式中，k 为参加认知实验的人数，n 为噪声向量，假定为均值为 0 独立同分布的高斯噪声。若检测的脑皮质为前叶，并且该区域的光电探测器个数为 M，那么 $y_j^k = [y_1^k(t_j), y_2^k(t_j), \cdots, y_M^k(t_j)]$，$y_j^k \in R^M$, $A_j \in R^{M \times M}$。Markov 模型即当前信号只与上一次信号相关，与历史信号无关。接下来对于状态转移矩阵 A，可以选择奇异值分解、最大似然等方法提取信息。

1. fNIRS 硬件配置信息

可同时采集 16 个通道的前叶信号，10 个光电探测器和 4 个 LED 光源，如图 11-40 所示，那么 16 个前叶的空间区域可以探测。光源为 730nm 和 850nm 的连续波红外光，采样率为 1.7Hz。

2. 实验规程

实验规程基于 Stroop 实验。30 个问题先后出现在显示屏幕上，每个问题为两排字，测试者回答下排字义是不是对应上排字的真实颜色。问题随机包含 3 类问题；①中性激励（neutral stimulu，NS），上排字为有颜色的任意字。②一致性激励（congruent stimulu，CS），上排字的颜色和字义一致。③非一致性激励（incongruent stimulus，IS），上排字的颜色和字义不一致。图 11-41 为一个示例，显然 3 个测试题答案都为"错"。

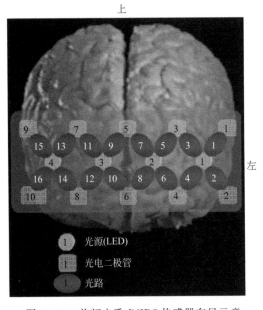

图 11-40　前额皮质 fNIRS 传感器布局示意

	①	大	脑	原	理
		yellow	blue	green	red
	②	红	蓝	黄	绿
		red	blue	green	yellow
	③	黄	蓝	红	绿
		yellow	blue	green	red

图 11-41　Stroop 实验（见文后彩图）

实验结果为 NS 激励反应时间（reaction time，RT）最短、错误率最低，而 IS 激励反应时间最高，错误率也最高。最后，研究组提出一种了脑连接的信息度量（information transfer metric，ITM），来建立光信号数据和认知载荷的关系。定义时间 t_j 对应参数 α_j

$$\alpha_j = \frac{\| A_j - A_{j,diag} \|}{\| A_j \|} \tag{11-72}$$

式中，$A_{j,diag}$ 为 A_j 在子空间对角矩阵的投影。那么 $\{\alpha_j\}$ 为 ITM。最后得到 ITM 与 RT 的关系如图 11-42 所示，即脑连接的时序血氧状态和认知载荷具有一致相关性。

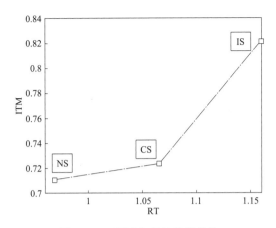

图 11-42　ITM 与 RT 的相关性

（七）EEG 信号量子滤波

信号处理学角度，EEG 信号是一种复杂的信号，其噪声通常是非稳态（non-stationary）随机过程。因此，在应用中通常需要滤波处理，如图 11-43 所示。信号 $s[n]$ 和噪声 $q[n]$ 在频域混叠，简单的低通或高通滤波不能解决问题。多种自适应滤波方法被研究学者提出，本部分将介绍量子滤波的原理和实现。

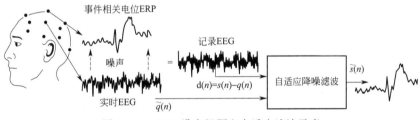

图 11-43　ERP 噪声问题和自适应滤波示意

英国一研究组开发了一套基于量子计算的 EEG 信号滤波算法，其算法结构如图 11-44 所示。首先，原信号 $y(t)$ 构造一层人工神经网络基函数

$$\phi(x,t)=e^{\frac{-[y(t)-x]^2}{2\sigma^2}}-|\psi(x,t)|^2 \tag{11-73}$$

式中 $\psi(x,t)$ 为薛定谔波函数，其时空演进方程为

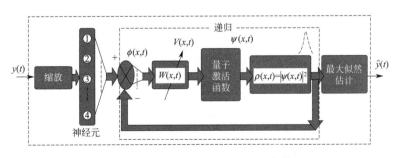

图 11-44　信号估计的量子神经网络模型

$$i\hbar\frac{\partial\psi(x,t)}{\partial t}=-\frac{\hbar^2}{2m}\nabla^2\psi(x,t)+V(x,t)\psi(x,t) \tag{11-74}$$

那么，人工神经网络输出为薛定谔方程的势函数 $V(x,t)$

$$V(x)=W(x,t)\phi(x,t) \tag{11-75}$$

式中，$W(x,t)$ 为加权系数。将其代入式(11-74)可求解得到 $\psi(x,t)$。

由于薛定谔波函数 L_2 范数的平方为一个概率密度函数（probability density function，PDF），那么信号 $y(t)$ 最大似然估计（maximum likelihood estimation，MIL）为

$$\hat{y}(t)=E\left[|\psi(x,t)|^2\right]=\int x|\psi(x,t)|^2\mathrm{d}x \tag{11-76}$$

神经网络权值的学习规则为

$$\begin{cases}\dfrac{\partial W(x,t)}{\partial t}=-\beta_{\mathrm{d}}W(x,t)+\beta\phi(x,t)\left[1+v(t)^2\right]\\v(t)=y(t)-\hat{y}(t)\end{cases} \tag{11-77}$$

式中，β 为学习率；β_{d} 为遗忘率（delearning rate）。

该算法假设单个神经元的信号是一个随机过程，其 PDF 是时变（time varying）的，并且其为势场 $V(x,t)$ 作用下的量子波。那么学习规则(11-77)计算得到 $v(t)$ 为算法估计值和原始信号值的差值，如果 $v(t)$ 较小，那么对于权值的改变较小，下一时刻的原始信号将继续经过相同的系统，即量子波包（wave packet）向着设计初衷的方向传递。如果 $v(t)$ 较大，那么认为电流噪声、运动伪影等干扰信号过强，原始信号不可信，需更新系统，并相信量子滤波系统的输出值。

附录4　量子计算基本概念

量子计算利用粒子的波粒二象性，粒子具有两个或多个量子态，而波动性在物理世界具有普遍意义。如量子数 $m=1/2$ 的原子核自旋具有两个量子态，可表示为

$$\alpha\,[\mathrm{up}]+\beta\,[\mathrm{down}] \tag{11-78}$$

量子计算应用领域通常喜欢表示为

$$\alpha\,|0\rangle+\beta\,|1\rangle \tag{11-79}$$

式中

$$|0\rangle=\begin{pmatrix}1\\0\end{pmatrix}$$

$$|1\rangle=\begin{pmatrix}0\\1\end{pmatrix} \tag{11-80}$$

对该自旋进行测量，则结果为磁矩指向上的概率 $|\alpha|^2$，磁矩指向下的概率 $|\beta|^2$。

再如一个动量为 p 的电子，其波长为 h/p，在某一特定时刻其空间位置波函数为

$$\psi(x)=\cos\left(\frac{2\pi p}{h}x\right) \tag{11-81}$$

该波动也可描述线性极化的光矢量，若补充虚数项

$$\psi(x)=\cos\left(\frac{2\pi p}{h}x\right)+i\sin\left(\frac{2\pi p}{h}x\right) \tag{11-82}$$

虚数轴和实数轴正交组成正交坐标系，那么该波函数可表示圆极化光矢量。

从以上具体例子出发，就不难理解薛定谔方程

$$i\hbar \frac{\partial \psi(x,t)}{\partial t} = -\frac{\hbar^2}{2m}\nabla^2 \psi(x,t) + V(x,t)\psi(x,t) \tag{11-83}$$

该微分方程在某一特定时间的解为

$$\psi(x) = A(x)e^{i\theta(x)} \tag{11-84}$$

进一步，测量 t 时刻粒子空间位置位于 $a \leqslant x \leqslant b$ 的概率为

$$P_{a \leqslant x \leqslant b}(t) = \int_a^b \mathrm{d}x \, |\psi(x,t)|^2 \tag{11-85}$$

因此可知，波函数 $\psi(x,t)$ 为一个概率密度函数。

最后介绍波包的概念，由于真实物理信号只有有限的延拓，那么式(11-84)有限带宽的波函数用叠加法表示为

$$\psi(x) = \sum_p A(p)\psi_p(x) \tag{11-86}$$

即一系列动量为 p 的基波的线性加权叠加，称为波包。式中 $A(p)$ 为每个基波的系数。波包的物理意义为该粒子量子态由一系列特征动量量子态叠加，若测量该粒子，则动量为 p 的概率为 $|A(p)|^2$，可见 $A(p)$ 也是一个波函数。

式(11-86)也可以表示为积分的形式

$$\psi(x) = \frac{1}{\sqrt{h}}\int A(p)e^{i\frac{2\pi p}{h}x}\mathrm{d}p \tag{11-87}$$

可以看到，$\psi(x)$ 和 $A(p)$ 为傅里叶变换关系。

三、小结

脑科学是人类理解自然界现象和人类本身的终极疆域，是 21 世纪最重要的前沿学科之一。脑疾病所带来的社会经济负担已超过心血管病和癌症，脑科学的发展对脑疾病的诊断治疗将有关键性的贡献；计算机技术和人工智能发展至今已面临瓶颈，对人脑认知神经机制的理解可能为新一代人工智能算法和器件的研发带来新启发。本节重点介绍了 3 种重要的认知科学研究手段技术：MRI、fNIRS 和 EEG。

磁共振成像是一项重要的技术，应用广泛，而且当前该技术世界发展水平远没有完备，未来有很多发展潜力。首先，在可以预见的未来，MRI 技术将会是医院重要和必备的诊断仪器，国际主流产品如西门子、GE 等在我国医院装机量稳步递增，我国当前 MRI 技术处于快速发展时期，相应临床诊断及 MRI 国产化水平正在积累和进步。首先，随着全人类发展指数的提高，世界各国对 MRI 装机量和技术服务需求也呈递增趋势，因此，MRI 诊断仪器国产化具有很好的科研和产业生态环境。第二，磁共振技术对于一些重大科学探索任务意义重大，如脑科学、药理学等，然而世界最先进的磁共振成像设备与新技术并不能第一时间引进，时间差长达几年甚至十年以上。那么，基于国外引进的仪器的科学研究也会碰上障碍和限制。因此，我国自主研究发展磁共振技术对于相关科研水平有促进作用，磁共振新方法和新技术短板局面不应该持续下去。第三，磁共振技术对于材料科学的研究也具有重要意义，我国材料科学与技术有些领域已经领先世界，然而材料科学实验与研究通常基于进口科

研仪器，不利于多学科交叉创新驱动。所以，面向材料科学、理论物理和化学的磁共振仪器技术也应该大力发展和实现。

功能近红外光谱的数据分析、图像重建问题是当前学术界前沿热点问题，在脑科学研究、脑机接口等战略性新兴学科发展方向具有重要应用价值。EEG 和 fNIRS 技术具有时间分辨率高、可穿戴和成本相对低等共同优点，而这两种技术空间分辨率却没有 MRI 高。将来医疗器械学科发展方向肯定是多模融合探测与成像，如光传感门控磁共振多模成像，融合光传感技术时间分辨率高和磁共振技术空间分辨率高的特点。或者 EEG 和 fNIRS 技术融合应用于脑机接口技术，提高脑机通信和控制的鲁棒性。

脑科学成为当前世界主要科研大国竞相争夺的学术高地。2013 年，欧盟启动 10 亿欧元的"人脑计划"；同年，美国也新增了 45 亿美元的"脑计划"。从各国已启动的脑计划来看：美国侧重于研发新型脑研究技术；欧盟主攻以超级计算机技术来模拟脑功能；日本于 2014 年出台的"脑计划"则聚焦以猕猴为模型研究各种脑功能和脑疾病的机理。中国"脑计划"更为全面，直接反映了上述三方面的战略布局。各领域科学家因此提出了"一体两翼"的布局建议。即以研究脑认知的神经原理为"主体"，研发脑重大疾病诊治新手段和脑机智能新技术为"两翼"。目标是在未来十五年内，在脑科学、脑疾病早期诊断与干预、类脑智能器件三个前沿领域，取得国际领先的成果。脑科学的发展不仅需要脑科学家的研究和探索，而且需要广大电子工程、计算机应用和物理化学等多学科的研究力量共同推动。

（邓　梁）

第五节　光遗传学技术

一、光遗传学简介

传统神经科学研究感觉处理及行为控制的神经网络主要通过电生理，通过刺激并记录动物大脑内神经活动来实现。然而人脑中神经元数量堪比银河系的星星，形成的神经网络如迷宫般复杂混乱，细分出每种神经元在行为活动中功能的难度不言而喻。如果要真正了解一个系统，首先需要将整个环路分割开来，如区分并测定某个脑区的神经元、某种类型的神经元。传统的方法中脑内电极的插入本身可以刺激成千上万的细胞；采取损伤或药物处理的方式本身会给环路带来重创，刺激区域及细胞类型难以控制，不能实现环路的有效分割。而光遗传学（optogenetics）带来两个改变：①可以使用遗传学办法在特定类型的细胞内表达光敏感通道，这样光导入时只会激活一种类型的细胞；②快速地改变神经元的膜电位状态，使用光操作神经元活动可实现比较高的时空分辨率，与使用金属电极相比，带来更多的改变，可以非常快速地操作某种类型的细胞，更精细地操纵细胞的电活动。因此，光遗传学是一种通过使用光学技术和遗传技术控制细胞行为的方法，其克服了传统的电刺激手段控制细胞或有机体活动的许多缺点，为神经科学提供了一种变革性的研究手段。

二、光遗传系统组成

1. 光遗传中的遗传操作部分

光遗传中的遗传操作部分主要指病毒表达或转基因鼠制备环节，这里主要对其遗传学组成元件进行介绍。

（1）光敏蛋白　光遗传技术起始于 2005 年美国斯坦福大学的 Karl Deisseroth 教授及其博士后 Ed Boyden 的研究，他们将绿藻来源的通道视紫红质 2（channel rhodopsin 2，ChR2）插入培养皿中培养的神经元。此神经元经蓝光刺激后通道打开，阳离子涌入，引起神经元兴奋。研究者们根据光敏感蛋白的特性（图 11-45）进行改造，如为其开发合适的光源，使其通透不同的离子，改变激活通道的光波长，使其成为能够快速操纵众多生理活动的有力工具。经过一系列突变，光遗传学工具能够精确的兴奋或者抑制神经元的活动。目前常用的视蛋白及其特性如表 11-2 所示。

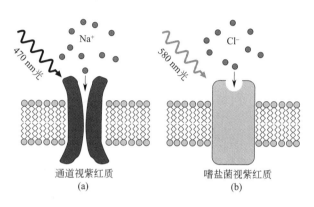

图 11-45　光敏蛋白示意图

（a）ChR2 是具有光敏性的膜结合阳离子通道，470nm 的蓝光的照射或关闭能分别控制 ChR2 的开、关。ChR2 被激活情况下使神经元去极化，产生动作电位；（b）嗜盐菌视紫红质（halorhodopsin，NpHR）为光敏性膜结合氯离子泵，580nm 黄光照射或关闭能够分别精准控制 NpHR 开、关。激活状态下 NpHR 使神经元超极化，抑制动作电位的传播

表 11-2　常用视蛋白特性及相关载体

名　　称	分子	激发波长/nm	作用	常用载体
通道视紫红质	ChR2	470	兴奋	AAV-CAG-ChR2-GFP hSyn1-FLEX-hChR2-tdtomato
嗜盐菌视紫红质	NpHR	589	抑制	pAAV-CaMK Ⅱa-eNpHR 3.0-EYFP
古菌视紫红质	ArchT	566	抑制	pAAV-CaMK Ⅱa-eArch 3.0-EYFP
座囊真菌视紫红质	Mac	540	抑制	pLenti-CaMK Ⅱa-Mac 3.0-EYFP

（2）常用启动子　如前所述为了调控相应视蛋白的特异性表达，常用特异性的启动子来实现（表 11-3）。但是需要强调的是同一物种一个区域的启动子的特异性在其自身的其他组织或其他物种的相同区域可能并不完全适用。另外，启动子的特异性必须和病毒的入侵具有相容性，即目标神经元必须同时表达入侵病毒的受体和相应的启动子。因此启动子必须要在选定病毒载体、感染物种及脑部区域的背景下来检测其对细胞类型的特异性。

（3）病毒　采用病毒介导光敏蛋白的表达能够快速、灵活地完成视蛋白的植入，产生高拷贝数，且表达时间长。几乎没有副作用。利用病毒还可实现复杂的遗传改造，且其具有组织偏好。目前主要应用的有慢病毒（lentivirus，LV），腺相关病毒（adeno-associated viral vectors，AAV）。LV 可在实验室合成，AAV 的制作较为复杂，实验室条件下一般不好

实现，可采用公司试剂盒或交由公司包装合成。AAV 表达载体一般表现出低免疫原性，病毒滴度更高，且相比 LV 具有更大的组织转染体积。另外 AAV 比 LV 更为安全，并不会广泛整合到宿主基因组，被定义为 BSL 1 级，而 LV 为 BSL 2^+。

表 11-3　常用启动子及其应用

启动子名称	应用	启动子名称	应用
Nestin、Mash1	神经干细胞	hGFAP、mGFAP、Cst3、Cx30	星形胶质细胞
Syn、PrP	成熟神经元	CX3CR1	小胶质细胞
CaMK Ⅱα	前脑谷氨酸能神经元	NG2、Pdgfra	少突胶质细胞
ChAT	胆碱能神经元	TRE	时间特异性启动/关闭
GAD67(Gad1)、VGAT	中间神经元		

　　AAV 具有多种血清型，不同血清型的 AAV 载体主要是衣壳蛋白不同，对不同组织和细胞的转染效率存在差异（表 11-4），神经系统一般应用 2 型或 5 型，即 rAAV2/2（AAV2）、rAAV2/5（AAV5）。AAV2 与 AAV5 扩散速度不同，且 1μL 的 AAV5 注射到海马能够扩散并感染海马几乎全部范围的神经元。而 AAV2 型相比 AAV5 在体扩散具有局限性，更适合倾向于局部性精确表达的研究。LV 的局限性更为明显，如可将表达特异性定位于海马 CA1 区。

表 11-4　AAV 9 种不同血清型对各组织器官细胞的亲和性

血清型分类	组织亲和性	血清型分类	组织亲和性
AAV1	心脏、骨骼肌、神经组织	AAV6	肺、心脏
AA2	中枢神经、肌肉、肝脏、脑组织、眼	AAV7	肌肉、肝脏
AAV3	肌肉、肝脏、肺、眼	AAV8	肝脏、眼、中枢神经、肌肉
AAV4	中枢神经、肌肉、眼、脑	AAV9	心脏、肌肉、肺(肺泡)、肝脏、中枢神经
AAV5	肺、眼、中枢神经、关节滑膜、胰腺		

　　（4）转基因工具鼠　病毒包装基因片段的大小有限，且常需要带有报告基因，因此常将其与相应的 Cre 工具鼠联合使用，实现细胞类型特异的视蛋白表达（表 11-5）。

表 11-5　光遗传学研究中常用的 Cre 鼠品系

品系	表达	应用载体
PV∶∶Cre	皮层快速抑制性中间神经元	AAV-DIO-ChR2(H134R)-EYFP AAV-DIO-ChETA-EYFP AAV-DIO-eNpHR2.0-EYFP
D1-Cre，D2-Cre	多巴胺受体神经元	AAV-DIO-ChR2(H134R)-EYFP
CaMK Ⅱa-Cre	皮层与海马中的兴奋性神经元	AAV-DIO-ChR2(H134R)-mCherry
Six3-Cre	大脑皮层第 4 层神经元	AAV-FLEX-ChR2(H134R)-mCherry
ChAT-Cre	乙酰胆碱能神经元	AAV-DIO-ChR2(H134R)-EYFP AAV-DIO-eNpHR3.0-EYFP
TH-Cre	多巴胺能神经元 去甲肾上腺素能神经元	AAV-DIO-ChR2(H134R)-EYFP AAV-DIO-eNpHR2.0-EYFP AAV-DIO-eNpHR3.0-EYFP

品系	表达	应用载体
DAT-Cre	多巴胺能神经元	AAV-DIO-ChR2(H134R)-mCherry
ePet-Cre	五羟色胺能神经元	AAV-DIO-ChR2(H134R)-mCherry
Gad2∷Cre-ERT2	皮层抑制性神经元	ROSA26∷ChR2-EGFP transgenic mouse
Agrp-Cre pomc-Cre	下丘脑 Agrp 神经元 下丘脑 Pomc 神经元	AAV-FLEX-rev-ChR2∶tdtomato
PKCd-GluCl-IRES-Cre	杏仁核中的 PKCd+神经元	AAV-DIO-ChR2(H134R)-EYFP

2. 光遗传中的光学调控

光学调控元件包括脑立体定位植入套管、插入光纤，应制备成照射目标区域合适的长度。光纤外连固态激光器、激光控制信号发射器、光学神经接口（optical neural interface，ONI），ONI 组成如图 11-46 所示。

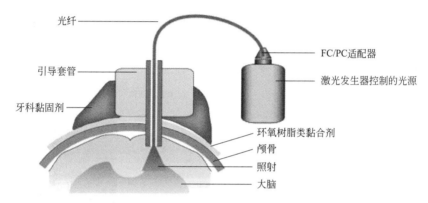

图 11-46　ONI 组成示意

三、光遗传系统组成

光遗传系统经过近几年的改进更为精细化，但主要步骤依然为以下 6 步（图 11-47）。

① 遗传操作。构建含合适视蛋白基因的遗传载体，并以遗传元件调控视蛋白表达，如插入特异的启动子序列等。

② 包装病毒。

③ 将病毒注射入实验动物相应脑区。经特异的启动子调控，视蛋白仅表达于特异细胞系的细胞膜上。

④ 将光纤固定于实验动物头骨，进行光学元件组装，含光源（激光/LED）光纤、跳线等。

⑤ 激发不同波长的光，通过光纤操控视蛋白，引起神经电活动。

⑥ 记录电生理及行为学结果。

四、光遗传学应用

① 结合 Cre-loxP 系统可以将光遗传学应用于特定种类细胞中，且大大节省了条件敲除

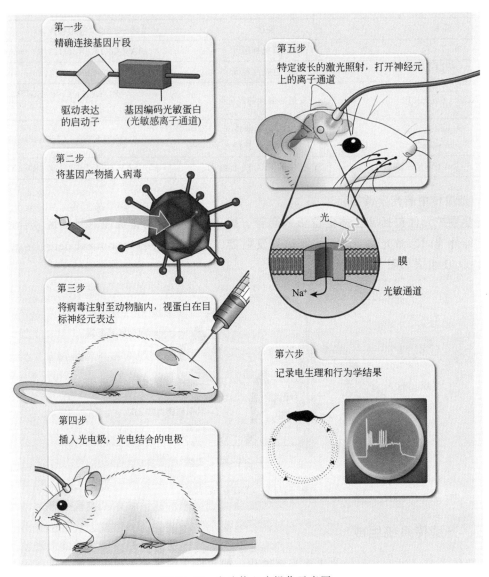

图 11-47 光遗传六步操作示意图

转基因鼠建系制作时间和费用（图 11-48）。

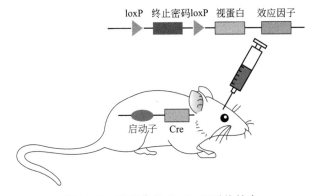

图 11-48 光遗传与 Cre-loxP 系统结合

② 把光遗传蛋白与信号通路蛋白融合，操纵 cAMP、cGMP、IP3、ERK 等几乎所有重要的细胞信号通路，使光遗传蛋白进入细胞生物学领域。

③ 将光遗传学与 CRISPR 技术融合，用光操控基因的编辑。Cas9 被分割成两个没有核酸酶活性的片段，并分别与光诱导二聚化的结构域（pMag 和 nMag）形成融合蛋白。蓝光照射引起 pMag 与 nMag 形成异源二聚体，使分割的 Cas9 片段重新结合，恢复 RNA-指导的核酸酶活性（图 11-49）。

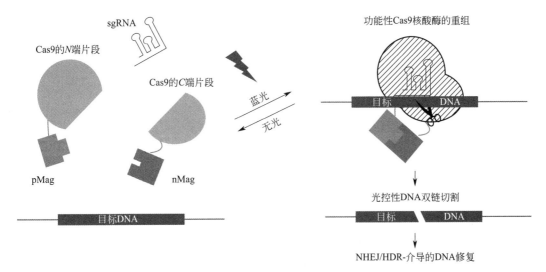

图 11-49　光控性 Cas9（photoactivatable Cas9，paCas9）示意图
灰色为失活状态，▨为活性状态

除了持续地改变视蛋白，光遗传学工具方面做出了持续的演进，完善的激光刺激方案逐渐成熟，更精细的光学方案也逐渐出现，包括无线刺激、DMD 芯片、光刺激闭环方案等的改进。光遗传学技术像手术刀一样，能够以毫秒的速度精确控制神经环路中特定神经元的激活或沉默，可以轻松检测到其到底做了什么，阐明以前特定种类细胞模糊不清的功能，解决多年来充满争议的问题，与 CRISPR 等新技术的结合已远远超越了电生理等传统方法解决问题的范畴。这项技术变革是遗传学、病毒学与光学的结合体，已经迫使许多神经科学家们重新打开了分子生物学的教科书。

（张　钊　楚世峰）

参 考 文 献

[1] Chen N，Furuya S，Doi H，et al. Ganglioside/Calmodulin Kinase Ⅱ Signallndu cing cdc42-Mediated Neuronal Actin-Reorganization [J]．Neuroscicnce. 2003，120：163-176.

[2] Chen N，Furuya S，Yumoto M，et al. Extracellular Carbohydrate-Signal Triggering PKA Dependent Neuro- nal Actin-Reorganization [J]．Neuroscicnce. 2003，122：985- 995.

[3] Higashi H，Chen N. Ganglioside/protein kinase signals triggering cytoskeletal actin reorganization [J]．Glycocon- jugate Journal. 2004，20：49-58.

[4] Frankland P W，Bontempi B，Talton L E，et al. The Involvement of the Anterior Cingulate Cor- tex in Remote Contextual Fear Memory [J]．Science. 2004，304：881-883.

[5] Blitzer R D，Connor JH，Brown GP，et al. Gating of CaMK Ⅱ by cAMP- Regulated Protein Phosphatase Activity During LTP [J]．Science. 1998，280：1940-1943.

[6] Cho YH，Giese KP，Tanila H，et al. Abnormal Hipp- ocampal Spatial Representations in CaMKlT286A and CREB Mice [J]．Science. 1998，279：867-869.

[7] Giese KP, Fedorov NB, Filipkowski RK, et al. Auto- phosphorylation at Thr286 of the CalciurrrCalmodulin Kinase
     Ⅱ in LTP and Learning [J]. Science. 1998, 279: 870-873.

[8] ChenN, Nagai Y, Higashi H. Activation of Ca^{2+}/Calmodulin- Dependent Protein Kinase Ⅱ by Gangliosides via Cell
     Surface Receptor [J]. Glycoconjugates. 1999, 16: 133.

[9] Higashi H, Chen N, Hashimoto Y. Neuronal actin-spike formation under local PKA activation by glyco-signal
     through a cell-suface N-acetylgalactosamine (GalNAc) receptor [J]. J Neurochemistry. 2001, 78: 34.

[10] Higashi H, Sato K, Ohtake A, et al. Imaging of cAMP-dependent protein kinase activity in living neural cells using
     a novel fluorescent substrate [J]. FEBS Lett, 1997, 414: 55-60.

[11] Chen N, Matsumoto H, Shinkai T, et al. Age-associated impai rments of spatial learning and their relation to glu-
     cocorticoid-induced derangements of brain limbic architecture in mice [J]. J Comp Endocrin, 1997, 11: 1751-1754.

[12] Chen N, Tan R. Chinese Medicine for the treatment of Dementia the Alzheimer type [J]. Clinical Journal of Tradi-
     tional Medicine, 1999, 12: 2-9.

[13] Higashi H, Sato K, Omori A, et al. Imaging of Ca^{2+}/calmodulin-dependent protein kinase n activity in hippocampal
     neurons [J]. Neuroreport, 1996, 7: 2695-2700.

[14] Chen N, Tan R. Analyzing on active mechanism of Traditional Chinese Medicine by Intraneuron Visualization Tech-
     nology [C]. The First World Congress on Chinese Medicine. Australia, Melbourne. 2003.

[15] Chen N, Higashi H. Ganglioside/protein kinase signals triggering cytoskeletal actin reorganization [C]. Second Ja-
     pan-China Joint Meeting of Pharmacology and Clinical Pharmacology. 2004.

[16] Shmamura O. Green Fluorescent protein: Properties Applications and Protocols [M]. New York: Wiley-liss, 1998:
     3-15.

[17] Sawano A, Miyawaki A. Directed evolution of green fluorescent protein by a new versatile PCR strategy for site-di-
     rected and semi-random mutagenesis [J]. Nucleic Acids Res Methods Online (WEB). 2000, 28: 78.

[18] Geoffrey SB, Zacharias DA, Tsien RY. Circular permutation and receptor insertion witlun green fluorescent proteins
     [J]. PNAS. 1999, 96: 11241-11246.

[19] Hirose K, Kadowaki S, Tanabe, M, et al. Spatiotemporal Dynamics of Inositol l, 4, 5-Trisphosphate That Under-
     lies Complex Ca^{2+} Mobilization Patterns [J]. Science, 1999, 284: 1527-1530.

[20] Miyawaki A, Liopis J, Heim R, et al. Fluorescent indicators for Ca^{2+} based on green fluorescent proteins and calm-
     odulin [J]. Nature. 1997, 388: 882-887.

[21] Zhi-Jun Liu, Ming Zhao, Yun Zhang, et al. Ginsenoside Rg_1 promotes glutamate release via a calcium calmodulin-
     dependent protein kinase Ⅱ-dependent signaling pathway [J]. Brain Research, 2010, 1333: 1-8.

[22] Liang Z P, Lauterbur P C. Principles of Magnetic Resonance Imaging, A Signal Processing Perspective [M]. New
     York: IEEE Press, 2000.

[23] 邓梁, 史仪凯, 张均田. 基于时变医学先验信息的约束成像及图像配准方法 [J]. 电子与信息学报, 2013, 35
     (12): 2942-2947.

[24] Liang Deng, Wen-hui Yang, Yi-kai Shi. A MRI compatible optical system and its respiration adaptive estimation
     method forhemoglobin concentration in mice brain [C]. IEEE Workshop on Electronics, Computer and Applica-
     tions, 2014.

[25] Liang Deng, Wen-Hui Yang, Xing Lyu, et al. In situ NMR diffusion coefficients assessment of lithium ion conductor
     using electrochemical priors and Arrhenius constraint—A computational study [J]. Chinese Chemical Letters,
     2017, 28: 360-366.

[26] Xing Lyu, Zheng Wang, Shufeng Wei, et al. Design and Optimization for a Novel Field Free Line Generation Magnet
     for Human Target Clinical MPI-A Preliminary Study [J]. IEEE Transactions on Magnetics, 2014, 50 (11):
     6500704. (SCI: 000349465900364)

[27] Prakash N, Uhlemann F, Sheth S A, et al. Current trends in intraoperative optical imaging for functional brain map-
     ping and delineation of lesions of language cortex [J]. Neuroimage, 2009, 47 (1): T116-T126.

[28] Jaarsveld S, Fink A, Rinner M, et al. Intelligence in creative processes: An EEG study [J]. Intelligence, 2015,
     49: 171-178.

[29] Np Sheehy. Electroencephalography: basic principles, clinical applications, and related fields [M]. Baltimore-mu-
     nich: Lippincott Williams & Wilkins, 2005.

[30] Pfleiderer B, Ohrmann P, Suslow T, et al. N-acetylaspartate levels of left frontal cortex are associated with verbal
     intelligence in women but not in men: a proton magnetic resonance spectroscopy study [J]. Neuroscience, 2004,
     123 (4): 1053-1058.

[31] Madhavarao C N, Moffett J R, Roger A Moore, et al. Immunohistochemical localization of aspartoacylase in the rat
     central nervous system [J]. Journal of Comparative Neurology, 2004, 472 (3): 318-29.

[32] Carl Bjartmar MD PhD, Jan Battistuta B S, Nobuo Terada MD PhD, et al. N-acetylaspartate is an axon-specific
     marker of mature white matter in vivo: A biochemical and immunohistochemical study on the rat optic nerve [J].
     Annals of Neurology, 2002, 51 (1): 51-58.

[33] Baslow M H. N-acetylaspartate in the vertebrate brain: metabolism and function. [J]. Neurochemical Research,
     2003, 28 (6): 941-53.

［34］ Nikolaidis A，Baniqued P L，Kranz M B，et al. Multivariate Associations of Fluid Intelligence and NAA［J］. Cerebral Cortex，2016.

［35］ Deshpande G，Wang P，Rangaprakash D，et al. Fully Connected Cascade Artificial Neural Network Architecture for Attention Deficit Hyperactivity Disorder Classification From Functional Magnetic Resonance Imaging Data［J］. Cybernetics IEEE Transactions on，2015，45（12）：2668.

［36］ A Roebroeck，E Formisano，R Goebel. Mapping directed influence over the brain using Granger causality and fMR［J］. NeuroImage，2005，25（1）：230-242.

［37］ C. Granger. Investigating causal relations by econometric models and cross-spectral methods［J］. Econometrica，1969，37，（3）：424-438.

［38］ G Deshpande，S LaConte，G James，et al Multivariate Granger causality analysis of fMRI data［J］. Human Brain Mapp. 2009，30（4）：1361-1373.

［39］ Liao W，Marinazzo D，Pan Z，et al. Kernel Granger causality mapping effective connectivity on FMRI data.［J］. IEEE Transactions on Medical Imaging，2009，28（11）：1825-1835.

［40］ Sunaert S. Diffusion Tensor Imaging：A Practical Handbook［J］. Springer，2015.

［41］ Krämer M，Reichenbach J R. High resolution T2*-weighted functional magnetic resonance imaging at 3 Tesla［C］. Jahrestagung der Deutschen Gesellschaft für Medizinische Physik. 2012.

［42］ S Sibi，H Ayaz，DP Kuhns，et al. Monitoring driver cognitive load using functional near infrared spectroscopy in partially autonomous cars［C］. 2016 IEEE Intelligent Vehicles Symposium. 2016.

［43］ Aydore S，Mihak M K，Cifti K，et al. On temporal connectivity of PFC via Gauss-Markov modeling of fNIRS signals ［J］. IEEE transactions on bio-medical engineering，2010，57（3）：761-768.

［44］ Ahirwal M K，Kumar A，Singh G K. EEG/ERP Adaptive Noise Canceller Design with Controlled Search Space （CSS） approach in Cuckoo and other Optimization Algorithms［J］. IEEE/ACM Transactions on Computational Biology & Bioinformatics，2013，10（6）：1491-1504.

［45］ Gandhi V，Prasad G，Coyle D，et al. Quantum neural network-based EEG filtering for a brain-computer interface ［J］. IEEE Transactions on Neural Networks & Learning Systems，2014，25（2）：278-288.

第十二章 改善认知障碍药物和促智药的研究现状

本章主要介绍认知改善、认知障碍药物和老年痴呆药物以及提高正常智能药物的研究近况。

第一节 用于阿尔茨海默病治疗的药物

一、上市药物

阿尔茨海默病（AD）是一种以记忆障碍等为主要症状的神经退行性疾病，全球有 3500 万患者。如果其治疗新药的开发仍无突破，至 2050 年，全球 AD 患者将突破一亿人。1998～2014 年，上百个开发的 AD 治疗药物宣告失败，但只有 4 个药物获得 FDA 批准上市（图 12-1），且这些药

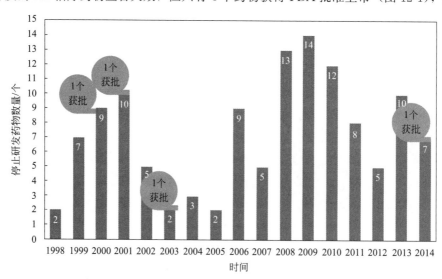

图 12-1　1998～2014 年 AD 药物研发状况

物仅能缓解 AD 症状，不能改善脑神经损伤的情况。

FDA 历史上一共批准了 6 个 AD 治疗药物。1993 年批准他克林；1996 年批准多奈哌齐；2000 年批准卡巴拉汀；2001 年批准加兰他敏；2003 年批准盐酸美金刚；2014 年，在以往获批的药物基础上，FDA 批准了联合使用的美金刚/多奈哌齐复方制剂。AD 的治疗依据各种发病机制的模型，如胆碱能神经元假说、Aβ 毒性假说、Tau 蛋白假说、炎症假说、胰岛素假说、氧化不平衡假说和基因突变假说等。FDA 批准的 AD 治疗药物中，有 4 个属于 AchEI——他克林、多奈哌齐、卡巴斯汀、加兰他敏；1 个属于 NMDA 受体拮抗剂——美金刚。

二、在研药物

在研的 AD 治疗药物基本分为三大类：基于免疫（抗体）的疾病改善药物、基于小分子的疾病改善药物、症状缓解药物（治标不治本）。根据美国关于临床试验药物的统计数据，处于临床研究阶段的 AD 治疗药物有 94 个：24 个处于Ⅲ期临床、46 个处于Ⅱ期临床、24 个处于Ⅰ期临床。24 个处于三期临床研究的 AD 治疗药物，17 个属于痴呆症状改善治疗（disease-modifying treatment，DMT）；45 个处于Ⅱ期临床研究的 AD 治疗药物，有 30 个属于 DMT。

虽然阿尔茨海默病领域不时传来一些积极数据，但总体上讲，没有根本性的突破，诸如 Solanezumab、LMTX、Aducanumab 等一度被寄予厚望的药物最后证实只对轻度 AD 有效果，人们距离攻克 AD 实在还有太远的路要走。

1. 在研药物具体信息

处于临床试验阶段的 AD 治疗药物见表 12-1～表 12-3。

表 12-1　目前处于Ⅲ期临床阶段的 AD 治疗药物

序号	药物	类别	作用机制	临床研究	企业
1	AC-1204	代谢类	生酮剂	NCT01741194	Accera
2	Aducanumab	拮抗淀粉样蛋白	单抗	NCT02484547	百健
				NCT02477800	百健
3	Albumin＋immunoglobulin	拮抗淀粉样蛋白	多克隆抗体	NCT01561053	Grifols
4	ALZT-OPla＋ALZT-OPlb	拮抗淀粉样蛋白	未披露靶点	NCT02547818	AZTherapics
5	Aripiprazole	基于神经递质	非典型精神抑制药	NCT02168920	大冢
6	AVP-786	基于神经递质	混合的神经递质作用	NCT02442765	Avanir
				NCT02446132	Avanir
7	ADZ3293	拮抗淀粉样蛋白	BACE 抑制剂	NCT02245737	阿斯利康
8	Brexpiprazole	基于神经递质	非典型精神抑制药	NCT01862640	大冢
				NCT01922258	大冢
9	CAD106	拮抗淀粉样蛋白	淀粉样蛋白疫苗	NCT02565511	诺华
10	CNP520	拮抗淀粉样蛋白	BACE 抑制剂	NCT02565511	诺华
11	Cantenerumab	拮抗淀粉样蛋白	单克隆抗体	NCT02051608	罗氏
				NCT01224106	罗氏
				NCT01760005*	华盛顿大学药学院

序号	药物	类别	作用机制	临床研究	企业
12	Idalopirdine	基于神经递质	5-HT$_6$ 拮抗剂	NCT02079246	灵北
				NCT02006654	灵北
				NCT02006641	灵北
				NCT01955161	灵北
13	人胰岛素	代谢类	激素	NCT01767909	南加利福尼亚大学
14	JNJ-54861911	拮抗淀粉样蛋白	BACE 抑制剂	NCT02569398	强生
15	Masjtinib	抗炎症、神经保护	络氨酸激酶抑制剂	NCT01872598	AB Science
16	MK-8931(Verubecestat)	拮抗淀粉样蛋白	BACE 抑制剂	NCT01953601	默沙东
17	Nabilone	基于神经递质	大麻受体	NCT02351882	Sunnybrook
18	Nilvadipine	拮抗淀粉样蛋白	钙离子通道阻断剂	NCT02017340	爱尔兰圣詹姆斯医院
19	Pioglitazone	代谢类	PPAR-γ 激动剂、拮抗淀粉样蛋白作用	NCT02284906	武田
				NCT01931566	武田
20	RVT-101	基于神经递质	5-HT$_6$ 拮抗剂	NCT02585934	Axovant
21	Sodium oligo-mannurarate	拮抗淀粉样蛋白	抗淀粉样蛋白	NCT02293915	上海绿谷
22	Solanezumab	拮抗淀粉样蛋白	单克隆抗体	NCT02008357	礼来
				NCT01127633	礼来
				NCT01900665	礼来
				NCT01760005*	华盛顿大学药学院
23	TRr0237	拮抗 Tau	拮抗 Tau	NCT02245568	TauRx
				NCT01689246	TauRx
				NCT01689233	TauRx
24	TTP488(Azeliragon)	拮抗淀粉样蛋白，抗炎症	RAGE 拮抗剂	NCT02080364	TransTcch

表 12-2　目前处于 Ⅱ 期临床阶段的 AD 治疗药物

序号	药物	类别	作用机制	临床研究	企业
1	三磷酸腺苷	拮抗淀粉样蛋白	阻止淀粉蛋白错误折叠	NCT02279511	Fundacio CI iric per Ia Recerca
2	ANAVEX	神经保护	Sigma-1 受体激动剂	NCT02244541	Anavex
3	Atomoxctine	拮抗淀粉样蛋白	肾上腺素吸收抑制剂	NCT01522404	Emory 大学
4	AZD0530	Src 络氨酸激酶抑制剂	拮抗淀粉样蛋白	NCT02167256	耶鲁大学
5	BAN2401	拮抗淀粉样蛋白	单克隆抗体	NCT01767311	卫材
6	Benfotiarnine	代谢类	抗氧剂	NCT02292238	Burke 医学研究所
7	BI 409306	神经保护	PDE9 抑制剂	NCT02240693	勃林格殷格翰
8	Byrostatin	神经保护	PKC 激活剂	NCT02431468	Neurotrope Bioscience
9	Cilostazol	神经保护	PDE3 抑制剂	NCT02491268	NCCC
10	CNP520	拮抗淀粉样蛋白	BACE 抑制剂	NCT02576639	诺华
11	CPC-201	基于神经递质	胆碱酯酶抑制剂	NCT02185053	Chase
				NCT02434666	Chase
12	Crenezumab	拮抗淀粉样蛋白	单克隆抗体	NCT01998841	基因泰克

序号	药物	类别	作用机制	临床研究	企业
13	DAOIB	基于神经递质	NMDA enhancer	NCT02103673	清华长庚医院
				NCT02239003	清华长庚医院
14	E2609	拮抗淀粉样蛋白	BACE 抑制剂	NCT02322021	卫材
15	Excnatide	代谢类	GLP-1 受体激动剂	NCT01255163	NIA
16	Formoterol A&B	神经保护	β_2 肾上腺素受体激动剂	NCT02500784	Palo AIto Veterans 研究所
17	hUCB-MSCs	神经保护	干细胞疗法	NCT02054208	韩国 Medipost
				NCT01547689	北京 307 医院
18	地特胰岛素	代谢类	胰岛素	NCT01595646	华盛顿大学药学院
19	赖谷胰岛素	代谢类	胰岛素	NCT02503501	HealthPartners Institute for Education and Research
20	JNJ-54861911	拮抗淀粉样蛋白	BACE 抑制剂	NCT02406027	强生
				NCT02260674	强生
21	Levetiracetam	基于神经递质	抗惊厥药物	NCT02002819	加利福尼亚大学洛杉矶分校
22	利拉鲁肽	代谢类	GLP-1 受体激动剂	NCT01843075	伦敦帝国学院
23	Lithium	基于神经递质	离子通道调节	NCT02129348	NKSPI
24	二甲双胍	代谢类	胰岛素	NCT01965756	宾夕法尼亚大学
25	亚甲基蓝	Tau 拮抗剂	Tau 拮抗剂	NCT02380573	德克萨斯大学
26	MK-7622	基于神经递质	毒蕈碱激动剂	NCT01852110	默克
27	MK-8931	拮抗淀粉样蛋白	BACE 抑制剂	NCT01739348	默克
28	NewGam 10%IVIG	拮抗淀粉样蛋白	多克隆抗体	NCT01300728	Sutter Health
29	ORM-12741	基于神经递质	α_{2c} 肾上腺素受体拮抗剂	NCT02471196	Orion
30	PF-05212377	基于神经递质	$5\text{-}HT_6$ 拮抗剂	NCT01298453	辉瑞
31	Pimavanserin	基于神经递质受体	$5\text{-}HT_{2A}$ 受体反向激动剂	NCT01712074	辉瑞
32	Piromelatine	基于 神经递质	褪黑素受体激动剂	NCT02615002	Neurim
33	PQ912	拮抗淀粉样蛋白、抗炎症	QPCT 抑制剂	NCT02389413	Probiodrug AG
34	PXT00864	基于神经递质	阿坎酸	NCT02361242	Pharnext，SAS
35	Rasagiline	神经保护	单胺氧化酶 B 抑制剂	NCT02359552	The Cleveland Clinic
36	Riluzole	神经保护	谷氨酸受体拮抗剂	NCT01703117	洛克菲勒大学
37	RPh201	神经保护	GPCR 受体拮抗剂	NCT01513967	Regenera
38	S47445	基于神经递质	AMPA 受体激动剂,神经生长因子刺激剂	NCT02626572	Institude de Recherches Servier
39	Sagramostim	拮抗淀粉样蛋白	GPSF	NCT01409915	科罗拉多大学
40	Sembragiline	基于神经递质	单胺氧化酶 B 抑制剂	NCT01677754	罗氏
41	Simvastatin＋精氨酸＋四氢蝶呤	神经保护	HMG-CoA 还原酶抑制剂＋抗氧化剂	NCT01439555	曼彻斯特大学
42	SUVN-502	基于神经递质	$5\text{-}HT_6$ 拮抗剂	NCT02580305	Suven Life Science
43	T-817	MA	神经保护	NCT02079909	Toyama

序号	药物	类别	作用机制	临床研究	企业
44	Telmisartan	神经保护	PPAR-γ 激动剂	NCT02085265	Sunnybrook
45	UB-311	拮抗淀粉样蛋白	单克隆抗体	NCT02551809	United Neuroscience
46	VX-745	神经保护	P38 MAPK	NCT02423200	EIP
				NCT02423122	EIP

表 12-3　目前处于 Ⅰ 期临床阶段的 AD 治疗药物

序号	药物	类别	作用机制	临床研究	企业
1	AADvacl	Tau 拮抗剂	Tau 抗体	NCT02031198	Axon Neuroscience
2	ABT-957	神经保护	钙蛋白酶抑制剂	NCT02220738	艾伯维
				NCT02573740	艾伯维
3	Aducanumab	拮抗淀粉样蛋白	单克隆抗体	NCT01677572	百健
				NCT02434718	百健
4	Allopregnano lone	神经保护	GABA 受体调节	NCT02221622	南加利福尼亚大学
5	BI 409306	基于神经递质	PDE 9A 抑制剂	NCT02392468	勃林格殷格翰
6	Bisnorcymserine	基于神经递质	丁酰胆碱酯酶抑制剂	NCT01747213	NIA
7	Crenezumab	拮抗淀粉样蛋白	单克隆抗体	NCT02353598	基因泰克
8	CT1812	拮抗淀粉样蛋白	Sigma-2 受体调节	NCT02570997	Cognition
9	GC021109	抗炎症、神经保护	抗炎类	NCT02386306	GliaCure
10	门冬胰岛素鼻内给药	代谢类	胰岛素	NCT02462161	Wake Forest 药学院
11	JNJ-54861911	拮抗淀粉样蛋白	BACE 抑制剂	NCT02360657	强生
12	KNK6640	拮抗淀粉样蛋白	淀粉样蛋白聚集抑制剂	NCT02127476	协和发酵麒麟
				NCT02377713	协和发酵麒麟
13	Lorazepam	基于神经递质	苯丙胺定	NCT01780519	Mayo Clinic
14	Lu AF20513	拮抗淀粉样蛋白	单克隆抗体	NCT02388152	灵北
15	LY2599666＋Solanezumab	拮抗淀粉样蛋白	单克隆抗体	NCT02614131	礼来
16	LY3002813	拮抗淀粉样蛋白	单克隆抗体	NCT01837641	礼来
17	LY3202626	拮抗淀粉样蛋白	未公开	NCT02323334	礼来
18	MEDI1814	拮抗淀粉样蛋白	单克隆抗体	NCT02036645	阿斯利康
19	NGP555	拮抗淀粉样蛋白	拮抗淀粉样蛋白	NCT02534480	NeuroGenetic
20	Oxaloacetate	代谢类	Mitochondria 1 enhancer	NCT02593318	堪萨斯大学医学中心
21	PF-06751979	拮抗淀粉样蛋白	未公开	NCT02509117	辉瑞
22	S-Equol	神经保护	雌激素 β 激动剂	NCT02142777	堪萨斯大学医学中心
23	Telmisartan	神经保护	PPAR-γ 激动剂	NCT02471833	Emory
24	TPI-287	拮抗 Tau	微管蛋白调节	NCT01953705	加利福尼亚大学洛杉矶分校

2. AD 治疗药物举例

英国阿伯丁大学的 Claude Wischik 教授以 Tau 蛋白为靶标，首次研发出解决神经缠结问题的药物 LMTX，LMTX 能够降解 Tau 蛋白，显著减缓大脑萎缩速率，改善患者的记忆和认知能力（图 12-2）。

2016 年 7 月 27 日，新加坡 TauRx Therapeutics 在 2016 年阿尔兹海默病国际大会上，公布了 LMTX 的首个临床Ⅲ期试验结果，基于 891 名早老性痴呆症患者的临床数据，LMTX 作为一种单一疗法，可以显著减轻轻度到中度阿尔兹海默病的临床进展，认知测试

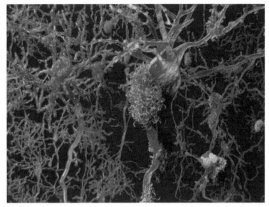

图 12-2　LMTX 可降低神经纤维缠结

和大脑扫描证据强烈显示了这点，但已经服用其他治疗药物的患者，LMTX 没有效果，临床实验尚在进行中。

三、"老药新用"帕唑帕尼

杨永亮等在《Chemical Science》报道了酪氨酸激酶抑制剂帕唑帕尼逆转神经退行性疾病大鼠模型记忆和认知缺陷的计算与实验发现（图 12-3）。该文章报道了一种结构生物信息学、化学生物学、疾病模式动物实验等相结合的药物发现新策略。研究发现，治疗肾癌的药

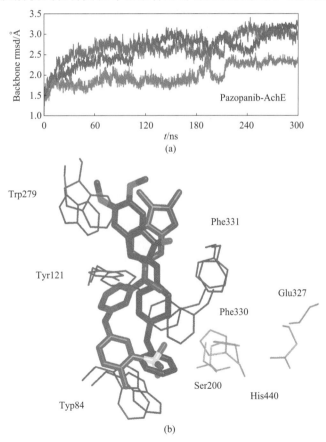

图 12-3　帕唑帕尼：多奈哌齐（见文后彩图）

物帕唑帕尼（pazopanib），作为一种络氨酸激酶抑制剂，适用于晚期肾细胞癌患者，但也可以用于治疗老年痴呆症。

他们采用理论计算，充分考虑生物靶标和药物分子本身的三维物理化学特性相似性以及分子动力学模拟和蒙特卡洛方法，从美国食品药品管理局药物数据库中，首次发现治疗肾癌的药物帕唑帕尼，低浓度下成为胆碱酯酶抑制剂，研究组进一步通过长时间尺度分子动力学模拟和大规模蒙特卡洛方法确认了这一结果。经过蛋白质与药物结合能力实验测试和疾病模型动物药理实验发现，帕唑帕尼可显著地缓解实验老鼠的症状，而且药物用量只有原有的 1/5。这一发现不仅意味着未来治疗老年痴呆症将有新的策略，同时患者也可大大减少药物的服用量，进而尽可能地减少药物的毒副作用。这一发现为新药研发以及"老药新用"开辟了全新途径。

第二节 临床应用的促智药

目前已经用于治疗认知障碍的药物有改善大脑血液循环和脑细胞代谢的药物、拟胆碱药、作用于离子通道的药物、谷氨酸受体调控剂等几种类型。

一、概况

改善认知药物循证医学研究、药理学特性和药动学特点见表 12-4、表 12-5。

表 12-4　改善认知药物治疗痴呆的循证医学研究

药物	随机对照数目	治疗人群	治疗周期	认知功能改善情况	不良反应
胆碱酯酶抑制剂					
多奈哌齐、卡巴拉汀、加兰他敏	10	轻、中及重度 AD	6 月	AD 评定量表-认知部分（ADAS-Cog）评分下降 2.7 分	实验组 29% 患者和安慰剂组 18% 患者因不良反应退出
石杉碱 A	6	轻、中及重度痴呆	6 周或 12 周	简易智力状况检查量表（MMSE）加权平均差值 2.81 分	与安慰剂组相比无显著差异
谷氨酸受体阻断剂					
美金刚	12	中、重度 AD 轻、中度 AD	6 月 6 月	严重障碍量表（SIB）评分下降 2.97 分 ADAS-Cog 评分下降 0.99 分	有轻度兴奋反应
抗氧剂					
司来吉兰	17	轻、中及重度痴呆	4～6 周	相比安慰剂有明显改善	与安慰剂组无显著差异
维生素 E	2	AD	2 年	生存期延长	与安慰剂组无显著差异
钙拮抗剂					
尼莫地平	15	2 相随机对照试验（RCT）：AD 10 项 RCT：AD 和血管性痴呆（VaD） 3 项 RCT：AaD、VaD 及混合性痴呆	12、24 或 52 周	老年临床评定量表（SCAG）加权平均差值－7.59 分	与安慰剂组无显著差异
脑代谢赋活剂					
甲磺酸二氢麦角碱	19	轻、中及重度痴呆	9 周至 10 月	实验组认知功能有明显改善	与安慰剂组无显著差异
尼麦角林	14	痴呆（包括 AD）	2～12 月	MMSE 加权平均差值 2.86 分	有轻度不良反应
吡拉西坦	4	AD、VaD 及混合性痴呆	1 日以上	印象变化量表（GIC）： OR＝3.43	无不良反应

表 12-5　促认知药物的药理学特性及药动学特点

药物	血药浓度达到时间/h	食物对吸收速率和总量的影响	血浆蛋白结合率	血浆半衰期/h	代谢	起始剂量/最高剂量/mg
胆碱酯酶抑制剂						
多奈哌齐	3～5	无	96%	70	细胞色素 P450(CYP)2D6、CYP3A4	5/10，一日一次
卡巴拉汀	0.5～2	有	40%	1	不经肝脏 CYP 酶代谢	1.5/6，一日两次
加兰他敏	0.5～1	有	0%～20%	5.7	CYP2D6、CYP3A4	4/12，一日两次
谷氨酸受体阻断剂						
美金刚	3～8	无	45%	60～100	不经肝脏 CYP 酶代谢	5/10，一日两次
抗氧剂						
司来吉兰	0.5～2	有	75%～85%	1.6	经肝脏 CYP 酶代谢	5/10，一日两次
维生素 E	0.5～1	有	74%	0.75	经肝脏 CYP 酶代谢	15～150IU/1200IU，一日 2～3 次
钙拮抗剂						
尼莫地平	1	有	95%	1.2	经肝脏 CYP 酶代谢	30/180，一日 3 次
脑代谢赋活剂						
甲磺酸二氢麦角碱	0.5～1.5	无	81%	短:1.5～2.5长:13～15	CYP3A4	1～2/6，一日 3 次
尼麦角林	2.7	无	90%	8.1	CYP2D6	2～60/180，一日 3 次
吡拉西坦	0.5	无	30%	5～6	不经肝脏 CYP 酶代谢	800～1600/4800，一日 3 次

二、胆碱酯酶抑制剂

中枢胆碱能系统与学习、记忆密切相关，乙酰胆碱是促进学习记忆的神经递质。胆碱能神经元的退化是造成痴呆的重要病理因素。拟胆碱药的改善认知作用主要通过 4 条途径来实现：①通过给予乙酰胆碱前体直接增加可利用的乙酰胆碱浓度；②通过胆碱酯酶抑制剂以阻断乙酰胆碱降解，从而间接增加乙酰胆碱浓度；③通过突触后受体激动剂激活突触后胆碱能受体；④通过激活胆碱乙酰转移酶活性增加乙酰胆碱的合成。由于第一条途径的代表药氯化胆碱和卵磷脂疗效不理想，而第三条途径的药物尚在研发中，目前临床应用以胆碱酯酶抑制剂为主。

自 1864 年自加拉巴豆中分离到纯毒扁豆碱以来，其已合成的衍生物数以千计。长期以来，它在临床的用途集中于 4 个方面，即肠道平滑肌和膀胱弛缓、青光眼、重症肌无力和阻滞神经肌肉传递。近年来胆碱酯酶抑制剂用于治疗各型痴呆症日益受到重视。这类药物是目前临床上用于治疗 AD 最成功的药物，主要通过降低乙酰胆碱的水解速度从而提高其在患者体内的含量。常用的药物有多奈哌齐、加兰他敏、利凡斯的明等。常见的不良反应有恶心、厌食、呕吐、腹泻等；如他克林因其胃肠道副作用，特别是肝脏毒性，目前已较少使用。乙酰胆碱 M_1 受体激动剂，代表药物如占诺美林（xanomeline）、他沙利定（tasacdine）等，不仅使胆碱能系统活力基础水平提高，而且可促进 Aβ 的前体 APP 的非 Aβ 代谢，减少 Aβ 的产生，并可降低 Tau 蛋白磷酸化程度，从而改善脑内胆碱能神经的退变，减轻 AD 症状，延缓病情发展。但因其胃肠道副反应很严重，因而限制了其临床应用。

多 奈 哌 齐

在不同国家又称 Domepezil、Donepezil、Donepezilo、Donepezilum、Aricept、安理申。为首个被 FDA1996 年批准的二代胆碱酯酶抑制剂（AchEI）。

分子式：$C_{24}H_{29}NO_3$，分子量 379.492。

多奈哌齐在活体外实验对乙酰胆碱酯酶的抑制作用比对丁酰胆碱酯酶的抑制作用强1252 倍，迄今为止仍然为国内外 AD 临床治疗的一线药物。临床试验中，一日一次口服剂量：5mg 或 10mg，服药后稳态时乙酰胆碱酶活性测定（红细胞膜）分别被抑制 63.6% 和 77.3%。

口服本药后 3～4h 达血浆峰浓度，血药浓度和药时曲线下面积与剂量成正比。消除半衰期约 70h，治疗开始后 3 周内达稳态，稳态后，血浆盐酸多奈哌齐浓度和相应的药效学活性在一日中变化很小。饮食对盐酸多奈哌齐的吸收无影响。约 95% 的盐酸多奈哌齐与人血浆蛋白结合，在不同组织中的分布尚未明确研究。盐酸多奈哌齐以原型由尿排泄，或由细胞色素 P450 系统代谢为多种代谢产物，其中某些尚未确定。

适用于轻度、中度或重度阿尔茨海默型痴呆症状的治疗。

最常见的不良反应为腹泻、肌肉痉挛、乏力、恶心、呕吐和失眠。其他常见的不良反应（发生率≥5%且≥安慰剂组）为头痛、疼痛、意外伤害、普通感冒、腹部器官机能紊乱和头晕。晕厥、心动过缓和少见的窦房传导阻滞、房室传导阻滞和癫痫也有报道。也有一些关于厌食，胃、十二指肠溃疡和胃肠道出血的报告以及可见血肌酸激酶浓度的轻微增高。

活体外试验显示，细胞色素酶 P450 系统的同工酶 3A4 和很小限度参与的同工酶 2D6 与多奈哌齐的代谢有关。活体外的药物间相互作用研究显示，酮康唑和奎宁丁，分别是 CYP3A4 和 2D6 的抑制剂，抑制多奈哌齐的代谢。盐酸多奈哌齐有与抗胆碱能药物相互作用的可能，也有与共同治疗的药物，如琥珀酰胆碱、其他神经-肌肉阻滞剂、胆碱能激动剂或 β 受体阻滞剂（其影响心肌的传导）等协同作用的可能。

奥 拉 西 坦

奥拉西坦（oxiracetam）又称奥拉酰胺、羟氧吡酰胺、健朗星。化学名称为 2-(4-羟基2-氧代吡咯烷 N-乙酰胺)。结构式：$C_6H_{10}N_2O_3$，分子量 158.2。首次由意大利史克比切姆公司于 1974 年合成，1987 年上市。我国 1997 年研制成功胶囊剂。奥拉西坦具乙酰胆碱激动作用，可逆转学习记忆降低，用于老年性痴呆和记忆障碍症。奥拉西坦只对特定脑区胆碱能通路具有激动效应，还通过作用于谷氨酸能神经系统，发挥增强记忆的作用。用量为 0.4 g/次，2 次/日。或按病情日服量可达 2~8g。也可肌内注射及静脉点滴给药。片剂 0.4g、0.8g；注射液 1g/5mL。

茴 拉 西 坦

茴拉西坦（aniracetam）又称为三乐喜，化学名称为 1-（4-甲氧基苯酰基）-2-吡咯烷酮。分子式：$C_{12}H_{13}NO_3$，分子量：219.24。为吡拉西坦衍生物，可通过血脑屏障，增加磷脂吸收以及蛋白质的合成。可以改善长时记忆、短时记忆及学习功能。片剂：0.75g。

普 拉 西 坦

普拉西坦（pramiracetam）结构式 $C_{14}H_{27}N_3O_2$，分子量 269.38。化学结构和药理作用与吡拉西坦相似。适用于记忆及识别功能减退及 AD。片剂：0.6 g。

三、谷氨酸受体阻断剂

谷氨酸能系统与学习和记忆有关，是除胆碱能系统外的又一个 AD 治疗标靶。动物实验显示，兴奋谷氨酸能神经递质系统可导致神经元兴奋性中毒死亡，形成类似 AD 病理的老年斑和神经原纤维缠结。因此，阻断谷氨酸受体对神经元具有保护作用。盐酸美金刚是一种中度亲和性、非竞争性的 N-甲基-D-天冬氨酸（NMDA）受体拮抗剂，2003 年获 FDA 批准上市。其可阻断突触间谷氨酸盐水平升高引起的 NMDA 受体的病理活性，但对生理活性无显著影响，因此可防止由此导致的神经元功能障碍，恢复生理水平下的谷氨酸能神经元传递。另外，它还可直接激动多巴胺受体，促进多巴胺释放。本品口服吸收良好，能自由通过血脑屏障，主要经肾脏清除，不会损害或诱导 CYP 酶，药物间相互作用小。需指出的是，美金刚至今仍是欧美获准治疗包括中至重度 AD 在内的各种严重程度病例的两个药物之一（另一个药物为多奈哌齐），使用时由小剂量逐渐增加至治疗剂量。

美 金 刚

盐酸美金刚（memantine hydrochloride）又称为易倍申，该产品是唯一一个开发用于阿尔茨默病的 NMDA 受体拮抗剂。化学名为 3,5-二甲基-1-金刚烷胺盐酸盐，分子式：$C_{12}H_{21}N \cdot HCl$，分子量：215.77。

（1）**体内过程** 美金刚的绝对生物利用度为 100%，t_{max} 为 3～8h，食物不影响吸收。在 10～40mg 范围内药动学呈线性。血浆蛋白结合率为 45%。在人体内，约 80% 以原型存在，代谢产物不具有 NMDA 拮抗活性，离体试验中未发现本品经细胞色素 P450 酶系统代谢。

（2）**药理作用** 美金刚是一种新型的抗老年痴呆新药，主要作用于大脑中的谷胺酰胺系统，属于低亲和力非竞争性的 NMDA 受体拮抗剂，它可通过降低 Mg^{2+} 浓度或影响 NMDA 本身，逆转实验动物被阻断的 LTP。通过作用于 NMDA 受体而改善神经信号的传递，延缓兴奋性神经递质谷氨盐酸的释放，从而增强脑记忆功能和兴奋性毒性。

研究表明，直接活化突触后受体将有利于谷氨酸的传递，其部分激动剂具有这样的优点，即当内源性谷氨酸低于正常水平时起激动作用，而当谷氨酸释放过量时起拮抗剂作用，因此部分激动剂会对应于兴奋毒性产生神经保护作用；NMDA 拮抗剂会防止由于条件变化而神经元损伤和死亡的可能性，包括神经性疼痛、阿尔茨海默病、亨廷顿病和艾滋病导致的痴呆。

体外实验证实了美金刚与 NMDA 受体的结合作用及神经保护活性，体内实验研究表明美金刚对实验动物能起到改善学习记忆功能、保护海马损伤神经、拮抗 NMDA 引起的神经毒作用、避免由炎症引起的神经元的丧失、延长 LTP 时间，在阿尔茨海默病和血管性痴呆方面有显著疗效。当谷氨酸以病理量释放时，美金刚可减少谷氨酸的神经毒性作用，当谷氨酸释放过少时，美金刚可以改善记忆过程所需谷氨酸的传递。临床研究表明，美金刚用于老年痴呆症患者具有较好的耐受性，在精神病理学和行为测定中产生有统计意义的显著改善作用。

（3）**临床应用** 用于中重度阿尔茨海默病。成人每日最大剂量 20mg，为减少副作用，应在治疗前三周，按照每周增加 5mg 的方法逐渐达到维持剂量，具体如下：治疗第一周的剂量为每日 5mg，晨服；第二周每天 10mg，每天 2 次；第三周每天 15mg，早晨 10mg，下午 5mg；第四周开始按照推荐剂量每天 20mg，分 2 次服用。

（4）**不良反应** 总发生率与安慰剂水平相当，且所发生的不良事件通常为轻中度。常见不良反应（<2%）有幻觉、头晕、意识混沌、头痛、疲倦。少见的不良反应（0.1%～1%）有焦虑、肌张力增加、呕吐、膀胱炎、性欲增强。有惊厥史的患者曾有癫痫发作。

（5）**药物相互作用** 合并使用 NMDA 受体拮抗剂时，左旋多巴、多巴胺受体激动剂和抗胆碱能药物的作用可能会增强。巴比妥类和神经阻滞剂的作用有可能减弱。美金刚与抗痉挛药物合用会改变这些药物的作用效果，需调整剂量。美金刚与金刚烷胺同属 NMDA 拮抗剂，应避免合用。同理，也不应与氯胺酮、右美沙芬合用。在已发表的报道中，美金刚与苯妥英合用使风险增加。其他药物如雷尼替丁、西咪替丁、普鲁卡因、奎尼丁、奎宁、尼古丁合用时，因共用肾脏阳离子转运系统，可能产生相互作用，使血药水平升高。与氢氯噻嗪合用会使其血药水平下降。

四、抗氧剂

神经细胞膜含有大量易被氧化的多聚不饱和脂肪酸。在衰老过程中，脑组织的物质和能代谢异常可产生大量自由基，从而造成细胞和机体严重损害，成为 AD 发生的重要因素，抗氧剂和自由基清除剂能保护神经细胞免受 β 淀粉样蛋白的神经毒性作用。用于 AD 治疗的抗氧剂主要有维生素 E 和司来吉兰。

一项随机安慰剂对照研究比较了维生素 E、司来吉兰以及两药联用治疗 AD 的疗效。经基线病情严重程度校正结果提示，与安慰剂组相比，维生素 E 组、司来吉兰组、两药联用组患者死亡时间、安置于护理院、痴呆严重程度的发展、日常活动能力损害等均显著延迟。Klatte 等报道联用胆碱酯酶抑制剂多奈哌齐和维生素 E 治疗 AD 安全有效。美国神经病学协会建议服用维生素 E 和司来吉兰来延缓 AD 的进展，也可联合用于轻度和重度痴呆治疗。但 Tabet 等认为尚没有足够的证据证实维生素 E 的疗效，且服用维生素 E 组跌倒比率高于对照组。目前国内尚未见有关维生素 E 治疗 AD 的双盲对照研究报道。许多学者认为维生素 B_{12} 的大量摄入有利于延缓 AD 患者认知能力的衰退，然而，Aisen 等报道的一项大样本、多中心随机研究提示高剂量维生素 B_{12} 疗法并不能延缓轻度和中度 AD 患者的认知功能衰退。此外，内源性抗氧化激素褪黑素、银杏叶提取物等也具有较强的抗氧化性，但目前均缺少设计严密的大样本随机对照研究结果。

五、心血管药物

1. 抗高血压药物

多项观察研究发现，高血压与认知功能下降密切相关，抗高血压药物治疗可预防认知功能的下降。同时，欧洲收缩期高血压临床试验也发现，长效钙拮抗剂尼群地平可降低患者痴呆发病率，降幅达 50％。一项前瞻性队列研究发现，相对于血管紧张素转化酶抑制剂及其他抗高血压药物，血管紧张素 Ⅱ 受体拮抗剂与 AD 发病率降低的关联性较高。

2. 他汀类药物

观察研究发现，中年患者高胆固醇血症和轻度认知功能损害和 AD 有关，他汀类药物可降低轻度认知功能损害和 AD 的发病风险。但他汀类药物减少认知功能下降的功效尚未获得随机双盲对照研究认证。

六、脑代谢赋活剂

脑代谢赋活剂如二氢麦角碱可促进脑皮质细胞对氨基酸、磷脂及葡萄糖的利用。R-氨酪酸及衍生物吡拉西坦能激活、保护脑神经元，改善各种类型脑缺氧及理化因素造成的脑损伤。结构虽为环状 γ-氨基丁酸（GABA）衍生物，但作用机制与 GABA 不同，对谷氨酸有关受体功能有上调作用，尤其对左旋谷氨酸受体有特异作用。神经肽如脑活素（cerebrolysin）是一种从猪大脑中提取的多种氨基酸混合物的水溶液，含有游离氨基酸（85％），分子量在 10000 以下的低分子多肽，可直接透过血脑屏障。目前国内仅有的一项双盲对照研究中，AD 患者静脉滴注脑活素 30mL，每周 5 次，共 4 周。疗效评定量表包括：MMSE、临床疗效总评表（CGI）、老年临床评定量表（SCAG）、日常生活能力量表（ADL）、纽伦堡老年问卷（NAI）、数字连线测验（ZVT）。治疗 4 周后，脑活素组 MMSE 平均总分、CGI、ZVT、NAI、SCAG 与对照组相比差异具有统计学意义，结果提示，脑活素能改善轻、中度 AD 患者认知功能，非认知性精神症状和生活功能，且未见严重不良反应。

吡 拉 西 坦

又称脑复康、酰胺吡酮、吡乙酰胺、乙酰胺吡咯烷酮、吡咯醋酰胺。结构式$C_6H_{10}N_2O_2$，分子量142.4。吡拉西坦化学名称为2-氧化-1-吡咯烷基乙酰胺，是由γ-氨基丁酸脱掉一分子水形成的环状化合物。该药作用于中枢而无镇静、镇痛和兴奋作用。

（1）体内过程　口服后很快从消化道吸收，进入血液，并透过血脑屏障到达脑和脑脊液，大脑皮质和嗅球的浓度较脑干中浓度高。易通过胎盘屏障。口服后，$30\sim45\text{min}$血药浓度达到峰值，血浆蛋白结合率30%，半衰期$t_{1/2}$为$5\sim6\text{h}$。体内分布容量为0.6 L/kg。吡拉西坦口服后不能由肝脏分解，以原形从尿和粪便中排泄。肾脏清除速度为86mL/min。大便排出量约为$1\%\sim2\%$。

（2）药理作用　吡拉西坦可增加腺苷激酶活性，促进乙酰胆碱合成并增强神经兴奋的传导，具有促进脑代谢作用。提高ATP/ADP比值，促进脑内蛋白质和核酸的合成，改善各种类型脑缺氧以及物理化学因素所造成的脑损伤，促进大脑对磷脂及氨基酸的利用，提高大脑对葡萄糖的利用和能量贮存，有益于保护大脑的正常功能，提高学习和记忆能力。

（3）临床应用　用于脑血管后遗症和脑外伤、酒精中毒、药物以及一氧化碳引起的记忆障碍，儿童智力低下，老年性记忆减退，此药虽已在全国范围应用，但对其疗效评价不一，对不同类型记忆障碍或有改善，或无定论。口服$0.8\sim1.6\text{g}$/次，3次/日，产生效果后减半量。儿童剂量减半。

（4）不良反应　常见消化道不良反应，有恶心、腹部不适、纳差、腹胀、腹痛等，症状的轻重与服药剂量直接相关。中枢神经系统不良反应包括兴奋、易激动、头晕、头痛和失眠等，但症状轻微，且与服用剂量大小无关。停药后以上症状消失。偶见轻度肝功能损害，表现为轻度转氨酶升高，但与药物剂量无关。

（5）药物相互作用　本品与华法林联合应用时，可延长凝血酶原时间，诱导血小板聚集的抑制。与胆碱、磷脂合用治疗老年痴呆症。与抗癫痫药物合用可减少抗癫痫药物用量。

黄 皮 酰 胺

从芸香科植物黄皮［*Lansium Clausena*（*Lour.*）*Skeels*］叶中分离出具有五种不同骨架的七个新酰胺类化合物，其药效、血药浓度、吸收、分布、排泄、血浆蛋白结合、肝脏首过效应和酶促动力学都存在立体选择性差异。

黄皮酰胺含有吡拉西坦结构，以计算机分子疏水性研究发现，吡拉西坦药效团周围亲水性较强，黄皮酰胺除其亲水性的药效团外，同时具有两个苯环结构，这两个苯环周围具有很强的疏水性。这大大利于黄皮酰胺进入血脑屏障。实验证明黄皮酰胺增智作用强于已在临床上广泛应用的吡拉西坦（约50～100倍）。

（一）黄皮酰胺可明显改善记忆障碍。电生理学方法证明，在离体海马脑片、麻醉动物和清醒自由活动动物，（一）黄皮酰胺均可增强突触基础传递活动，提高高频电刺激诱导的LTP，（＋）黄皮酰胺和吡拉西坦不但无促进LTP的作用，反而产生抑制作用。（一）黄皮酰胺易化学习记忆的作用机制主要是增强中枢胆碱系统功能，提高突触效能和结构的可塑性，为国际上近年提出的"突触丢失是老年痴呆的主要原因"的新学说提供了有力的支持，也为当前AD治疗的新策略提供了具有良好前景的新药。

七、 Aβ 分泌酶抑制剂

Aβ可通过继发机制发挥其神经毒性作用，包括氧化损伤、细胞膜脂类过氧化、炎症、Tau蛋白过度磷酸化和谷氨酸能系统过度兴奋等。但Aβ疫苗的临床研究因受试者中有6%出现脑膜脑炎被迫中止。对其中30例患者进行的分析表明，产生Aβ抗体的患者，AD病程减缓；免疫反应的出现提示需要更为安全的疫苗。针对Aβ分泌酶（包括β分泌酶和γ分泌酶）开发的酶抑制剂是目前的研究热点之一。曾进入Ⅲ期临床的tarenflurbil为非甾体抗炎药（NSAID）对映体氟比洛芬的单消旋体，可选择性降低$Aβ_{42}$。Green等为明确Aβ分泌酶抑制剂的有效性、安全性及耐受性，于2005—2008年在美国133家医疗试验机构中进行了一项随机多中心双盲对照研究，该研究结果却显示tarenflurbil未能延缓轻度AD患者认知功能和日常活动能力的减退。也有研究从如何减少Aβ聚集入手寻找AD治疗策略。

八、脑血管扩张药

血液供养系统对脑功能起重要保护作用。一般来说，血液循环不足随年龄增加而加重，成年男子脑重占体重的2%左右，但它对血液中的需耗量却高达25%，脑的血流量约占全身的1/6。由于缺血、缺氧而首先受影响的是脑组织的正常功能，特别容易出现暂时性的智能障碍。痴呆症有许多类型，如早老性痴呆、老年性痴呆、血管性痴呆、多栓塞性痴呆等。据统计，血管性痴呆在世界各地的发生率均高于老年痴呆。所以脑血管扩张药在痴呆症的治疗中占重要地位。

环 扁 桃 酯

环扁桃酯（cyclandelate）又称安脉生、抗栓丸、安替心、息脑痛、三甲基环己扁桃酸。化学名称为3,3,5-三甲基环己醇-α-苯基-α-羟基乙酸酯，分子式$C_{17}H_{24}O_3$，分子量276.37。

（1）体内过程 口服吸收快而完全，10～15min起效，1.5h血药浓度达峰值，可维持

4～6h。绝大部分由尿排出，约 5% 从粪便排出。

（2）药理作用　单次或连续给药均可增加脑、心、肾及四肢血流量。能直接松弛血管平滑肌使血管扩张，对脑、肾、血管及冠状动脉有选择性的持续扩张作用，从而使血流量增加。结构类似于罂粟碱，作用较罂粟碱弱而持久。能促进侧支循环。对呼吸、心率、心排血量、心肌氧耗量、血压等几无影响。

（3）临床应用　用于缺血性脑血管疾病、脑动脉硬化症、脑外伤后遗症、肢端动脉痉挛症、手足发绀、闭塞性动脉内膜炎、内耳眩晕症等。药物用量：800～1200mg/d。一次 100～200mg，一日 3～4 次。症状改善后可减量至一日 300～400mg。脑血管疾病一般每次服 200～400mg，一日 3 次。

（4）不良反应　可引起恶心、呕吐、食欲不振、上腹部不适，有时面部潮红、眩晕、头痛、皮疹、瘙痒症、口干、心悸、低血压、麻木感、震颤、心动过速、出汗等。

草酸萘呋胺

$$\text{（化学结构式：四氢呋喃基—CH}_2\text{—CH(—CH}_2\text{—萘基)—C(=O)—O—C}_2\text{H}_4\text{N(C}_2\text{H}_5)_2 \cdot \text{HOOC—COOH）}$$

草酸萘呋胺（naftidrofuryl oxalate）又称为克拉瑞啶、脑加强、萘呋胺脂、草酸奈呋胺酯。分子式 $C_{24}H_{33}NO_3 \cdot C_2H_2O_4$，分子量 473.6。

（1）体内过程　口服易吸收，生物利用度高达 80% 以上，并易通过血脑屏障。半衰期为 60min 左右，主要以结合型经胆汁分泌，肠道排泄，只有少量通过肾脏排泄，在体内不易蓄积。

（2）药理作用　直接促进三羧酸循环，显著增加缺血组织的 ATP 浓度，减少乳酸的形成；促进葡萄糖的转运，提高细胞对葡萄糖和氧的利用。抑制肾上腺素、ADP 以及 5-羟色胺介导的血小板聚集，增强红细胞的变形性，降低血液黏稠度，改善微循环。扩张脑血管及外周小动脉，增加缺血组织的血流量。对抗缓激肽的释放，并具有一定的抗 5-羟色胺的作用，因此具有缓解疼痛和抵抗血管痉挛的作用。

（3）临床应用　用于老年性痴呆及老年性精神紊乱。脑血管疾病，如脑梗死、脑血栓、卒中恢复期、卒中后遗症，以及脑外伤和脑外科手术后恢复期等。也用于外周血管紊乱导致的间歇性跛行、疼痛性痉挛、静息疼痛、脉管炎、毛细血管炎及营养性溃疡、初期坏疽、雷诺病、糖尿病性动脉病变、手足发绀等。口服：治疗期每日 3 次，每次 200mg，维持期每日 2 次，每次 200mg，饭后服，3 个月为一疗程。静脉滴注：每次 200mg 溶于 250～500mL 生理盐水、葡萄糖溶液或低分子右旋糖酐中，输注 90min 以上，每日 2 次。共 7～10d。输注本品的同时，建议并用口服剂，每次 100～200mg，每日 3 次，在输注疗法结束后应继续口服本品。

（4）不良反应　偶见恶心、上腹部疼痛和皮疹，过量时可引起心脏传导抑制及惊厥。对本品过敏者、房室传导阻滞者禁用。严重心功能不全、传导障碍及肝肾功能不全慎用。

长 春 胺

长春胺（vincamine）又称为阿朴长春胺酸乙酯、长春花素、适脑脉。系由夹竹桃植物长春花中提取的一种生物碱，目前已可半合成。分子式 $C_{21}H_{26}N_2O_3$，分子量 354.4。

（1）药理作用　能透过血脑屏障，使病变区脑组织维持和恢复葡萄糖的氧化分解代谢，使乳酸的产生和二氧化碳的释放恢复正常，从而扩张脑小血管，改善脑循环；对正常脑组织以及患者脑组织的正常脑区的血流无明显影响，也不影响全身血液循环；有轻微的镇静作用。

（2）临床应用　用于脑栓死、脑血栓形成及出血后遗症、缺血性高血压脑病、脑动脉硬化症、脑局部缺血。适于早衰性脑退化的症状消除，如眩晕、头痛、记忆力减退、注意力不集中、失语、梅尼埃综合征等；还可用于视网膜出血、神经性心动过速和其他自主神经功能紊乱等。口服：5～20mg/次，2～3 次/日。肌内注射：5～15mg/次，2～3 次/日。静脉注射：用于脑血管危象，10mg/次，2～3 次/日。

（3）不良反应　口服出现恶心、呕吐、腹痛及便秘等胃肠不适，偶见不安、失眠、荨麻疹。注射可引起出汗过多。

甲磺酸二氢麦角碱

甲磺酸二氢麦角考宁：659.8　$C_{32}H_{45}O_8N_5S$　R=

甲磺酸二氢麦角汀：707.8　$C_{36}H_{45}O_8N_5S$　R=

甲磺酸二氢麦角隐亭：673.8　$C_{33}H_{47}O_8N_5S$　R=

甲磺酸二氢麦角碱（dihydroergotoxine mesylate）又称为弟哥静、麦丁昕、海特琴、喜得静、氢麦角碱、氢麦角毒、安得静。由等量的甲磺酸二氢麦角高碱、甲磺酸二氢麦角克碱和甲磺酸二氢麦角开碱［甲磺酸二氢-α-麦角开碱：甲磺酸二氢-β-麦角开碱（2:1）］所组成。

（1）体内过程　口服甲磺酸二氢麦角碱后，吸收量达 25%，在 0.5～1.5h 达到最大血药浓度。由于首过效应，生物利用度在 5～12%，分布量为 1100L（约 16L/kg），血浆蛋白结合率为 81%。消除为双相：即 1.5～2.5h 的短半衰期（α 相）和 13～15h 的长半衰期（β相）。甲磺酸二氢麦角碱主要随胆汁经粪便排泄。尿中以原型药及其代谢物形式排除原药物的 2%，而原型药物不到 1%。全部清除率约为 1800mL/min。老年患者的血药浓度比年青患者稍高。肾功能不全的患者几乎无必要减少剂量，因为仅有少量的药物是通过肾脏代谢的。

（2）**药理作用**　动物实验表明甲磺酸二氢麦角碱改变脑的神经传递，研究资料表明它对多巴胺和 5-羟色胺受体有激动效应，而对 α-肾上腺素受体显示出阻断作用。改善受损脑代谢功能，缩短脑循环时间，此效应反应在脑的电活性的改变。

（3）**临床应用**　主要用于改善与老年化有关的精神退化的症状和体征、急慢性脑血管病后遗的功能、智力减退的症状。口服，一次 1～2mg，一日 3～6mg；饭前服，疗程遵医嘱。

（4）**不良反应**　偶可发生鼻塞、短暂的恶心和不适，但通常将本药与食物同服可防止。大多数病例不需要采取特别措施，副作用即可消失。必要时可调整剂量。

（5）**药物相互作用**

①与环孢霉菌合用时，将改变环孢菌素的药动学。②多巴胺与二氢麦角毒碱联合应用时，可诱导周围血管痉挛，特别是肢体远端血管收缩。

其他脑血管扩张药还有很多，特别是钙拮抗剂（calcium antagonist）的应用日益增多，如桂利嗪、氟桂利嗪和双氢吡啶类化合物 YC-93、PF244、咪唑啉、美丽那隆、尼莫地平等（见下）。

以上列出的药物虽然都经过临床详细研究，但在选用药物、评价疗效时应强调以下几个条件：①选择性作用于脑血管而不作用于外周血管；②在增加脑血流量的同时不增加脑代谢；③具有改善脑血液循环作用而无"窃血"现象；④既能增加脑血流量，又能抗血小板聚集和抗血栓形成。

九、钙拮抗剂

AD 患者细胞膜上钙泵功能受损，细胞内钙离子超载，造成神经细胞的损伤和凋亡。不少研究表明，钙拮抗剂可以改善学习和记忆功能，延缓认知功能的下降过程。目前应用较多的有维拉帕米、尼莫地平、氟桂利嗪等药物。

尼 莫 地 平

尼莫地平（nimodipine）是双氢吡啶类钙拮抗剂，其化学名称为：异丙基-2-甲氧基乙基-1,4-二氢-2,6-二甲基-4-(间硝基苯基)-3,5-吡啶二羧酸二甲酯。分子式：$C_{21}H_{26}N_2O_7$，分子量：418.45。

（1）**药理作用**　正常情况下，平滑肌的收缩依赖于 Ca^{2+} 进入细胞内，引起跨膜电流的去极化。尼莫地平通过有效地阻止 Ca^{2+} 进入细胞内、抑制平滑肌收缩，达到解除血管痉挛之目的。动物实验证明，尼莫地平对脑动脉的作用远较全身其他部位动脉的作用强许多，并且由于它具有很高的嗜脂性特点，易透过血脑屏障。当用于蛛网膜下隙出血的治疗时，脑脊液中的浓度可达 12.5ng/mL。由此推论，临床上可用于预防蛛网膜下隙出血后的血管痉挛，然而在人体应用该药的作用机制仍不清楚。此外尚具有保护和促进记忆、促进智力恢复的作用。所以可选择性地作用于脑血管平滑肌，扩张脑血管，增加脑血流量，显著减少血管痉挛引起的缺血性脑损伤。

（2）临床应用　适用于认知功能障碍和各种原因的蛛网膜下隙出血后的脑血管痉挛和急性脑血管病恢复期的血液循环改善。口服，急性脑血管病恢复期，一次 30～40mg，一日 4 次，或每 4 小时 1 次。

（3）不良反应　大量临床实践证明，蛛网膜下隙出血者应用尼莫地平治疗时约有 11.2％的患者出现不良反应。最常见的不良反应有：①血压下降，血压下降的程度与药物剂量有关；②肝炎；③皮肤刺痛；④胃肠道出血；⑤血小板减少；⑥偶见一过性头晕、头痛、面潮红、呕吐、胃肠不适等。此外，口服尼莫地平以后，个别患者可发生碱性磷酸酶（alkaline phosphatase，ALP）、乳酸脱氢酶（lactate dehydrogenase，LDH）的升高，血糖升高以及个别人血小板数的升高。

（4）药物相互作用　与其他作用于心血管的钙拮抗剂联合应用时可增加其他钙拮抗剂的效用。当尼莫地平 90mg/d 与西咪替丁 1000mg/d 联合应用 1 周以上者，尼莫地平血药浓度可增加 50％，这可能与肝内细胞色素 P450 被西咪替丁抑制，尼莫地平代谢被抑制有关。

十、中枢兴奋药

长期以来的动物和人体研究表明，某些中枢兴奋剂如咖啡因、士的宁、印防己毒素、戊四氮、尼古丁和一叶萩碱等，在不同程度上有改善学习记忆的作用。中枢兴奋药不良反应较大，作为改善记忆的药物治疗价值不大，但其中某些药物用于注意力不集中和因疲劳引起的学习低下等可收到一定效果。

咖　啡　因

咖啡因（caffeine）是最常用的中枢兴奋剂。实验室研究表明，给不同种属、不同年龄大鼠和小鼠一次或短期内多次给予咖啡因 2mg/kg 或含等量咖啡因的可乐，对小鼠被动回避反应的记忆获得无明显作用，但 2mg/kg、20mg/kg 和 40mg/kg 咖啡因及相当于此量的可乐对化学药品损害的记忆获得、巩固和再现过程有不同程度的改善作用。给人服用咖啡因 50～85mg（1～2 杯咖啡），可减少困倦、疲劳和增强思维活动。常见不良反应有恶心、头痛、失眠、用量大易引起焦虑、烦躁、震颤、心动过速、甚至惊厥。长期服用可产生耐受性以及精神依赖性。

一 叶 萩 碱

l-Securinine

一叶萩碱（securinine）为 GABA 受体拮抗剂，主要作用于脊髓，对脑干等部位有兴奋作用。动物实验已证明，它对正常小鼠酒精引起的记忆障碍有改善作用。临床上对面神经麻痹神经衰弱及其引起的记忆力减退有一定治疗作用，成人剂量 4～8mg/次。皮下注射、肌内注射或穴位注射，10～20d 为一疗程。不良反应有头痛、心悸和荨麻疹等。

十一、中药有效成分

医药治疗脑病可以追溯到 2500 年以前。中医层面来讲，阿尔茨海默病为气血不足、肾精亏耗、脑髓失养，或气滞、痰阻、血瘀于脑而成。中药具有多层面、多途径作用的特点，从药理学上来说，可影响神经递质、抗氧化、抗神经毒素，对阿尔茨海默病患者论治有一定优势。

石 杉 碱 甲

石杉碱甲（huperzine A）又名哈伯因、双益平，是我国研究人员从石杉科石杉属植物蛇足石杉（千层塔）中分离得到的一种新生物碱。化学名为 （5R，9R，11E）-5-氨基-11-亚甲基-5,6,9,10-四氢-7-甲基-5,9-甲撑环辛并 ［b］吡啶-2(1H) 酮。

（1）**体内过程**　由于石杉碱甲用量极少，目前尚无用于人体药动学研究的药物检测方法。大鼠腹腔注射或口服给药后的血药浓度时间曲线，经分析符合二室开放模型，静脉注射或口服给药 $t_{1/2\alpha}$ 各为 6.7min 与 9.8min。$t_{1/2\beta}$ 各为 121.6min 与 247.5min。小鼠静脉注射后 15min，肾、肝含量最高，其次是肺、脾、肾上腺、心脂肪和脑。24h 后，各脏器内含量已接近微量，少量药物可以通过胎盘进入胎儿。本品给药后主要通过肾脏排出，24h 排出给药剂量的 73.6%，从粪便排出给药剂量的 2.8%±1.2%。7d 内总排泄量为注射量的 86.1%，其中部分为代谢产物。

（2）**药理作用**　石杉碱甲具有促进记忆再现和增强记忆保持的作用。其作用特点与新斯的明相似，但有如下几个优点：①对胆碱酯酶具有选择性抑制作用，抑制强度是假性胆碱酯酶的数千倍；②抑制方式为竞争性和非竞争性的混合型抑制，与单纯竞争性抑制剂有显著不同；③易通过血脑屏障进入中枢，兼具有中枢及外周治疗作用；④有效时间长，从胃肠道吸收良好，安全指数大，稳定性好。对 AChE 的抑制强度进行了不同药物间的效价比较，结果为：石杉碱甲＞毒扁豆碱＞新斯的明＞石杉碱乙＞加兰他敏＞Gal；对 BuChE 的抑制强度依次为：毒扁豆碱＞新斯的明＞石杉碱甲＞石杉碱乙。石杉碱甲加强间接电刺激神经引起的肌肉收缩振幅作用以及增强大鼠的记忆功能的作用均强于毒扁豆碱，但毒性低于毒扁豆碱，作用时间长。

（3）临床应用　石杉碱甲适用于良性记忆障碍，用于脑血管疾病、脑创伤、器质性精神障碍、外周血管阻塞性疾病、糖尿病神经病变、急慢性跟腱疼痛、运动性肌肉创伤。口服2～4 片/次，每日两次，石杉碱甲最多不超过 9 片/天，或遵医嘱。

（4）不良反应　推荐剂量下不良反应小，剂量过大时可引起头晕、恶心、胃肠道不适、胸闷、乏力、心动过缓等反应，一般可自行消失，反应明显时减量或停药后可缓解、消失。

人 参 皂 苷

人参皂苷Rg_1　　　　　　　　　　人参皂苷Rb_1

《神农本草经》中即称人参能开心益智，近代研究证实，人参有广泛的药理作用，其中人参皂苷（Ginsenoside）对学习记忆的促进作用已被动物实验和离体试验所证实。①它不但能改善大脑的兴奋过程而且也能改善其抑制过程，使分化更为完全，从而保持两个过程的协调平衡。②对不同方式学习记忆的获得、保留与再现，都有不同程度的易化作用。可剂量依赖性地改善老年动物衰退的活动功能，促进小鼠成年后的记忆获得过程。对各种学习记忆损伤，如 β 淀粉样蛋白、应激、脑缺血、神经细胞毒性损伤模型均有较好的改善作用。③对大鼠海马 LTP 有促进作用。④对脑内神经递质的含量、脑内 Na^+-K^+- ATP 酶活性、大脑核酸和蛋白质合成、脑内第二信使系统，以及对脑血流和脑能量代谢等方面均具有显著的作用。⑤人参皂苷 Rg_1 是人参促智、延缓衰老作用的主要有效成分。

中药地龙能活血化瘀，通络开窍，对治疗血瘀于脑的阿尔茨海默病有一定的疗效。其他如绞股蓝、刺五加、川芎、大蒜素、黄芪等中药，对实验动物记忆障碍均有不同程度的保护作用，可从不同途径发挥促智作用。从石蒜科植物石蒜中提取的雪花莲胺碱（加兰他敏）对神经源性乙酰胆碱有高度的特异性作用，毒性较小，被列为第二代 AChE 抑制剂。党参总碱有改善东莨菪碱所致学习记忆障碍和促进胆碱乙酰基转移酶生成乙酰胆碱的作用。葛根素亦体现出改善衰老性记忆衰退的作用。

十二、其他药物

其他尚有神经保护、抗炎治疗和激素替代疗法等。神经保护策略在于针对 Aβ 发挥其神经毒性的作用机制，减少 Aβ 蛋白产生和聚集引起的细胞损伤。目前尚无相关临床研究证据，但已获得动物模型数据资料。有关抗炎治疗虽有大量 NSAID 防治 AD 的研究，但目前还没有足够证据表明其可以预防或治疗 AD。报道最多的药物有吲哚美辛、替尼达普、阿司匹林、布洛芬（异丁苯丙酸）和萘普生等。De Deyn 等的荟萃分析发现，目前得出 NSAID 有效的研究大多存在各种形式的偏倚，如回忆偏倚、处方偏倚和发表偏倚等。以往流行病学研究提示，雌激素替代疗法可以降低绝经后痴呆的发生。但一项随机对照研究发现，经为期 1 年的雌激素替代疗法治疗 120 例轻度和中度痴呆患者既没有减缓痴呆进程，也未见整体认知功能或结局改善。

老年人中枢胆碱能系统全面衰减，包括脑内 ACh 含量和 M 型以及 N 型胆碱受体数减少，胆碱乙酰转移酶明显下降。研究者一致认为，胆碱能系统结构和功能的正常，是保持记忆所必需的。据此，可采用 ACh 的前体——胆碱和卵磷脂、胆碱受体激动剂、胆碱酯酶抑制剂等治疗记忆障碍。目前多采用胆碱、卵磷脂与其他改善记忆药物合用。

许多肽类物质如促肾上腺皮质激素（ACTH）、促甲状腺素释放激素（TRH）、血管升压素（vasopressin，VP）的作用对保持 ACh 和儿茶酚胺的活性至关重要，被认为有治疗痴呆症的希望。多年来已用这些神经肽以及合成的简化物、类似物如 ACTH4-10、ACTH4-9、Organon2766、VP 及其类似物 DDAVP、DGAVP 进行临床观察，结果无效或对情绪和注意力有所改善。阿片受体拮抗剂纳洛酮（naloxone）及其口服类似物纳屈酮（naltrexone）最初试验认为有改善意识作用，但随后在有严格对照的临床试验中不能证实早期临床发现。总之，神经肽的临床试验令人失望，可能主要归因于这类物质难以通过血脑屏障进入脑内发挥作用，故设计直接进入脑内的运输装置以进一步评价神经肽的治疗意义是非常必要的。

根据基础研究，流行病学调查和临床 $Aβ_{1-42}$ 疫苗治疗 AD 的结果，欧美科学家提出老年斑、Aβ 脑内沉积以及神经纤维缠结与老年痴呆的严重程度无显著相关。认为"突触丢失是老年痴呆的主要原因"，甚至有科学家提出：突触丢失等于痴呆。因此主张今后应把防止突触丢失、增强突触效能、加强突触结构的药物作为治疗 AD 的主要策略之一。

此外，NMDA 受体的亚型 NR2B，因在学习记忆和突触可塑性中发挥重要作用，被命名为"聪明基因"，科学家提出该基因就是"记忆基因"的新观点。与疼痛有关一种神经系统的受体 TRPV 是一个在神经可塑性中起作用的全新的分子，是潜在的药物有效靶点，能够防止记忆丧失。美国罗切斯特大学医学中心的科学家发现 Nogo 受体并非脊髓神经纤维再生的一个作用靶标，而是在学习记忆中有着广泛而重要的作用。Sirtuin 家族是一组烟酰胺嘌呤二核苷酸（NAD^+）依赖的去乙酰化酶，被认为与动物衰老密切相关，在衰老过程中能维护神经细胞的正常发育，被称为"长寿基因"。在动物体内有 7 种不同的 SIRT 亚型（SIRT1—7），其中的 SIRT1 可促进神经发育过程中的轴突生长，延长树突的分支，在成年脑中可调控突触可塑性和记忆的形成，其机制与微小 RNA（miRNA）的表达有关。

第三节 讨论和总结

老年痴呆临床一线用药基本为胆碱酯酶抑制剂代表性二代药物多奈哌齐和电压依赖、非竞争性 NMDA 受体拮抗剂美金刚。胆碱酯酶抑制剂类药物是目前临床上用于治疗 AD 最成功的药物，通过降低乙酰胆碱的水解速度从而提高其在患者体内的含量，但其常见的不良反应有恶心、厌食、呕吐、腹泻等，比如他克林因其胃肠道副作用，特别是肝脏毒性，目前已较少使用。美金刚为新型低到中度亲和力、电压依赖、非竞争性 NMDA 受体拮抗剂，其特殊的药动学特点使其既能降低谷氨酸的毒性又具有神经保护作用，而且不致影响谷氨酸受体在学习和记忆方面的生理作用，主要用于中重度 AD。不过，美金刚对 AD 患者的治疗价值如何，尚待临床的进一步研究和总结。因为国际上经多年研究已确认 NMDA 受体在介导长时记忆形成和神经发生、突触新生中都起着重要的关键性作用，一旦 NMDA 受体活性被阻断会引起什么样的后果？尚难预料。因此，服用的剂量便成为美金刚这类特殊药物极其关键的因素，值得深入研究探讨和临床调查统计。

其他非一线药物如抗氧自由基药物，代表药物为银杏叶提取物 EGb，可直接清除自由基，减少氧自由基的生成，发挥间接抗氧化作用。促代谢药物，代表药物为吡拉西坦。该类药物促进细胞对葡萄糖的利用，通过增强神经元代谢功能以提高患者注意力、学习能力及记忆力，而不是作用于某一个特定的神经递质系统。非甾体抗炎药，如阿司匹林可降低 AD 的发病风险，可以用于 AD 的治疗，但系列的临床报告结果并不乐观。

AD 药物临床试验接连失败，着眼不同病理机制研发新型药物是国内研究者共同努力的方向。突触长时程增强（LTP）现象首先发现于哺乳动物的海马部位，可长时间保持，并具有联合性和特异性，因此一致被研究者认为与学习记忆有某些联系。研究者认为影响 LTP 的因素对某些学习记忆过程会产生影响，虽然并非所有的学习过程，一些影响学习过程的因素会影响 LTP，LTP 的诱导会促进学习记忆，学习过程中也会产生 LTP，所以，学习记忆与 LTP 之间，被认为存在着千丝万缕的关系。LTP 现象被发现以来，国内外关于突触在学习记忆中的作用问题的研究便成为活跃的研究领域，LTP 被认为是学习记忆的分子模型。2006 年，《Science》在 313 卷 5790 同期发表了世界著名的 3 家实验室的同一主题的 3 篇研究论文，共同阐明了同一个问题，那就是 LTP 是学习记忆的必要因子，为 LTP 与学习记忆的关系问题提供了直接的实验证据。但 AD 临床治疗药物中，迄今为止尚没有针对 LTP 分子机制的促智药物。但有报道黄皮酰胺和人参皂苷 Rg_1 均对 LTP 和动物学习记忆行为学具有显著促进作用，而且黄皮酰胺已进入临床 III 期阶段，这无疑为 AD 的临床治疗带来了曙光，也是 AD 患者的福音。

（王晓英）

参 考 文 献

[1] Chu S, Liu S, Duan W, et al. The anti-dementia drug candidate，(−)-clausenamide，improves memory impairment through its multi-target effect [J]. Pharmacol Ther. 2016，162：179-187.

[2] Chu SF, Zhang JT. Recent advances in the study of (−) clausenamide：chemistry, biological activities and mechanism of action [J]. Acta Pharm Sin B. 2014，4 (6)：417-423

[3] Araque A, Parpura V, Sanzgiri RP, et al.. Glutamate-dependent astrocyte modulation of synaptic transmission between cultured hippocampal neurons [J]. Eur J Neurosci. 1998；10 (6)：2129-2142.

［4］ Arai A，et al. Effects of AMPA receptor modulator IDRA 21 on LTP in hippocampal slices ［J］. Neuroreport. 1996，7：2211-2215.

［5］ Bliss TV，Collingridge GL，Laroche S. ZAP and ZIP，a story to forget ［J］. Science. 2006，313 (5790)：1058-1059.

［6］ Pastalkova E，Serrano P，Pinkhasova D，et al. Storage of spatial information by the maintenance mechanism of LTP ［J］. Science. 2006，313 (5790)，1141-1144.

［7］ Whitlock JR，Heynen AJ，Shuler MG，et al. Learning induces long-term potentiation in the hippocampus ［J］. Science. 2006，313 (5790)：1093-1097.

［8］ Arai AC，et al. Effects of 5'-alkyl-benzothiadiazides onα-amino-3-hydroxy-5-methyl-4-iso xazolepropionic acid (AMPA) receptor biophysical and synaptic responses ［J］. Mol Pharmacol. 2002，62：566-577.

［9］ Bakchine S，Loft H. Memantine treatment in patients with mild to moderate Alzheimer's disease：results of a randomised，double-blind，placebo-controlled 6-month study ［J］. J Alzheimers Dis. 2007，11 (4)：471-479.

［10］ Blaustein MF. In：Nordin Bel ed. Calcium in human biology ［M］. London：Springer-Verlag. 1988：339.

［11］ Bains JS，Oliet SH. Glia：they make your memories stick！ ［J］ Trends Neurosci. 2007，30 (8)：417-424.

［12］ Barad M，et al. Rolipram，a type Ⅳ-specific phosphodiesterase inhibitor，facilitates the establishment of long-lasting long-term potentiation and imoroves memory ［J］. Proc Natl Acad Sci USA. 1998，95：15020-15025.

［13］ Liu M，Zhang JT. Studies on the mechanisms of immunoregulatory effects of ginsenoside Rg1 in aged rats ［J］. Acta Pharmaceutica Sinica. 1996，31 (2)：95-100.

［14］ Andrieu S，Coley N，Lovestone S，et al. Prevention of sporadic Alzheimer's disease：lessons learned from clinical trials and future directions ［J］. Lancet Neurol. 2015，14 (9)：926-944.

［15］ Cherrier MM，Anderson K，Shofer J，et al. Testosterone treatment of men with mild cognitive impairment and low testosterone levels ［J］. Am J Alzheimers Dis Other Demen. 2015，30 (4)：421-430.

［16］ Diamond K，Mowszowski L，Cockayne N，et al. Randomized controlled trial of a healthy brain ageing cognitive training program：effects on memory，mood，and sleep ［J］. J Alzheimers Dis. 2015，44 (4)：1181-1191.

［17］ Dong L，May BH，Feng M，et al. Chinese Herbal Medicine for Mild Cognitive Impairment：A Systematic Review and Meta-Analysis of Cognitive Outcomes ［J］. Phytother Res. 2016，30 (10)：1592-1604.

［18］ Feldman HH，Jacova C. Primary prevention and delay of onset of AD/dementia ［J］. Can J Neurol Sci. 2007，34 Suppl 1：S84-89.

［19］ Mitler MM，Hajdukovic R，Erman MK. Treatment of narcolepsy with methamphetamine ［J］. Sleep. 1993，16 (4)：306-317.

［20］ Mochizuki D，Sugiyama S，Shinoda Y. Biochemical studies of oxiracetam (CT2848) on cholinergic neurons ［J］. Nippon Yakurigaku Zasshi. 1992；99 (1)：27-35.

［21］ Perea，G，Araque，A. Properties of synaptically evoked astrocyte calcium signal reveal synaptic information processing by astrocytes ［J］. J Neurosci. 2005，25，2192-2203.

［22］ Ransom，B，et al. New roles for astrocytes (stars at last) ［J］. Trends Neurosci. 2003，26，520-522.

［23］ Kishi T，Matsunaga S，Oya K，et al. Protection against Brain Atrophy by Anti-dementia Medication in Mild Cognitive Impairment and Alzheimer's Disease：Meta-Analysis of Longitudinal Randomized Placebo-Controlled Trials ［J］. Int J Neuropsychopharmacol. 2015，18 (12). pii：pyv070.

［24］ May BH，Yang AW，Zhang AL，et al. Chinese herbal medicine for Mild Cognitive Impairment and Age Associated Memory Impairment：a review of randomised controlled trials ［J］. Biogerontology. 2009，10 (2)：109-123.

［25］ Haydon P G，Carmignoto，G. Astrocyte control of synaptic transmission and neurovascular coupling ［J］. Physiol Rev. 2006，86：1009-1031.

［26］ Ozer S，Young J，Champ C，Burke M. Int J Geriatr Psychiatry. A systematic review of the diagnostic test accuracy of brief cognitive tests to detect amnestic mild cognitive impairment. Int J Geriatr Psychiatry，2016，31 (11)：1139-1150.

［27］ Rizzo MR，Barbieri M，Boccardi V，et al. Dipeptidyl peptidase-4 inhibitors have protective effect on cognitive impairment in aged diabetic patients with mild cognitive impairment ［J］. J Gerontol A Biol Sci Med Sci. 2014，69 (9)：1122-1131.

［28］ Araque A，Parpura V，Sanzgiri RP，et al. Tripartite synapses：glia，the unacknowledged partner ［J］. Trends Neurosci. 1999，22 (5)：208-215.

［29］ Pfrieger FW，Barres BA. Synaptic efficacy enhanced by glial cells *in vitro* ［J］. Science. 1997，277 (5332)：1684-1687.

［30］ Volterra A，Meldolesi J. Astrocytes，from brain glue to communication elements：the revolution continues ［J］. Nat Rev Neurosci. 2005，(6)：626-640.

［31］ Haydon P G，Carmignoto G. Astrocyte control of synaptic transmission and neurovascular coupling. Physiol Rev. 2006，86，1009-1031.

［32］ Hu JF，Niu F，Ning N，et al. Activation of ERK1/2-CREB pathway during potentiating synaptic transmission of (－) clausenamide in rat dentate gyrus ［J］. J Asian Nat Prod Res. 2012；14 (3)：256-262.

［33］ Hussy N. Glial cells in the hypothalamo-neurohypophysial system：key elements of the regulation of neuronal electrical and secretory activity ［J］. Prog. Brain Res. 2002，139，95-112.

[34] Turrigiano G G. More than a sidekick：glia and homeostatic synaptic plasticity ［J］. Trends Mol Med. 2006；12，458-460.

[35] Tan MS，Yu JT，Tan CC，et al. Efficacy and adverse effects of ginkgo biloba for cognitive impairment and dementia：a systematic review and meta-analysis ［J］. J Alzheimers Dis. 2015，43（2）：589-603.

[36] Wattanathorn J，Muchimapura S，Thukham-Mee W，et al. Mangifera indica fruit extract improves memory impairment，cholinergic dysfunction，and oxidative stress damage in animal model of mild cognitive impairment ［J］. Oxid Med Cell Longev. 2014；132097.

[37] Oliet S H，Mothet JP. Molecular determinants of D-serinemediated gliotransmission：from release to function ［J］. Glia. 2006，54，726-737.

[38] Yang Y，et al. Contribution of astrocytes to hippocampal longterm potentiation through release of D-serine ［J］. Proc Natl Acad Sci USA. 2003，100：15194-15199.

[39] Weinmann S，Roll S，Schwarzbach C，et al. Effects of Ginkgo biloba in dementia：systematic review and meta-analysis ［J］. BMC Geriatr. 2010，17，（10）：14.

[40] Yang Y，Li G，Zhao D，et al. Computational discovery and experimental verification of tyrosine kinase inhibitor pazopanib for the reversal of memory and cognitive deficits in rat model neurodegeneration ［J］. Chemical Science，2015，6（5）：2812-2821.

[41] Mothet JP，et al. D-serine is an endogenous ligand for the glycine site of the N-methyl-D-aspartate receptor ［J］. Proc Natl Acad Sci USA. 2000，97：4926-4931.

[42] Beattie EC，et al. Control of synaptic strength by glial TNFalpha ［J］. Science. 2002，295，282-285.

[43] Ning N，Sun J，Du G，et al. （＋）-epi-Clausenamide，but not （－）-epi-clausenamide，showed more potential than （－）-clausenamide on Facilitating synaptic transmission in CA1 region of hippocampal synapses ［J］. Neurosci Lett. 2012，523（2）：99-103.

[44] Ning N，Hu JF，Sun JD，et al. （－）Clausenamide facilitates synaptic transmission at hippocampal Schaffer collateral-CA1 synapses ［J］. Eur J Pharmacol. 2012；682（1-3）：50-55.

[45] Gordon GR，et al. Norepinephrine triggers release of glial ATP to increase postsynaptic efficacy ［J］. Nat Neurosci. 2005，8：1078-1086.

[46] Panatier A，et al. Glia-derived D-serine controls NMDA receptor activity and synaptic memory. Cell. 2006，125，775-784.

[47] Araque A，Sanzgiri RP，Parpura V，et al. Calcium elevation in astrocytes causes an NMDA receptor-dependent increase in the frequency of miniature synaptic currents in cultured hippocampal neurons ［J］. J Neurosci. 1998，18（17）：6822-6829.

[48] Martineau M，Baux G，Mothet JP. Gliotransmission at central glutamatergic synapses：D-serine on stage ［J］. J Physiol Paris. 2006，99（2-3）：103-110.

[49] Roumier A，Bechade C，Poncer JC，et al. Impaired synaptic function in the microglial KARAP/DAP12-deficient mouse ［J］. J Neurosci. 2004，24（50）：11421-11428.

[50] Maher FO，Clarke RM，Kelly A，et al. Interaction between interferon gamma and insulin-like growth factor-1 in hippocampus impacts on the ability of rats to sustain long-term potentiation ［J］. J Neurochem. 2006，96（6）：1560-1571.

[51] Bergles DE，Roberts JD，Somogyi P，et al. Glutamatergic synapses on oligodendrocyte precursor cells in the hippocampus ［J］. Nature. 2000，405（6783）：187-191.

[52] Koyama Y，Egawa H，Osakada M，et al. Increase by FK960，a novel cognitive enhancer，in glial cell line-derived neurotrophic factor production in cultured rat astrocytes ［J］. Biochem Pharmacol. 2004，68（2）：275-282.

[53] Tada H，Uchino M，Nagai K，et al. The anti-dementia drug FK960 stimulates glial glutamate release via a PKA pathway ［J］. Brain Res Mol Brain Res. 2002，109（1-2）：63-68.

[54] Stromme-Johannesen T，Myhrer T. Impaired visual memory in rats reared in isolation is reversed by D-cycloserine in the adult rat ［J］. Eur J Pharmacol. 2002，437（1-2）：73-77.

[55] Atkinson BN，Bell SC，De Vivo M，et al. ALX 5407：A potent，selective inhibitor of the hGlyT1 glycine transporter ［J］. Mol Pharmacol. 2001. 60（6）：1414-1420.

[56] Brown A，Carlyle I，Clark J，et al. Discovery and SAR of Org 24598-a selective glycine uptake inhibitor ［J］. Bioorg Med Chem Lett. 2001，11（15）：2007-2009.

[57] Wenzel A，Fritschy JM，Mohler H，et al. NMDA receptor heterogeneity during postnatal development of the rat brain：Differential expression of the NR2A，NR2B and NR2C subunit proteins ［J］. J Neurochem. 1997，68（2）：469-478.

[58] Liu L，Wong TP，Pozza MF，et al. Role of NMDA receptor subtypes in governing the direction of hippocampal synaptic plasticity ［J］. Science. 2004，304（5673）：1021-1024.

[59] Morris RG，Anderson E，Lynch GS，et al. Selective impairment of learning and blockade of long-term potentiation by an N-methyl-Daspartate receptor antagonist，AP5 ［J］. Nature. 1986，319（6056）：774-776.

[60] Frankiewicz T，Parsons CG，Memantine restores long term potentiation impaired by tonic N-methyl-D-aspartate （NMDA）receptor activation following reduction of Mg^{2+} in hippocampal slices ［J］. Neuropharmacology，1999，

38 (9): 1253-1259.

[61] Anderson ER, Gendelman HE, Xiong H. Memantine protects hippocampal neuronal function in murine human immunodeficiency virus type 1 encephalitis [J] . J Neurosci. 2004, 24 (32): 7194-7198.

[62] Danysz W, Parsons CG. The NMDA receptor antagonist memantine as a symptomatological and neuroprotective treatment for Alzheimer's disease: Preclinical evidence [J] . Int J Geriatr Psychiatry. 2003, 18 (Suppl 1): S23-S32.

[63] Abraham WC, Mason SE. Effects of the NMDA receptor/channel antagonists CPP and MK801 on hippocampal field potentials and long-term potentiation in anesthetized rats [J] . Brain Res. 1988, 462 (1): 40-46.

[64] Morris RG, Anderson E, Lynch GS, et al. Selective impairment of learning and blockade of long-term potentiation by an N-methyl-Daspartate receptor antagonist, AP5 [J] . Nature. 1986, 319 (6056): 774-776.

[65] Barria A, Muller D, Derkach V, et al. Regulatory phosphorylation of AMPA-type glutamate receptors by CaM-KII during long-term potentiation [J] . Science. 1997, 276 (5321): 2042-2045.

[66] Lee HK, Barbarosie M, Kameyama K, et al. Regulation of distinct AMPA receptor phosphorylation sites during bidirectional synaptic plasticity [J] . Nature. 2000, 405 (6789): 955-959.

[67] Lu W, Man H, Ju W, et al. Activation of synaptic NMDA receptors induces membrane insertion of new AMPA receptors and LTP in cultured hippocampal neurons [J] . Neuron. 2001, 29 (1): 243-254.

[68] Otmakhova NA, Lisman JE. D_1/D_5 dopamine receptor activation increases the magnitude of early long-term potentiation at CA1 hippocampal synapses [J] . J Neurosci. 1996, 16: 7478-7486.

[69] Philips D, Sonnenberg J, Arai AC, et al. 5'-alkyl-benzothiadiazides: a new subgroup of AMPA receptor modulators with improved affinity [J] . Bioorg Med Chem. 2002, 10 (5): 1229-1248.

[70] Tang CM, Shi QY, Katchman A, et al. Modulation of the time course of fast EPSCs and glutamate channel kinetics by aniracetam [J] . Science. 1991, 254 (5029): 288-290.

[71] Staubli U, Perez Y, Xu FB, et al. Entrally active modulators of glutamate receptors facilitate the induction of long-term potentiation *in vivo* [J] . Proc Natl Acad Sci USA. 1994, 91 (23): 11158-11162.

[72] Arai AC, Xia YF, Suzuki E. Modulation of AMPA receptor kinetics differentiallyinfluences synaptic plasticity in the hippocampus [J] . Neuroscience. 2004, 123 (4): 1011-1024.

[73] Arai AC, Xia YF, Rogers G, et al. Benzamide-type AMPA receptor modulators form two subfamilies with distinct modes of action [J] . J Pharmacol Exp Ther. 2002, 303 (3): 1075-1085.

[74] Goff DC, Leahy L, Berman I, etal. A placebo-controlled pilot study of the ampakine CX516 added to clozapine in schizophrenia [J] . J Clin Psychopharmacol. 2001, 21 (5): 484-487.

[75] Lockhart BP, Rodriguez M, Mourlevat S, et al. S18986: a positive modulator of AMPA-receptors enhances (S)-AMPA-mediated BDNF mRNA and protein expression in rat primary cortical neuronal cultures [J] . Eur J Pharmacol. 2007, 561 (1-3): 23-31

[76] Navakkode S, et al. The type Ⅳ-specific phosphodiesterase inhibitor rolipram and its effects on hippocampal long-term potentiation and synaptic tagging [J], J Neurosci. 2004, 24: 7740-7744.

[77] Vitolo OV, et al. Amyloid b-peptide inhibition of the PKA/CREB pathway and long-term potentiation: Reversibility by drugs that enhance cAMP signaling [J] . Proc Natl Acad Sci USA. 2002, 99: 13217-221

[78] Volterra A, Meldolesi J. Astrocytes, from brain glue to communication elements: the revolution continues [J] . Nat Rev Neurosci. 2005, 6, 626-640.

[79] Wang XY, Chen J, Zhang JT. Effect of ginsenoside Rg1 on learning and memoryimpairment induced by beta-amyloid peptide (25-35) and its mechanism of action [J] . Acta Pharmaceutica Sinica. 2001, 36 (1): 1-4

[80] Watabe AM, Zaki PA, O'Dell TJ. Coactivation of b-adrenergic and cholinergic receptors enhance the inductin of long-term potentiation and synergistically activates mitogen-activated protein kinase in the hippocampal CA1 region [J] . J Neurosci. 2000, 20: 5924-5931.

[81] Yamada KA, Tang CM. Benzothiadiazides inhibit rapid glutamate receptor desensitization and enhance glutamatergic synaptic currents [J] . J Neurosci. 1993, 13 (9): 3904-3915.

[82] Zhang JT. Proceeding of an international symposium on new drug development from national products [J] . Korea Society of Pharmacognosy, 1989: 45-59.

[83] Zhu CJ, Wang LJ, Hua F, et al. Stereoselective excretion and first-pass metabolism of clausenamide enantiomers [J] . Eur J Pharm Sci. 2013, 16: 49 (4): 761-766.

第十三章 认知科学研究展望

从 20 世纪起，特别是 90 年代以来，认知科学研究以异乎寻常的速度在全球范围内展开，在各国政府的重视和大力支持下，在心理学、哲学、神经科学（基础和临床神经科学）、计算机科学等诸多学科的参与和协调配合下，朝着"认识脑，保护脑，创造脑"的大目标迅速发展。认知科学早期的研究关于脑与行为的关系，于 20 世纪六七十年代取得了重要进展，以心理学为主的认知科学家在"信息加工理论"框架下，探讨高级认知过程与神经系统的关系，使人们对感知、注意、语言、思维、推理、解决问题、物体识别、记忆系统及其神经学基础和机制有了比较深刻的了解，神经科学研究先进手段（如 PET、fMRI）与分子生物学、基因组学、表观遗传学紧密结合，大大促进了认知科学的发展和突破。将认知科学研究取得的新成果用于解决社会现实问题，将满足国家重大需求、提升国民素质，认知科学研究已成为科学研究领域的热点和各国重点发展方向。认知科学工作者在顶尖杂志上发表了丰富多彩的论文及令人耳目一新的研究报告或信息，如大脑为何分成左右半球、聪明脑袋是什么样的、不理性的高智商、变态人格的脑起源、老鼠胡须下的秘密、我们的判断为何有时不如婴幼儿、做母亲能让女性变得更聪明、认知药理学的形成发展及其几十年来对认知科学的巨大贡献等，读后令人兴趣盎然。当然，认知科学研究中还有大量问题有待探讨和深入阐明，比如，揭开"记忆之谜"恐怕还要几代人的努力。根据国内外文献、研究现状和个人在认知研究中的感受，笔者很愿意谈谈认知科学研究中有关基础研究、认知评价的技术方法，开发两种认知药（改善认知障碍药和聪明药）等方面的看法与展望。本书各章的作者都是从事认知科学研究第一线的教授或博士，他们除对有关领域的研究进展进行综述，也对今后发展趋势做了评估和展望。对他们的某些精彩论述自然要在本章中引用，做为本书的一个小结。

第一节 认知科学基础研究

认知是指对外界事物的全面感知，引发一系列心理功能变化，最终出现外显行为的过程，包括感知、注意、学习记忆、思维、语言、推理、提出问题直至解决问题。其中的学习记忆是核心内容，故常把学习记忆代表认知功能。本节讨论的重点有 3 个方面，即记忆的基本机制，记忆痕迹分布在脑的哪些部位及记忆模式可以继承吗？

一、记忆的基本机制

记忆的基本机制有许多研究，也有许多解释，现在普遍承认突触变化可能是记忆储存的基本机制。其依据有以下几方面。

第一，在发育成熟的神经系统，一个反射动作的完成或是对一项生理功能的调控，主要依靠神经元组成的环路上信号传输和处理来完成，也即经常看到的，由前一级神经元的轴突传向下一级神经元的胞体或树突。神经环路中能进行信息传递作用的是突触，在一个神经元胞体及其树突分支的表面有可能形成大量的突触，例如，在猫的视区皮质每立方毫米的灰质中含有近 50000 个神经元，而每个神经元上有 6000 个突触，该区域中的突触总数达到 3 亿。神经环路中的局部环路和微环路也以突触为主，突触前膜和突触后膜含有大量的离子通道受体、功能蛋白、蛋白质、酶以及神经递质、神经调质等信使物质，突触在记忆储存中的作用就更加明朗了。

第二，接受学习训练或置于丰富环境中的动物，突触数量分支和连接都发生明显变化，包括突触数目增加、轴突增重、树突延长、树突棘增多、突触之间的连接更加丰富，这些变化必然会引起学习记忆储存和巩固加强。

第三，以记忆渐进性消退为特征的神经退行性疾病的一个主要的病理改变是突触的丢失。将 AD 患者的突触丢失与正常老年人的进行了比较，正常老年人的约为 10％～15％，AD 患者的突触丢失大约为 25％～50％。AD 动物模型除 APP 转基因鼠外，还有 2D、3D 转基因 AD 模型，均见明显的突触丢失。不仅 AD，其他神经退行性疾病如 PD、抑郁症和精神分裂症等都存在明显的突触丢失。为此，有科学家提出"突触丢失等于痴呆"。Holtzman DM 根据 AD 流行病学调查和 $A\beta_{1-42}$ 疫苗治疗老年痴呆的结果，认为 $A\beta$ 在脑内沉积出现在痴呆发病前的约 10～15 年，当 $A\beta$ 沉积达到高峰时或之前即伴有神经纤维缠结的存在。在没有出现的认知障碍或只有轻度认知障碍，经 $A\beta_{1-42}$ 疫苗治疗后，$A\beta$ 脑内沉积减少，老年斑消除，同时神经纤维缠结减轻，但血中 $A\beta_{1-42}$ 抗体明显增加，认知障碍非但没有改善，反而继续恶化。经统计分析表明，老年斑和神经纤维缠结与老年痴呆程度无显著相关。以上研究和分析表明，痴呆（认知障碍的极限）的主要原因是突触丢失。

第四，某些知觉测验表明，每一个十分之一秒是人脑的一个经验"框架"，在这短短的十分之一秒内人脑可能接受 1000 比特（bit）的信息。若一个人生活 70 年，不考虑睡眠期有任何信息输入，那么进入大脑并可能储存的信息可达 15 万亿比特，这个数字比大脑神经细胞总数大 1000 倍以上。上面已提到，突触的数量比神经元的大许多，而且人们发现一个原来不起作用的神经元给定突触，由于神经活动可能变得起作用。脑神经元突触总数约 10 万亿，大致可以跟脑一生中存储的信息比特数相匹配，由此表明，只有突触可以承载、储存和处理如此巨量的信息。

国内外认知科学工作者普遍支持突触变化是记忆的基本机制，收集的证据也比较充分。但笔者个人认为，神经元-突触变化是记忆基本机制更为合适，理由有以下几方面：①神经元是神经系统的基本单元，其数量和活性对影响神经系统结构和功能至关重要。②突触是指轴突、树突，而轴突长自神经元胞体，轴突延伸分叉便形成树突，树突上再长出树突棘，故神经元与突触在组织结构上难以割裂。③突触在信号传导中起重要作用，但神经元是信号的载体，各种信号分子均储存在神经元内，传递、加工、整合发生的信号级联反应所需的物质也都存在于神经元内。④突触死亡往往连同神经元一起死亡，神经元死亡也会累及突触。笔者的这一看法在笔者的部分论著中有所表述，笔者相信这一看法将能逐渐得到学术界的认同。

二、记忆痕迹分布在脑的哪些部分？

有学者提出记忆广泛地分布在所有神经系统，但这一事实并不能否定某些脑区具有特殊的功能。

海马是一个对记忆有重要影响的机构，它是神经发生和 LTD 诱导的主要场所，负责时间记忆和空间记忆，可形成短时记忆并储在这里进而可传送到脑皮质转变为长时记忆。学者普遍主张大脑皮质是长时记忆形成和储存的地方，新皮质和内侧颞叶受到最大的关注及深入的研究。人类高度进化的新皮质最显著的特点是包含六层神经细胞，通过大量神经元之间突触联系的改变编码长时记忆，皮质中尤其是丘脑有着万亿计的神经突触，而海马将新皮质的认知信息与边缘系统的情绪信息完美地结合在一起，形成包含了所经历事件各方面编码的记忆痕迹。有学者认为，左侧额叶更多地参与语言表征的编码过程，而右侧额叶则是更多地参与物体和空间记忆信息的加工，前额叶编码长时记忆，还调控工作记忆和源记忆。内侧颞叶对记忆十分重要，内侧颞叶周围是听神经，听觉信息可迅速反馈到内侧颞叶。此外，情绪信息的"集中营"（杏仁核）正好在海马附近，使内侧颞叶成为一个繁忙的"交通枢纽"，各种输入信息在这里整合，然后再到新皮质的各个相关区域完成学习与提取，可以说内侧颞叶是"中枢中的中枢"。

以上说明脑皮质是产生长时记忆和记忆痕迹的地方，新皮质尤其是前额皮质和内侧颞叶应受到格外的重视。不过记忆分布在中枢的各个部分的证据也不少，同样应受到重视。

三、记忆模式可以继承吗？

表观遗传学研究确认 DNA 甲基化可增强学习记忆和突触可塑性。在哺乳动物细胞中胞嘧啶甲基化主要发生在 CpG 二核苷酸上，动物体内 DNA 甲基化象征着一种细胞记忆机制的观点分别被两个实验室（Holiday 和 Pagh，1975；Riggs，1975）独立提出。这两个实验小组意识到 CpG 的甲基化或非甲基化模式能够在细胞分裂时得到复制，在 DNA 刚刚复制完成时，来自亲本的 DNA 链继续维持它被修饰的胞嘧啶的模式，而新合成的那条链是专一的利用甲基化的模板，使子链的 CpG 甲基化。而非甲基化的 CpG 不能成为维持甲基转移酶的模板，这种简单的机制产生的结果是，DNA 甲基化模式可以向 DNA 序列本身一样被半保留复制。进一步研究已提供了甲基化模式可继承的证据。科学家利用能切割胞嘧啶未发生甲基化，但不能切割胞嘧啶甲基化的 CpG 位点的酶，绘出了非洲爪蟾蜍核糖体 RNA 基因甲基化和非甲基化的模式图，发现两条链的对应 CpG 不是全部甲基化就是全部非甲基化，这个发现与之前维持甲基化模型的推测十分吻合。Wigler 将人工合成的甲基化 DNA 转染进细胞为甲基化模式的可遗传提供了更直接的检测途径，结果发现未甲基化的质粒即便经历很多代也不会发生甲基化，而 CCGG 位点被甲基化酶 M. Hpa 甲基化的质粒，经过很多代后仍保留其甲基化状态。

任何重大科学事实或科学结论，都要经得起别人的重复和时间的考验。笔者认为，记忆可够继承仍在学术争鸣中，今后要着力研究以下 3 个方面：①以上实验应可由其他实验室重复，并确定是否能取得相同的结果；②继续寻找更多的新证据；③从动物实验过渡到人体试验。笔者估计几年甚至几十年内未必能得出结论。

第二节 促智信号转导途径的研究

人体内每一生理事件或病理事件以及外来的药物都有各自的信号转导途径。通过信号通路研究对了解认知过程调控机制及药物治疗机制都至关重要。笔者认为有两方面的研究值得重视和强调。

一方面是，近年内的基础与临床研究都相当明确地说明老年痴呆发病的主要原因是神经元-突触丢失，而痴呆与 Aβ 脑内沉积，神经元纤维缠结等病理改变，无显著相关性。纠正和防止神经元突触丢失，提高神经发生和突触新生十分必要。因为这两种生理功能都可以提供新的神经元和突触以取代已经死亡和损伤的神经元和突触，理论上可达到根治痴呆的目标。笔者研究组和国外的一些实验室一致证明，神经发生和突触新生的靶受体，一个是 NMDA 受体，另一个是 NOS。但这两者信号途径的细节尚不清楚，今后应深入研究并证实有哪些信号分子参与到级联反应中，并明确这些信号分子的来源。例如，cAMP 和 cGMP 是来自腺苷环化酶的激活还是磷酸二酯酶（PDE）亚型的抑制，二者分属不同的生化来源，因而有不同的生物学意义，更为重要的是要弄清核转录因子是什么，它转入和表达的基因和蛋白质产物是什么，能否解释神经发生、突触效能与结构可塑性提高的关联。

另一方面是，国内外对学习记忆的信号通路的研究比较多，对认知障碍的信号通路的研究极少，老年痴呆信号通路的研究也不够详细，今后应加强各类认知障碍，包括各型痴呆在内的信号通路的研究，全面了解其靶受体，参与级联反应的信号分子，核转录因子的转录与表达的基因产物等，为各型认知障碍和痴呆发病的原因与机制提供证据。在此研究基础上，利用目前已掌握的科学技术，尤其是分子生物学技术，选择性地消除、减少或增加关键性蛋白，并对不同信号级联反应之间的对话有所了解，从基因方面去阐明脑功能长时间改变生理情况下、有疾病情况下的信号转导途径是不同的，且它们之间有哪些异同，如何使歧途返回正常的生理途径。这些研究是创新性研究，意义重大，迄今为止尚无多少成功案例，更值得我们去研究探索，实现目标。

第三节 认知的基因调控

人的个性特征和行为举止与特定基因相关。有一组调查评估了遗传对性格的影响程度，焦虑性 55％，创造性 55％，顺从性 60％，攻击性 48％，外向性 61％。焦虑情绪与血中调节血清素（5-HT）的基因相关，遗传影响和后天影响各占 50％。对数千对孪生子的研究表明，武断个性 60％源于遗传背景，幸福愉快感 80％源于遗传背景，高度焦虑和压力感也是遗传禀性。

大脑也存在"奴性"基因 D2，通过控制大脑的 D2 基因，可把好斗的猴子驯服。通过阻止"D2"的作用，可切断猴子的行为动作与回报知觉之间的联系，被切断了这种生理联系的猴子，长时间任劳任怨地执行分派的任务，而忘记索取任何"报酬"。参与研究的工作者指出，人类也有同样的基因。11 号染色体上的"惊险基因"的表达，导致大脑释放出多巴胺，引起追求险境，寻求刺激的欲望，以满足欣快感，遗传率为 59％。这一研究尚需解决两个问题，一是人在一生中有可能改变性格行为，在性格改变的同时是否伴有基因类型表达的改变；二是性格行为基因可以遗传吗？

以上的研究为情绪与性格提供了基因水平上的解释。随着基因研究的深入，人们发现脑结构的形成、脑的发育与进化、神经可塑性、语言均受基因的调控，现分述如下。

（1）基因与语言　从对家庭和双胞胎的研究看出诵读困难（dyslexia）有很强的遗传背景。学者们对此进行了广泛探索，首先对患者大脑进行剖析发现参与语言相关的脑区——大脑左侧外侧沟（left presylvian）存在神经迁移的异常。一共观察了 7 个患者的脑均出现同样的神经迁移异常，而在对照的脑很少出现。连锁研究发现，从 6 个染色体区发现伴有神经迁移的 6 个潜在的基因，其中 4 个已被检定，定位于 15g21 的 DXIC1、位于 6p22 的 KIAA0319 和 DCDC2 及位于 3p12 的 ROB01。利用 RNA 干扰技术制备了功能性基因敲除大鼠证明 DX1C1 与神经迁移有关。从法国 dyslexia 家族剪切的标本中观察到，该基因编码的蛋白质是正常神经迁移所必需的，且迁移具有特定的终点部位，于是这些基因被命名为 dyslexia 基因。是否还有其他的这类基因，这类基因除了神经迁移异常外是不是会有其他功能，这些基因是单独起作用还是与其他基因协同作用？这一系列的问题有待进一步的研究阐明。之前有学者写道："不可能发现语言基因，就像不存在大拇指基因一样"。毫无疑问，以上研究是关于诵读困难或语言研究的一个巨大进展。至少可以说上述 dyslexir 基因是语言障碍或会话有关的候选基因。

（2）基因与神经可塑性　脑可塑性是学习的同义词，由于研究发现脑可塑性引起脑结构变化等进展，刺激了脑可塑性的研究。研究证明眼优势柱（ocular dominance column）的形成完全是基因控制下完成的，与视觉输入无关。再如，细胞刺激引起即早期基因的表达，其表达的基因产物可改变突触结构和功能以及激活与学习或可塑性有关的基因表达的级联反应。基因的学习记忆可塑性在很多情况下得到证明。大鼠的空间学习和恐惧性学习、小鸡的视觉印记、猕猴的视觉学习、大鼠的药物成瘾等，一言以蔽之，脑可塑性不能代替基因可塑性的发生，因为它必须在基因调控下进行。

（3）基因与环境　对基因与环境的关系存在两种截然不同的看法。一种看法认为环境可以引起基因的变异和表型的改变。另一种看法则认为环境因素对脑内基因无实质性影响。在脑的进化中基因早在脑内布下线路（pre-riding），因此环境因素不能撼动它。所有的外部信号进入大脑首先要通过布下线路，即基因设定的感觉通路，进行过滤，并且很快地被感觉受体编码，受到神经结构的压制。这样，外部信号就变成了内部信号，信号引起的任何学习机制的改变都是在脑内的基因控制下发生的，按照这一观点环境对基因几无影响，也许在感知方面有些变化。

（4）基因-脑-认知　研究认为基因引起认知功能改变有许多途径或有中间环节，已知在脑结构的形成，脑的发育与成熟中，基因起到至为关键的作用。新皮质是认知的重要脑区，其灰质三维结构的形成具有高度遗传性。大脑两半球的不对称的形成有数以亿计的基因起作用；皮质特异性基因可在丘脑完全切除神经联系下进行表达；小脑可在缺失所有神经递质的情况下发展很大，甚至出现微循环和个别的突触，这些结果可用大量的转录因子来解释。以上几个例子说明在脑结构的发育和成熟以及认知功能的发生中，基因是必不可少的，促进脑的发育与成熟在前，认知功能活动在后。

此外，人类与其他动物的基因有高度同源性，如人类与爬行动物有 98.5％ 的基因相同或相似，怎样能解释二者在认知上的巨大差异呢？这是因为同一个基因由于突变或其他因素可发生基因表型的改变。表型的改变则会引起认知阈的改变，因而出现认知特性的改变。所以基因研究不仅要研究基因的序列、结构和表达的部位，更要重视基因表型的研究，这有助于对认知的进一步了解。

第四节 开发两类认知药物的研究思路和治疗策略

认知药物可分为两类：一类是改善认知障碍的药物，几十年来已在临床得到广泛使用；另一类是提高健康人群正常智能的药，国际上称之为"聪明药"（smart drug），至今还没有这类新药上市。

一、改善认知障碍的药物

这类药是针对以进行性认知功能减退为特征的神经退行性疾病如阿尔茨海默病、帕金森病、亨廷顿病等以及各种原因引起的认知障碍病的药物，除治疗认知障碍也观察对 AD 病变的抑制作用。

过去几十年，对这类药进行了大量研究和开发，先后上市的有关药物不下数十种，主要有胆碱酯酶抑制剂、NMDA 受体拮抗剂、Aβ 阻断剂等。总起来说，这类药物治疗效果不佳，而且毒副作用较大，对 AD 病理变化几无作用。记忆障碍分轻、中、重度障碍，最严重的便是老年痴呆了，现有药物对轻度、中度有一定效果，却不能治愈，且停药后症状再显，原因可能是作用机制不合理。例如，胆碱酯酶抑制剂的作用机制是抑制乙酰胆碱的降解，因而脑内乙酰胆碱含量会有所增加；乙酰胆碱是一个增智的神经递质，在痴呆早期有一定疗效可以肯定，到痴呆的中晚期，由于胆碱能神经元和胆碱受体大量丢失，乙酰胆碱很难有所作为。再如，NMDA 受体拮抗剂美金刚可降低兴奋性毒性并不一定有增智作用，但正如前面提到过的，NMDA 在长时记忆形成、神经发生、突触新生中起到至为关键的调控作用已为多数学者所证实，取得共识。笔者实验室也已证实 NMDA 受体是学习记忆和突触可塑性形成的主要调控者。抑制 NMDA 受体，LTP 的诱导受到阻断，可减轻兴奋性毒性换来认知障碍的某些改善，但也因此放弃了 NMDA 受体的主体作用，可谓是舍大求小。美金刚临床应用渐久，其毒副作用也日渐明显和增多，它在临床还能应用多久，笔者表示怀疑。至于 Aβ 阻断剂，无论是 $Aβ_{1-42}$ 疫苗、Aβ 抗体，还是 APP 抑制剂等，都没有通过临床试验而获得上市的批准。主要原因是 Aβ 脑内沉积在 AD 发病中有多大作用尚无明确结论。流行病学调查认为，在痴呆发病前 10～15 年脑内即有 Aβ 沉积，多方面研究也证明不但正常老年人，中年人甚至三十几岁的青年人去世后尸检发现 Aβ 脑内沉积的比例也比较高。$Aβ_{1-42}$ 疫苗治疗AD，可观察到老年斑的清退、Aβ 脑内沉积减少，但认知障碍并没有减轻，反而继续恶化。从现有药物评估，可以看出认知障碍改善药的开发必须另辟新途，才能柳暗花明。

认知障碍改善药的研究思路和治疗策略应调整。以老年痴呆作为治疗对象，痴呆代表认知障碍的极限，又有显著的病理改变，包括基因的和非基因的病理改变，以痴呆为治疗对象开发 3 种类型的药物——认知障碍改善药、AD 病变阻抑药和神经保护剂。

研究思路和治疗策略：

（1）**以 NMDA 受体及其亚型 NR2B 为靶点**　筛选和发现能选择性激动突触上 NMDA 受体或选择性抑制突触外 NMDA 受体的药物，为绕开兴奋性毒性，激动 NMDA 甘氨酸位点的药物以及上调脑内 NR2B 的药物。

（2）**开发防止神经元突触丢失的药物**　Davies 于 1987 年首次提出突触丢失与老年痴呆相关，此后一系列研究报道确认突触丢失是所有类型痴呆、PD、抑郁病和精神分裂症的一个主要病理改变。突触丢失的原因：一是 Aβ 寡聚体；二是 AD 脑 PSD 中的 shank 3 蛋白显著减少，主要原因是泛素蛋白酶系统（UPS）加速了 shank 蛋白的降解。从以上介绍，AD 治疗策略应是防止突触丢失，维持突触的正常稳态平衡，如调节 mTOR 和 UPS 的活性以达此目的。寡聚体是促进突触丢失的主要毒素，通过寻找 β、γ 分泌酶抑制剂或制成寡聚体疫苗、抗体以减少寡聚体的产生，开发能提高突触新生的药物。

（3）**表观遗传治疗**　表观遗传学指 DNA 序列未发生改变情况下，基因功能发生了可遗传的信息变化，也可理解为通过调整染色质状态而非 DNA 序列改变来实现基因的转录调节。已证明 DNA 甲基化、染色质重塑和组蛋白共价修饰，如组蛋白乙酰化、磷酸化、泛素化、ADP 核糖基化等，对认知和突触可塑性形成起促进作用。研究还证明，人类基因有 25000 个，是指编码蛋白基因，而非编码 RNA 虽不能表达蛋白质，但可以通过转录成 RNA、DNA 发挥许多功能，编码蛋白质基因信息相当单一，而真正的信息和功能复杂性却在基因组的非编码部分。非编码序列不仅在 DNA 水平上有所作为，在转录产物非编码 RNA 的功能更是多种多样，研究还发现 siRNA、miRNA 和 piRNA 等小分子编码 RNA 作为细胞调控因子在细胞分化、个体发育、认知功能、干细胞增殖等方面发挥重要作用。RNA 干扰（RNAi）和微小 RNA（miRNA）已在动物实验和人体试验中被证明可调控认知过程。神经发生、基因沉默等上述表现遗传学的研究为人们提供了以下治疗策略：开发 DNA 甲基化和组蛋白共价修饰的药物；RNAi 用于 AD 或认知障碍病中，对致病基因予以阻断或沉默；miRNA 可用于基因抑制和神经干细胞的增殖与分化。

以上研究可从天然产物、微生物代谢物和人工合成化合物中进行筛选，发现先导化合物，进而开发有效的药物。

二、聪明药

几十年来，很多认知科学工作者将开发聪明药视为认知科研领域里最高目标之一。因为认知障碍患者毕竟只占世界人口的小部分，世界人口的绝大多数人认知功能是正常的或基本正常（如亚健康人群），人之所以成为万物之灵，主要的一点便是有高度发达的脑功能，有语言，能适应复杂的环境和改造世界。开发聪明药绝不是幻想，理由是人类个体仅利用了其大脑潜力的十分之一二，也即十分之八九尚未被利用，存在很大的空间提高智能。笔者研究的人参皂苷对认知过程有多环节、多层面的作用，作用机制阐述得十分清楚，证明 NMDA 受体和 NOS 是其主要靶标。国际上早已证明 NMDA 受体和 NOS 是调控长时记忆、突触可塑性、神经发生和突触新生至关重要的关键因素，因而人参皂苷机制合理，也增强了笔者开发聪明药的信心。一些合成药可提高脑皮质褶皱，增强灰质和白质含量，提高注意力，提高情绪智能等，虽治疗作用面狭窄或单一，但也可看出这些药物或多或少有促智作用。这些合成药之所以没有人参作用强，很可能是几十年来设计和开发的合成药太严格地要求单靶点，研究者没有意识到复杂性疾病包括 AD 和各种认知障碍症是多基因、多发病机制，病变涉及多个器官和不同类型的细胞，没有想到发展多靶点药物。只要调整思路，坚持实践下去，未来开发出聪明药可能不再是可望而不可即的了。

研究思路、靶点和策略：

整体思路要在生理范畴内设计、实践，多考虑健康人的认知与内源性脑物质、脑结构密切相关，最后都是由基因进行调控的。

下面提出具体的思路、可行的策略及研究重点。

（1）**神经递质和激素** 人生命过程中的每一项生理功能都与机体内源性物质息息相关，外界环境的影响也是通过内源性物质起作用。人出生后生长、发育、认知功能和性功能的形成，神经传导，信息传递器官的成熟与执行功能，可能更多地受到神经递质、神经调质、激素及其受体和基因的调控。

在神经递质中，多巴胺受到科学界的关注，并进行了深入的研究。研究表明，多巴胺是多种认知功能和精神活动的关键调节者。其一，多巴胺在认知功能上的双重身份——调控促进自身认知工作记忆功能参数，介导价值评估和决策的认知功能。因为思考看似静止，但思考仍然要消耗大量的能量。认知回避假说认为，认知回避原则是为了将工作记忆配置所产生的消耗降至最低。那么，大脑如何评价成本，如何通过改变工作记忆配置来降低能量消耗就十分重要了。研究认为，多巴胺能介导上述价值评估和决策的认知功能。其二，多巴胺被证明参与了大量的生物信息，如动机、学习、工作记忆、决策等，多巴胺可通过奖赏预测错误动力学增强行为学改变，以使其付出得到最大的回报。其三，在神经递质中，多巴胺是唯一能形成长时记忆的神经递质，多巴胺不但促进学习记忆，还参与思考、动机、决策等脑功能，其独特的作用机制远远超越了乙酰胆碱。因此，多巴胺是笔者研究重点，拟开发多巴胺受体激动剂，促进多巴胺合成和释放以及调控多巴胺基因的药物。

在激素中，性激素与认知关系密切。"做母亲让女性更聪明"此话不虚，因为怀孕、分娩、喂乳等过程，女性体内大量分泌雌激素及有关激素，选择性作用于与记忆有关的脑区，使其智力得到很大的提升，包括警觉、时间与空间记忆，情绪智能等。雌激素还能促进乙酰胆碱的合成，上调神经营养因子表达和提高神经发生。雄激素的研究不如雌激素深入和广泛，但从已有的研究已证明雄激素能改善学习记忆，提高基础突触传递，促进 NO 释放，改善认知和情感障碍。开发途径可从两方面来考虑。

① 脑内在合成雌激素和雄激素过程中会产生一些中间代谢产物，在脑内往往起到神经甾体作用，影响脑的结构和功能。如孕烯醇酮可通过细胞色素 P450c17 催化生成脱氢表雄酮（DHEA）。最近的研究证明，较高的内源性 DHEA 水平与女性较好的认知能力有关。一项基于 CHIANT1 的研究结果显示在排除年龄与其他潜在的干扰因素的情况下，DHEA 跟认知功能之间有显著的正相关。3 年随访期间 DHEA 水平较低的人群加速了 MMSE（智力状态检查）评分下降。研究还证明 DHEA 可能通过生成更多性甾体前体并激动组织（皮肤、脂肪、肝、脑）内的雄和雌激素发挥作用。DHEA 还是 NMDA 受体正向变构调节剂，长期给予 DHEA 对大脑海马 CA1 区的 LTP 诱导起到重要作用。DHEA 也能对海马乙酰胆碱的释放以及下丘脑多巴胺的释放起作用，如 DHEA 可促下丘脑的多巴胺的释放提高达 10 余倍，故 DHEA 可能成为促智药，值得进一步研究。

② 对雌激素和雄激素进行人工合成和改造，从一系列衍生物中筛选促智而无严重毒副

作用的化合物。

（2）抗应激剂　人类每时每刻都受到来自体内外的化学、物理、生物的各种应激（stress），如果机体不能处理这些应激就会引起疾病和脑功能改变。首当其冲的是认知功能，应激作用于下丘脑-垂体-肾上腺轴（HPA），从而引起糖皮质激素的大量分泌并进入血液，对认知功能造成伤害，这是人类每个人都要面临的威胁，不可轻视。抗应激剂的研发，将对健康人群起到良好的保护智能作用，如人参及其皂苷世界各国都证明有促智作用，其作用机制之一便是有抗应激作用。

情绪与认知关系的研究充分说明焦虑、抑郁等情绪对认知产生负面影响。开发抗焦虑剂、抗抑郁剂很有必要。要求抗焦虑剂和抗抑郁剂不但有抑制焦虑和抑郁的功能，而且对抑郁、焦虑伴有睡眠障碍、认知障碍和性功能障碍都有改善的作用，这才是真正有效的抗抑郁、抗焦虑新药。目前国内外尚无这种类型的药物，我们应努力奋斗，实现这一目标。

第五节　优化认知研究有关技术、方法、模型的展望

所有科学研究领域的理论或实践的突破都与新技术、新方法的创立相联系。同样，新技术、新方法推动了认知科学研究的发展。制定认知研究有关的技术方法的优化方案应突出以下几点。

① 对传统的现在仍然在广泛使用的技术方法要努力提高有效性、可靠性，经得起重复验证，克服技术方法中存在的问题和缺陷。

② 认知研究可同时进行体内外试验，但更应重视整体动物实验，动物实验尽可能符合生理条件（如清醒、自由活动、无刺激、无麻醉）。

③ 应既能定性又能定量。

④ 努力实现客观、直观、可视，并能连续动态地观察认知过程或认知变化的全过程。

⑤ 选择新方法和新仪器应与要解决的问题的主流理论相一致。

下面拟对学习记忆的行为学和电生理方法，认知研究新技术、新方法的选择和使用，基因测定新技术的使用提出笔者的看法和展望。

一、学习记忆的行为学方法和电生理 LTP 测定技术

人和动物的内部心理过程是无法直接测量的，只能根据可观察到的刺激反应来推测脑内的发生过程。对脑内记忆过程的研究只能在人或动物学习或执行某项任务后，间隔一定时间测量他们的操作反应时间，来衡量这个过程的编码形式、贮存量、保持时间及其依赖的条件等。学习记忆的方法基础是条件反射。各种各样的方法均由此衍生而来。现在国际上较常用的方法包括跳台法（step down test）、避暗法（step through test）、穿梭箱（shuttle box）、Morris 水迷宫（Morris water maze）、八臂迷宫（eight radial maze）、恐惧性学习、小鸡味觉回避试验、物体识别试验等。

如果进行认知药物研究，行为学方法必须结合记忆障碍模型进行。因为像跳台法和避暗法试验只经一次试验即可学会并很快趋于稳定，维持较长时间。在这种情况下，结果很难通过显著性试验。采用记忆缺失模型不但有助于评定药物作用，且可初步分析药物作用机制。行为学方法的缺点是动物个体间差异大，结果不易重复，因此研究中应注意以下几个问题。

① 严格实验环境和操作程序。如动物需在隔音室内进行，室内温度、湿度和光照度始终保持一致。动物采用纯种，实验前数天移至实验室以适应周围环境，每天实验均在固定时间内完成。

② 减少非特异性干扰，包括情绪、注意、动机、觉醒、运动活动水平、应激和内分泌（如肾上腺素的分泌）等。

③ 奖励和惩罚效应。观察奖励效应要特别注意动机和驱力问题。观察惩罚效应要观察是否有镇静、痛阈改变等问题。

④ 试验必须经得起重复，包括本实验室他人和其他实验室的重复。

学习、记忆、思维等高级神经活动机制的阐明一直是神经科学者追求的目标。一个世纪之前，Tanzi 就提出，学习也许涉及神经元之间连接强度的变化。50 年后，Hebb 发展了这一假说，他认为记忆可能是由于突触传递效率的持续变化，在脑内形成新的神经回路所致。1973 年，Bliss 和 Lomo 在麻醉家兔的海马首次发现用高频（15Hz）短串（15～20s）电刺激穿质通路（perforant path，PP）后，再给予以前同样大小的单个测试刺激（0.1Hz）可在齿状回颗粒细胞引起一个增强的电位，这一现象可长达 10 余个小时，表明突触传递功能增强，这一现象被称为突触长时程增强（long-term potentiation，LTP）。后来一系列研究证明，LTP 是学习记忆的神经分子生物学基础，是细胞和突触水平上的学习记忆模型。电生理 LTP 测定方法与行为学方法相比，科学意义更大、结果稳定、易于重复。存在的问题主要有：实验过程中会由于动物的移动而损毁电极和脑组织，动物体温、麻醉水平的不恒定，电极定位的不准确均会影响群体峰电位（population spike，PS）的幅度以及实验中的电波干扰，故应注意故障的排除。由于 LTP 测定要求精准，操作步骤较长，即使熟练的技术人员一天只能完成 10～20 只动物实验，这几年发展了自动化测定 LTP 的新仪器，但这种仪器仅用于海马脑切片的研究，不能进行整体动物实验。

笔者使用清醒、自由活动大鼠与麻醉大鼠进行了比较，发现前者由许多优点：①PS 幅度高，维持较高 PS 幅度的时间约为两周左右；②排除了麻醉对 LTP 的影响；③采用口服或皮下注射、肌内注射代替脑内给药；④清醒情况下测定 LTP 更符合生理情况。

目前，世界各国 LTP 的研究中应用脑片的方法最多，其次是麻醉大鼠的，用清醒动物的甚少。因此，具有多项优点的清醒、自由活动大鼠和小鼠用于 LTP 测定值得推荐和推广。

二、研究认知功能新工具和新仪器的使用

近几十年来，用于认知研究的方法和新工具主要有测量神经元活动的单细胞、多细胞、细胞外、细胞内记录，测量大脑电活动的脑电图（EEG）、脑磁图（MEG），用于脑结构成像的计算机断层扫描（CT 或 CAT）、磁共振成像（MRI）、弥散张量成像（DTI），测量脑新陈代谢的正电子发射断层扫描（PET）和功能近红外光谱（fNIR）等。

下面重点介绍 EEG、MRI 和 fNIR，为应用认知科学的测量与可视化技术的相关人员提供参考。

人脑有 10 亿计的神经细胞，神经元被膜转运蛋白泵出的离子穿过细胞膜而带电荷，当许多神经元同时活动时，同时泵出的离子而带上相同的正电或负电，那么同极性电荷相互排斥将会推动空间相邻的电荷，相邻的电荷又会推动相邻的电荷，依次类推形成空间波信号。

电压 EEG 技术利用空间分布的金属电极（Ag/AgCl）置于头皮，相邻电极的电势差可以推动金属电极的电子运动产生电压信号，其被记录即所谓的脑电波（brain wave）。按照这一原理，EEG 可用于 ERP（event-related potential）测定，也即测量全脑的特定意识、认知或运动事件的脑功能响应，还可以用于脑电波的分析。如 θ 波频率（4～7Hz）被认为跟休息冥想及创造性状态有关；α 波频（7～14Hz）对于 ERP 敏感度高，是对创造性任务的响应；γ 波频（30～100Hz），被认为在不同区域神经元连接成的网络，执行认知或运动机能。从信号处理学角度，EEG 信号是一种复杂的信号，其噪声通常是非稳态随机过程。

认知科学研究中通过激发 NAA 中的 ^{1}H 核子的共振波信号，同时利用 NMR 的空间位置定位技术，即可获得空间任意位置的 NAA 谱信号。NAA 是白质完整性的生物标记，并反映神经密度和线粒体功能。奥本大学磁共振成像研究中心发表利用全连接级联（fully connected cascade，FCC）神经网络对注意力缺陷的多动能障碍分类的研究。磁扩散成像是一种传统 MRI 成像方法中加入了一个新的梯度磁场，利用 DTI 技术特别适合大脑白质成像，探测许多脑病如精神分裂、阿尔兹海默病、脑瘫的发病机制，证明上述疾病与健康大脑的白质连接不一样。

所谓荧光，就是分子或原子由于吸收光被激发，当其恢复原有状态时导致发光的现象，其中寿命较短的叫荧光。图像可视化技术与光学显微镜和电子显微镜的主要不同之处在于巧妙地运用了荧光的光学原理。现有的探针不仅有 Ca^{2+}、Mg^{2+}、K^+、Na^+、Cl^- 等离子浓度的低分子离子探针，也有蛋白激酶、DNA 等高分子对应的探针。此技术已成功地用于神经系统功能的研究。例如信号转导途径中的信使物质 Ca^{2+}、IP3、PKC、PKA、CaMKⅡ、磷酸化/脱磷酸化的解析和信号分子间相互作用的分析等，这一技术的最大优势是图像直观、可视以及能观察连续动态变化，如信号转录途径中信使出现的先后次序、出现开始至消失的全过程。再如，轴突长出树突及其延伸、突触形成及突触间连接的过程均可一一观察和记录下来。总之对认知过程的研究十分有帮助。

艾伦脑图谱（The Allen brain Atlas）以高分辨解剖图、基因范围的原位杂交图片、数字和一套整合搜索、导航、可视化为基础，通过建立成年小鼠、转基因鼠、灵长类及人的全脑基因表达三维图，揭示区域性基因表达与脑生理功能之间的相互关系，对阐明基因与认知的关系极有帮助。

三、高度重视基因测定研究新进展并应用于认知研究

上文已论述了基因是认知形成和维持的决定性因素。将基因测定新技术引进认知研究也有决定性意义。

（1）荧光实时定量 PCR 技术（quantitative real-time PCR，QPCR）　QPCR 与传统的 PCR 相比，不是传统的终点检测，而是在对数扩张时期实时检测，敏感性高，样品需求量少，特异性高。根据 QPCR 的发光原理可将其分为两类。一类为探针类，主要以 Taq-Man® 探针为主，利用与靶序列特异杂交来指示产物的增加。另一类为非探针类，主要为 SYBR®green，通过荧光染料指示产物的增加。举个例子：健康人和痴呆患者尸检海马组织 50ng RNA 得到的 cDNA 用来分析 X（目标基因）和 GAPDH（参照基因），痴呆患者细胞的 X 表达比正常细胞的高 5.3 倍。

（2）胚胎电转技术　脑内的基因功能和神经网络活性分析一直以来备受关注，然而脂

质体转染、基因枪等多局限于血管附近组织如皮肤等，构建转基因动物或基因打靶以及重组慢病毒等耗时长，价格昂贵。且由于增强子、沉默子及特异的启动子等调节因子数目有限，因此依靠上述方法将一个基因的表达限定在特定的空间及时间并不容易。而胚胎电转技术克服了上述局限性，是目前用来研究神经网络中基因功能中的重要手段，其操作要点是将DNA 注射入胚胎脑室或脊髓的中央管，钳状电极产生矩形的电脉冲使基因被电转入脑室或中央管周边细胞中，基因可成功地导入端脑、中脑、间脑、脊髓等多个中枢神经系统区域。胚胎电转技术较其他方法简单快速，高效且对细胞损伤小，同时可转入多个基因，长于10kb 的载体依然能够成功导入。认知研究如 nestim 和 Sox2 增强子可以在神经祖细胞中特异性激活外源性基因表达。利用基于重组酶的基因敲除系统 Cre-loxP 可将基因表达限定在发育的特定阶段。

（3）RNA 干扰（RNA interference，RNAi） RNAi 指与靶基因序列同源的双链RNA 导入细胞内，与 dsRNA 序列同源的 mRNA 受到降解，其相应基因受到抑制或产生沉默的现象。微小 RNA（microRNA，miRNA）是一种类似 siRNA，由真核生物基因组编码的一类具有调控作用的内源性非编码小 RNA，主要功能是下调基因的表达。miRNA 与siRNA 的区别：siRNA 是外源性、人工合成，结构为双链 RNA，对称地作用于双链 RNA前体的两侧臂；miRNA 是内源性的生物体固有因素，结构为单链 RNA，不对称加工仅剪切 pre-miRNA 的一个侧臂，其他部分降解。

RNAi 是转录水平的基因沉默机制，具有很高的特异性，只有 dsRNA 才能诱导产生RNAi。注射同源 dsRNA 可以引起 miRNA 特异性降解。抑制基因表达可以长距离传递和维持信号，以至可遗传给 F_1，但 F_2 往往恢复为野生型。dsRNA 不得短于 21 个碱基，大于30bp 的 dsRNA 不能在哺乳动物诱导特异性的 RNA 干扰，只有连续产生 dsRNA 才能产生长期效应，否则只产生短暂的沉默效应。在认知研究中的应用，如发现 AD 或其他认知障碍疾病中的致病关键基因，可利用 RNAi 使之沉默以达治疗目的。

（4）CRISPR-Cas 基因靶向修饰技术 CRISPR-Cas 源于许多细菌的天然免疫系统，通过对入侵病毒和核酸进行特异性识别，利用 Cas 蛋白进行切割从而实现自身免疫。CRISPR 位点通常由短的高度保守的重复序列组成，重复序列之间被 26～72bp 隔开，CRISPR 就是通过这些间隔序列与靶基因识别。Cas（CRISPR associated）存在于 CRISPR位点附近，是一种双链 DNA 核酸酶，能在向导 RNA 引导下对靶点进行切割，因此这一技术是指由 RNA 指导 Cas 蛋白对靶基因进行修饰。CRISPR 的优势在于，操作简单，靶向精确性更高，由 RNA 调控的 DNA 修饰可遗传，基因调控方式多种多样，如敲除、插入、抑制、激活等，可实现对靶基因多个位点同时敲除。模型动物制作几乎不受物种限制且实验周期短，最快仅需 2 个月。CRISPR-Cas 可应用于常规 CRISPR-Cas 介导的基因敲除及编辑，利用 dCas9 激活或沉默基因表达。根据 dCas9 的特性可将其用于动植物基因水平上目标基因的甲基化、去甲基化等表观遗传修饰研究中。科学家们可通过改变与特定疾病相关基因建立动物疾病模型，对疾病的发生、发展及各种干预措施进行研究。目前 CRISPR-Cas 技术已用于小鼠特定基因敲除、重要氨基酸位点的突变、条件转基因鼠的建立、Cre 及 GFP 等大片段基因的插入修饰等。

（5）条件型基因敲除及诱导型基因敲除 基因敲除技术分为三种，完全基因敲除是指通过同源重组法完全消除细胞或动物个体中的靶基因活性；条件型基因敲除是指通过定位重组系统实现特定时间和空间的基因敲除；诱导型基因敲除是通过对诱导剂给予时间的限制，在动物一定发育阶段和一定组织细胞中实现对特定基因进行敲除。实际上，认知与基因间关系的研究或认知障碍后的治疗研究往往是在动物一定发育阶段敲除某一特定基因而非敲除全部基因并观察动物认知能力的改变。

另外，认知与时空关系密切，尤其是对主管时空记忆的海马研究。条件型基因敲除可在特定基因敲除的基础上利用重组酶 Cre 介导的位点对小鼠基因特定时段进行修饰，从而使对小鼠基因修饰范围和时间都处于一种可控状态。所以，这一技术为研究认知的时空关系提供了极大的方便和可行性。

显然这一技术也在胚胎发育、脑发育和进化以及认知状况的研究中起到重要作用。

关于今后基因研究的方向有以下几点看法。

(1) 关于人的性格与行为特征的形成，是遗传基因起主导作用还是环境起主导作用，一直存在争论。基于遗传基因起主导作用的主张，派生出了优生学的理论及实践。环境因素起主导作用的主张产生了环境决定论及实践。

以上两种主张都各有一定依据，但均不能下结论。显然，只有全面透彻地科学事实才能引导出真正的新认识，而真正科学的新认识、新思想才能引导出正确的社会措施、政策与法规。这个局面的解决是生命科学的一个基本命题，是国家决策的根本依据，应在世界范围内加强协作包括应在世界各国、不同区域、不同民族、不同环境下进行广泛深入地研究，研究内容涉及更多的性格与行为特征的研究，应当采用新技术、新方法、新材料等先进手段。

(2) 过去对基因与疾病关系的研究多侧重精神疾病，最新研究进展及突破显示，由通道蛋白基因突变产生离子通道缺陷、线粒体基因突变引起的疾病、神经营养因子及其受体基因缺乏或突变造成能量缺乏病，还有情绪智能与基因、语言与基因等，都应引起重视与深入研究，这些方面的研究引导了认知科学的发展。

(3) 近年来出现的表观遗传学已成为一门独立学科和国际研究热点，而且与认知关系密切。与传统遗传学相比，其有以下几个特点：①表观遗传学不是通过 DNA 序列改变，而是通过染色质结构改变情况下基因功能发生了改变。②人类基因含有的 2.5 万个基因，是指编码蛋白质的基因。其所占比例很小，在人类只占约 2%。非编码 RNA 不能表达蛋白质但可以转录 RNA，发挥许多功能。蛋白质编码基因信息单一，而真正的信息和功能复杂性却在非编码部分。③传统遗传学的基因变异突变不可逆，而表观遗传学引起基因功能改变是可逆的，说明表观遗传学引起基因功能和表型改变的有关因素范围更宽广，在生命活动尤其是认知高级功能中发挥更重要的组织和调控作用。有鉴于此，把传统遗传学与表观遗传学结合起来研究，取长补短，技术方法互相利用实属非常必要。

(4) 近年来新技术的发展如雨后春笋般涌现，对传统的认知科学产生了明显地冲击和推动，主要选取以下两方面阐述新技术对认知科学的影响。

① 宏观与微观的衔接一直以来都是分子及细胞生物学与神经科学结合的瓶颈。神经环路的研究就是宏观与微观之间很好的衔接。如果要真正了解一个系统，首先需要将整个环路分割开，如区分并测定某个脑区的神经元、某种类型的神经元。人脑中神经元数量堪比银河系的星辰，形成的神经网络如迷宫般错综复杂，细分出每种神经元在行为活动中的功能难度不言而喻。光遗传学技术将光学技术和遗传技术巧妙地结合起来控制细胞行为，相比传统的

电刺激手段主要带来了两方面的重大改变：a. 可激活单一类型的细胞；b. 具有比较高的时空分辨率，可迅速且精确地操作某种类型细胞的电活动。上述特征使得光遗传学技术像手术刀一样，能够以毫秒级的速率精确控制神经环路中特定神经元的激活或沉默，轻松检测其到底做了什么，阐明以前特定种类细胞模糊不清的功能，解决多年来充满争议的问题。另外，光遗传学技术与 CRISPR 等新技术的结合已远远超越了电生理等传统方法解决问题的范畴。

② 认知及学习记忆活动需要众多基因协作完成，因此从单基因缺陷的角度考虑生理及病理机制难免有过于放大之嫌。有鉴于此，CROP-seq（CRISPR droplet sequencing，CRISPR 液滴测序）技术应运而生。CRISPR/Cas9 进行的基因组编辑已广泛用于新药物靶标鉴定及模式动物构建等，首先采用 CRISPR 集中筛选（pooled screen），利用 CRISPR gRNA 靶向上千种不同的基因对大量的细胞进行编辑。通过病毒载体的改造，能够让 CRISPR gRNA 在单细胞测序实验中被可视化观察，结合最新的用于单细胞 RNA 测序的液滴法足以高通量地分析单个细胞中上千种基因组编辑事件的影响，平行确定多种基因的调控影响（Datlinger P，2017）。利用 CROP-seq 不单能获得人类基因组上 2.3 万个基因中每个基因的调节影响的综合图谱，还可用于研究遗传因子和表观遗传因子在认知过程的神经发生中的相互作用，这一直是表观遗传领域研究的一个重要方向及难点。此外，如果我们理解了是什么让神经元突触棘增加，LTP 如何产生等本质问题，就能够通过新的方法来强化学习记忆，推动促智药的开发。同理，借助 CROP-seq 了解衰老对学习记忆的影响，并采取干预措施，或可对社会生产力产生极大的推动作用。

综上，有了各学科前期的沉淀及技术的积累，各学科技术间的巧妙结合使新技术的诞生明显提速，且其排列组合充满了无限可能。新技术的发展日新月异，已成为科学家们探索认知领域的利器。

（张均田　张　钊）

参 考 文 献

［1］Gazzaniga MS，Ivry RB，Mangun GR 著．周晓林，高定国译．认知神经科学——关于心智的生物学［M］．北京：中国轻工业出版社．2013.

［2］帕特里夏·法拉，卡拉琳·帕特森编，户晓辉译．记忆：剑桥年度主题讲座［M］．北京：华夏出版社．2011：127-154.

［3］环球科学杂志社编．大脑与认知（修订版）［M］．北京：电子工业出版社．2012：028-031.

［4］Holtzman DM. Alzheimer's disease：Moving towards a vaccine［J］．Nature news. 2008，454：418-420.

［5］Holmes C，Boche D，Wilkinson D，et al. Long-term effects of Abeta₄₂ immunisation in Alzheimer's disease：follow-up of a randomiszed，placebo-controlled phase Ⅰ trial［J］．Lancet，2008，372（9634）：216-223.

［6］Wilcock DM，Gharkholonarehe N，William E，et al. Amyloid reduction by amyloid-beta vaccination also reduces mouse tau pathology and protects from neuron loss in two mouse models of Alzheimer's disease［J］．J Neurosci，2009，29（25）：7957-7965.

［7］Bayer AJ，Bullock R，Jones RW，et al. Evaluation of the safety and immunogenicity of synthetic Abeta₄₂（AN1792）in patients with AD［J］．Neurology. 2005，64（1）：94-101.

［8］Selkoe DJ. Alzheimer's disease is a synaptic failure［J］．Science. 2002，298（5594）：789-791.

［9］Terry RD. Some morphometric aspects of the brain in senile dementia of the Alzheimer type［J］．Ann Neurol. 1981，10（2）：184-192.

［10］Ball MJ. Neuronal loss，neurofibrillary tangles and granulovacuolar degeneration in the hippocampus with aging and dementia. A quantitative study［J］．Acta Neuropathol. 1977，37（2）：111-118.

［11］Cludia PC. Reduced spine density in specific regions of CA1 pyramidal neurons in two transgenic mouse models of Alzheimer's disease［J］．J Neurosci. 2011，31（10）：3926-3934.

［12］Ryan C，Victoria GK，Martin W，et al. Synapse loss in dementias［J］．J Neurosci Res. 2010，88（10）：

2083-2090.

[13] Giles E, Hardinham HB. Synaptic versus extrasynaptic NMDA receptor signaling, implication for neurodegenerative disorders [J]. Nat Rev Neurosci. 2010, 11 (10): 682-696.

[14] Anthony L, Michiael T. Glutamate receptors, neurotoxicity and neurodegeneration [J]. Eng J physiology. 2010, 460 (2): 525-542.

[15] Kelly AF, McLaughlin, Edbauer D, et al. Distinct roles of NR2A and NR2B cytoplasmic tails in long-term potentiation [J]. J Neurosci. 2010, 30 (7): 2676-2685.

[16] Gong YS, Lippa CF. Disruption of the postsynaptic density in Alzheimer's disease and other neurodegenerative dementias [J]. Am J Alzheimers Dis Other Demen. 2010, 25 (7): 547-555.

[17] Mary PL, Velasco PT, Chang L, et al. Monoclonal antibodies that target pathological assemblies of Abeta [J]. J Neurochem. 2007, 100 (1): 23-35.

[18] Pascale NL, Maria CB, Chang L, et al. Synaptic targeting by Alzheimer's-related amyloid beta oligomers [J]. J Neurosci. 2004, 24 (45): 10191-10200.

[19] 杨迎, 张均田, 石成璋等. 人参皂苷 Rb_1 和 Rg_1 促智作用机制的探讨-对小鼠神经发育的影响 [J]. 药学学报. 1994, 29 (4): 241-245.

[20] Shen LH, Zhang JT. Ginsenoside Rg_1 promotes proliferation of hippocampal progenitor cells [J]. Neurol Res. 2004, 26 (4): 422-428.

[21] Shen LH, Zhang JT. NMDA receptor and iNOS are involved in the effects of ginsenoside Rg_1 on hippocampal neurogenesis in ischemic gerbils [J]. Neurol Res. 2007, 29 (3): 270-273.

[22] Franck Ramus. Genes, brain, and cognition: a roadmap for the cognitive scientist [J]. Cognition. 2006, 101 (2): 247-269.

[23] 张均田主编. 新药发现的药理学基础 [M]. 北京: 化学工业出版社. 2002: 1-11, 259-287.

[24] 张均田, 张庆柱, 张永祥主编. 神经药理学 [M]. 北京: 人民卫生出版社. 2008: 282-311.

[25] Sushchim MA. The future of cognitive science and the problem of experience [J]. Meditterranean J of Social Science. 2013, 52: 74-79.

[26] Poldrack RA. The future of fMRI in cognitive neuroscience [J]. Neuroimage. 2012, 62: 1216-1220.

[27] Chu SF, Zhang JT. New achievements in ginseng research and its future prospects [J]. Chin J Integr Med. 2009, 15 (6): 403-408.

[28] Zhang JT. Nootropic mechanisms of ginsenoside Rg_1-influence on neuronal plasticity and neurogenesis [J]. Acta Pharm Sin (Chin). 2005, 40: 385-388.

[29] Hu JF, Xue W, Ning N, et al. Ginsenoside Rg_1 activated CaMK II alpha mediated extracellular signal-regulated kinase/mitogen activated protein kinase signaling pathway [J]. Acta Pharmacol Sin. 2008, 29 (9): 1119-1126.

[30] 马克·约翰逊 (Mark H Johnson) 著. 徐芬等译. 发展认知神经科学 [M]. 北京师范大学出版社. 2007.

[31] Julie LM, Xavier N. Cognitive neuropharmacology: new perspectives for the pharmacology of cognition [J]. Pharmacological Research, 2000, 41: 503-514.

[32] 史忠植编著. 认知科学 [M]. 安徽: 中国科学技术大学出版社. 2008.

[33] Marsha RP, Sheri JY Mizumori. Neural systems analysis of decision making during goal-directed navigation [J]. Progress in Neurobiology. 2012, 96: 96-135.

[34] Assadi SM, Yücel M, Pantelis C. Dopamine modulates neural networks involved in effort-based decision-making [J]. Neuroscience and Biobehavioral Reviews. 2009, 33: 383-393.

[35] Tariq M Rana. Illuminating the science: understanding the structure and function of small RNAs [J]. Nature Review. 2007, 8: 23-36.

[36] Ofer Y, Fenno LE, Davidson TJ, et al. Optogenetics in neural systems [J]. Neuron. 2011, 71: 9-34.

[37] Cong L, Ran A, Cox D, et al. Multiplex genome engineering using CRISPR/Cas systems [J]. Science. 2013, 339: 819-823.

[38] Mali P, Yang L, Esvelt KM, et al. RNA-guided human genome engineering via Cas9 [J]. Science. 2013, 339: 823-826.

[39] 卢圣栋. 基因与神经精神疾病及性格行为特征//见张均田, 张庆柱, 张永祥主编. 神经药理学 [M]. 北京: 人民卫生出版社. 2008: 360-375.

[40] Sultan FA, Day JJ. Epigenetic mechanisms in memory and synaptic function [J]. Epigenomics. 2011, 3 (2): 157-181.

[41] Datlinger P, Rendeiro AF, Schmidl C, et al. Pooled CRISPR screening with single-cell transcriptome readout [J]. Nat Methods, 2017, 14 (3): 297-301.

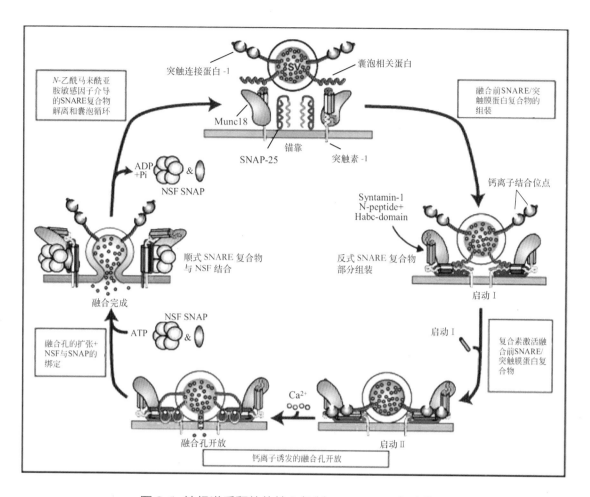

图 3-1 神经递质释放的核心机制——SNARE 复合物

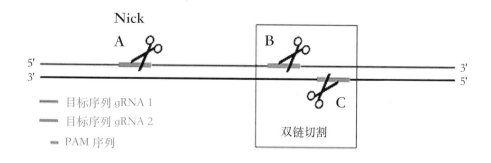

图 5-3 Cas9n 结合一对相邻的 sgRNA 降低脱靶效应示意

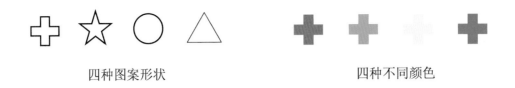

四种图案形状　　　　　　　四种不同颜色

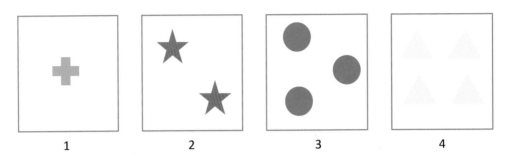

1　　　　2　　　　3　　　　4

图 9-2　威斯康星卡片归类的卡片上的不同图案形状和颜色

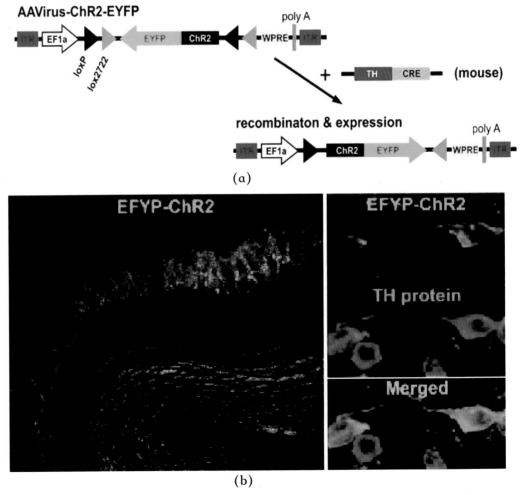

(a)

(b)

图 9-12　Cre-lox 技术原理的示意 (a) 和选择性表达 ChR 在嗅球的嗅小球层内多巴胺神经元上 (b)

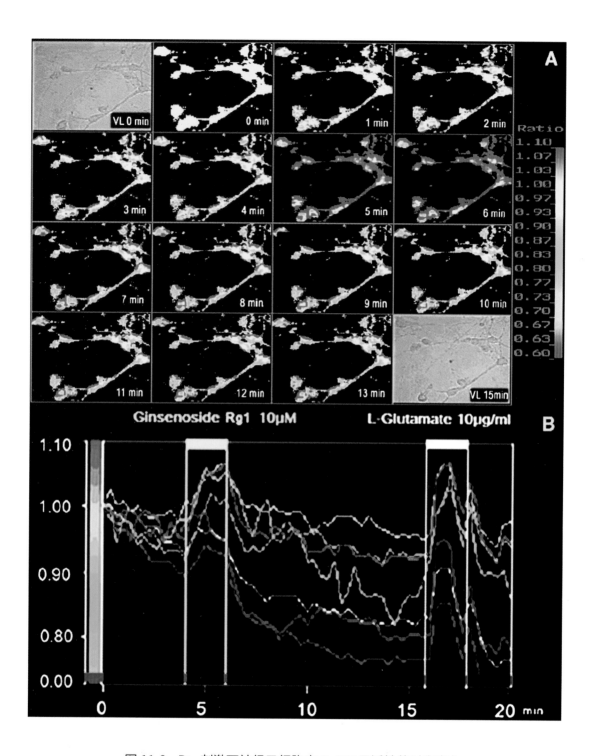

图 11-8　Rg$_1$ 刺激下神经元细胞内 CaMK Ⅱ活性的时空变化

a) 大　脑　原　理
   yellow blue green red

b) 红　　蓝　　黄　　绿
   red   blue   green yellow

c) 黄　蓝　红　　绿
   yellow blue green   red

图 11-41　Stroop 实验

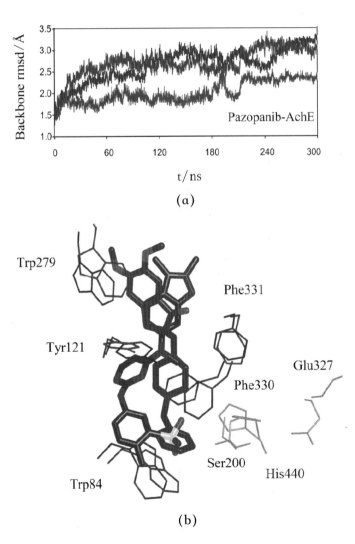

(a)

(b)

图 12-3　帕唑帕尼：多奈哌齐